# Introduction
## to Clinical Medicine

# 临床医学导论

主　编　万学红

副主编　姚　巡　卿　平

编　者（按姓氏笔画排序）

| | | | | |
|---|---|---|---|---|
| 万学红 | 马渝根 | 王　晶 | 韦　潇 | 邓绍林 |
| 卢一平 | 卢仲毅 | 冉素娟 | 邝　璞 | 邢爱耘 |
| 刘秀颖 | 刘新亮 | 杜　亮 | 李立秋 | 李幼平 |
| 李晓玲 | 李　萍 | 李　静 | 杨　凡 | 杨天桂 |
| 杨彦春 | 步　宏 | 何　庆 | 宋儒亮 | 张龙禄 |
| 张鸣明 | 张　岚 | 张　波 | 陈耀龙 | 屈　云 |
| 胡泽卿 | 姜　洁 | 姚　巡 | 秦达念 | 秦　莉 |
| 原志芳 | 卿　平 | 黄　进 | 梁茂植 | 董碧蓉 |
| 敬媛媛 | 蒋　毅 | 曾　果 | 雷海潮 | |

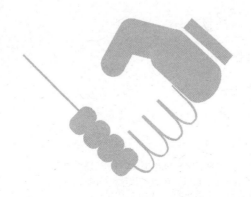

四川大学出版社

责任编辑:朱辅华
特约编辑:张　宇　孙璐薇
责任校对:孙璐薇　张　宇
封面设计:墨创文化
责任印制:李　平

**图书在版编目(CIP)数据**

临床医学导论 / 万学红主编. —成都：四川大学
出版社，2011.8
ISBN 978－7－5614－5443－5

Ⅰ.①临… Ⅱ.①万… Ⅲ.①临床医学－医学院校－
教材 Ⅳ.①R4

中国版本图书馆 CIP 数据核字（2011）第 174354 号

| | | |
|---|---|---|
| 书　名 | 临床医学导论 | |
| 主　编 | 万学红 | |
| 出　版 | 四川大学出版社 | |
| 地　址 | 成都市一环路南一段 24 号 (610065) | |
| 发　行 | 四川大学出版社 | |
| 书　号 | ISBN 978－7－5614－5443－5 | |
| 印　刷 | 郫县犀浦印刷厂 | |
| 成品尺寸 | 185 mm×260 mm | |
| 印　张 | 23.75 | |
| 字　数 | 576 千字 | |
| 版　次 | 2011 年 10 月第 1 版 | ◆读者邮购本书,请与本社发行科 |
| 印　次 | 2011 年 10 月第 1 次印刷 | 　联系。电话:85408408/85401670/ |
| 印　数 | 0 001～2 000 册 | 　85408023　邮政编码:610065 |
| 定　价 | 47.00 元 | ◆本社图书如有印装质量问题,请 |
| | | 　寄回出版社调换。 |

◆网址:www.scupress.com.cn

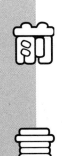

# 前言

医学不断发展，学科越分越细，完全以学科为基础的课程体系必然会使课程越开越多。如何让医学生在有限的在校教育期间，课程更加全面又更加有效呢？北美医学院校在20世纪60年代就开始了整合课程的探索，如开设临床医学导论、医师/患者等课程，整合多个学科内容在一门课程之中。四川大学华西临床医学院经过3年准备，于1998年在全国率先开设这一新型整合课程——临床医学导论，使用的讲义不断更新完善。受国内一些院校师生的鼓励，我们在讲义基础上编写了本教材。

本教材的教学目标是：医学生职业素质教育；早期接触临床以激发学习热情，逐步认识医师角色和医患关系；在了解临床医学概貌的基础上，拓宽知识面，不遗漏现行课程体系下未涵盖而医学生又必须了解的内容。

本教材紧紧围绕其教学目标定位，尽量不重复现行课程体系下的内容，特别是临床课程将要详细学习的各种疾病的内容。对有关临床学科的介绍仅仅是一种"导论"，让医学生在基础学习阶段就对将来的临床学习有所了解，正确认识基础与临床的关系。本教材参照医学教育的国际标准和一些发达国家的医学教育有关资料，针对我国目前课程设置和教学内容上的薄弱环节进行编写。希望通过对本教材的学习，让医学生加强职业素质、态度、价值、行为和伦理教育，加强对"人"、"健康"的认识，加强交流与沟通能力，加强对社会和公众健康的关注，进行正确的自我评价和对照医师能力的要求进行自我反思与能力培养规划。

目标读者包括：①临床医学五、七、八年制的学生，在医学前或临床前课程阶段；②其他专业，如医学技术、医学检验、卫生管理、护理、康复、公共卫生、口腔、药学、基础医学等专业的学生；③非医学专业的学生，如公共管理、人文学科各专业的本科学生；④其他，有兴趣和必要了解医学概貌的各类学生和受训人员。

本教材是一本新型教材，在编写体例、内容设计等方面没有先例可参考。开设此课程的学校的课时数从 18 学时到 100 多学时不等，故深度和字数难以把握，而涉及学科和作者较多，只能尽量简明扼要，发挥"导论"作用。对某一学科或题目有兴趣的读者应该自己去深入查找有关资料，进一步探究式学习。

希望本教材以新颖务实的内容，激发学生的好奇心，培养其对医学学科浩瀚知识的浓厚兴趣，成为"学生喜欢读"、"能激发学生进一步学习热情"的教材。

本书的出版得到美国中华医学基金会（China Medical Board，CMB）资助，谨此致谢。

主编 万学红

2011 年 7 月 26 日

# 目　　录

# 第一章 我们究竟要培养什么样的医生？

## 学习目标

1. 了解国内外医学教育组织提出的医学生/医生（医师）能力要求。
2. 熟悉《全球医学教育最基本要求》。

2011年，俄罗斯宇航员帕达尔卡做客四川大学，为学生讲述"地球人如何在太空生活"。他一开场就表情严肃地向同学们提问："猜猜看，挑选宇航员时，什么样的人最先被淘汰？"学生纷纷猜测，是身体素质不好？专业技术、科研水平不过关？但帕达尔卡给出的答案令学生们大吃一惊，"你们都没猜对。没有幽默感的人，最要命。"看似玩笑的答案，其实有其必然性。长期处在密闭狭小的座舱中，与地面有限的联系、失重所造成的不适感，以及对亲人的思念等可能使宇航员出现一系列心理问题，如忧虑、厌倦、抑郁等。这些心理反应如不克服，即使宇航员本身专业知识和技术再熟，也可能会影响工作，造成重大损失。

宇航员事关尖端科技、国家利益，而医生职业性命攸关，同样责任重大。同样的问题，如果放到医学中来，"挑选医生时，什么样的人最先被淘汰？"我们的答案又是什么？

在过去，医学教育现实给出的答案很简单：考试不及格的人最先被淘汰。长期以来，完成医学课程和临床实习，通过考核，就可以成为医生开始行医。其典型特点是教师教什么，学生就学什么，考试也就考什么，而且这些课程设置和内容常常多年不变。很多医学生成了背书机器，甚至有人说，每个医学生大学期间最大的收获就是练就在短时间内看完书并背下来的能力。这样培养出来的医学毕业生有明显缺陷，他们的专业能力常常不能满足患者的需求，他们缺乏团队合作训练，与其他医护人员合作不佳，他们常常狭隘地专注于技术，头痛医头，就病论病，缺乏与患者的互动，缺乏全面的思维，不能提供全面而持续的医疗服务。曾任美国加州戴维斯医疗中心首席执行官及其医学院院长的杰拉尔德·拉扎勒斯（Gerald S. Lazarus）在他的文章《一个美国专家眼中的中国医学教育》中击中了中国医学教育的要害，其中4条如下：①多数医学教育着眼于提高医学生记忆事实的能力而不重视受教育者应用循证医学解决问题的能力；②低估了社会心理、经济、家庭环境及职业方面的因素在医疗中的作用；③医生职业精神的含义以及医患关系中医生的义务方面的教育甚少；④缺乏懂得医疗服务科学的医学专家。医疗服务科学包括医疗质量的评定、服务质量的评定、成本效益比以及患者的转归如生存质量、功能状态、重返工作的情况、无痛状态及健康的感觉等。尽管生物-心理-社会医学模式一提再提，医学教育改革一改再改，但时至今日，中国的医学教育在很大程度上仍然没有从提升总体医疗健康服务水平和公共卫生服务的需求出发。

创新工场董事长李开复先生在他的微博中说："很多工程师和产品经理不了解：顾客

要买的其实不是某个产品，而是他们需要运用一个产品来完成某件任务或解决某个问题。有句著名的话：顾客不是要买钻头，顾客要买的是洞。"显然，以前我们的医学教育恰恰专注于生产钻头——着重培养医学生的医学知识和临床技能，而忽视了"洞"——患者/社会真正的卫生需求。患者和社会的卫生需求是什么？除了必需的医学知识和临床技能，还需要哪些素质才能满足这些需求？

从患者的角度讲，讴歌所著的《医事》开篇第一章"你希望遇到一位什么样的医生"中引用了一位患者的话："我希望遇到一个能够真正关心我，愿意了解我的医生；我希望遇到一个不会在乎我是谁，不管我有没有钱的医生；我希望遇到一个知道如何才是真正的沟通，不会连看都不看我的医生；我希望遇到一个真正懂得爱，能从我微小的一举一动中洞察我的心的医生。"发表在 2004 年中国协和医科大学校报上的一篇文章《汝果欲学医 功夫在医外——与美国医学生交流有感》提到，"当被问及在哈佛什么被认为是一个医生最重要的素质时，Taylor 的回答出乎了我的预料：理解先行。他说，在哈佛医学院，无论你的医术有多高，不懂得理解患者的医生是不合格的。设身处地地为患者着想，根据他的背景、经历、好恶，结合他所有的信息提出合理的诊治方法，这才是一个真正的好医生。对他个人来说，他觉得做一个医生能获得的最高评价莫过于你的患者对你说，你是真正理解我的医生。"这些需求其实正是"生物 - 心理 - 社会"这一人人皆知但在医疗服务中体现不足的医学模式对医生素质的要求。它要求医生不仅要接受医学科学方面的培训，还要有较高的人文社会科学方面的修养，能从生物、心理和社会因素的途径去对待患者。

从社会卫生需求讲，人口和流行病学形势不断出现新的问题，新的传染病〔如严重急性呼吸综合征（非典）、禽流感、甲型 H1N1 流感等〕、环境（如日本核泄露）风险和行为（如吸毒、性乱等）风险威胁着所有人的健康安全。卫生体系变得越来越复杂，成本越来越高，高科技手段应用越来越多，对卫生工作者的要求也越来越高。

明确社会的需求，明确我们要解决什么样的健康问题，才能明确我们要培养什么样的医生——即医生需要具备哪些核心能力才能解决健康问题，满足社会需求。明确了培养目标，我们的医学教育才能有的放矢，针对这些核心能力重新设计课程、教学和考核方法；明确了学习的目标，我们的学生才不至于在大学学习中迷茫。

本章将介绍国内外医学教育组织及医师资格准入机构对医学人才核心能力要求的界定，以及一些医学教育理论对医学人才的培养要求。这些资料在一定程度上能集中体现当今社会对医学人才的基本期望和综合要求。

## 一、国内外医学教育组织提出的医学生/医生能力要求

> 能力是在日常医疗服务中熟练精准地运用交流沟通技能、学术知识、技术手段、临床思维、情感表达、价值取向和个人体会，以求所服务的个人和群体受益。
>
> ——Ronald M. Epstein, JAMA. 2002

1994 年，世界卫生组织（World Health Organization，WHO）和美国外国医学院校毕业生教育委员会（Educational Commission for Foreign Medical Graduates，ECFMG）联合会议认为：除了专业知识和临床技能这两项核心能力外，医学生尚需具备交流沟通、

团队协作、批判性思维、伦理常识、自主学习等特定能力，以适应社会对医疗过程和医疗结果全面关注的客观需求。本次会议还系统总结并提出了"以能力为导向"的医学生培养新模式。

1998 年，联合国教科文组织（United Nations Educational，Scientific，and Cultural Organization，UNESCO）在巴黎召开世界高等教育会议，183 个国家派出代表团参会。会议发布了《21 世纪的高等教育：展望和行动世界宣言（World Declaration on Higher Education in the Twenty-First Century：Vision and Action)》，其中指出："为了达到这些目标，需要重新设置课程，使用新的或适当的手段，不局限于知识认知的教学。应接受、促进新的教育教学方法的应用，帮助学生获得技术、才能和交流能力、创造性和批判分析、独立思考和在多元文化情境下的团队工作能力。"

之后，国际医学教育组织（Institute for International Medical Education，IIME；发布了 GMER）、美国医学院协会（American Association of Medical Colleges，AAMC）、美国毕业后医学教育委员会（Accreditation Council for Graduate Medical Education，ACGME）、加拿大皇家内科与外科医师学会（Royal College of Physicians and Surgeons of Canada，RCPSC；发布了 CanMEDS）、英国医学总会（General Medical Council，GMC）等权威的医学教育和毕业后医学教育组织相继对医学生/医生的能力要求作出了描述。详见表 1-1。

表 1-1　一些医学教育组织对医学生/医生的能力要求

| IIME | AAMC | ACGME | CanMEDS | GMC |
|------|------|-------|---------|-----|
| ●职业价值、态度、行为和伦理<br>●医学科学基础<br>●交流与沟通技能<br>●临床技能<br>●群体健康和卫生系统<br>●信息管理<br>●批判性思维和研究 | ●临床学家<br>●研究者和教育者<br>●终身学习<br>●交流能力<br>●职业精神<br>●管理者 | ●诊治能力<br>●医学知识<br>●以实践为基础的学习与提高<br>●人际沟通技能<br>●职业精神<br>●以系统为基础的实践 | ●临床决策者<br>●医学专家<br>●学者<br>●交流沟通专家<br>●职业精神<br>●管理者<br>●合作者 | ●职业行为<br>●医疗服务<br>●终身学习<br>●团队协作 |

IIME 于 2002 年发表的"全球医学教育最基本要求（Global Minimum Essential Requirements，GMER)"，将医学毕业生的核心能力定义为七大领域，即职业价值观、态度、行为和伦理，医学科学基础，交流与沟通技能，临床技能，群体健康和卫生系统，信息管理，批判性思维和研究。本教材正是以这七大能力领域为编写主线贯穿全书。

GMER 的七大领域下设 60 条具体标准：

（1）医学职业态度、行为和伦理，并将之列为整个"标准体系之首"，该领域共设 11 条具体标准。包括：对医生职业的基本道德规范、伦理原则和法律责任的认识，正确职业价值观的树立，尊重患者和同事，对患者和同事负责，认识自己的不足等。关于职业价值观、生命与伦理的具体内容，请阅读本书第二章。

（2）医学科学基础，有 10 条标准，包括人体结构和机能，行为、健康和疾病的影响因素，急慢性疾病病因学，流行病学，卫生经济学和健康干预等。但现行基础医学教学最大的问题是，学生不知道学习基础知识有什么用，结合临床应用来学习基础知识应该是目前我国医学基础教育阶段的教学改革方向之一。另外，本书第八章针对以往医学教育中较少涉及的"行为与健康"，进行了适当的补充。

（3）交流与沟通技能，设 9 条标准，包括与患者及其家属、同事及其他医护人员的有效交流，良好的口头和书面表达能力等。人们对健康的需求是不断提升的，甚至可以说是无限的，而医学研究的范围、医学的责任、医生的能力、医疗资源等都是有限的。只有通过有效的交流与沟通，让患者理解到医学的有限性和医疗本身具有的不确定性特征，才能使患者认识到，医生与患者的合作与互动是战胜疾病关键的第一步。医生要解决的不单是修理身体的一个部件，而是患者整体，那就必须调动患者的积极性。医患如何沟通？医护人员之间如何交流？如何处理医疗纠纷？本书第四章和第五章，希望对学生有所帮助。

（4）临床技能，设 10 条标准，强调循证、及时、有效地诊断和处理患者，包括病历书写，体格检查，诊断、处理急症、急救，健康评估，合理利用诊疗资源等。本书第七章简要介绍了基本的临床技能和临床思维。

（5）人群和公共卫生观及相应的能力，设 9 条标准，包括了解影响人群健康与疾病的生活方式、遗传、环境、社会经济、心理、文化等因素，全球卫生问题，卫生保健系统组织的原则、运转、管理、成本/效益分析等。本书第三章将介绍中外卫生体系和公共健康。

（6）信息管理能力，设 5 条标准，包括能收集、检索、使用医学数据库/临床数据库来辅助诊断、治疗和预防疾病。疾病谱的改变，科学研究的迅猛发展导致新医疗技术的层出不穷，对医生知识的更新提出了迫切的要求。所幸发达的信息通信技术，尤其是搜索引擎/数据库、论坛、微博、远程音频和视频等的诞生，革命性地改变了知识和信息的获取、汇集、传播和管理。循证医学数据库、计算机辅助诊断和决策系统、计算机模拟训练系统、医院信息管理系统等的诞生，为医务工作者提供了大量便捷。医学毕业生必须跟上新技术的发展，了解信息技术的优势和缺点，才能更有效地进行临床诊治决策、患者管理和知识更新。目前国内已有医学院校开设相关课程，如四川大学华西临床医学院开设的《临床医学信息学》。

（7）批判性思维与研究，设 6 条标准，包括能进行科学思维，敢于质疑，有旺盛的求知欲，能严格判断资料和信息的真实性和可靠性。爱因斯坦曾说：提出一个问题往往比解决一个问题更重要。因为解决问题也许仅需要一个数学上或实验上的技能而已，而提出新的问题，却需要有创造性的想象力，而且标志着科学的真正进步。本书第六章从发现问题与科学研究、循证医学与批判性思维、阅读和评价医学文献及撰写科研论文四个方面，介绍批判性思维与研究，希望能补充以往医学教育中较少涉及的批判性思维与研究的内容。

2008 年 9 月，教育部和卫生部以 WHO、世界医学教育联合会（World Federation for Medical Education，WFME）、IIME 等制定的标准作为参考，制定了我国《本科医学教育标准——临床医学专业（试行）》，明确提出了本科临床医学专业毕业生应达到的基本要求，包括思想道德与专业素质目标、知识目标和技能目标。在该文件中，体现出了对现代医生综合素质的高要求。

不仅如此，各国的执业医师考试机构纷纷将职业素养、法律和伦理、心理社会因素、交流与沟通能力、团队合作、患者健康教育、公共卫生知识和能力、管理、医学经济学、批判性思维等列入医师资格准入考试内容，并占据了相当的比例。在美国医师执照考试

(United States Medical Licensing Examination，USMLE) 第 2 步的临床技能考试中，甚至将交流与沟通能力作为必须独立通过的三种能力之一。一旦交流与沟通能力不合格，即使其他成绩再好，也不能通过该步考试。这种以能力为基础的教学和考核，逐渐成为全球医学教育发展和医师准入的趋势。以后我国的医师资格考试，可能将试题划分为几大核心能力，每部分单独评分并通过，才能最终通过考试，不再像以往一样考得好的部分可以弥补考得差的部分。这就要求医学生必须全面发展自己的各项能力。

## 二、布卢姆教育目标分类学要求对医学生进行全面培养

人，只有通过教育才能成长为社会意义的人，而教育到底包括了哪些内容呢？分类是一切科学研究和发展的基础。教育目标又如何分类呢？古往今来，无数哲学家、心理学家和教育学家一直在探索教育目标的分类，产生过许多的观点和理论流派。近几十年来对全世界教育界影响最广泛的是 1948 年在波士顿召开的美国心理学大会上，以布卢姆（Bloom）教授为首的委员会，经过反复研究提出的《教育目标分类学》，即把教育目标分为：认知领域、情感领域和精神运动领域。每个领域又由低到高分为若干层次，如认知领域由简单到复杂分为知识、理解、应用、分析、综合和评价六个层次，而精神运动领域由简单到复杂分为模仿、操作、精确性、多种操作的协调和操作的自然化五个层次，每一层次都含有比它前一个层次更复杂、更抽象的行为。这一分类抛开了具体的教学内容，对各种教育都具有指导意义。该书再版数十次，译成数十种文字，传播到世界各国，产生了很大的影响。教育目标分类在我们学校教育的设计、组织和管理上至少有以下几方面的意义：

（1）学校设计其教育目标和组织教学都要兼顾三个领域，不能偏废任何一个。我国数千年传统的教育观一直非常重视知识的传授；近代知识分子拥有大量知识而科学精神和科学思维则相对不足；英语教学的重点是传授关于英语的知识，学生掌握了丰富的英语知识但应用英语的能力不够。"知识就是力量"是有条件的，知识转变为能力才是力量。而这一转变必须要有科学思维为核心的智力和严格的实践训练，只重视知识是不够的。

（2）就教学方法而言，以课程和教学大纲要求的形式去实现的主要是认知领域和精神运动领域，而情感领域的教育受到更多更复杂因素的影响。美国哈佛医学院自 20 世纪80 年代以来实施的医学教育新途径，其八项原则的第一条就是"态度、技能和知识并重。"我国教育界近年非常强调的素质教育就是重视三个领域尤其是情感领域的教育。

（3）根据教育目标分类学理论，学生在任何一个领域的培养都要依照一定的层次来安排，按照一定的方向深入和提高。小学、中学如此，大学教育也概莫能外。首先要了解一些基本知识，加以理解、应用，再逐渐上升到更高层次的分析、结合和评价。如医学生临床技能的训练，从模仿、操作、精确性，到多种操作的协调，到最高层次即操作的自然化，都要循序渐进。

（4）对学生学业成绩的测量和评价必须包括认知领域、情感领域和精神运动三个领域。发达国家如美国各医学院校每年要花费巨大人力物力来面试所有申请入学者，我国中小学在各科考试分数以外还有对学生的评语，越来越多的入学和招工需要面试，其用意就是要努力覆盖这三个领域。当然，就现在的教育测量和评价技术，要达到理想的认知、情感和精神运动三个领域的考核，在理论和实践上都还有很大距离，尤其是情感领域的考核

与评价，绝非简单的试卷可以完成的。一些单位招聘人才时就提出"学历、能力和经历，一个都不能少。"

（5）进一步说，学业成绩测量不仅要包括三个领域，还要覆盖每个领域的各个层次。如在认知领域的试题设计（通常是笔试，如多选题考试）中，除考核其简单层次的知识回忆试题外，还应有一定比例的高层次的理解应用、分析综合与解决问题的试题。这已明确体现在高起点的我国国家医师资格考试中。学校教育中，注重这一考试理论的指导，让更高层次的试题（即需要更复杂的思维加工过程才能回答的试题）占一定的比例，是克服死记硬背得高分的有效措施之一。

（6）教育目标要兼顾三个领域，并强烈地影响着教学内容的构成。中小学与大学，理学、工学与医学等在三个领域有不同的教学目标和各个领域不同的教学重点。如高等理科教育在认知领域、中等专科职业教育在精神运动领域等就有不同的重点。数学系、化学系的培养目标并不都是数学家和化学家，而高等医学教育是一种职业化的教育，毕业生的职业定向非常明确，就是从事临床医疗工作，它在教育目标三个领域的教学重点和要求又有所不同。发达国家如美国的医学院校招生条件之一就是申请者必须已经接受了3年或4年的高等教育，即医学教育在教育目标的三个领域都有更高层次的要求。

教育目标分类学是学校教育设计重要的理论基础。在教学实践中，必须结合教育目标分类学理论，研究教学内容、方法和学生的评估，使学生得到全面的培养。

### 三、"成人教育理论"要求重视医学生责任心和成才动力的培养

美国现代著名教育家 Malcolm Knowles 给我们引入了一个新的术语"成人教育学（andragogy）"，他认为"成人教育学是帮助成人学习的一门科学和艺术。"成人教育学是研究成人怎样学习，以及他们在学习中的态度和动机的学科。它建立在五个假设上：①成人是独立的和具有自我引导能力的；②成人已经积累了大量的经验，这是他们学习的丰富资源；③成人视学习为他们生活的一部分；④成人更有兴趣于那些实际的、针对问题的学习方法，而不是那些空洞的理论讲解；⑤成人的学习动力更多地来自于内心所需而不是别人外在的要求。

基于此，Konwles 又提出了七个成人教育学原则。虽然一些理论家认为，成人教育学并不是一套完整的成人学习理论。但是，他们还是承认 Knowles 的理论对如何教育那些已经有某种独立能力和自我指导能力的成人学生会起到一定的指导作用。该理论的七个原则可以概括如下：①建立一个有效的学习氛围，让学习者感到安稳、舒适，能够随心自如地表达自己；②对相关的学习内容和方法，由教与学双方共同建立学习计划；③让学习者明确自身的需求，这将有助于激发他们内在的学习动力；④鼓励学习者制订个人学习的明确目标，让他们更多地控制自己的学习；⑤鼓励学习者识别有效资源和修正自己的学习计划，并运用这些资源来实现自己的目标；⑥对学习者实施他们的学习计划要给予最大限度的支持；⑦让学习者对自己的学习进行评估，有利于提高学生的自我评判能力。

如果我们把18岁以上者称为成人，我们的医学生大都属于成人，对他们的教育也应考虑成人教育学理论的这些原则。事实上，从发达国家高等教育尤其是医学教育来看，他们在许多方面比我们更多地把医学生当作成人看，更多地应用了上述成人教育学理论。他们在课程设计中，更多的自学时间，更多的小组讨论，积极采用以问题为基础的教学，有

一整套学生自我评估体系，要求学生在学习的许多方面"自己对自己负责"，至少要不断学习和强化自己对自己负责。这也是成人教育学理论对成人教育的指导原则。成人教育学理论要求我们重新设计医学院校的"学习环境"，这项工作虽然面临巨大困难，但比只是重新设计单门课程更具责任感，具有更重要的意义。

## 四、医学毕业生胜任特征模型对医学人才能力的要求

胜任力（competencies）是指一个人经过专业训练后胜任特定岗位所必需的所有品质的综合，这些品质能够让其在特定的工作、职位或情境中表现出优异的绩效。胜任力模型（competency model）起源于美国西点军校的人力研究成果。当他们发现在学校学习课程的成绩与其后来的成功并不成比例时，开始了胜任力模型的研究。胜任力模型在其他领域，已经在人力资源研究和应用方面取得了较大成绩，而在医学方面的研究还很少。

在国内，四川大学华西临床医学院首次在高等医学教育领域借鉴胜任特征相关理论和方法，总结已有的经验，分析比较优秀学生和一般学生的个体特征，建立了医学毕业生胜任特征模型。提出医学生胜任要素主要有六个方面：①职业发展能力，包括分析能力、学习能力、科学研究能力、技术应用能力、自我发展能力；②人际关系能力，包括团队合作、沟通能力；③个人特质，包括自信心、责任心、事业心、同理心；④医学专业知识与技能，包括核心专业知识、公共卫生知识、临床技能；⑤辅助知识，包括文化基础知识、卫生环境知识；⑥成就导向和行动，包括成就导向、信息收集能力。因此，仅靠传授知识为主的教学方法培养不出优秀的人才，必须以"树人"为核心，培育学生的个人特质和成就动力，培养学生的各种能力如职业发展能力、人际关系能力。

早在1993年，学者Spencer就指出，胜任力的内容，就像一座冰山，有不同的层次。浮出水面的部分，包括知识和技能，是胜任力中比较容易辨明和测量的；而更多的沉在水下的部分，包括动机、特质、态度、能力等，则是难以甄别和评价的。显然，这些在水下的部分，是难以用传统的以知识传授为主要内容的教育教学方法达到的，而这些又是一名医学人才，甚至任何一名医务工作者所必须具备的。

## 五、"隐蔽课程"要求建立育人氛围

1968年美国教育家杰克逊在《课堂生活（life in classroom）》一书中提出了"隐蔽课程（hidden curriculum）"这一术语。它是指学校教育中，那些教学大纲中未书写出来的"隐蔽的、隐含的或未被完全认可的"、通过非正式教学形式传授给学生的全部信息的准则，由学生无意识、潜移默化地获得。它对学生的价值观、心理发育和对社会的认识等深层次的思想基础产生重要影响，也对"显性"课程的教学产生积极的影响。近年来，国内外一些学者对"隐蔽课程"的研究和实践越来越深入，也反映出学校教育对情感领域的重视。

可以说，"隐蔽课程"的教师就是学校从校长到科员、从教授到助教到后勤部门的每一位员工。如医学院校的教学医院就是一个"隐蔽课程"的"大课堂"，作为医生和教师双重身份的全院职工的一言一行无时无刻不在影响着学生，一言一行都包含有对学生情感领域的教育。医学院校的毕业生受到全国各用人单位的好评，除院校高质量完成各科教学大纲的教学外，与教学医院"关怀服务"良好的医德环境分不开。把医科大学生培养成为

合格的医生，就需要医院全院职工的辛勤培养和每一位员工以身作则的深远影响。

有学者认为，一个世纪以来，医学教育改革取得了许多成果，但这些改革成果就培养医学生使之产生根本的改观而言，还很难说都是成功的。因为这些改革重在具体教学内容和方法，重在为学生提供正式的教育体系和结构。因此，这些学者认为：医学院校在医学教育中的最佳角色应当是提供"学习环境"，不仅提供正式、非正式的课程，还必须提供高质量的"隐蔽课程"。后者，正是需要由学生自己去体验的东西，包括价值观、学习的态度等。

作为医学生，我们应该思考，我们努力的方向是不是正确；方法是不是最有效；我们和同学之间讨论的内容，除了"考试考什么"，是否还可以多一点别的什么？

作为医学院校，我们更应该思考。我们的培养目标是否着眼于社会需求，以能力为导向？我们的课程设置和考核内容是否能完成培养目标？我们的教学手段和理念，是否与教育资源高度共享？是否与信息获取极其快捷的信息社会接轨？我们培养的医生，能否跟上医学知识快速更新的节奏？能否适应现代医疗服务跨学科、团队合作的特点？爱因斯坦在20世纪30年代提出："知识是死的，而学校却要为活人服务。青年人在离开学校时，是作为一个和谐的人，而不是作为一个专家……过早地把知识专门化，将扼杀包括专业知识在内的一切文化生活所依存的那种精神。"21世纪的医学教育不应停留在对知识的记忆和传递，应更注重培养思维和交流能力、团队中的领导和协作能力以及终身学习能力，使医学毕业生真正成为满足社会需求的医生。

（万学红　姚　巡）

# 第二章 职业价值观、态度、行为和伦理

**学习目标**

1. 了解医学伦理学的发展与前沿。
2. 熟悉常见医学问题的伦理学要求。
3. 熟悉医生职业价值观。

## 第一节 医生的职业价值观

### 一、职业价值观

职业价值观是指一个社会及其成员对某种职业所持有的基本态度和信念。有人认为自己并没有什么特别的职业价值观，而实际上并非如此。当正常人成长和发展到一定阶段时，每个人都有自己的职业价值观，只不过有的人的职业价值观是系统的，有的是零散的和片面的。不管你是否承认，别人从你日常工作的表现中可以感受到你的职业价值标准和取向，因为你从事某项职业时的思想、言语、行动要受到你的职业价值观的支配。

职业价值观的形成和发展直接影响着一个人对职业的态度和工作方式，以及正确的人生观、价值观的确立，在一定程度上也影响着社会的发展与进步。但一个人的职业价值观并不是固有的，职业价值观一般要经历一个由理想到现实，由模糊到清晰，由摇摆到相对稳定的漫长过程。在这一过程中会受到各种主客观因素的影响。从职业价值观的构成因素上看，个人发展、社会价值、单位发展、人际关系、经济报酬、成就声望、地理环境、家庭环境等因素都在不同程度上影响着人们职业价值观的形成和发展。家庭包括父母的价值取向、教育方式和言行举止均可影响孩子的价值取向，影响他们将来对职业的选择，来自父母生理与心理的遗传因素在一定程度上也会影响孩子职业能力的发展。大学教育是按照专业门类来培养学生适应职业需要的基本素质和能力的过程。大学生入学以后都按照不同的专业来进行学习，其所受的专业教育直接影响和左右着他们将来的职业选择。社会及专业教师对本专业的认同态度或职业声望的看法，对学生的职业价值观都会产生较大的影响。社会中各种职业价值观的形成、变化和发展离不开社会变迁的历史背景。兴趣和爱好应该是每个人获得理想职业的最好向导，它是人们在职业道路上不断进取的最重要和最持久的内在精神动力。当人们对某种职业感兴趣时，就会对该种职业表现出十分肯定的态度，就能在职业活动中调动整个心理活动的积极因素，全身心地投入其中，勤奋工作，为日后事业的成功奠定良好的基础。相反，如果对某种职业不感兴趣，就会对该种职业表现出某种消极甚至是否定的态度，出现心理上的不适应，即使勉强为之，也会感到无所适从，不利于主观能动性的发挥，对工作将会带来不良的影响。因此，个人的兴趣对其职业

价值观的形成和发展也是一个不容忽视的重要影响因素。

如果将价值观具体落实于一些从事某些特殊职业的个人，比如医生，其职业价值观往往就具有一些特殊的内涵。

## 二、医生职业价值观

自古以来，医生职业就一直被认为是人世间最神圣和最崇高的特殊职业之一，是一个承载着人类对自身健康和生命延续希望的古老职业，无论是东方文化还是西方文化，都对这一行业有着道德制高点的要求，无论是孙思邈"大医精诚"的著名论述，还是希波克拉底的著名医学誓言，都承载着人类对医学、医术、医生职业本身的道德和价值观的认同和追求。在中国古代，医学被称为"仁术"，医生被誉为"仁爱之士"，"德不近佛者不可为医，才不近仙者不可为医。""夫医者，非仁爱之士，不可托也；非聪明理达，不可任也；非廉洁淳良，不可信也。"在西方，古希腊医学家希波克拉底认为"医术是一切技术中最美和最高尚的技术。"追求卓越、利他主义、责任感、同情心、诚实、正直和严谨的科学态度与医学职业终身相伴。

医学既不是单纯的自然科学，也不同于社会科学。它研究的对象是人，面对的是人的生命，而人同时具有社会性和生物性。因此，对于人的生命的关注，既要关注人的生物性，也要关注人的社会性，特别是人的心理，这就要求医生具有更高的综合素质。一个真正杰出的医生，不但要有医术上的造诣，而且要有睿智、广阔的人文视野和充满博爱的人文情怀，在自己的内心深处建立良好的职业价值观。每位优秀医生通常要同时具备三个条件：一是能全心全意为患者服务，要求有高尚的医学职业价值观；二是能有效解除患者疾苦，要求有精湛的医术；三是能得到患者充分的信任，要求有高超的服务艺术。

医生职业价值观除了具有以上一般特征外，还有其特殊的内涵，主要表现在以下几个方面：①患者利益至上。医生与患者之间的相互信任是医患关系的核心，它不能因为市场介入力量、社会转型压力以及医疗部门管理需要而有任何动摇。②患者自主。医生必须尊重患者的自主权。医生必须诚实地对待患者，并使患者在了解病情的基础上有权对将要接受的治疗做出决定，只要这些决定符合伦理规范。③公正平等。医生必须在医疗卫生体系中促进公平，包括医疗卫生资源的公平分配。医生应该努力去消除医疗卫生中的歧视，无论这种歧视是以民族、性别、社会经济条件、种族、宗教还是其他的社会分类为基础。这种新型的医患关系要求把医生与患者置于平等地位，要求医者在提供医疗服务的同时必须尊重患者，平等相待。

古往今来，上述高尚的医生职业价值观在一些中外名医大师身上得到了充分的体现。他们的伟大不仅表现在他们从事专业工作时的渊博学识和精湛医术上，还体现在他们从事专业工作时的高尚职业价值观。下面我们就从国内外名医大师孙思邈、张孝骞、雷涅克和帕金森的思想言行中去感受他们高尚职业价值观的光芒。

孙思邈在二十多岁时就在医学上负有盛名，隋文帝聘他做"国子博士"。但他十分讨厌追名逐利的官场生活，推辞不去。此后唐太宗、唐高宗又几次请他出来做官，也都被他拒绝了。孙思邈长期生活在民间，广泛搜集民间方药，并且善于总结提高，因此积累了丰富的医疗经验。他深感过去的一些方药医书浩博庞杂，分类也不大妥当，因此有志编写一本新的医书。他"博采群经，删繁裁重"，花了几十年时间撰成《备急千金要方》一书，书成时已是七十多岁的老人。但他并未止步于此，在百岁高龄时他又在《备急千金要方》的基础上完善，编成《千金翼方》一书，书成第二年就去世了。他被后世尊称为"药王"，他隐居过的五台山称为药王山，在山上还建立了药王庙。孙思邈在《备急千金要方》一书中，有一段题为"大医精诚"的著名论述："凡大医治病，必当安神定志，无欲无求，先发大慈恻隐之心，誓愿普救含灵之苦。若有疾厄来求救者，不得问其贵贱贫富，长幼妍蚩，怨亲善友，华夷愚智，普同一等，皆如至亲之想；亦不得瞻前顾后，自虑吉凶，护惜身命。见彼苦恼，若己有之，深心凄怆。勿避险峻、昼夜寒暑、饥渴疲劳，一心赴救，无作功夫形迹之心，如此可为苍生大医；反此则是含灵巨贼。"

张孝骞作为我国杰出的临床医学家，在 65 年的临床工作中，拯救了无数的危重患者。他对待患者的态度历来是亲切和蔼，工作极端耐心和仔细。无论是平民百姓，还是高级干部；无论是熟悉的同事，还是素不相识的人，他都一视同仁。他认为"仪表端正，和蔼可亲，主动周到，不仅是一般服务态度问题，而且是临床工作的需要。因为良好的医德，是赢得患者信任和协作的必要条件。"他重视书本知识，同时他更强调临床实践。他告诫他的学生，临床的基点要放在观察每一个具体的患者上。书本只是间接经验，其中不少仍需实践检验，对具体情况做具体分析是临床工作的重要原则。他经常告诫下级医生和学生的一句名言是："每一个患者都是一本教科书。"他曾一针见血地指出："在对待患者的关系上，我们不能把患者放到绝对被动的位置上，患者和医生是战友、是同志、是朋友，要善于向患者学习，要培养医护人员尊重患者的自主权意识，建立起和谐合作式的医患关系。"

法国杰出的医学大师雷涅克被后人称为胸腔医学之父。他 8 岁时被他伯伯古罗米·雷涅克医生领养，雷涅克的伯伯说过一句令雷涅克终生难忘的话："当我们决心要成为医生的那一刻，我们的身上已经挂上一条看不见的锁链，让我们背负一生。但这是值得的投注，是正确的抉择，多一分辛勤，会创造你生命独有的特质。"在雷涅克此后一生行医中他时刻都不曾忘记自己肩负的这条锁链。"风湿性心脏病"、"腹膜炎"、"肝硬化"、"肺结核"和"黑色素瘤"等概念和病症均是他首先发现的。1816 年 9 月 13 日，一个医学史上值得纪念的日子。雷涅克在一名肥胖的女性患者心脏外用手指轻击，除了脂肪抖动外，听不到一点回音。他灵机一动，拿起一张厚纸板，卷成约 30 cm 长的圆筒，把纸贴在她的身体上再用耳倾听，听得比过去都清楚。这女人心脏里有杂音，是心脏病！更重要的是：他发明了"听诊器"——医学史上第一件临床诊断工具。以后 3 年间，雷涅克全力研究听诊器的诊断技术，他成为第一位界定"肺炎"，并能区分支气管扩张、气胸、肺气肿、肺脓肿的人。因此，雷涅克在医学史上被称为胸腔医学之父。1826 年雷涅克病重，他得知自己快要走到生命的终点站时说道："只有一个祷告：能再活 6 个星期，好对我的患者、学生说再见。"消息传出，各地的学生、穷人、农夫、士兵、渔夫……扶老携幼来看他。

英国著名医学家帕金森医生是震颤麻痹（帕金森病）的发现者，神经系统与精神障碍医学的开创人。帕金森医生长期关心精神病患者，他甚至把家搬到精神病医院的附近。当时的人们对精神病患者有许多误解，帕金森却认为："精神病患者是一群脑部出问题的不幸者。但是他们仍是人，仍是有生命的个体，因此必须给予医治。"他曾说："扶起压伤的芦苇，挑旺将残的灯火，是我一生最大的喜悦与成就。"帕金森用 30 年的时间与精神病患者接触，研究精神病的鉴定，他坚信"精神的异常、失常与反常，是可以用医学知识区分的。因此，医生可以成为精神病的鉴定把关者。而非一个人有异常行为，就把他抓起来关着。"帕金森坚持很重要的一点:"判断一个人是否为精神病罪犯,不是法官的权责,而是精神病医生的权责。"这个观点成为后来世界各国在精神病犯罪学上鉴定的重要依据。帕金森曾充满感情地写下这样一段至今仍然使人震撼的文字:"很多人误以为医学知识已经成为救人的唯一途径,手术工具是拯救人生命的唯一用品,以至医生成为垄断知识的职业。结果是保障医生酬劳费的呼声比患者受苦的呼声更高,一大堆唬人的装备,把人当东西来对待!金钱不该是医生的价值指标,医生对患者的尊重,是最基本的医德。"

从以上几位名医大师的思想言行中我们可以深切感到从他们身上散发出来的医生职业价值观的光芒,他们对生命的敬畏和关爱之心让人感动,他们在医学事业上的全身心和忘我投入使人震撼,他们对医生职业的真切感悟令人深思。在医学教育中,要充分重视医学职业价值观的教学与研究,因为对医学生职业价值观的培养直接关系到未来医生和医院在医疗卫生工作中价值取向以及医患关系的正确定位。

### 三、医生职业价值观的变化

在市场经济及各种因素影响下,我国医生职业价值观出现了一些变化。少数医生表现出一些不良的职业价值观。

(1) 市场经济条件下,价值取向的多元化带来人们思想观念上的混乱。在价值追求上,医院无疑应该把患者利益和社会利益放在首位,医生则应该把救死扶伤作为自己的天职。在计划经济条件下,由于医院的资源主要靠政府支持,医生的基本生活条件主要靠国家提供,医生大多全心投入工作,不用太多考虑医疗之外的事情,在医学职业价值的追求上比较执著。但是,在当今社会,由于计划经济体制向市场经济体制转变所带来的价值追求的多元化,原有医生职业价值观受到了严重的冲击,拜金主义、享乐主义、实用主义等观念在一些医院和医生中时有表现。部分医生的职业价值观在不知不觉中转变,在各种利欲的强大冲击下,医患双方的诚信都面临着严峻的考验。应该说,在市场经济条件下,社会不能苛求医院和医生只考虑社会利益。如果没有对经济利益的保障,不仅医院的生存和发展成问题,医生的积极性也难以保证。市场经济对医院和医生价值观念冲击的最严重的后果不在于医院和医生对经济利益的重视,而在于一部分医院和医生在社会利益、患者利益和经济效益的选择上发生的严重错位。医患关系矛盾背后所折射出来的是某些医院和医生对经济利益的不正当和毫无节制的追求。

(2) 医患间戒备心理严重。以前,我们看到教授专家在门诊室病房充满自信地给下级医生护士讲解病情,在现场手把手地教、毫无保留地进行示范,查房往往是细致入微,涉及各种问题,如诊断的依据是否充分、用药的品种是否合理、剂量是否合适,患者身体的变化和反应有无异常,护理工作是否周全、有无遗漏、与患者进行沟通的方法和技巧是否正确等,一旦发现问题,专家教授都会在病床前及时纠正,并现场答疑解惑,年轻的医护人员受益良多。然而,在今天,医患之间缺乏充分的沟通和信任,相互猜疑,医生们小心翼翼地走进病房又惴惴不安地离去,少说为上,生怕留下什么把柄。医患之间的信用危机,既损害了患者的利益,也最终影响社会对医院和医护人员的评价。

(3) 少数医生无原则地迎合患者的要求,投其所好,有时明明知道患者的一些要求可能会导致不良后果,还听之任之,对患者缺乏应有的责任心。有的医生干脆问"您需要什么药?"这种表现看似尊重患者,实际上是一种很不负责的态度。患者对具体病情缺乏了解时可能提出不合理的要求，这时盲目地尊重患者的选择自由是错误的行为。

（4）少数医生将一些本来完全可以在门诊进行的手术，改到手术室去做，甚至住院手术；一些只需一般护理的患者改成特别护理，甚至被送进重症监护室；一些可以用低价药物治疗的疾病却开出昂贵的处方，能用进口药就不用国产药，该停的药不敢停，不该用的药也用了。尽可能多地"制造"检查、"制造"治疗，治疗费用就高不就低等。

（5）有些医疗机构热衷于追求高标准、超豪华，"富人保健"、"富人医疗"趋势严重。显然，医院在所谓成本核算、自负盈亏的压力下，追求利润也不择手段。医生救死扶伤的仁术变成了待价而沽的商品，医疗机构公益性、福利性光环的消失，折射出医院和医生整体职业价值观的迷失。

（6）医生在医疗行为中的非人格化倾向日趋严重，不少医生的兴趣愈来愈集中在能客观测量到的疾病的症状和体征上。在这些医生眼中，患者成了疾病的载体，医生只关心患者的病而不关心患病的人，脱离患者去单纯治病，忽视患者的主观感受和体验，忽视对患者及其家属人格的尊重、人性的关注和尊严的维护。一些医护人员对高新仪器设备产生了过分的依赖性。由于只见"病"不见人和对各类仪器的过分依赖，医患之间的直接交流愈来愈少，严重阻碍医患之间的感情交流和信息传递，形成了"医生－仪器设备－疾病"的不良医患关系，使医患之间的矛盾加剧。

（7）少数医生为了研究的目的而"制造"检查或治疗，形成了医疗开支一个难以控制的黑洞。患者甚至在本人不知晓的情况下已成为临床研究的对象，而患者本人很难知道哪些检查是必不可少的，哪些检查是可做可不做的。在这些医护人员科研成果完成的同时，单位和个人的经济负担增加了，医疗费用非正常的攀升加剧了。

是什么因素导致了上述医生职业价值观的变化？如何使它早日回归？这是目前急需探讨的一个非常重要而又现实的问题。

## 四、影响医生职业价值观的因素

从整体上看，我国医生职业价值观变化的主要因素涉及个人、医疗单位和社会三个方面：个人方面主要是指从事医生职业者接受医学教育的层次、个人道德修养及经济状况；医疗单位方面主要是指所在医院整体导向和追求；社会方面主要是指国家对卫生医疗事业的政策和投入、经济文化背景、社会整体道德和患者素质、卫生法规与制度建设等。

"我一定把患者的健康和生命放在一切的首位。……对于人的生命，自其孕育开始，就保持最高度的尊重。即使在威胁之下，我也决不用我的知识作逆于人道法规的事情。我出自内心以荣誉保证履行以上诺言"

——摘自世界医学会日内瓦宣言

正确医生职业价值观的形成和发展应该起始于从医者的医学生时代，通过良好完整的医学教育，使正确的职业价值观慢慢植根他们的心中。从医学生进校的第一天开始，校方和社会就对医学生怀有特别的期望，因为他们未来要从事的是治病救人的崇高职业，肩负着实行人道主义的神圣义务，承担着全心全意为患者身心健康服务的重大使命，社会赋予了医生特殊的医疗权力、责任和义务。可以这样说，当人们一旦选择了医学职业时，就意味着他们选择了崇高，这也就意味着他们将要为此奉献一生。他们不仅需要医学知识和技能，而且更重要的是对职业价值的承诺，要自觉地建立和强化这些价值，并承担起维护这些价值的责任。每一位医生都应该时刻牢记和履行医学誓词，医学誓词是指引医学工作者思考、行动的价值观和事业信念，它可以起到激励、鼓舞、自勉、制约、衡量的作用，是医学工作者行为规范的誓言。当前，在医学界倍感迷茫和困惑的状态下，重温医学誓词、呼唤医学职业正确价值观的回归，其深刻含意不言而喻。在北美医学院，实施一种白大衣"角色"培养方案，在一个特别庄严的场合举行隆重仪式，将白大衣和胸章非常郑重地发给入学新生，同时告诫这些医学生，穿上白大衣和戴上标示胸章就标志着接受了国家医学会法典和其他专业法典，进入了专业培养和训育，公众将对穿白大衣者的行为抱以至高而厚重的特别期望。所以，对医学生价值观的正确教育和培养应优先于对其知识和能力的培养。

正确医学职业价值观的形成需要有良好的社会环境，社会价值体系的发展与完整是建立在一定的社会经济基础之上的。良好的社会环境应是正确医学职业价值观形成的外部条件，而良好的社会环境又有赖于各行各业物质文明与精神文明建设的协调发展。要让广大医生清楚地意识到：既然选择了医学职业，就意味着选择了奉献和崇高，也就意味着自己将要为此奉献一生。医生高尚的职业价值观要在实际医疗工作中体现为对待患者的真诚之心、爱护之心、关怀之心、同情之心、忍耐之心。可以说医学本身是科学技术与人文关怀最好的融合点，科学技术与人文精神的相互渗透与融合是现代医学的理想目标。

医生职业价值观的形成和发展无疑会受到市场经济环境的影响，在我国经济建设取得迅速发展的同时，医疗服务领域困扰人们的问题却变得越来越多，卫生发展落后于经济发展，卫生资源不足，特别是优质卫生资源严重不足，同时医疗卫生资源配置不合理。面对竞争日益激烈的医疗市场，多种形式的技术经济责任制在医疗单位普遍推行，一方面打破了分配上的"大锅饭"，破除了"不核算"的弊端，调动了医务人员的积极性，群体就医难的问题得到缓解。另一方面，医生不但需要为患者的诊断、治疗操心，还开始为自己的饭碗着急，医疗行为从根本上发生了变化，出现了新的问题。在我国，世界上最先进的医疗技术设备、高新技术、优秀医护人才基本上都集中在城市的大医院，农村和城市社区缺医少药的局面没有根本扭转。群众患病在当地难以有效就诊，要到外地、到大医院就诊，这不仅加重了大医院负担，造成了看病困难，也增加了患者的经济负担。大医院的功能本应是收治危重患者和疑难患者，目前却收治了大量常见病、多发病患者，既造成看病难、看病贵，又浪费了大量的宝贵资源。

医疗保障事业如何适应市场经济的环境，又适应人民日益增长的需要？如何在保证患者享受最适用医疗服务的同时，又要背负起部分乃至全部养活自己的巨大的经济压力？如何既要完成层层下达的"创收"指标，又要维护救死扶伤、实行人道主义的医生职业的崇高价值观和满足人们对医务人员的较高的期望值？这些问题使得不少具有责任感和医学良知的临床医生常常处于两难境地。

一般来说，在治病救人问题上，医生和患者的利益是一致的，但在经济利益上，患者和医生往往存在矛盾。妥善地处理好医生和患者之间的利益关系，就要求医生必须根据患者病情和经济承受能力，通过提供良好的服务来实现自我价值，不能靠损害群众利益等不正当手段来获得自我利益。医生付出多、贡献大，应该有较高的收入水平，但必须与我国的经济发展水平相适应，必须与患者的承受能力相适应。同时，我们应该承认，在市场经济环境下，医德建设需要一定的经济保障，大家都已经清楚地看到市场经济的冲击后果，医生经济收入状况是导致医学职业价值观变化一个不容忽视的因素。因此，我们不能不重视经济保障问题，必须进一步明确医疗卫生事业的性质，我国的卫生事业应该是政府实行一定福利政策的社会公益事业，政府应该更多地承担起公共卫生和维护居民健康权益的责任，建立更加公正、合理和科学的卫生事业投入机制和医疗服务质量评价体系。这样才能从根本上促使医院步入健康和科学的发展轨道，也只有这样才能有效地保证广大医生全身心地投入到治病救人的崇高事业当中去。

整个社会及其成员都应该对医学和医学职业有一个正确的常识和态度。无论是社会还是患者，对疾病的常识和对医护人员、医疗工作及医疗效果的态度都可能对医学职业价值观的形成、变化和发展产生重要的影响。但是，我们知道，由于医生和患者的知识结构、文化素质、价值观以及他们对疾病和医疗的认识不同，往往会在医患之间造成一些负面的和一些不和谐的后果。因此，社会、患者及其家属应该对生命科学、疾病和医疗效果有一个基本正确的和理性的了解，应该认识到人体是世界上最复杂、最精密的机器，尽管科技发展日新月异，但从总体上看，人类对于自身生命规律的认识还很不足。还必须知道，医学至今仍不是一门完美科学，医学具有复杂性、不确定性、多变性，同一疾病表现可能不同，不同疾病初期表现亦可相同，尤其是一些疑难杂症更是扑朔迷离。即便是很多常见病，由于存在个体差异，其结果也有难以预测的一面。其实很多疾病，如高血压、糖尿病、痛风、关节炎、骨质增生等常见病，都是现代医学无法根治的，医生所能做的，就是控制其发展。当社会、患者及其家属对生命科学、疾病和医疗效果有了这样一个基本的了解之后，医患关系可能就不会出现那么多冲突和矛盾，即使出现了问题也比较容易得到化解。但遗憾的是这方面的宣传和教育工作做得太不到位，有些媒体在宣传和报道中还起了误导和负面作用，往往过分渲染对疾病"攻克"和"治愈"，在众多患者心中形成了一个错误的印象：似乎医学是万能的。只要医生诊治正确，就没有治不好的病，这就容易使社会、患者及其家属对疾病"治愈"的期望值过高。如果医生治不好病，就自然会被归咎于医生没有尽心和不负责任，甚至认为是医生误诊所导致的医疗事故。有少数别有用心者还利用社会对患者的同情，恶意威胁、要挟和非难医院和医生，这一方面容易引发医患冲突，另一方面也给医生造成很大的精神压力，甚至影响到医生对待其职业的基本态度和信念。

其实，医生是一个绝对高风险职业，包括诊断风险、用药风险、手术风险等。因此，对医生来说，如果只允许成功不允许失败，那是很不现实的，也是很不负责任的。好医生也不可能万无一失。医学越是充满风险性和未知数，就越是要求医生高度关注患者，以防止哪怕万分之一失误降临到任何一个患者身上。所谓医疗，并不总是意味着治愈某种疾病，多数情况是意味着关怀、体恤和减轻患者痛苦。无论医生，还是患者家属，都应该知道：医疗"有时是治愈，常常是帮助，更多是抚慰。"

另外，还要清醒地意识到，金钱与医疗效果不能完全画上等号，并不是花钱越多，医疗效果就越好，有的疾病花费很少也能治愈，有的疾病即使花再多的钱也难以治愈。可以想象，当社会、医生、患者及其家属都有了这样更为实际和理性的认识之后，整个医疗过程就会变得更加的平和，医护人员的诊治也会变得更加的自信和自如，患者及其家属对治疗效果的评价也会变得更加的客观，医患关系也会变得更加的和谐，高尚的医学生职业价值观也会随之加速回归。

医生职业价值观的回归既有赖于医生和患者完善的教育、道德的修养，也有赖于医院的健康发展、国家的正确导向和社会整体道德的提高。同时，建立合理的医疗卫生制度和法规也是极为重要的环节。如果说道德是劝善抑恶的内在守则，那么制度和法规就是惩恶扬善的外在规矩，它们在完善医患关系中可以相互促进和相互补充，它们对大多数有良知的医生是一种保护，而对某些失去良知的医生则是一种约束。在医疗卫生制度和法规不健全和不完善的时期，少数医生由于私欲的过度膨胀，超出其自身理性的控制力，甚至可以冲破医德的底线，这时制度和法规的强制就成了必然的选择。当道德理念纳入制度化的规范体系之中以后，就可以通过制度和法规的力量来构建和维系符合社会道德要求的公共秩序，它将告诫医生，在医疗行为中哪些事是可以做的，哪些事是不允许做的。同时会让医生知道，遵守制度和法规将会受到社会的敬重，违反制度和法规将会受到严厉的惩治。因为制度和法规的强制性使其具有足够的威慑力，从而在客观上可以起到遏制医生违规和违法行为的作用，这对医生品行的匡正将有重要的促进作用。当制度和法规深入人心后，它们将会潜移默化地渗透到医生的职业信念和态度当中去，久而久之，就会自然而然地成为医生职业价值观中的一部分。

（秦达念）

# 第二节　生命与伦理

医学是集理论性和实践性于一体的自然科学，也是最具人文关怀和人性温暖的自然科学。医学发展的目的，不仅体现在物质技术层面，而且体现在身心健康和精神文化层面。医学价值的特点在于，不仅对个人和家庭产生影响，而且对群体和社会也发挥重要影响。人类从最原始时期开始从事医疗活动，就伴随着对医学伦理的探求。随着医疗技术的进步，医疗活动的范围不断拓展，医学伦理、医学道德、医学精神也在不断地发展和进步，对医疗活动的影响越来越广泛和深刻，成为医务人员提高专业素质的必修课。

## 一、生命的意义

当你小的时候，是否思考过这样的问题：我是谁？我从哪里来？人怎么生存才有意义？

当你是青少年的时候，经历他人的死亡，是否会思考这样的问题：我什么时候第一次意识到了死亡？我对死亡持有的信念是什么？对死亡的恐惧中什么是最让人害怕的？

当你作为一名医学生或是一名医务工作者的时候，是否思考过这样的问题：

● 每个人的生命价值都是一样的吗？当同时有两个学识不一样，社会地位不一样，经济条件不一样的等待器官移植手术的患者，你只能挽救一个的时候，你会怎样选择呢？

● 是不是无论如何存在总是好的？一个被确诊为植物人的患者"简单"地活着，是该优先考虑他/她生命的延续还是生命的质量呢？

医学的发展带给人类诸多福祉的同时，也给医学伦理提出更多的思考。医学伦理源自医学的发展，同时又规范和引领着医学的发展。自远古时期，人们就开始追寻生命的起源，把生命奉为"神圣的"，视为造物主的意志。随着科学技术的进步，无论生命的本质是什么，我们知道，"人生自古谁无死"，每个人的生命只有一次，不会有第二次，生命具有唯一性。既然生命是唯一的，也是有"时限的"，这就不得不引发我们对生命"质量"的思考。马克思认为，人们只有为同时代人的完美，为他们的幸福而工作，才能使自己也得到完美。个人生命的价值包括自身价值和社会价值两部分，更多地追求社会价值才能使生命有意义。

在人类生存的历史长河中，人们越来越重视生命的"质量"，常常思考人仅仅是为了活着？还是应该更好地活着？当面对稀有的器官资源时，是按需分配？还是按支付能力分配？如果是按需分配，除去器官适宜因素，怎样保证不同阶层、不同背景、不同社会地位的人能平等享有？如果是按支付能力分配，有什么方法和途径保障穷人的权益？从而体现生命伦理的公平与公正？当癌症晚期患者只剩下病痛折磨时，当脑死亡患者只剩下消耗医疗资源时，在资源缺乏又无限消耗生命价值之间，怎样平衡和体现生命的神圣和尊严呢？当医务工作者要在"救死扶伤"和"生命质量"中作出权衡时，现实远比我们考虑的要复杂得多，这也是我们研究生命伦理学的价值所在。

## 二、医学伦理学与生命伦理学

### （一）医学伦理学与生命伦理学的基本内涵

医学伦理学是从伦理学的视角研究医务人员道德的一门科学。这里所指的医务人员是广义的，包括医生、护士、技师，以及预防、保健、科研、管理和后勤人员。研究内容主要包括：医务人员与患者之间的关系、医学活动内部的人际关系、医学与社会的关系、医学科研中的道德问题等。通过对医学伦理学的研究，阐明医德的本质、发生、发展规律和医德的社会作用。

生命伦理学是医学伦理学发展的后期阶段，它不仅仅关注医疗活动中的伦理问题，而且研究涉及医疗卫生事业的伦理问题，如艾滋病的防治、控烟与健康。概括起来大体分为理论生命伦理学、临床伦理学、科技生命伦理学、政策法规生命伦理学和文化生命伦理学五个领域。

### （二）西方医学伦理学的发展沿革

西方医学伦理学的发展大致经历了传统医学伦理学、近代医学伦理学和生命伦理学三个阶段。传统医学伦理学阶段主要指伦理学思想起源至19世纪。这一时期的医学伦理观受宗教神学的影响较大，主要关注医德问题。《希波克拉底誓言》中所提出的行医之道和医生法则是医学伦理学的最早文献，如他反对堕胎、主张为患者保密等。近代医学伦理学阶段主要指19世纪以后到"生命伦理学"概念诞生之前。细胞学说、生物进化论、能量守恒定律和转化定律，19世纪自然科学的三大发现，强烈地冲击了人们对健康和疾病的看法与态度。随着生物医学技术的渗透，医务工作者不得不面对生殖技术、人流技术、残废新生儿处置等带来的伦理问题。因此，这一时期的医学伦理观虽然仍然研究医德问题，但研究领域渐渐扩大，发展了生命质量论、生命价值论等主要的生物医学伦理学基本理论。生命伦理学阶段主要指20世纪60年代以后至今。1971年，美国学者波特（Van Rensselar Potter）在他的著作《生命伦理学——通向未来的桥梁》中首次使用"生命伦理学（bioethics）"一词，这个词被用来指"一门把生物学知识和人类生命价值体系知识结合起来的新学科。"这一时期的医学伦理观不仅关注医德问题，也思考和关注生物技术的发展为临床医疗行为所带来的影响，如器官移植、基因诊断与基因治疗、生殖性人类克隆、安乐死等带来的伦理问题。

## （三）我国医学伦理学的发展沿革

我国医学伦理学的发展大致分为传统医学伦理学和现代医学伦理学两个阶段。传统医学伦理学阶段主要指 20 世纪 80 年代以前，这一时期形成了我国的医学道德传统。早在远古时期，我国就出现了以身试险具有奉献精神的实践者，如部落首领伏羲、神农、黄帝等，他们是早期医疗活动和医德思想的实践者。据《淮南子·修务训》记载："时多疾病毒伤之害，于是神农……尝百草之滋味，水泉之甘苦，令民之所辟就，当此之时，一日而遇七十毒。"随着社会生产力的发展，奴隶社会时期确立了医业独立和医疗考核的制度。封建社会时期，古代医学道德得到了极大的发展。战国时期，扁鹊提出了"六不治"的道德思想。我国现存最早的系统性的中医理论专著《黄帝内经》指出，"诊不知阴阳逆从之理，此治之一失也。受师不卒，妄作杂术，缪言为道，更名自功，妄用砭石，后遗身咎，此治之二失也。不适贫富贵贱之居，坐之薄厚，形之寒温，不是饮食之宜，不别人之勇怯，不知此类，足以自乱，不足以自明，此治之三失也。诊病不问其始，忧患饮食之失节，起居之过度，或伤于毒。不先言此，卒持寸口，何病能中，妄言作名，为粗所穷，此治之四失也。"引导医生思考行医之道，告诫医生不仅要医术精湛，而且要医德高尚。到了隋唐时期，医家孙思邈以《大医习业》和《大医精诚》论述了一名医生必须要有高尚的情操和道德修养。孙思邈对传统医生医德规范的系统论述，奠定了传统医学伦理的基础，基本确定了中国传统医学模式的涵盖范围。到了宋、明、元、清时期，医德体系日趋完善，形成的医德观念有：防病观念、血缘观念、性道德观念、养生观念、舍己救人观念、生命神圣观念、生命质量观念和孝悌观念等。传统医学伦理观关于医德的论述十分广泛，如"仁爱救人"、"赤诚济世"的事业准则，不畏权势、忠于医业的献身精神，精勤不倦、苦心钻研的学习作风，不图钱财、清廉正直的道德品质，谨慎认真、不畏艰苦的服务态度，虚心好学、尊重同道的良好品格，涵盖了医德修养、医德原则、医德规范、医德评价等丰富的内容。

现代医学伦理学阶段主要指 20 世纪 80 年代以后。1987 年，我国生命伦理学家邱仁宗出版《生命伦理学》一书，加速了医学界对生命伦理学的认知。与传统医学伦理观相比，现代医学伦理观在研究内容上新增了社会公益论的内容，研究范围不仅包括医疗实践中的伦理问题，而且延伸到整个医疗保健事业所涉及的伦理问题。2001 年，卫生部颁布了人为辅助生殖技术与人类精子库技术规范、基本标准和伦理原则，标志着我国生命伦理学开始迈出了行为规范的一步。

## （四）国际生命伦理学原则的发展

国际生命伦理学原则的发展主要受五次重大事件的推动：纽伦堡法典的形成，赫尔辛基宣言的通过，国际医学科学理事会的成立，WHO、联合国教科文组织（United Nations Educational，Scientific and Cultural Organization，UNESCO）和其他国际机构的推进，各国伦理委员会的兴起。

### 1. 纽伦堡法典

1946 年 10 月，在纽伦堡军事法庭对第二次世界大战时的纳粹战犯进行审判，其中包括一部分科学家和医师。第二次世界大战中他们借用科学实验和优生之名，用人体实验杀死了数以百万计的犹太人、战俘及其他无辜者。在纽伦堡法庭形成了人体实验的基本原则，成为国际上进行人体实验的行为规范，即《纽伦堡法典》。其主要原则包括：①受试者必须是自愿同意的；②实验必须是对社会有益和相对安全的；③必须力求避免肉体上和精神上的痛苦和创伤。

**2. 赫尔辛基宣言**

1964 年在芬兰赫尔辛基召开的第十八届世界医学大会上，通过了指导医生进行人体生物医学研究的建议，制定了《赫尔辛基宣言》，形成了涉及人类受试者的医学研究的伦理学原则。其主要包括：①必须遵从普遍接受的科学原则；②关注受试者的利益应高于科学与社会；③尊重受试者自我保护的权利；④知情同意的原则；⑤自愿原则等。1964 年形成的赫尔辛基宣言分别在 1975 年东京召开的第 29 届大会、1983 年威尼斯召开的第 35 届大会、1989 年在香港召开的第 41 届大会、1996 年在南非召开的第 48 届大会和 2000 年在爱丁堡召开的第 52 届大会上进行了修订。宣言明确要求对研究项目进行伦理审查。

**3. 国际医学科学理事会**

国际医学科学理事会（Council for International Organizations of Medical Sciences，CIOMS）是由 WHO 和 UNESCO 于 1949 年建立的非营利性国际组织。该组织早期关注医学领域的发展，后来发展到药物等多个领域。早在 1970 年代后期，CIOMS 就与 WHO 一起担当了与生物医学研究有关的伦理学工作。1982 年，他们合作起草了一份准则，即《涉及人的生物医学研究的国际伦理准则建议》。1993 年和 2002 年 CIOMS 又根据新版本的《赫尔辛基宣言》对《涉及人的生物医学研究的国际伦理准则》进行了两次修订。该准则共有 21 条，强调所有涉及人类受试者的研究都应遵守三条基本的伦理原则，即尊重人、有利、公正。一般公认，这些原则在理论上具有相等的道德力量，指导着研究方案的认真制订。在不同的情况下它们的表述方式可有所不同，并可被赋予不同的道德分量，而它们的应用也可能导致不同的决策或行动。

**4. 国家伦理委员会**

各国政府根据自身实际，建立了不同形式的生命伦理委员会。目前主要采取集中式（如美国、法国）或分散式（如英国）的形态。集中式的优点在于方便进行协调与整体规划，缺点是缺乏灵活性。分散式则相反，存在各机构之间能否进行很好的职权区分及协调的问题，可能会出现重叠或死角，而且往往会在一些影响范围广的问题上缺少能全面审查的机构。目前，我国还未建立国家伦理委员会，但各种层次的伦理审查委员会已经成立。近年来，卫生部已先后制定了医学伦理准则、人类辅助生殖技术和人类精子库伦理原则（2003 年）、人类胚胎干细胞研究伦理指导原则（2003 年）、涉及人的生物医学和卫生研究伦理审查暂行办法（2005 年）、人体器官移植技术临床应用管理暂行规定（2006 年）；国家食品药品监督管理局也制定了临床药物试验质量控制规范。

**（五）医学伦理学的基本原则**

健康所系，性命相托。

当我步入神圣医学学府的时刻，谨庄严宣誓：

我志愿献身医学，热爱祖国，忠于人民，恪守医学道德，尊师守纪，刻苦钻研，孜孜不倦，精益求精，全面发展。

我决心竭尽全力，除人类之病痛，助健康之完美，维护医术的圣洁和荣誉，救死扶伤，不辞艰辛，执著追求，为祖国的医药卫生事业的发展和人类的身心健康奋斗终生。

医学生誓言可能是每位医务工作者最先接触到的对医德的明确要求。在医疗实践中，除了誓言之外，对医务工作者的道德要求更多地以原则的形式出现。目前，被国际和国内医学伦理学界广泛接受的基本原则有四个：不伤害原则、有利原则、公正原则和自主性原则。

第一个原则为"不伤害原则"（principle of nonmaleficence）。"不伤害"是对医务人员的最低要求和底线标准，是最基本的道德规范，同时也是四个原则中最核心的价值原则。你也许会感到纳闷，当我作为医学生宣誓的时候，就承担起了"救死扶伤"的责任和义务，又怎么会伤害患者呢？我们所说的"不伤害"是相对的，不是绝对的；可能是通过主观意愿可以避免的，也可能超出医务人员的可控范围。例如，在医疗实践中，拒绝对艾滋病患者或其他传染性疾病患者提供医疗照顾，就可能对患者造成伤害，这就属于"不伤害原则"的范围之类，是医务人员应该努力避免的。又如，某种新药带来的副作用，这就是医务人员无法预料，超出可控范围的。一般来说，凡是医疗上必需的或是属于医疗适应证范围的，所实施的诊治手段就是属于不伤害原则的。相反，如果诊治手段对患者是无益的，不必要的，或者是禁忌的，那么有意或无意去勉强实施，一定会使患者受到伤害，也就是违背了不伤害原则。

第二个原则为"有利原则"（principle of beneficence），又被称为"行善原则"。所谓"有利"，就是指将患者的利益放在首位，医务人员医疗行为的动机和结果都应该有利于患者。这个原则与"不伤害原则"是紧密联系在一起的，不仅要"不伤害"，还要促进患者的健康，有利于医学事业和医学科学的发展。一般来说，应该遵循对患者的诊治手段和措施都是现有条件下最佳的和相对安全的，不良反应最小、患者痛苦最小和经济耗费最少的。

第三个原则为"公正原则"（principle of justice），它的本意是指每个人都具有平等享受卫生资源合理或公正分配的权利。医务人员应该平等对待每一位患者，不受其国籍、性别、年龄、种族、身份、财富等其他条件所影响。但我们都清楚，这里所说的公正，是相对的，而不是绝对的。例如，我国现阶段城市人口所享有的医疗卫生资源和广大农村人口所享有的医疗卫生资源形成的鲜明对比，这种不平等不是医务人员造成的，而是社会、经济和地区差异所决定的。再如，一些稀缺性医疗资源，如优秀的医疗专家，我们当然希望每位患者都能享受最好的医疗服务，接受专家的治疗，但由于资源有限，这肯定是不现实的。在治疗手段的选择上，富人倾向于质量高、安全度高的措施，而不会考虑经济因素，但穷人可能首先考虑的就是经济因素，贫富差距客观地造成了富人更容易得到优质的医疗资源的现实。

第四个原则为"自主性原则"（principle of autonomy），又被称为尊重自主的原则，指在医疗实践中，患者在不伤害他人的情况下，拥有独立的、自愿的决定权，强调医务人员应尊重和维护患者的知情权、同意权和选择权等权利。该原则只适宜于具有理性判断的人。以尊重患者权利为核心的"自主性原则"是生物－心理－社会医学模式的体现，也是构建和谐医患关系的基石。从技术层面上讲，医生拥有绝对的优势，但并不是从技术角度选择的诊治方案就是对患者最佳的方案。如是否接受人类辅助生殖技术，是否接受器官移植，是否接受维持生命的技术，是否参与新药实验等。面对越来越多的医疗新技术的开展，医生很难独自作出对患者"好"的决定。

### 三、医患关系

上门诊的时候，你是否意识到，从患者进来到离开，自己脸上的表情始终僵硬着未改变？

早上查房的时候，你是否意识到，自己不断地打断患者的陈述？

当你开化验单或者处方单的时候，你的患者有否质疑过检查的必要性和药物的合理性？

当患者病情恶化时，你是否遇到过情绪激动、难以安抚的家属？

#### （一）医患关系的内涵

医患关系简单地说，就是指医者和患者之间的关系。广义上说，"医"指医疗实践中以医生为主体的人群，还包括护士、医技人员、医院管理人员和后勤人员等；"患"指以"就医者"为主体的人群，还包括家属或监督人、代表人等。医患关系的内容归纳起来可以概括为技术方面和非技术方面的内容。医患技术关系主要指诊治过程中，跟医疗技术相关的关系，如患者就诊，医生确定治疗方案，开处方，患者拿着处方划价、取药等。医患非技术关系往往是医务人员容易忽略，却又是至关重要的，指医疗过程中医患双方在心理、社会、伦理方面的关系，如医生对患者的精神关怀等。医患关系是一种特殊的人际关系，从技术关系上看，医生处于主导地位；从非技术关系上，两者的地位是一致的，是一种平等关系。从伦理关系上看，它又是一种契约式的信赖关系和委托关系。为了诊治，患者将自身隐私信息告诉医生，并将自己生命和疾病的诊治权委托给医生，医生根据自身的知识和技术，为患者治疗，同时保守秘密，完成彼此间的信托关系。

#### （二）医患关系的模式

目前，国内外学者普遍认可的医患关系模式主要有三种：主动与被动型医患模式、引导与合作型医患模式、共同参与型医患模式。第一种模式指在诊疗过程中，医生完全占据主动地位，以"发令"为主；患者完全居于被动地位，以"服从"为主，但容易忽略患者的需求。常见于昏迷、休克或者不具有理性选择能力的患者。对具有自主决定权的患者，这种模式容易造成医患关系的紧张。第二种模式是最为广泛存在的一种医患关系。在诊治过程中，医生和患者都具有主动性，不同的是医生的主动性大于患者。医生利用自己的医学知识给予患者指导，患者密切配合，达到治疗效果。就如同父母与年少子女的关系，少年具有一定的行为能力，但不成熟，需要父母的指导。在这种模式中，患者的主动性得到了强化，但双方仍然处于不平等地位。第三种模式是目前较为倡导的模式，在诊疗过程中，医生与患者具有近似相同的地位。就如同父母与成年子女的关系，后者已成熟，具有行为能力。在这种模式中，医患之间能够得到良好的沟通和尊重，患者帮助医生做出正确的诊治。但在这种模式中，要求患者具有一定的医学科学知识，不是所有的患者都适宜。

### （三）医患关系的权利与义务

**1. 医生的权利与义务**

根据《中华人民共和国职业医师法》的相关规定，医生享有如下权利：①医疗权，包括诊断权，疾病调查权，医学处置权（含处方权），出具相应的医学证明文件权，选择合理医疗、预防、保健方案权；②医学继续教育权，脱产和在职学习期间，患者应理解、支持、配合；③医学研究权，患者自愿接受新的诊疗方式时，或流行病学、家族遗传病史调查时，应当实事求是地积极配合医务工作者；④人格尊严权；⑤合法的工资待遇权。

由于医生肩负着大众健康的社会责任，因此，负有如下义务：①必须承担诊治的义务，以其所掌握的全部医学知识和治疗手段，尽最大努力为患者治病，不能以任何政治的、社会的等非医疗理由来推托为患者治病的义务；②解除痛苦的义务，不仅仅是躯体上的，而且包括患者精神上的痛苦和负担；③解释说明的义务，医生有义务向患者说明病情、诊断、治疗、预后等有关医疗情况；④保密的义务，包括为患者保守秘密和向患者保守秘密的义务。此外，医生还必须承担对社会的义务，如宣传、普及医学科学知识，发展医学科学等。一般来说，医生对患者和对社会尽义务是统一的。当两者发生矛盾和冲突时，必须首先考虑社会利益；当然，应该尽量使两者的利益统一起来。

**2. 患者的权利与义务**

当患者躺在手术台上的时候，他/她是否知道还有非手术的治疗方式可以选择？

当患者为了治疗，向医生敞开心扉的时候，他/她是否知道自己的隐私应该被保密？

当患者参加新药试验的时候，他/她是否知道可能造成的后果？

目前，我国尚无专门的患者权利法案，但梳理相关法律法规和行政管理条例，我们可以发现，患者大致享有以下权利：平等享受医疗的权利，知情同意的权利，要求保守个人秘密的权利，免除一定社会责任的权利，对医务人员的过失行为而导致的医疗错误、事故有诉讼和索赔的权利等。事实上，现实社会中，由于整个社会大环境的影响，患者的这些权利并没有得到完全的实现。

医患关系中并不是哪一方单方面的付出，患者同样负有义务，包括：保持和恢复健康的义务，积极接受和配合诊治的义务，尊重医务人员劳动、遵守医院规章制度的义务，支持医学科学发展的义务等。患者只有充分意识到自己的义务，才能更好地实现自己的权利，维系良好的医患关系。

### （四）医患关系的道德规范

近年来，医疗侵权诉讼的数量急剧上升，医患矛盾不断升级，暴力冲突时有发生。因此，加强对医患关系的道德规范研究，将有利于指导医患双方的行为，构建和谐医患关系。在这里着重阐述医患关系中医者的道德规范，具体如下：

（1）救死扶伤，尽职尽责。这是对每个医务人员最起码的道德要求。"救死扶伤"是医务工作者的天职。医疗活动的特殊性在于，医务工作者所操控的对象是患者的生命和健康权，来不得半点马虎。在医疗工作中，稍有不慎，就会造成难以想象的后果，如把手术器械留在患者体内等。因此，医务人员应树立全心全意为患者服务的思想，以患者为中心，尊重患者，关心患者，尽职尽责。

（2）一视同仁，平等对待。医务人员应尊重患者的人格，并且适用于一切患者。不论患者的地位高低，权力大小，容貌美丑，关系亲疏，经济状况好坏，也不论患者是干部、教师、工人、农民，都应该平等对待。

（3）钻研医术，精益求精。医患关系的好坏很大程度上取决于医疗质量，而医疗质量的好坏又与医务人员的技术水平息息相关。钻研医术，精益求精，要求医务人员不断地吸取新理论、新技术，创造性地运用于医疗卫生实践，用自己精湛的医术来实践自己的道德责任。

（4）举止端庄，文明礼貌。这是医患非技术关系的要求，医务人员的言谈举止直接影响患者对医务人员的信赖感和治疗信心。良好的语言修养和得体的举止行为能增强患者的信心，在治疗过程中起到事半功倍的效果，切忌举止生硬，恶语伤人。

（5）廉洁奉公，不徇私利。这是树立良好医风、行风的必然要求，是医患相互信赖的基础。难以想象在患者处于痛苦、无助时，在患者生命垂危时，一个"救死扶伤"的医务工作者会索要或暗示患者送礼，收受"红包"。当神圣的医学职业变为某些人赚钱生财之道时，医患之间的信任也将不复存在。因此，廉洁奉公，不徇私利是医务人员必须遵守的医德规范。

（6）言语谨慎，保守秘密。医务人员有为患者保守秘密的义务，但同时也有向患者保密的义务。医务人员不经意的言语表达可能会对患者造成一定程度的思想负担，引起患者病理和生理上的变化。因此，医务人员在言语交谈中，必须保持谨慎，消除患者的疑虑和焦虑情绪。对某些不治之症，应慎重对待，选择合适的方式与患者或家属沟通。

## 四、医务人员的人际关系

医务人员的人际关系有广义和狭义之分。广义指整个医疗系统医务工作人员之间的关系；狭义指临床诊疗活动中医务工作者之间的关系，也就是通常所说的医生、护士、医技人员自身或相互之间的关系。任何一项医疗活动都不是由哪一种单独的职业所完成的，而是由相互联系、相互依赖、相互作用的部分协同组成的。例如，患者在门诊就医的医疗活动，就涉及财务收费人员、护士（导医）、医生、药师等多个职业，同时舒适整洁的就医环境还离不开后勤人员的劳动。实践中，很难准确地判断一名患者的疾病是由哪一位医生、护士或者医技人员治好的，医务人员也很难说清楚自己治好了哪一名患者的病。但由于受传统观念的影响，人们往往"重医轻护"，只看得见站在面前的医生，而忽视了医生身后的一个医疗团队。这也造成了有些医生错误地以为自己的工作比其他同事重要，是医疗活动中最为关键的部分。事实上，少了护理、医技、行政管理、后勤保障中任何一部分，都将阻碍医疗活动的开展。医务人员之间的内耗最终损害的将是患者利益。因此，建立医务人员之间良好的人际关系，有利于医疗活动的顺利开展，有利于医院工作的整体性和协调性。

我国卫生部颁布的《医务人员医德规范及实施办法》中，规定医务人员之间要互学互尊，团结协作。无论是医际关系、医护关系还是护际关系，或是其他医务人员之间的关系，出发点都应该是患者的生命、健康和利益。在医际关系中，由于存在不同的专业技术级别，如主任医师、副主任医师、主治医师等，反映不同的业务水平、经验和责任能力，存在指导与合作的共事模式，因此尊重他人和自尊应该放在首位。相互之间的学术交流、学术研究是不可或缺的，是提升自身水平的重要途径。医护之间是合作与互补的关系，两者既相互依存又相互制约。医生期望护士有一定的医学知识及熟练的护理操作技术，能正确执行医嘱及观察治疗效果，对患者进行科学的精心护理；护士期望医生精通专业，责任心强，医嘱明确，支持和尊重护士的工作，因此，两者的合作必须建立在尊重、理解和信赖的基础上。护际之间的关系与医际之间类似，年老护士与年轻护士之间应各尽其责，密切配合，教学相长。医生与医技人员之间应首先树立平等的观念，其次才是团结与协作。在实践中，医生为了仔细观察病情的变化和治疗方案的效果，可能会要求重复做一些检查。这时，医技人员就应该尊重医生的意见，而不是有畏难抵触情绪。相反，某些医生开大处方的行为，则是无视和不尊重医技人员劳动价值的表现。医务人员和行政、后勤人员之间应有正确的角色认识，一方面，医务人员应树立尊重行政、后勤人员的思想，另一方面，行政、后勤人员也应树立为临床服务的观念。归纳起来，医务人员之间的关系应遵循以患者为中心，团结协作、相互支持，彼此谦让、互敬互学的原则。

## 五、预防医学道德

你是否对 2003 年的"非典"危害记忆犹新？你是否还记得在"非典"抢救中献出生命的医护人员？

当你每天食用着农药超标的蔬菜、水果、转基因粮食、含有瘦肉精的畜肉、有毒的大米、含有各种添加剂的面粉、假糖、工业盐等的时候，你是否想起预防医学道德？

预防医学道德是指在预防保健工作中，调整医务人员相互之间以及与人群、环境和社会之间的行为准则和规范。现实生活中，人们普遍形成的是"重治疗、轻预防"的观念，往往重视治疗效果，而忽略时间、精力和其他资源消耗较少的预防工作。随着社会的进步，我们看到医学的目的正逐渐从治疗患者、延长患者生命和阻止患者死亡的目标上转移到谋求包括健康人群的疾病预防和治疗、提高生命质量、促进身心健康的基点上来。由于预防医学工作不是一个"短期容易见效益、见成绩"的工作，因此，要求我们的医务工作者切忌急功近利，必须将患者的身心健康放在首位，爱岗敬业，高度负责。由于预防医学的关注重点区别于临床医学，因此医务工作者们必须把精力更多地放在宣传卫生科学知识，开展医疗保健（如计划免疫、计划生育），家庭保健，指导基层单位业务技术，搞好环境治理，进行流行病学的调查研究等工作上。

## 六、医学道德的培育

《医务人员医德规范及实施办法》将医师的职业道德规范规定为：①救死扶伤，实行社会主义的人道主义。时刻为患者着想，千方百计为患者解除病痛。②尊重患者的人格与权利，对待患者，不分民族、性别、职业、地位、财产状况，都应一视同仁。③文明礼貌服务。举止端庄，语言文明，态度和蔼，同情、关心和体贴患者。④廉洁奉公。自觉遵纪守法，不以医谋私。⑤为患者保守医密，实行保护性医疗，不泄露患者隐私与秘密。⑥互学互尊，团结协作。正确处理同行同事间的关系。⑦严谨求实，奋发进取，钻研医术，精益求精。不断更新知识，提高技术水平。可见，医学道德包含着医务工作者与社会、自然、他人以及自身的道德关系。它不是与生俱来的，而是可以通过后天的学习、培养和实践得来。

现实中，部分医学生的道德行为、学习和工作态度令人担忧。有些学生以自我为中心，对身边的人和事漠不关心，缺乏团队合作精神；有些学生私心太重，对个人利益斤斤计较，甚至损人利己；有些学生不思进取，拈轻怕重；有些学生从患者的贫富状况确定对待患者的态度；有些学生将患者的隐私作为茶余饭后闲谈的资本等。目前，加强医学道德培育的重要性已在教育界和医务界达成共识。但医学道德的培养是一项终身工程，需要不断地实践、认识和提高，不是仅仅在学生阶段才需要学习和培养。因此，在我们"志愿献身医学事业"的那一刻起，就应该树立正确的人生观、价值观和道德观，坚持高标准、严要求，将职业道德的修养贯穿于专业技能学习的全过程，与临床实践相结合，自觉减少医疗活动中的不正之风，促进医院以及医疗卫生行业的行风建设，从而推进整个社会的精神文明建设。

（姜　洁　邓绍林）

# 第三节　常见问题的伦理学要求

## 一、临床诊断中的伦理学要求

疾病的诊断是医生通过询问病史、体格检查以及各种辅助检查措施收集患者的病情资料，然后将资料进行整理、分析和归纳，从而做出概括性判断的过程，是有效治疗的前提和基础。现代医学模式要求临床工作必须以患者为中心，因此，只有诊治技术与医德的统一，才能促进患者的早日康复。然而，疾病诊断的道德要求，更是贯穿于问诊、体格检查等各个环节之中。

### （一）询问病史的道德要求

- "刚才那个医生有没有仔细听我说哦，这样的医生能给我看好病吗？"一位刚在门诊就诊完的患者如是说。造成这位患者对医生不信任的主要原因是什么？
- "患者自己不告诉我他过去的疾病情况，我有什么办法呢？"一位面对患者起诉的医生如是说。这位医生的说法有没有什么问题？

询问病史是进行疾病诊断的首要环节，医生通过与患者或患者家属的交谈，了解患者的基本情况、目前所患疾病的发生发展过程、治疗情况以及既往情况等。因此，齐全、可靠的病史对正确的诊断有着重要的意义。那我们在询问病史过程中应该遵循哪些道德要求呢？

**1. 举止端庄、态度热情**

在医疗活动中，患者首先感受到的是医生的仪表、举止、态度等外在的表现。所以医生的举止和态度都将直接影响到与患者的交流与沟通。端庄的举止可以使患者在病史询问过程中对医生产生信任感，热情的态度可以使患者就诊时紧张的心理得以缓解，有利于患者倾诉病情、告知与疾病有关的情况，从而获得全面、可靠的病史资料，为正确诊断打下基础。

**2. 语言得当、通俗易懂**

询问病史的过程就是医生与患者交流的过程，而语言就是医患交流的主要工具。病史询问过程中亲切、温和的语言有利于进一步加强患者的信任感。对于不同年龄、不同文化层次、不同生活背景的患者使用相应的语言也有利于病史的获得。同时在询问病史的过程中，医生还要尽量避免使用方言土话或者是医学专业术语，避免使用容易让患者产生歧义的话，使医患双方减少误会，便于病史收集。

**3. 耐心细致，准确全面**

患者是疾病的亲身体验者，所以他们能真实反应疾病的进展过程。但是，由于患者求医心切，介绍起自己的情况往往又是滔滔不绝，因此，作为医生，我们要有足够的耐心倾听患者述说自己疾病的演变过程和因果关系，为我们的诊断寻找依据。在询问病史过程中还要注意技巧，既要耐心听取患者的主诉，同时也要注意收集病史的全面性，尤其是患者的相关既往史等内容，不能先入为主地进行暗示或引导，这样容易使患者产生疑惑或者随声附和，影响病史的准确性和真实性，造成误诊和漏诊。

## （二）体格检查的道德要求

● 现在的医学技术已经很发达了，有那么多的高级检测设备和检查手段，完全没必要那么认真去做体格检查了！这种说法对吗？

● 面对一名右下腹疼痛，疑似急性阑尾炎的患者，当值医生反复重复"右下腹压痛、反跳痛"的体格检查动作，直到患者无法忍受。该医生的做法有没有什么问题？

体格检查是诊断的重要环节，是医生借助简便的诊断工具，运用自己的感官对患者的身体状况进行检查的方法。在收集病史的基础上，进行有针对性的系统体检，既可证实已有的病史资料，又可发现尚未表现出明显症状的体征，这对做出正确的诊断非常重要，就算是在辅助检查手段非常丰富的今天，它也是不可替代的。在体格检查过程中我们应该注意：

**1. 全面系统、认真细致**

医生在体格检查的过程中一定要按照一定的顺序，全面系统地进行，对重点部位一定要仔细检查，同时做到不遗漏任何部位和内容，也不放过任何疑点。对不明显的体征，要反复检查，万万不能粗枝大叶、草率行事；对自己不能确定的体征，一定要请示上级医生核查，做到一丝不苟。临床工作中，因为体格检查马虎，造成漏诊、误诊等严重后果的事件屡有发生，血的教训面前我们对体格检查更应该全面、认真。

**2. 尊重患者、减少痛苦**

在进行体格检查时，要注意检查动作敏捷，手法轻柔。根据专业的界限依次暴露和检查所需的部位，注意在这个过程中尊重患者的自尊心和保护患者的隐私。要依据患者病情尽量选择患者舒适的体位，注意检查部位的保暖。患者就诊时已经存在较大的躯体和精神痛苦，所以我们不能为查得某一典型体征而反复操练，或让患者反复变换体位。特别是对敏感部位，除了在操作上要注意以外，我们还应该在检查的过程中，通过谈话等方式分散患者的注意，争取在尽量少增加患者痛苦的基础上完成体格检查。

## （三）辅助检查的道德要求

● 一位实施了"胆囊切除术"的患者在门诊复查时，门诊医生立即给他开了个CT检查。这位医生的处理有没有什么问题？

● "胃镜检查就是这样的，难受又怎么样，你不做就算了"一位医生气呼呼地对患者说道。对一个不了解胃镜检查是怎么回事的患者来说，这位医生的做法对不对？

辅助检查是疾病诊断的重要手段，包括实验室检验和特殊检查，随着现代科技广泛应用于辅助检查当中，辅助检查在疾病诊断中发挥着越来越大的作用，对疾病的确诊和治疗起着重要作用。但是盲目夸大检查结果对临床诊断的决定性意义或者是滥用辅助检查也给患者带来了不可估量的损失，所以在实施辅助检查的过程中，我们应该注意：

**1. 合理定项、遵序检查**

正确合理地选择辅助检查项目是最基本的道德要求。应该做的检查没有进行，那是医生的失职；不该做的检查盲目进行，那是辅助检查的滥用，也是一种失职行为。医生应该根据患者的诊治需要、患者的耐受性等综合考虑确定最有利于患者诊治的检查项目。在实施辅助检查的过程中我们还应遵循一定的检查程序：简单的检查先于复杂的检查；无害的检查先于有害的检查；费用少的检查先于费用高的检查。这个程序原则不仅符合医学目的，而且也符合患者的利益。

**2. 知情同意、尽职尽责**

不同的辅助检查需要运用不同的检测技术或者是辅助设备，所以在确定了辅助检查的项目以后，医生应该向患者以及家属讲清楚检查的目的和意义，要得到患者的理解和同意，特别是对一些有创操作、复杂危险检查或者是费用昂贵的检查更应该在患者及其家属理解并表示同意以后再进行。对因为畏惧而拒绝检查的患者，我们要有耐心，除了细致的解释以外还要积极鼓励，对患者高度负责。

**3. 综合分析、切忌片面**

现代生物医学技术手段的进步，辅助检查使疾病的诊断更加科学、客观、准确。医务人员可以通过辅助检查更加深入、细致地查明病情，从而为疾病的诊治提供重要依据。但是，生物医学技术的局限性使得辅助检查在一定的情况下还存在一些问题，除此之外，任何辅助检查还受到不同条件的严格限制，其结果反映的是局部表现或瞬间状态。因此，对辅助检查的结果我们不能片面地盲目夸大，我们必须将辅助检查结果结合患者的情况和其他资料进行综合分析，才能避免做出片面的诊断。

## 二、临床治疗过程中的道德要求

在正确诊断的基础上，合理的治疗措施将会在很大程度上减轻患者的疾病痛苦，改善患者的生存质量。不同的治疗措施和治疗方法的效果不仅与医生的技术水平有关，也和施治医生的道德水平密切相关。因此，为了达到最佳的治疗效果，更好地救治患者，医务人员应不断地提高自身的技术水平，同时忠实地遵守治疗过程中的医德要求。

### （一）药物治疗的道德要求

● 抗生素滥用情况在世界范围内都广泛存在，药物恶性不良反应的报告也时有发生。这与我们医务人员的医德操守有没有什么关系？

● "我给你开什么药，你就吃什么药"，一名医生面对仔细询问药物副作用的患者生气地说。这位医生的做法有没有什么问题？

● 美国一医疗中心的调查显示，该中心总处方的5%～10%存在抗生素使用错误的情况。这个调查说明了什么？

药物治疗是疾病治疗的重要手段，在人类与疾病斗争的历史中，药物治疗有着重要的地位。它不仅能控制疾病的发生、发展，改善患者的预后，而且还可以调整人体的抵抗能力。然而药物是既有治疗作用，又有轻重不等的毒副作用的一把双刃剑，如何有效地发挥药物的治疗作用，尽量控制和减少药物的危害和不良反应，作为医务工作者，除了不断提高业务水平以外还应该遵守在药物治疗中的道德要求。

**1. 对症下药、合理使用**

对症下药是合理用药的前提和基础。作为临床医生我们必须明确我们使用的每一种药物的适应证和禁忌证，根据患者的客观情况，选择对患者治疗效果最好，毒副作用最小的药物。在用药治疗之前要考虑到患者的年龄、体重、身体基本情况等状况，给予患者最合理的药物剂量。在药物治疗过程中，还要仔细观察患者的病情变化，了解药物治疗的效果和不良反应的发生情况，随着病情变化及时调整药物的种类和剂量，争取达到最好的治疗效果和防止药源性疾病的发生。同时在保证治疗效果的前提下应该尽量使用价格便宜的药物，尽量节约患者的费用。对某些疾病的治疗需要联合用药的，临床医生要掌握药物之间的配伍禁忌，必须重视药物之间可能发生的相互作用，使多种药物同时发挥最大疗效，达到药物的合理配伍使用。不能下"大包围"盲目用药，更不能为了追求经济效益而乱开处方，随意用药，这都是不符合医德要求的。

**2. 尊重患者、知情用药**

患者是医疗活动过程中的主体，循证医学的观点认为患者的意见必须考虑进医生的治疗方案当中。患者有知晓自己所患疾病诊断和预后的权力，也有获知药物治疗效果、费用、剂量以及不良反应的权力。作为医生，我们应该尊重患者的这种权力，并运用我们所学的医学知识，取信于患者，引导患者正确用药。面对患者的疑问，我们要耐心解释、仔细说明，在患者接受和同意的情况下合理使用药物治疗，尤其是还处于临床试验阶段的新药，更要向患者讲清楚情况，在征得患者同意后，有效使用。

**3. 遵守法规、接受监督**

医生在用药过程中，还应该按照我国执业医师法的规定，遵守国家的相关法规、条例。特别是对麻醉药品、精神药品、医疗毒性药品等特殊药品，除了正当的治疗以外不得使用，以免对患者和社会造成危害。对商标不完整、生产日期不清楚的药物要坚决抵制使用。同时，医生在用药过程中，还要接受护士和临床药师的监督，及时发现处方以及医嘱中出现的不当和错误，积极采取补救措施，尽量避免因为个人过失给患者带来巨大的痛苦和损害。

### （二）手术治疗的医德规范

● 外科医生和某些杀人凶手都用刀来达到目的。二者有何区别？

● "你竟然不同意我给你制定的最佳手术方案，到底谁是医生？"一位外科医生生气地说。面对一位精神状态正常的成年患者这位医生的做法对吗？

● 一位医生在实施"右卵巢切除术"时，见到患者的左侧卵巢有个囊肿，于是就好心"顺便"切除了患者的左侧卵巢，术后好心的医生变成了被告。这位医生为什么会好心办了坏事？

手术治疗是一种重要的医疗手段，随着现代手术技术的发展，越来越多的患者通过有效的手术治疗得到了康复。但是由于手术治疗本身具有创伤性和风险性，所以在决定给患者实施手术治疗的时候我们应该遵循以下的医德规范：

**1. 手术动机正确，严格掌握指证**

医务人员应一切以患者的利益为根本出发点，根据患者的病情选择在当时条件下最佳的治疗方案，既考虑治疗的近期效果，又要考虑它的远期效率；既考虑治疗作用，也考虑副作用、损伤情况和并发症。由于手术本身创伤性和风险性的特点，所以在决定选择手术治疗以前，要仔细评估针对该患者手术治疗与非手术治疗的优缺点，充分考虑患者付出各种代价是否能得到满意的治疗效果，患者对这种有创治疗是否能够接受，一定要全面地权衡创伤代价与治疗效果，严格掌握手术指证。手术治疗只有在患者自己接受、相对代价较小、治疗效果最佳的情况下才是我们应该选择的，这也才是符合医德要求的。

**2. 要让患者及其家属知情同意**

确定采用手术治疗时，必须得到患者及其家属的真正理解和同意。医务人员要向患者及其家属认真地分析病情，客观地说明采用手术治疗的原因及必要性，并详细介绍手术治疗的各种可能性，以及选择手术治疗或其他治疗方案的可能预后。鉴于手术治疗本身具有风险性和创伤性，医务人员应以高度的责任心，在介绍、分析患者有关情况的基础上，充分尊重患者的选择，结合患者的意见制订治疗方案。除此之外，在患者及其家属知情同意的情况下，要让其签订麻醉同意书和手术同意书。这种协议是术前必需的工作流程，同时也是一种法律需要。它充分表明患者及其家属对医务人员的信任和对手术风险的理解。对手术过程中出现的情况，医生要及时与患者家属沟通，尤其是依据患者的客观情况要改变手术方式或者添加手术内容，一定要征得患者家属的同意。这样才是保护了患者的权力，才合乎医学道德。

**3. 术前认真准备，术中仔细操作，术后密切观察**

在手术前，医务人员必须要认真做好准备。要结合患者的实际情况制定出最佳的手术方案，要充分考虑术中可能发生的各种意外，并制定出相应的对策。与此同时还要注意到解除患者术前的紧张情绪，耐心细致、认真负责地帮助患者在身体和心理上做好术前准备。在手术过程中，医务人员要严密观察患者的各项指标，以高度的责任心实施手术，操作细致、沉着，有条不紊，遇到问题要胆大心细、果断处理，同时还要互相配合、互相支持、团队协作。在手术后，医务人员要密切观察患者的情况变化，详细记录患者术后的各项观察指标，努力解除患者在术后出现的各种不适情况，尽可能减少或消除术后可能发生的意外，以期达到最好的手术治疗效果。

## 三、急诊医疗的医德规范

● 某医院急诊科医生直到患者家属交费后才开始采取积极的治疗措施，最终患者不治而亡，患者家属将当班医生以及医院告上法庭。这位医生的做法有什么问题？

● 一位患者家属气愤地说"患者今天早上还是好好的，怎么现在就不行了呢？"面对病情多变的急诊患者我们应该怎么防范医疗纠纷呢？

急诊救治是临床医疗活动中的一项重要工作，目前已逐渐成为一门独立的临床学科

——急诊医学。急诊的患者发病急，病情变化快，突发事件多，我们应该在急诊医疗中注意哪些医德规范呢？

**（一）主动接诊，争分夺秒，积极救治**

急诊患者发病急，病因往往比较复杂或是复合伤。因此，对患者诊治工作是否及时，往往是成功与否的关键，若耽误了时间，就失掉了治疗时机，轻者可能会拖延患者的康复时间，重者可使患者致残甚至危及患者的生命。所以，医务人员应当具有"时间就是生命"的强烈观念，在任何情况下，医务人员只要遇到急救患者，就应主动接诊，争分夺秒，积极组织抢救，先采取对症急救措施挽救患者生命。盲目观察、消极等待等行为都是医德所不允许的，因此而造成患者的残疾或死亡更是要负法律责任的。

**（二）勇担风险、团结协作**

许多急救患者病因复杂、病情变化迅速，急诊救治常常存在一定的风险。面对风险，我们要把患者健康利益放在首位，选择安全有效的抢救方案，哪怕是为了患者的一线生机也要积极地进行抢救。那种为了个人平安无事，回避风险和责任，置患者生命于不顾的行为都是不道德的表现。同时，急救工作常常不是一个人或一个科室所能完成的，而是要靠多名医务人员、多个科室的共同努力，尤其是在专业划分更加细致的今天，就更需要参加救治的所有医务人员互相尊重、团结协作、密切配合，形成团结的救治整体。任何相互的推诿、扯皮都可能丧失救治良机，使患者付出生命的代价，而这也是道德所不允许的。

**（三）重视心理治疗，加强医患沟通**

急诊患者因病情复杂而且紧急，往往都存在一定的心理状况。比如，一些意识清楚的急性病造成的垂危患者，往往会出现紧张恐惧的心理；一些慢性病晚期患者，一般又会出现烦躁、绝望的情绪状态。这就要求我们医务人员在诊疗过程中，不仅要冷静、沉着的应对患者病情变化，给予患者最合理有效的救治，还要保护好患者，理解、体谅患者的心情，重视对患者在精神上的关心和心理上的治疗。同时因为急诊患者病情变化比较快，很多急症危重患者可能会在短时间内就发生死亡，所以在急诊患者的救治和处理上我们要加强与患者，特别是患者家属的沟通和交流，及时向患者家属报告患者的病情、诊治措施、经费支付、预后结果等情况，耐心地做好解释工作，千万不能草率停止抢救工作，避免引起医疗纠纷。

**（四）加强业务学习，提高救治水平**

作为优秀医务人员的基本条件就是要具有过硬的业务能力，特别是面对病情多变的急诊患者，就更需要我们具有扎实的专业知识和全面的综合素质，这也是医务人员履行医学道德义务的基础和保证。在医学技术日新月异的今天，也更需要我们把专业学习放在重要的位置，不断学习新理论、应用新技术、推进新研究，切实将医学研究的成果运用到救治患者的临床工作之中，不断改善我们的医疗技术，提高救治水平，以高超的医术以及高尚的医德为患者服务。

## 四、人体实验的伦理规范

● 侵华日军曾经进行的惨绝人寰的人体细菌实验与正规的药物临床人体实验有什么区别？为什么一个是犯罪，而另外一个就是有益于人类的科学研究？

● "我是在做有利于人类的科学研究"，一位医生在面对一名不知情就被纳入人体实验研究的患者起诉时如是说。这位医生的说法站得住脚吗？

纵观医学史，古今中外几乎所有重大的医学成就都与人体实验有关，人体实验是医学科学研究中的一个重要手段，贯穿于医学的全部历史过程中。人体实验道德规范的基本出发点就是在关注实验本身的科学与社会利益的同时，要始终对受试者负责。在人体实验中，为避免有违道德的事情或行为，我们应遵循以下道德原则。

### （一）维护受试者利益原则

人体实验是以维护受试者的利益为前提的，我们在实验前首先应进行动物实验，在动物实验得到良好结果的基础上再进行人体实验。除此之外，还要充分估计到实验进行中可能出现的问题，对于可能对受试者造成身体上、心理上、精神上的严重损伤的实验不能进行。与此同时，实验过程中要有充分的安全措施，保证受试者受到的不良影响降低到最低程度。一旦出现意外风险等情况，都应及时中止该实验。实验最好在实验丰富的医学研究工作者的督导下进行，实验结果和不良事件还要及时向实验方案伦理委员会报告。

### （二）医学目的原则

严格遵循医学目的是进行人体实验的基本宗旨和重要原则。人体实验的目的就是要解除患者的痛苦，改进疾病的治疗，改善人体的健康，促进医学科学的发展。这也是人体实验的医学目的原则，凡是违背该原则的人体实验都是不道德的，甚至是违法的。在人体实验过程中，我们还要正视其局限性，要仔细考虑实验方式、精心设计实验方案，为了保证实验结果的客观性，必须设置对照组。

### （三）知情同意原则

知情同意原则是人体实验的基本伦理原则，因此人体实验必须要得到受试者的同意。根据《赫尔辛基宣言》的规定进行人体实验必须在受试者完全知情同意的情况下才能进行，而且根据《纽伦堡法典》的规定，受试者的这种"同意"必须是在没有外力干预下完全自由的选择。实验者在进行实验前要尽可能详细地告知受试者实验的目的、方法、预期的效果以及伴随实验可能出现的后果与风险，使受试者在充分知情了解的情况下决定是否接受实验。同时还要保证受试者任何时候有撤销同意的自由。

## 五、尸体解剖的伦理规范

● 某医院医生为了挽救失明患者擅自取下医院太平间尸体的眼角膜，被死者家属告上法庭。为什么积极救人的医生反倒成了被告？

● 某医学院解剖室里，一名学生拿着手术刀在尸体上随意刻划。这名学生的这种做法对吗？

尸体解剖对医学来说，有着重要的临床价值、科研价值、教学价值和移植价值，对疾病的正确诊治以及医学科学的发展有着重要的作用。我们在进行尸体解剖的过程中应该注意以下道德规范。

### （一）尸体解剖要征得死者生前同意或死后家属同意

对遗体进行解剖或取用器官，必须是在死者生前同意或者是死者家属同意的基础上，完善相关的合法手续以后才能进行，这样才是符合道德要求的。在没有征得死者生前同意或者死者家属同意的情况下，擅自进行尸体解剖或者取用器官，都是不符合道德要求的，甚至是违法的，必然会引起纠纷。但是，在特殊情况下，只要是为了医学目的，经过特定的有关部门批准以后，可以进行尸体解剖。因为这是从社会全局利益出发，依照伦理学观点是道德的。

### （二）尸体解剖要有明确的目的，必须在专门的机构内进行

一般来说，尸体解剖只用于医学目的或者是法律目的。尸体解剖可以用于明确患者的死亡原因、了解疾病的治疗效果、弄清药物的作用机制，或者是为了器官移植以及医学科学研究，以及公检法机关办案或者法医学的需要。同时尸体解剖还应在专门的机构内进行。普通的解剖应限于医学院校、科研院所等教学、研究机构进行；病理解剖应限于在医疗机构、医学研究机构、鉴定机构进行；法医解剖应限于在相应的公检法机关以及医学院校的法医系进行。

### （三）尸体解剖要尊重尸体，严守操作规范

凡是动用尸体的研究人员、鉴定人员、医学生都应该尊重尸体。尸体解剖过程中，操作要严谨而规范，同时保持认真严肃的态度，不要随意地切割尸体，亵渎或者是侮辱尸体。解剖结束以后还要妥善地处理解剖后的尸体以及组织、器官，这也是一个医务工作者良好医德风尚的体现。

（黄　进）

# 第四节　医学伦理学——前沿与争论

20 世纪末，生命科学进入高速发展的阶段，基因工程、人体基因组计划和克隆羊的成功被誉为 20 世纪后期生命科学领域的三大突破。基因技术使人类对自身生命的认识和掌握达到了一个崭新的阶段，为彻底治愈某些疾病点燃了希望（如基因治疗），并给直接改变乃至创造生命形态带来了可能。与此同时，经济的发展、医学科学的进步和社会环境的变化，使伦理学从单一模式向多元化转变，人们已不再单纯地强调生命的神圣和生命的延续，不再对死亡抱着极端恐惧的消极心理，而是以发展生命、完善生命、提高生命质量、追求完善的生命为道德目标。脑死亡、安乐死、临终关怀、辅助生殖技术、同种和异种移植和临床试验中面临的伦理问题，成为当前医学伦理学最前沿、争论最多的领域。

## 一、基因技术的伦理问题

### 【案例一】

1997 年 2 月 27 日，英国《自然》杂志报道了首例无性繁殖的克隆绵羊"多莉"由苏格兰罗斯林研究所维尔穆特博士及其领导的研究小组培植成功。一时在世界各地激起了激烈的反响，不仅仅局限于生物医学界，而且扩展到了社会各界。"多莉"的诞生标志着哺乳动物获得了一种人为的全新生殖方式。维尔穆特的研究小组从一只 6 岁的母羊乳腺细胞那儿获得了供体细胞核，将其植入去核的卵细胞之中，重新启动细胞周期，建立胚胎并植入母羊，使其怀孕、分娩，以此获取克隆羊。

羊和人同属哺乳动物，既然羊能"克隆"，那么人呢？由此让人们联想到将此项技术应用于人而产生克隆人这是十分自然的事。众多科学家普遍认为，克隆人迟早会成功。

科学技术告诉我们能干什么，但伦理学告诉我们该干什么。因为并非所有我们能干的都是该干的。

20世纪70年代，人类实现了基因工程的重大突破，基因重组和无性繁殖成为可能。1972年，诺贝尔生理学及医学奖得主，美国斯坦福大学教授伯格成功地将猿猴病毒SV40 DNA与大肠埃希菌质粒DNA通过剪切后拼接在一起，人工构成了第一个重组DNA杂交分子。但由于基因重组存在潜在危害并缺乏防护措施，引发巨大争论，美国政府于1976年颁布《关于重组DNA分子研究的准则》，并暂停了基因重组研究。但鉴于基因科学巨大的理论与实践价值，1979年，美国政府恢复了基因重组研究。

如今，干细胞的研究和应用，成为世界生命科学领域研究的热点，几乎涉及所有的生命科学和生物医药学领域，并将在细胞治疗、组织器官移植、基因治疗、新基因发掘与基因功能分析、发育生物学模型、新药开发与药效、毒性评估等领域产生重要影响。

当前，克隆人、生殖性胚胎干细胞克隆和治疗性胚胎干细胞克隆引发的伦理争论最多。

### （一）克隆人和生殖性胚胎干细胞克隆

将克隆技术应用到人类，其问题将要严重得多，而克隆人无疑是最严重的问题。克隆人存在的伦理问题主要包括：

（1）克隆人属于无性生殖，而无性生殖是低级生殖方式。克隆造成机体程序差错和缺失可能性的增大，以及克隆人社会地位的不确定，都将对他们造成伤害。另外，克隆人对原本人也可能造成伤害。

（2）克隆人是人的制造，而人不能制造；生殖性克隆是将孩子当作满足自己情感的工具。

各国政府和科学界、国际人类基因组组织（Human Genome Organization，HUGO）、欧盟理事会纷纷表达反对克隆人的试验。联合国教科文组织于1997年11月通过了《世界人类基因组与人权宣言》，规定："基于相互尊重人的尊严、平等这一民主原则，不允许进行与人类尊严相违背的做法，比如生殖性克隆。"2005年3月8日联合国大会以84票赞成，34票反对，37票弃权，通过了禁止克隆人的决议。决议敦促成员国通过立法"禁止违背人的尊严和对人的生命造成伤害的各种形式的克隆"。

### （二）治疗性胚胎干细胞克隆

关于治疗性胚胎干细胞克隆的伦理争论的焦点主要集中在人的胚胎是否具有与"人"一样的道德地位。若具有，则应该得到与人一样的尊重，至少应得到应有的尊重，包括：人类胚胎用作研究必须是体外的，不能超过14天，且其前提必须是，若不使用人类胚胎，则达不到重要的研究目的；人的胚胎不是商品，不能买卖等。而支持治疗性克隆的人则认为，人类胚胎毕竟不具有人格生命，不是一个人。而克隆的胚胎也不是一个潜在的人类生命，克隆胚胎没有发育为正常人体的潜能。

但不论胚胎是否具有与人一样的道德地位，克隆成功需要大量卵子，供卵者有可能由于压力或利诱而出卖卵子，而这是违反伦理规范的做法。

## 二、器官移植的伦理问题

**【案例二】**

1964 年，美国密西西比大学外科专家詹姆斯·哈迪把一颗黑猩猩的心脏移植到一位 68 岁的患者身上。虽然患者几小时后就死亡了，但这掀开了人类异种移植的历史。

1984 年 10 月 26 日，美国加利福尼亚州的洛马林达大学医疗中心的医学科学家们，为刚刚出生仅两个星期的女婴小菲伊做了心脏外科手术，将一颗狒狒的心脏移植进她的体内。小菲伊得了一种先天性左心发育不全综合征，左心肌、主动脉以及心房发育得都不健全。这种心脏先天缺陷者在美国每 1.2 万名新生儿中就有 1 名，如不采取措施将会很快死亡。小菲伊虽然最终因为出现排斥反应，使用的抗排斥药物破坏了她的肾脏功能，最后死于肾衰竭，但是她毕竟活了 21 天。这是医学上的一大奇迹，它为严重心脏病患者燃起了希望的火花。

20 世纪 90 年代初，美国斯塔尔医生把狒狒的肝移植到因严重病毒性肝炎濒临死亡又一时无法得到人供肝脏的危重患者身上，术后患者血液多项生化指标恢复正常。狒狒的肝所产生的多种凝血因子、补体等蛋白酶类可维持患者生命所需。手术获得成功，患者存活了半年之久。

### （一）同种移植

20 世纪发展起来的器官移植技术挽救了大量器官衰竭患者的生命，但随着器官移植技术的成熟和普及，伦理问题逐渐增多，并引起广泛关注。虽然买卖器官被明令禁止，但却屡禁不止。此外，还包括器官移植技术与社会目标的道德矛盾，以及医务人员在器官移植中的地位和作用等问题。

器官移植技术的不断成熟，移植后患者存活时间的不断延长，生存质量的不断提高，使很多危重患者选择器官移植，从而造成供体器官数量不足。

**1. 供体选择的伦理问题**

供移植器官可来自活体和尸体。对活体而言，提供器官可能损害自身健康，如出现各种并发症，甚至死亡；另外，器官商业化是活体供体的另一个伦理问题。对尸体而言，首先是传统习俗、伦理观念带来的影响；此外，供体器官必须是活器官，即器官越新鲜越好，如何判断死亡则成为问题，而这需要面对当前医学伦理的另一焦点问题，即脑死亡和心肺死亡的问题。

**2. 受体选择的伦理问题**

器官是一种稀缺资源，但在过去几十年中，对移植器官的需求急剧上升，并远超过供应，且这种差距还在不断加大。那么谁应该获得这种稀缺资源呢？是病情更重的患者，还是那些富人，或过去或未来对社会贡献更大的人？面对医学和社会的双重标准，应该如何抉择？

此外，自愿捐献和公众教育并不能满足对器官的需求，那么应该采取什么适当的政策来协助增加器官的供应呢？现有方案包括：①采用"推定同意"政策，即在死者或其代理人都没有拒绝从躯体上摘取器官的情况下，就可以摘取器官；②将器官供应市场化；③从死因犯身上摘取器官；④将器官视为国家资源，为公共所有，器官捐献是一种特殊的社会责任。

## （二）异种移植

正是由于同种器官的稀缺性，才导致了异种器官移植技术的迅速发展。与同种器官移植相比，异种器官移植医学难度更大，不仅要克服更大的免疫排斥反应，还要担心将有传染性的器官移植给患者而给患者带来伤害。异种器官移植面临的伦理问题也更为复杂，如将一个人身上的大部分器官换为动物器官，那这个人还是否是"人"？

此外，①移植器官的种类受到限制；②动物保护问题；③动物器官蕴藏的病毒是否会传染给人，这也是必须考虑的道德问题。

## 三、脑死亡的伦理问题

### 【案例三】

2003 年 2 月 23 日，患者毛某因脑干出血被送进武汉一家医院。虽经多方救治，仍深度昏迷，无自主呼吸，但心跳尚维持。医院征得家属同意，严格按照国际通行的脑死亡标准和我国卫生部《脑死亡判定标准（第三稿）》，对其进行了 3 次脑死亡诊断，结果均为死亡。毛某的亲属和子女，在了解了脑死亡的真正涵义后，郑重在放弃治疗协议书上签字。2 月 25 日 23 时 5 分，帮助毛某维持了 30 多个小时呼吸的呼吸机被拆除。21 分钟后他的心脏也停止了跳动。医院对外正式宣告毛某死亡。一个多月后，医院公布了他在医院抢救和接受"脑死亡"诊断全过程的录像资料。

长期以来，人们一直将心跳呼吸停止作为判定死亡的标准。人类早期普遍认为心脏是灵魂的住所，是精神的源头。医学科学的发展推翻了人类早期的这种"遐想"，人的意识和精神事件并非由"心"发出，而是通过大脑中的神经元之间的放电活动实现的。并进一步发现，如果大脑已经死亡，即使靠人工设备仍能暂时维持心跳和呼吸，最终也必定会死亡，并无再抢救的意义。

脑死亡概念的提出可以追溯到 1902 年，其理论体系的确立是在 1968 年美国哈佛大学医学院死亡定义审议特别委员会提出与制定了脑死亡的标准之后。目前，全世界实施脑死亡判定标准的国家和地区约 80 个。我国虽于 2003 年制定出《脑死亡判定标准（成人）》和《脑死亡判定技术规范》征求意见稿，但尚未制定出相关脑死亡立法标准。

脑死亡的提出，使人类在"敬畏生命"的同时向前迈出了一大步，实施脑死亡的意义包括：①使被判定为心肺死亡，而脑仍具活性的人获得了再次救治的机会；②适时终止脑死亡者的生命维持，可节约大量卫生资源并减轻家属的负担；③被判定为脑死亡者的器官可供器官移植之需；④推动文明的发展。

目前，有关脑死亡争论的热点集中在实施脑死亡是否有损生命的尊严；实施脑死亡的标准与节约卫生资源；实施脑死亡与器官移植；脑死亡男尸作为精子供体的"生物学父亲"的意愿问题；脑死亡女尸未足月妊娠的终止妊娠或剖宫产问题；无脑儿的父母有无其器官捐献权等。

## 四、安乐死的伦理问题

### 【案例四】

如果我们彼此之间有爱、有友谊、有互相尊重，那么我们就应该帮助彼此去死亡，这一点我无论如何强调都不过分。如果彼此没有这种关系，那么请袖手旁观，不要干预。

——德雷克·韩弗利，Hemlock 协会共同创立者

德雷克：

你得到了你所想要的。自从我被诊断患癌症以来，你已经做了所有可以加速我死亡的事情。我不是认识到你在做什么的唯一的人。你所做的一切，遗弃、放弃和连续骚扰一个垂死的女人，所有一切无法用言语来表达，没有语言可以描述你这种做法的恐怖之处。

——安·韩弗利的最后遗言，Hemlock 协会共同创立者

每个人最终都会面对死亡，那么该如何选择死亡呢？面对一个病魔缠身、治疗无望、痛苦极度难忍、欲活不得、欲死不能、濒临死亡的患者，是不惜代价地维持其生命呢？还是为其实施安乐死呢？

安乐死一词源于希腊文"良好死亡"，有"容易的死亡"或"无痛诱导快速死亡"之意。"容易的死亡"概念又进一步被分为：消极安乐死，指不采取任何行动来保留生命；积极安乐死，指要求采取行动来加速死亡过程。根据过程是否应患者的要求进行，安乐死又被进一步分为自愿安乐死和非自愿安乐死。

安乐死的历史可以追溯到史前时代，在古希腊、古罗马普遍允许患者及残疾人"自由辞世"。而安乐死作为一种减轻痛苦的特殊医护措施在临床实践中应用是在 19 世纪。20 世纪 30 年代，欧美各国都有人积极提倡安乐死，主张安乐死的人们还发起和组织了相关运动。1936 年，英国率先成立了"自愿安乐死协会"；1938 年，美国成立了"无痛苦致死学会"。第二次世界大战期间，纳粹德国任意歪曲安乐死的含义，肆意扩大安乐死的范围，在"安乐死"的幌子下，实行种族灭绝政策，使安乐死的发展进程几经周折。1967 年，美国建立了"安乐死"教育基金会；1976 年，在东京举行了"国际安乐死讨论会"，会议宣称要尊重人的"生的意义"和"死的尊严"的权利。1988 年，在上海举行了我国首次"安乐死学术讨论会"。会上倡议：患者有权利选择自己的死亡方式，这种正当权利应得到法律和社会的尊重。但同时也有人提出：如果社会承认了死亡需要的合理性，死亡权利可能会演变为社会弱者的死亡义务。经过多次公开讨论，1987 年，荷兰审慎地通过了一些有严格限制的法律条文，成为全世界第一个允许医生为患有绝症的患者实行安乐死的国家。

目前，有关安乐死的争论包括安乐死的伦理意义、标准与对象界定、赞成与反对的伦理争论、安乐死的立法及医学与法律基本程序等。

在安乐死的伦理争论中，赞成者认为：①安乐死体现了尊重患者人权；②安乐死体现生命质量和生命价值原则，符合患者和家属的自身利益；③安乐死节约医疗卫生资源，减轻家庭和社会的负担，符合公正原则和有利原则；④安乐死符合现代医学目的和医学发展目标的价值取向。反对者则认为：①救死扶伤是医生的职责，赐人以死亡与医生的职责不相容；②只要有生命现象，就有被救活的可能，医学的发展会治愈一些顽症，现在的不治之症，可能成为将来的可治之症，认为不可救活就不去救治，无益于医学科学的进步；③不可逆的诊断不一定准确，安乐死可能错过三个机会，患者可以自然改善的机会，继续治疗可望恢复的机会，有可能发现某种新技术、新方法使该病得到治疗的机会；④安乐死造成社会对人的理解的功利化、丧失爱心，实际上是对生存权利的剥夺。

（杜　亮）

# 第三章　公共健康和中外卫生体系

**学习目标**

1. 了解全球卫生状况和体制。
2. 熟悉中国卫生系统概况。
3. 掌握健康的社会决定因素。

公共健康（public health）又称群体健康（population health）是指在特定范围（可以是一个国家或者更大更小的区域）中生活的人群的健康水平和生命质量。改善公共健康是各国政府以及卫生系统的重要目标。公共健康是个体健康的整体表现，与多种宏观社会经济人口因素密切相关。本章主要介绍与公共健康相关的社会经济决定因素、全球卫生状况和卫生体制、我国卫生系统概况、社区卫生服务发展以及重要的医学人文社会学科，以扩展视野，掌握与医疗卫生服务相关的宏观知识和信息。

通过对本章的学习，可以扩展医学生以医学为背景的宏观知识和有关的卫生管理与政策信息，树立健康问题的宏观视野，从社会经济的角度认识健康所涉及问题的广泛性，以及如何通过有组织的管理和组织活动，运用多学科的知识，达到增进人群健康、改善人口健康素质的目的。

## 第一节　健康的社会决定因素

健康（health）是人类发展的重要目的，也是社会经济发展的重要基石。WHO对健康定义为：健康不仅是指没有疾病，而且包括躯体、心理和社会适应处于良好状态。健康一直是人类永恒追求的目标之一，人们对健康决定因素的研究和认识也在不断加深。

在医学史上，人们一贯把医学技术进步与群体健康的改善紧密联系起来。然而更深入的研究表明，群体健康的影响因素包括生物遗传因素、环境因素、医疗卫生服务、个人生活方式四类。生物遗传因素是指导致不同个体健康差异的遗传和基因因素。环境因素有自然环境和社会环境两方面，自然环境包括天然的物理、化学、生物等构成要素和气候、地理条件等；社会环境包括经济、人口、文化、教育等。人们逐渐认识到，影响健康的各种因素中，最重要的是生物遗传因素，其次是环境因素和个人生活方式，最后是医疗卫生服务。就医学自身而言，针对个体的干预和诊断治疗康复一般属于临床医学的任务，而从群体入手的健康干预和促进一般属于预防医学的内容。我国临床医学课程设置体系主要是针对个体来展开的，对医学生来讲，虽然很重要但不全面。因为，每一个个体都是生活在社会和自然环境中的，仅仅重视个体的生物学因素是远远不够的，还必须从环境、体制制度等方面来分析影响健康的因素以及可能的改善措施。

近年来，国际社会十分关注健康的社会决定因素（social determinants of health）。WHO 于 2005 年 3 月成立了"健康的社会决定因素委员会"，委员会成员由 20 位国际知名的公共卫生专家、经济学家、社会学家、政治家和外交家组成。该委员会专门研究健康的社会决定因素及其应对政策和干预措施，为世界各国制定健康干预政策提供崭新的思路和科学依据。

本节将对经济、环境、教育和文化习俗、社会福利制度与政策、人口学因素和生活方式几种健康的社会决定因素进行讨论，介绍新近的研究成果以及可能采取的改善健康的干预措施。

## 一、经 济

经济可以通过多种方式作用于群体健康：社会财富的增加和政府财政实力的加强可以促进政府在减少贫困、环境保护、食品和饮用水安全、强制性计划免疫等公共服务领域加大投入；家庭收入的增加可以改善家庭成员的住房、营养等物质生活条件，提高人们对医疗卫生、休闲娱乐及体育锻炼等健康促进措施的利用，这些都能直接或者间接地有助于健康改善。

### （一）贫困对健康的影响

据估计，2004 年世界上尚有 11 亿人每天的生活费不足 1 美元，27 亿人每天生活费不足 2 美元，饥饿、孤立、恶劣的环境如战争等使得这些人极度脆弱。联合国开发计划署的《人类发展研究报告》指出，"贫困使人们丧失获得全面发展的基础条件和机会——长寿、健康、体面的生活、选择的自由、社会地位、自尊以及他人的尊重。"可见，贫穷的影响是多方面的，而不仅仅是收入水平下降。

多项研究表明群体健康状况与收入水平有密切联系。由于缺乏清洁的饮用水及卫生措施、安全的住房和医疗保健、得不到预防疾病的信息和足够的营养，贫困人口更容易患病。全球约有 26 亿居民缺少最基本的卫生设施，15 亿人住房简陋，20 亿人无法喝到合乎标准的饮用水，世界 1/5 的儿童受教育不足 5 年，1/5 的儿童营养不良。贫困人口更少求医，因为诊断和治疗的支出可能让他们陷入更严重的经济困境。研究显示，医疗支出是低收入人群难以脱贫的主要原因之一。由于缺乏营养和生活在恶劣的环境卫生条件下，贫穷人群更有可能成为艾滋病、结核病和寄生虫病的受害者。

绝对收入对健康的影响主要表现为：在其他条件不变时，个人收入越高，健康状况越好；反之则越差，这就是所谓的健康－收入分层现象。并且增加同样幅度的收入对低收入群体健康的改善要明显高于高收入群体。不仅收入绝对水平会影响到健康，收入分配的不公平也会对健康产生不利影响。社会贫富差距越大的国家，其健康状况的不平等也越大。收入还通过生活方式等行为因素影响健康：高收入者可能形成更有益于健康的生活方式，如锻炼等；而低收入者则更可能形成抽烟、酗酒等对健康有负面影响的生活习惯，对健康造成不良影响。

贫困对健康以及经济发展的影响日益引起国际社会的关注。联合国千年发展目标将消除极端贫困作为发达国家和发展中国家共同努力的第一项任务，并将其视作提高人类健康、教育和社会发展的基础。

## （二）城市化带来的健康问题

城市化是指农村人口向城镇地区流动，其生产与生活方式也由农村型向城市型转化的过程。城市化是农业化国家向工业化国家发展的必经阶段，对社会经济的长远发展有利。随着农村被开发为城市，这些地区有了便利的交通，更多的学校与医院，生活用水安全问题有了保障。

然而城市化带来的生活方式转变和大规模人口流动也会对人群健康产生不容忽视的消极影响。城市化使城市变得越来越拥挤、环境污染加剧；贫富差距的进一步扩大造成抑郁、酒精过量、药物依赖与暴力；人们生活方式发生改变，人际关系疏远，性传播疾病等蔓延。在我国，伴随着城市化发展与现代化的发展，农村劳动力的转移，出现了广大城市流动人口以及农村地区庞大留守人口。家庭人口的外出对留守儿童的学习、生活及情感世界可产生负面影响，对留守妇女的健康、安全以及家庭婚姻关系造成威胁，留守老人的劳动负担加重、身体健康受到影响。

# 二、环　境

## （一）自然环境

虽然现在人类认识和掌握自然的能力得到空前提高，但至今自然环境仍对人类健康有着深刻影响。一些严重的自然灾害，如山洪、海啸、地震、雪崩、泥石流、火山喷发等对人类生存的威胁是显然易见的，还有一些重要的自然环境因素，对人群健康的影响是缓慢发生的，容易被人们忽视。社会经济发展的不平衡问题在健康领域同样存在，据统计，2000 年我国居民平均期望寿命为 71.4 岁，浙江省在省级行政区划中（不含直辖市）为最高，达到 74.70 岁，比最低的西藏自治区（64.37 岁）高 10.33 岁。2005 年我国西部地区婴儿死亡率和孕产妇死亡率比沿海地区高出 3 倍以上。

### 1. 安全用水

水是生命之源，人体的物质、能量等代谢，都是在水的参与下进行的。但是在经济落后地区和国家，这一生存的基本条件也难以得到满足。据 WHO 报道，发展中国家 3/4 的农村人口和 1/3 的城市人口得不到安全卫生的饮用水，在这些国家 80％的疾病和 1/3 的死亡率与饮用受污染的水有关。

不安全的饮用水对健康的危害是巨大的。饮用被化学物质诸如农药、杀虫剂、合成洗涤剂、重金属、各种有机和无机化合物及其他有害毒素等污染的水源，将导致人体健康的严重损害。饮用水中矿物质成分的含量过高和过低都会严重影响居民的健康。长期饮用氟含量过高的饮用水轻者形成氟斑牙，重者引起氟骨症（表现为骨质疏松、骨变形），甚至瘫痪，丧失劳动能力。

### 2. 居住环境与健康

人有 2/3 的时间在室内环境中度过。WHO 公布的《2002 年世界卫生报告》中明确将室内空气污染与高血压、胆固醇过高症以及肥胖症等共同列为人类健康的十大威胁。人们长期生活在室内，因此，人们受到的空气污染主要来源于室内空气污染。

为保证居住环境健康，首先，建筑用地应选在适宜健康居住的地区，远离污染源，避免和有效控制水污染、大气污染、噪声、电磁辐射等有害影响。宽敞的居住环境能使人心情放松、愉悦，差的居住环境因为空气污染、潮湿、不充足的热量、不安全的设计和有限的空间等原因对健康不利。

### （二）社会环境

临床医学研究关注的重点是病因和人体的作用，认为找到病因（多是生物性的细菌、病毒、寄生虫等）、采取治疗措施就可以帮助患者恢复健康。但人作为社会人，社会环境如社会地位、家庭环境、社会支持对健康的影响不可忽视。

**1. 社会地位**

一般认为，社会地位体现在收入、教育、职业的受尊重程度等方面。早在 1840 年，Rene Louis Villerme 就发现"社会中更富有、受教育更好的人通常活得更长寿、更健康。"在俄罗斯，成人失业者的死亡率最高。生活在社会底层的人们患重病及早死的概率至少是上层人群的两倍。不仅穷人如此，而且中层的办公人员、中低等级的职员也比高层人员更容易患病或者早死。由于受教育程度低、工作不稳定、工作及居住环境条件恶劣，加上经济及社会环境与心理的压力，生活在社会底层的人群健康水平和生活质量普遍较低。

**2. 家庭环境**

家庭具有生产消费、养育子女、赡养老人、提供休息娱乐等功能，在个体生活中处于重要地位。家庭的结构、功能和关系处于良好状态有利于增进家庭成员之间的健康。一些国家还认为妇女在家庭拥有较高地位有利于家庭中未成年成员获得充足的营养、教育和照顾，对其他家庭成员的健康也有促进作用。反之，不良的家庭环境会对健康造成损害。家庭关系失调使得家庭成员无法从家庭中获得支持与帮助，心理上的高应激状态不仅影响自身健康，还将影响到子女的智力与行为。

家庭环境对未成年成员的身心发育有更深远的影响，儿童早期生活经验深刻地影响着其一生的发展。良好的家庭环境，会孕育一个人健康的心理和健全的人格，为其健康成长提供必要的条件。相反，不良的家庭环境则会导致其人格缺陷和行为偏差，这往往是造成违法犯罪的重要因素。如果家庭关系紧张，不健康情绪气氛如敌意、憎恨、怨气、不停的责骂、争吵等，会使孩子产生恐慌不安的情绪和自卑、孤独等不良心理状态，甚至可能导致违法犯罪。

**3. 社会支持与社会排斥的作用**

家庭、朋友、邻里、同事等基本社会群体共同构成了人们生活的社会网络（social network），人在这个社会网络当中的相互关系是健康的基础。社会支持（social support）是指一个人从社会网络中获取的物质、情感、生活等方面的帮助，这属于人的基本需要。社会支持的内容和形式具体可分为夫妻间的相互依存、社会关心、抚育小孩、社会成员间的信任和安全、可靠的结盟、获得指引。一定的社会支持能减少压力、缓解不良情绪，如遇到紧急情况、烦恼等时获得支持，可降低这些事件对身心的危害，维持人良好的情绪和状态。

社会排斥（social exclusion）起源于对贫困和社会不平等问题的研究，是对已有的社会剥夺感、边缘化、歧视等概念的丰富和发展。当社会主导群体已经握有社会权力，不愿意别人分享之时，社会排斥便会发生。克莱尔指出贫弱群体往往由于民族、等级地位、地理位置、性别以及无能力等原因而遭到排斥。对妇女利益的漠视很大程度上导致妇女在就业机会、基础教育和经济权利等方面遭到排斥。一部分人口无法享受到公共卫生服务，贫困地区的一些群体由于高昂的医疗成本而无法享受到现代的医疗服务等，这些都属于社会排斥。社会排斥将人们推向了社会生活的边缘，社会排斥所导致的失业、低收入、简陋居住条件、较少的受教育机会以及歧视等都与健康息息相关。

### 4. 其　他

在我们的社会生活当中，还有工作压力、交通等也对健康造成影响。紧张的环境会使人感觉焦虑、无法正常工作，而持续的焦虑、不安全感、缺乏自信、孤独以及对家庭和工作缺少控制会对健康产生不利影响，甚至导致自杀率上升。随着交通工具的发展，人们已经告别了步行加自行车的年代，然而汽车意味着更少的运动、与人更少的交流和日益增加的尾气污染与交通事故，这将导致心血管疾病、肥胖症等疾病的蔓延。当今看来，步行、自行车更适合良好健康的理念。

## 三、教育和文化习俗

### （一）教　育

早在 1972 年，Grossman 在其经济与寿命的关系研究中就发现随着教育水平的提高，群体对健康的需求增加。教育能提高人们的健康知识，促进形成健康行为。教育有助于提高人们的保健意识，文化程度越高的人越容易理解、接受和正确掌握卫生保健知识，更关注生活环境与生活质量，更能积极主动地维护自己与家人的健康。越来越多的证据显示社会经济地位低下与所接受的教育程度密切相关。通常，社会地位的提高与健康状况的改善是平行的，而社会地位主要取决于教育水平和职业等级。另外，教育的健康效益不局限于某个年龄——可以跨越整个生命期，并可以延续到后代。例如，母亲的健康行为可以传递给下一代。

### （二）宗教信仰对健康的双面性

基督教、伊斯兰教和佛教是世界上有影响的三大宗教。中国文化传统中也有三大流派，即儒家、道家和佛家。无论是哪一种宗教，还是宗教的哪一种派别，其伦理及教义在很大程度上影响人们的观念、心理及行为。宗教对健康的影响也具有两面性。宗教信仰者从宗教活动中对事物本质、存在价值、终极意义、神圣使命能得到种种关于美好、高尚、圣洁、完善、永恒等的心理体验。无论是基督教、伊斯兰教，还是佛教，都提供了净化人的心灵、提升人的精神境界、引导人心向善的方式和方法。例如，佛教中的禅宗心理学实际上就提供了关于达成顿悟、大彻大悟等境界的方式和方法。这在一定程度上减轻了心理压力，在一定程度上能起到缓解疾病的作用。然而，在一些情况下，教徒盲目迷信神的指引，患病不肯就医，无条件地为宗教信仰损害自身健康甚至献出生命。除此之外，宗教的教规对教徒具有极强的约束性，其中也有部分教规有益于身心健康，如佛教的不杀生、不好淫、不饮酒等修身养性的戒条；犹太教的男子割礼仪式，降低了犹太人的阴茎癌与宫颈癌的发病率。

### （三）风俗习惯

风俗习惯贯穿于人们的衣、食、住、行、卫生、休闲娱乐等各个方面。它对健康既可能产生积极的影响，也有可能带来不良的作用。例如，中国人每日三餐的主食以五谷杂粮为主，而西方人则热衷于汉堡、奶油等热量高而营养价值低的食物；中国人喜欢品茶，咖啡则是西洋文化的产品，于是在一些西方人群中，肥胖率要远远高于中国人。然而每逢佳节，中国人亲朋好友聚会豪饮海塞以及暴饮暴食也属于不健康的习惯。以我国的回族为例，在饮食方面忌过分，节制的目的在于防止暴饮暴食引起的糖尿病、胃肠炎、高血脂。回族人还不吸烟、不喝酒、禁赌博，养成良好的生活方式，有益于健康。回族洗手、洗脸、洗菜等均用冲洗法，注意饮水卫生，预防"病从口入"。在婚育方面，各民族也有差异。比如，在较早的时代，满族的相亲习俗就是透明开放式的，以青年男女双方自愿为基础，这在当时无疑是一种进步的婚姻观念。满族妇女怀孕在满族看来是一件吉祥的事，因此全家人对孕妇都要给予特殊的照顾，而且婆婆还要向儿媳妇传授一些保胎和生育保健知识。良好的风俗习惯有助于形成健康的生活与行为方式，而不良的风俗习惯对健康的不利影响则需要通过加强教育和引导，逐步转变观念，修正行为。

## 四、社会福利制度与政策

制定合适的社会福利制度和政策（social welfare system and policy）以保障居民享有基本的福利待遇和保护是政府的重要职能之一。社会福利制度主要包括养老保障制度、社会救济和救助以及医疗保障制度。社会福利制度和政策决定了一个国家的财富能否得到合理的二次分配，使弱势社会成员得到基本的生存和发展保障，这些制度安排与群体健康有密切关系。

医疗卫生体制（health system）是一个国家关于医疗卫生服务筹资、提供、监管的制度体系，是促进健康的重要基础和手段。医疗卫生体制的筹资是否公平、医疗服务是否对居民公平可及、服务质量是否得到有效保障直接关系到居民健康的公平性。

健康不公平在世界上任何一个国家都存在并受到各国政府和国际组织的关注。贫困人群的医疗卫生服务需要更多，但获得医疗卫生服务往往存在较多障碍，得到的服务数量往往不足，质量也得不到有效保障，这就是通常所说的"卫生保健逆定律"。医疗卫生体制中的卫生筹资制度不公平性（医疗费用主要由患者承担，而不是由全体社会成员共同分担医疗费用的经济风险）是医疗服务利用不平等以及最终的健康不公平的重要根源之一。在国际上，世界银行、联合国儿童基金会、泛美卫生组织（Pan American Health Organization，PAHO）和WHO已经把消灭健康不公平作为一个重要目标，并已经开始实施一些项目来解决健康不公平问题。实现初级卫生保健的全面覆盖和均等化提供是实现合理分配卫生资源、改善人口健康和促进健康公平的重要策略。

## 五、人口学因素

### （一）性别因素的影响

世界各国的女性期望寿命普遍高于男性。欧洲各国男女出生预期寿命普遍相差5岁以上，而且呈不断扩大的趋势。中国自20世纪60年代以来，出生期望寿命的性别差异也由1.5岁左右扩大到3.5岁。已有文献认为导致男女期望寿命差异的原因有生物遗传因素、行为方式，以及意外伤害、损伤、暴力事件概率的影响等。

### （二）流动人口和移民

流动人口是指离开了原居住地（如户籍所在地），跨越了一定的行政辖区范围，在某地区暂住、滞留、活动，并在一定时间内返回其原住地的人口，是发达国家和发展中国家在工业化、城市化过程中必定出现的人口迁移变动现象。目前发展中国家对流动人口缺乏系统管理办法，存在底数不清、管理不力、服务不够的问题，在卫生领域导致计划免疫、疾病控制措施、健康教育等难以落实。流动人口居住条件、饮食及饮用水条件差，容易发生传染病，而且还普遍面临工作环境差、缺乏劳动保护以及职业危害防护、经济收入低等问题。

据统计，全球共有 1.5 亿移民，包括劳务输出工人、难民、避难申请者、永久移民和其他方式的移民。移民在迁入国容易遭受剥削、歧视、恶劣的工作条件、缺乏社会保障等不平等待遇，他们的健康状况与流动人口一样受到了严重威胁。另外，移民与主流社会之间常常存在明显的文化差异。文化差异和观念不同可能导致移民在迁入国遭受歧视等处境，而且迁入国对移民的政策和主流社会对移民的态度等，都对移民及其家庭的社会适应和健康产生影响。

### （三）遗传和种族因素

由于生物遗传因素的影响，不同种族间的基因并不完全相同，不同人种和人种变种的基因也可能有差别，于是在不同种族的人群中疾病种类和发病率等方面表现出明显差异。在同一种族群体的不同个体之间，由于遗传、免疫和生理状态不同，个体健康也会有所不同。澳大利亚是一个大量移民的国家，不同种族之间的健康状况差异很大，土著居民为黑种人，平均寿命要比整个人群低 15～20 岁。不同的种族由于生活在不同的地理环境或不同的社会文化背景，其生活方式也不同，如地中海沿岸部分地区有以海枣代替主食的习惯，使得糖尿病的发病率提高；希腊克里特岛居民克里特人大量食用不饱和脂肪酸含量丰富的天然橄榄油，加上地中海饮食也有助于降低胆固醇，使得克里特人成为欧洲最健康的族群，罹患心脏病、癌症和肥胖症的比率都比欧洲大陆居民低。

## 六、生活方式

随着疾病谱由传染性疾病为主转变为慢性非传染性疾病为主或者传染性疾病与慢性非传染性疾病共存，生活方式对群体健康的影响逐渐引起人们的重视，不合理的营养与膳食、吸烟、酗酒、药物滥用、缺乏体育锻炼等不良生活方式导致的疾病已成为影响各国居民健康的大敌。

众所周知，吸烟、酗酒、药物滥用与成瘾和多种疾病与死亡密切相关，如肺癌、心血管疾病、痴呆等，并可能造成劳动力的丧失，已经成为损害人类健康、危害社会秩序的严重社会问题。体育锻炼可以增强体质，积极而有效地改善人体的新陈代谢，有效地防病治病。然而随着科技的发展，电脑、互联网的普及、机械化自动化设备代替了传统的体力劳动，体力活动的减少导致人体新陈代谢变缓，肥胖成为人类健康的一大威胁。

综上所述，影响人类健康的因素多种多样，包括经济、环境、教育和文化习俗、社会福利制度与政策、人口学因素、生活方式等，这些因素相互影响、相互制约，共同构成了健康的影响体系。发现并认识影响人群健康的主要因素，有助于找出社会存在的主要卫生问题，并为决策者提供信息，从而推动资源的有效及公平配置，最大程度促进人群健康。

医学生不仅要从个体角度认识人体的生理和病理现象及规律，给患者提供良好的个体化医疗卫生服务，还应当从经济、社会等宏观视角认识改善健康是一项复杂的系统工程，涉及方方面面，仅仅依靠个体化诊断和治疗是远远不够的。如果影响居民健康的这些宏观因素不能得到改善，医治疾病的效果是十分有限的。医学生应当开阔视野，兼顾微观和宏观、个体与群体，才能更好地解除疾病，改善健康。

（雷海潮　李立秋）

# 第二节　全球卫生状况和卫生体制

作为一名医学生，不仅应掌握基础医学、临床医学和康复医学知识，还必须掌握预防医学和公共卫生知识。健康作为一项基本人权已经写入了《WHO宪章》（1946年）和《经济、社会、文化权利国际公约》（1966年），它也是评估各国经济社会发展的重要指标之一，联合国开发计划署所使用的人类发展指数对健康给予了特别重视。国际上一般采用出生期望寿命、健康期望寿命和疾病负担来衡量健康水平和疾病造成的损害。各国依据国情建立了不同类型的卫生体制，发展了卫生系统，以动员资源公平高效地为国民提供医疗卫生服务。许多国际组织在促进卫生领域的国际合作、解决重大健康问题方面发挥了积极作用。

## 一、全球健康状况

20世纪以来，人类在提高自身健康方面有了很大进步。从整体上看，人类寿命进一步延长，消灭了天花病毒，儿童死亡率得到大幅度降低，传统的传染性疾病对人类的威胁相对降低。下面对衡量人类健康状况的一些指标进行介绍。

### （一）基本健康指标

出生期望寿命、孕产妇死亡率、婴儿死亡率、5岁以下儿童死亡率是描述人群健康水平的最基本指标。

出生期望寿命简称期望寿命，是一个婴儿出生时，假设按照目前各年龄段人群的死亡率进行推算得出的新生儿预期生存年数，可以反映所有健康影响因素作用的最终结果。在联合国开发计划署发布的人类发展指数中，出生期望寿命是首选指标，这是衡量人口素质、医疗卫生服务绩效和社会经济发展水平的重要指标。新中国成立前，我国居民期望寿命不到40岁，到1981年已达到68岁，成为国际上健康改善速度最快的国家之一。近年来，我国期望寿命仍在持续提高。

孕产妇死亡率是指伴随每10万个活产婴儿的出生，死于妊娠或分娩的孕产妇人数，反映一个国家孕产妇的保健水平（表3-1）。

表3-1　2000年各国出生期望寿命和妇女健康状况

| | 出生期望寿命（岁） | 女性与男性期望寿命之比 | 孕产妇死亡率（每10万活产婴儿） |
|---|---|---|---|
| 世界 | 68 | 106 | 400 |
| 发达国家 | 79 | 108 | 13 |
| 发展中国家 | 65 | 106 | 440 |
| 最不发达国家 | 53 | 104 | 890 |
| 中国 | 72 | 105 | 56 |

数据来源：联合国儿童基金会，《世界儿童状况2007——妇女和儿童》中文版，P133。

婴儿死亡率是指每1000名活产婴儿从出生到满1岁时的死亡率。

5岁以下儿童死亡率则是每千名活产婴儿从出生到满5岁时的死亡率。联合国儿童基金会认为，5 岁以下儿童死亡率作为结果指标，可以反映一个国家居民在营养状况、医疗卫生服务、经济发展、饮用水和环境卫生改善方面的结果，并且统计数据的可信度较高，所以是反映儿童生存状况和人群健康的优良指标。联合国儿童基金会在其年度报告中将各国按照 5 岁以下儿童死亡率由高到低进行了排序，以敦促儿童死亡率较高的国家采取积极行动。

## （二）健康期望寿命

在衡量健康水平时，单纯考虑存活时间是不够的，还应该考虑生存质量的影响。人们发现，在疾病状态下，相同存活时间带来的心理满足程度或者说效用是不同的。例如，专家研究认为，失明状态下的存活时间仅相当于视力正常时的 60%。健康期望寿命又称为伤残调整期望寿命，就是考虑了人在不同健康状态下生存质量不同而计算出的期望寿命。

## （三）疾病负担

在了解健康状况的同时，我们还需要知道各种疾病和伤害给人类造成的影响和损失，即疾病负担，以便比较不同疾病和伤害的重要程度，进而确定健康干预的优先重点。

疾病负担可以通过疾病和伤害的流行病学指标（发病率、患病率、病死率、致死人数）以及伤残调整寿命年来衡量。下面将介绍这些指标的概念和有关数据。

**1. 流行病学指标**

（1）发病率（incidence rate）：表示在一定时间内，一定人群中某病新病例出现的频率。计算时使用一定时期内某人群中某病新病例数除以同时期暴露人口数。单位为每百人口每年、每千人口每年或者每 10 万人口每年。

（2）患病率（prevalence rate）：也称现患率，是指某时间点或时间段内某种疾病患病人数占总人口的比例。单位一般为每百人口、每千人口或者每 10 万人口。

（3）死亡率（mortality rate）：表示在一定时期内，死于某病（或死于多种健康风险因素）的频率。常以年为时间段，单位为每百人口、每千人口或者每 10 万人口。

（4）死亡人数（death）：是指在一定时期内，死于某种疾病的人数。2002 年，全球估计有 5 700 万人死于各种疾病。心血管疾病是人的第一死因，全球有 720 万人死于心脏病，550 万人死于脑卒中或者其他脑血管疾病。由于吸烟可以导致心血管疾病、慢性阻塞性肺疾病、肺癌等吸烟相关疾病，据推测，成年人死亡病例中有 1/10 与吸烟有关。

按照死亡人数来说，2002 年全世界死亡病例中，有 26% 归因于传染性疾病，有 2/3 归因于慢性非传染性疾病。可见随着人们期望寿命的延长，慢性非传染性疾病构成了最严重的疾病负担。但是在发展中国家，传染性疾病造成的疾病负担仍然严重，有接近 70% 的传染性疾病导致的死亡发生在非洲和东南亚地区。

2004 年，中国因病死亡人数是 900 万，其中 1/3 死于中国人的第一位死因——心血管疾病。有 150 多万人死于癌症，100 万人死于意外伤害。传染性疾病仍然不容忽视，每年有 80 万人死于传染性疾病。呼吸系统感染、结核病和腹泻三个病因导致 65 万人死亡。中国正经历着传染性疾病和慢性非传染性疾病双重负担的压力。

**2. 伤残调整寿命年**

伤残调整寿命年（disability adjusted life years，DALY）与健康期望寿命具有相同的理论基础。在测量疾病负担时，它用于反映一种疾病或者伤害导致的早亡和生存状态低于"完全健康"状态所损失的生命年限。一个 DALY 代表疾病带来的一个"完全健康"状态生命年的损失。使用 DALY 表示的疾病负担能够表示现在的生存状态与没有疾病带来的早亡和生命质量下降的理想状态的差距。用公式可以表示如下：

$$DALY = YLL + YLD$$

式中，YLL 表示早死生命年（years of life lost），代表疾病或者其他健康危险因素给人群带来的早亡的生命年损失。YLD 表示伤残生命年（years lost due to disability），代表由于罹患疾病或者存在其他健康问题导致生命质量下降的生命年损失。

计算 DALY 时，不仅考虑不同疾病对生命质量有不同影响，如失明比耳聋严重，四肢瘫痪又比失明严重，而且考虑了人们对生命的偏好。这些偏好包括年龄权重（认为中青年存活一年的社会价值高于同时期儿童和老人存活一年的价值）和时间贴现（当期生命年损失大于未来同样长度的生命损失，贴现率为 3%）。综合考虑这些调整因素，则在婴儿期一个死亡病例损失 33 个 DALY，而在 5~20 岁一个死亡病例损失 36 个 DALY。如果一种疾病造成人群 3 300 个 DALY 的损失，则等于导致了 100 个婴儿死亡病例或者相当于让5 500 位 60 岁以上的老人在失明状态存活 1 年。

神经精神疾病是伤残的首要原因，构成 15 岁以上人口 DALY 损失的 37% 以上。男性和女性都以抑郁为主要表现，但抑郁导致的女性 DALY 损失是男性的 150%。除抑郁外，女性神经精神疾病负担其他来源包括焦虑、偏头痛和老年痴呆，在男性则是酗酒和吸毒。

总体来说，85% 以上的非致死性疾病的疾病负担发生在中低收入国家，南亚和撒哈拉以南非洲地区的疾病负担占全球疾病负担的 40%。中低收入国家的居民不仅期望寿命较短，而且生命质量也较差。关于计算 DALY 的方法比较复杂，目前已有专门的软件（DisMod）来帮助实现，读者可参考以下网站：http://www.dcp2.org。

## 二、国外卫生体制介绍

卫生体制是一个国家为改善健康而对卫生筹资、服务和监管等体系所作出的制度安排。卫生体制在世界各国社会经济发展中都具有重要地位，卫生体制是各国政治制度和社会制度的重要组成部分，对增进健康、减少贫困、促进发展起着重要的作用。

### （一）卫生系统的目标和职能

WHO 发布的 2000 年世界卫生报告《卫生系统——改进业绩》是全面论述卫生系统的专著。这份报告认为，卫生系统的目标有三个，即促进健康、公平筹资和维护人类的尊严。

促进健康是卫生系统的首要目标，也是卫生系统存在的根本原因。虽然其他社会系统也可以在很大程度上促进健康，比如说教育系统可以通过传播健康知识来降低疾病危害，但教育系统的首要目标不是促进健康而是教育和培训，增长人类技能和知识。公平筹资是卫生系统的第二个目标，这一目标要求每个公民不管他是否罹患疾病和利用卫生服务，都要按照收入水平缴纳费用，而患者在使用医疗卫生服务时可以廉价获得，以实现疾病经济风险的共担机制。卫生系统的第三个目标是维护人类的尊严。伴随疾病而来的疼痛、功能丧失和心理折磨很可能会使人的人格受到破坏，而卫生系统需要通过医疗服务来保持人的自尊和隐私。上述三个目标要求医疗卫生服务应具有可得性（availability）、公平性（equity）、可负担性（affordability）和可接受性（acceptability）。

卫生系统的上述目标通过其特定职能来实现。首先，卫生系统具有提供医疗卫生服务的职能。这个职能需要卫生筹资职能（筹集、统筹和使用卫生经费）以及卫生资源再生职能（培训卫生人力资源、购买药品和医疗用品、投资基础设施）来作保证。而这三项职能最终要受到卫生监管职能的调节和引导，以保证卫生系统的运行指向卫生系统的三个目标。如果将战胜疾病比作一场战役，那么，医疗服务提供职能是一线部队，卫生筹资职能负责从政府财政或者企业为这场战役筹集资金。卫生资源再生职能是战役的后勤系统，负责为一线部队补充人员和武器弹药；卫生监管则是整个战役的指挥部，指挥其余三个职能相互配合，取得战役的最后胜利。

### （二）卫生系统的组成及其绩效

在任何国家，卫生系统都是由三方组成：医疗卫生服务的消费方，即患者和有健康需求的个体或群体；医疗卫生服务的提供方，即医疗卫生机构、医师和护士以及其他卫生人员；医疗卫生服务购买方，即卫生费用的出资方，可以是政府（通过财政税收）、社会医疗保险、商业保险或者患者自负。

全球各国卫生系统中各种组成成分所占的比例有很大不同，一般是多种服务购买方式和多种卫生服务提供者同时存在，形成了各具特色的卫生系统。虽然没有哪个国家的卫生系统成分是单一的，但是按照卫生服务购买方的构成情况，全世界的卫生系统大致可分为社会健康保险、国民卫生服务和商业健康保险三种基本类型。自费医疗体制虽然在理论上可以存在，但不能有效促进人群健康，而且将导致健康不公平，所以本教材中不将其列为有效的卫生体制进行讨论。

2000 年，WHO 设计了以健康产出、反应性和筹资公平性为内容的卫生系统绩效评估指标体系。其卫生系统绩效得分综合考虑了各国卫生系统在健康产出、反应性和筹资公平性方面的情况，而且考虑了健康产出和反应性是否在各人群中公平分布。这项研究在一定程度上揭示出政府在卫生系统中所起的重要作用。公共支出占卫生总费用比例越高的国家，其卫生系统绩效总得分也越高，两者呈现明显的正相关关系。

### （三）国外卫生系统的主要类型

一个国家医疗卫生系统的形成和发展并不是偶然的，而是取决于社会制度、政治意愿、经济发展水平和社会价值取向。有记载的医疗活动已存在了几千年，但有组织的卫生系统是近代才产生的。1883 年，德国俾斯麦政府为了缓解劳资矛盾和工人敌对情绪，规定雇主有义务为企业职工提供健康保险，健康保险在德国的覆盖人群逐步扩大。这在一定程度上削弱了社会主义工人运动的影响，为国家实力的增强和统一德国领土奠定了基础。德国建立的社会健康保险制度对其他欧洲国家影响深远。美国卫生系统也受到德国的影响，然而作为一个崇尚市场经济和自由竞争的国度，美国在医疗卫生方面同样认为个人负有主要责任以及自主选择的权利，所以美国在 1936 年通过《社会保障法》，建立了以商业保险为主的卫生系统。居民主要通过参加商业医疗保险获得医疗保障。

另外一种重要的卫生系统诞生于前苏联。1917 年，十月革命胜利以后，苏维埃政府颁布法令，建立了统一的国家卫生服务体制，向全民免费提供医疗卫生服务，以展示社会主义制度的优越性。这种将筹资与服务融合在一起的健康保障制度，是一种崭新的卫生体制模式。苏联实行全民免费的医疗卫生制度不仅影响了以后的大多数社会主义国家，也影响了英联邦国家以及瑞典等欧洲国家。

1944 年英国政府一份白皮书写到，"每个公民，不论贫富、年龄、性别和职业，都应该有同等机会获得最好和最先进的医疗卫生服务"，而且这些医疗卫生服务应该是免费的。1946年，英国立法将社会健康保险制度转变为国民卫生服务体系（National Health System，NHS），由政府预算安排资金，免费向全民提供医疗卫生服务。这项制度在建立时受到来自大医院和医师的坚决抵制，反对者还预言医疗支出将大幅上涨。然而实际情况证明，医师利益没有损失，医疗费用也保持在制度实施前的水平，而居民的健康水平和安全感有了前所未有的提升。现在英联邦国家，如澳大利亚、新西兰、斯里兰卡、印度、瑞典等国建立的卫生体系和英国的国民卫生服务体系十分近似。

### 三、与卫生有关的国际组织和基金会简介

#### （一）世界卫生组织

WHO是联合国下属的一个专门机构，在1948年4月7日宣告成立。为此，联合国将每年的4月7日定为"世界卫生日"。其总部设在瑞士日内瓦。

WHO的宗旨是使全世界人民获得尽可能高水平的健康，主要职能包括：促进流行病和地方病防治；改善公共卫生；确定和推动生物制品的国际标准等。截至2011年，WHO共有193个正式成员国。

WHO每年发布世界卫生报告（World Health Report），对全球卫生问题进行新的审视，并围绕一个特定主题进行深入论述，同时评估当前全球卫生状况。在统计附录中，WHO公布了成员的基本信息、卫生总费用和卫生人力数据。世界卫生报告可以从世卫组织官方网站上免费获得。此外，WHO还编辑出版多种学术报告和杂志，著名的有Bulletin of the World Health Organization。WHO网址：http：//www.who.int。

#### （二）联合国儿童基金会

联合国儿童基金会（United Nations Children's Fund，UNICEF）前身为联合国国际儿童紧急基金会，创建于1946年12月，最初用于为第二次世界大战后欧洲国家面临饥荒的儿童提供食品、衣物和卫生保健。1953年改名为联合国儿童基金会，是联合国发展系统中重要的筹、供资机构之一，总部设在纽约。

本着"儿童优先"的原则，UNICEF一直致力于促进世界儿童的生存、保护和发展。它通过其设在126个国家的办事处，向150多个发展中国家提供无偿援助。UNICEF援助领域广泛，涉及妇幼保健（包括防止艾滋病母婴传播）、儿童计划免疫（百日咳、白喉、破伤风、卡介苗和乙肝疫苗）、儿童营养（包括消灭碘缺乏症）、儿童早期综合发展和基础教育、农村供水与环境卫生、贫困地区妇女和儿童参与发展等。

UNICEF的援助资金来自各国政府、政府间组织、非政府组织和个人的自愿捐助，还有通过出售自制贺卡获得的收入。目前，UNICEF每年的总资金保持在10亿美元左右。联合国儿童基金会网址：http：//www.unicef.org。

#### （三）联合国人口基金会

联合国人口基金会应联合国成员国需要人口方面的技术援助而设立，1967年联合国秘书长设立人口活动信托基金，1987年联合国大会决定改名为联合国人口基金会（United Nations Population Fund，UNFPA），总部设在纽约。

UNFPA负责实施联合国制定的人口政策，帮助发展中国家和经济转型国家找到解决

人口问题的方法。UNFPA 通过帮助一些国家增强针对个体的生殖健康和计划生育服务，提高人们对人口问题的认识，协助各国政府制定有助于可持续发展的人口政策。作为全球最大的人口问题研究基金来源，联合国人口基金会支持了全球 1/4 的人口问题研究项目，但这些项目都是由各国政府、联合国机构和非政府组织负责实施的。联合国人口基金会网址：http://www.unfpa.org。

### （四）世界银行

世界银行（World Bank）是联合国的专门机构之一，是世界上最大的发展援助机构之一，拥有 184 个成员。这些国家共同筹集资金和决定资金的使用。世界银行利用其资金援助、专家力量和技术支持帮助发展中国家实现经济社会的可持续和协调发展。对所有接受世界银行贷款和援助的国家，世界银行要求资金和援助用于以下领域：投资于人的发展，特别是用于提供基本的卫生和教育服务；保护环境；支持和鼓励民营企业发展；加强政府的能力，增加透明度，提供高质量的服务；促进改革，改善投资环境和增加宏观经济稳定程度；注重社会发展、公众参与、政府能力建设，并将其视为实现减贫的关键。

世界银行与其成员和其他国际组织共同为减少贫困和实现千年发展目标（Millennium Development Goals，MDG）确定的入学率、婴儿死亡率、孕产妇医疗保健和饮用水方面的目标而辛勤工作。世界银行将防治艾滋病作为其首要议程，它是艾滋病项目最大的长期资金提供机构，目前对人类免疫缺陷病毒（HIV）感染/艾滋病（AIDS）项目承诺的资金已超过 13 亿美元，其中一半是用于撒哈拉以南非洲地区的项目。

### （五）全球基金

全球对抗艾滋病、肺结核和疟疾基金（Global Fund to Fight AIDS, Tuberculosis and Malaria，GFATM）是一个多边卫生资金筹集组织，其目标是资助与全球危害性最大的艾滋病、结核和疟疾三种疾病进行斗争所需要的资金。这些资金来自高收入国家、私立基金会、社团和个人的志愿捐赠。

全球基金希望通过努力能够在 5 年内使全球 160 万人接受抗逆转录病毒治疗，这相当于发展中国家抗逆转录病毒治疗覆盖面扩大 6 倍；使 5 200 万人接受 HIV 预防志愿咨询和检测服务；资助 100 万新生儿接受医疗服务、教育和其他社会服务；新发现 350 万结核感染病例；让 200 万结核患者接受直接督导短程化疗（DOTS）；治疗 12 000 名多重耐药的结核病患者；捐赠 10 800 万张蚊帐以保护疟疾流行地区的家庭免受疟疾的传染；免费发放 14 500 万份青蒿素为主的抗药性疟疾治疗药物。

目前，45 个国家以及其他个人和团体已经向全球基金捐赠 59 亿美元。全球基金已经为 128 个国家对抗这三种疾病提供了 30 亿美元的援助，挽救了几百万人的生命，抑制了疾病的传播，减轻了家庭、社会和经济可能遭受的损失。全球基金网址：http://www.theglobalfund.org。

### （六）比尔与美琳达·盖茨基金会

比尔与美琳达·盖茨基金会（Bill & Melinda Gates Foundation）是微软公司创始人盖茨夫妇创立的。1994 年比尔与美琳达·盖茨夫妇资助成立了威廉·盖茨基金会，起始资金有 9 400 万美元，是全球最大的慈善基金会。总部位于美国华盛顿州西雅图市。

盖茨基金会认为每个人的生命是等价的，其宗旨是"减少不平等，改善人类生活"。

盖茨基金会开展的工作有全球发展援助、全球健康项目和美国本土捐助三部分。在发展中国家，盖茨基金会致力于促进人群健康、消除赤贫和开设公共图书馆。盖茨基金会在美国主要从事教育捐助和公共图书馆建设。盖茨基金会代表性的捐助项目有：向全球疫苗与免疫联盟捐赠 15 亿美元；疟疾疫苗研究项目 2 580 万美元；为降低全球儿童和婴儿死亡率，捐助 1.1 亿美元；向知识基金会捐赠 2 000 万美元。

（雷海潮　刘新亮）

# 第三节　中国卫生系统概况

我国卫生系统逐渐建立和完善，为控制和降低疾病发病率、死亡率，提高居民期望寿命奠定了坚实基础。本节将介绍中国卫生系统的发展历史、现况及主要的政策法规。

## 一、我国卫生发展回顾

新中国卫生系统自 1949 年以来，经历了多次重要的变革和探索。

### （一）新中国成立后至改革开放前

新中国成立之前的卫生系统相当不完善。在经历了长期战乱后，医疗卫生条件非常落后，居民健康状况很差。新中国成立后，国家高度重视卫生事业发展。20 世纪 50 年代初，中央政府依据我国卫生国情提出了"面向工农兵，预防为主，团结中西医，卫生工作与群众运动相结合"的卫生工作四大方针，迅速建立了基本覆盖城乡居民的医疗卫生服务体系。在新中国成立初的 30 年里，我国以较低的卫生投入，取得了全体居民健康水平的大幅度提高：人均期望寿命从新中国成立前的 35 岁提高到 1981 年的 68 岁，孕产妇死亡率和婴儿死亡率大幅度降低，各种主要传染病得到了有效控制。但计划体制下的平均主义盛行，人员积极性难以有效调动，卫生资源长期短缺，服务效率也不高。

### （二）改革开放后至今

改革开放以来，我国进行了全方位的经济体制改革。伴随着人民生活水平的不断提高，对医疗卫生服务的需求也迅速增长，原有体制所依托的社会经济条件发生了重大变化，国家开始对医疗卫生体制进行改革。从 20 世纪 80 年代初期开始，国家相继出台了一系列改革政策。主要措施包括：鼓励多渠道办医，转换医疗机构内部运行机制、实行类企业的经济政策和内部分配机制，鼓励创收，实行灵活的收支和分配政策，减少药品价格管制等。这些措施使卫生事业规模迅速扩大，卫生服务体系得到前所未有的快速发展，初步解决了居民看病难、住院难、手术难的问题，但也带来了医药费用的快速攀升。1996 年 12 月，党中央、国务院召开了全国卫生工作会议，讨论中国卫生改革与发展的宏观政策。这次大会明确了卫生事业是政府实行一定福利政策的社会公益性事业，提出了新时期卫生工作方针：以农村为重点，预防为主，中西医并重，依靠科技与教育，动员全社会参与，为人民健康服务，为社会主义现代化建设服务。随后进行了一系列的改革。2006 年 6 月底，国务院常务会议决定成立深化医药卫生体制改革部际协调工作小组，由国家发展改革委员会和卫生部牵头，协调 14 个（后增至 16 个）部门研究改革思路和政策措施，旨在有效缓解群众看病就医困难，维护人民群众的健康权益。

## （三）我国卫生系统发展的成效与面临的问题及挑战

新中国成立 60 多年来，我国居民健康水平有了显著提高，婴儿死亡率、孕产妇死亡率、人均期望寿命等各项指标有了很大改善。我国实行计划免疫接种，大力开展爱国卫生运动，传染病、地方病和寄生虫病的发病率不断降低，救治水平不断提高。1961 年消灭了天花，比全球提前了十多年。我国已基本形成了以公立体系为主的遍及城乡的卫生服务网络。医疗卫生服务能力和水平不断提高，新技术、新设备不断采用，临床救治水平明显提高。中医药在重大疾病防治和疑难杂症救治以及促进健康等方面发挥了重要作用，成为我国卫生体系中不可缺少的重要力量。1998 年以来，在城镇逐步建立了职工基本医疗保险、补充医疗保险、商业健康保险和城镇居民医疗保险等多层次的城镇医疗保险体系，发展了城乡医疗救助制度，建立了新型农村合作医疗制度。

但我国卫生系统也面临一系列问题与挑战。我国卫生体制仍处在发展变化中，有明显的混合特征，主要表现在：一方面存在和发展公立卫生服务体系，但由于财政投入不足，主要依靠市场收费进行筹资；另一方面又在建立和发展以居民身份和就业为基础的医疗保险制度，卫生服务的公平性较差。此外，老龄化、城镇化和工业化对医疗卫生系统带来越来越明显的压力，我国面临急性和慢性传染病的沉重经济负担。卫生行政管理体制呈现明显的分散化，涉及事权管理的部门过多，既不精简，也不统一，难以达到良好效能的目标。从纵向关系来看，卫生事权财权与政府层级之间的关系需要理顺，功能重叠、公共资源浪费、监管和服务不到位的情况均不同程度地存在。卫生法制化建设中的执法监管力量薄弱，重审批轻监管的问题较普遍。城乡之间、区域之间和不同人群之间的健康公平问题亟待解决。总之，探索一条符合卫生发展规律并且适合中国国情的卫生改革发展道路依然任重道远。

## 二、我国卫生系统的构成

### （一）卫生行政组织

卫生行政组织是各级政府执行卫生管理职能的机构。我国卫生行政体制从广义上来讲包括中华人民共和国卫生部、国家中医药管理局以及相关部委中的卫生管理机构（如民政部医疗救助职能、劳动保障部城镇医疗保险职能、食品药品监督管理局、人口与计划生育委员会的生殖健康职能等），各省（直辖市、自治区）卫生厅（局）及有关部门、市（地区、自治州、盟）卫生局及有关部门、县（区、县级市、旗）卫生局及有关部门、乡（镇）街道办事处的卫生管理机构或职能等。狭义的卫生行政组织仅指各级卫生行政部门，如卫生部、卫生厅/局、中医药管理局等。

### （二）有关机构

**1. 医疗机构**

医疗机构是以疾病诊断、治疗为主，兼有预防保健、康复和健康教育与指导功能，为保障公众健康进行医疗卫生服务的专业卫生组织。医疗机构按任务和服务对象的不同可分为综合医院、专科医院、卫生院、疗养院、门诊部等类型。

**2. 疾病预防控制机构**

疾病预防控制机构是政府举办的实施疾病预防控制与公共卫生技术管理服务的公益事

业单位，在 2001 年全国疾病预防控制体制改革后，将有关卫生事业单位中的疾病预防控制与公共卫生技术管理和服务职能集中后而形成的机构。其前身是我国自 20 世纪 50 年代建立起来的各级卫生防疫站。疾病预防控制机构主要开展流行病学、劳动卫生、环境卫生、食品卫生、学校卫生、放射卫生的预防监测以及健康教育、公共卫生政策研究等工作。

**3. 卫生监督机构**

卫生监督机构是卫生行政部门行使卫生监督执法功能的执行机构。基本任务是根据国家卫生法律、法规对辖区内企事业单位、餐饮服务行业、医疗机构等进行经常性和预防性的卫生监督。

**4. 妇幼保健机构**

妇幼保健机构是从事妇女儿童的医疗与预防保健双重任务的专业组织，按行政区划有妇幼保健院（站、所）等。

**5. 药事检验机构**

药事检验机构是执行国家对药品质量监督检验的法定专业机构。在中央、省、地、县设置四级检验所，主要任务是负责本辖区的药品质量检验、监督和技术仲裁工作。

**6. 计划生育技术服务机构**

计划生育技术服务机构主要由两个系统组成：卫生部门所属的各级医院的相关科室和妇幼保健站（院、站、所）；计划生育系统所属的各级没有临床服务功能的专业计划生育科研院（所）、计划生育指导中心（所、站）和服务站（室）。主要功能包括计划生育技术指导、咨询以及与计划生育有关的医疗服务。上下级机构之间是技术指导关系。

**7. 医疗保险经办机构**

医疗保险经办机构是劳动和社会保障部门综合管理城镇企业职工和机关、事业单位人员医疗保险、工伤保险和生育保险的经办单位。

**8. 医学教育机构**

医学教育机构是培养各级各类医疗卫生人员及对在职人员进行业务培训的专业教育教学培训机构，包括综合大学医学院、高等医药院校、中等卫生学校、成人高中等医学院校及卫生进修与培训机构。承担人才培养、科学研究和社会服务等任务。

**9. 医学科研机构**

医学科研机构是专门从事医学科学研究的单位。国家级医学科研机构主要有中国医学科学院、中国中医科学院、军事医学科学院等。

**10. 国境卫生检疫机构**

国境卫生检疫机构是对出入境的一切人员和物品实施卫生监督的机构，主要设立在我国国际通航的港口、机场以及陆地边境和国界江河的口岸。

**11. 社区卫生服务机构**

社区卫生服务机构是以基层卫生机构为主体、全科医师为主力、家庭为服务对象、社区为范围，以妇女、儿童、老年人、慢性病患者、残疾人等为重点，以解决社区主要卫生问题、满足基本卫生服务需求为目的，提供有效、经济、方便、综合、连续的基层卫生服务的单位。其目标是促进人人享有基本卫生保健，提高全民健康素质。其功能主要是健康促进、疾病诊治、卫生防病、妇幼老年保健、慢性非传染性疾病（简称慢性病）防治和计划生育技术服务指导"六位一体"。

### （三）卫生人员

卫生人员是对一类职业群体的总称，是指从事医疗卫生服务、卫生管理及卫生后勤等工作的各类人员。在医疗卫生事业的改革发展中，卫生人员是极为重要的社会角色，不仅是各级医疗卫生机构和组织的主体，也是完成医疗卫生保健任务的基本力量。

卫生人员按工作性质可分为：卫生技术人员，是提供卫生技术服务工作的主要力量，按业务性质又分为医疗人员、护理人员、药剂人员、工程技术人员、卫生防疫人员、营养人员、卫生保健人员、卫生教育工作者等；卫生管理人员，是卫生工作的组织协调和管理者，如医院的院长、副院长、主任、副主任、科长等，从事卫生行政工作的部长、司局长、处长、科长、科员等；卫生工勤人员主要包括护理员、清洁工作人员以及其他提供后勤保障服务的人员，随着后勤社会化工作的推进，近年来，医疗卫生机构的工勤人员所占比例有所下降。

## 三、我国卫生系统的现状

### （一）卫生资源存量

我国的卫生资源从新中国成立到现在已经有了巨大的变化。全国卫生机构总数，从1950 年的 8 915 个增加到 2009 年的 916 571 个。全国医院数从 1950 年的 2 803 个增加到2009 年的 20 291 个。其他的数据如社区卫生服务中心、妇幼保健院、专科防治院、疾病预防控制中心、卫生监督所等都有不同程度增加。

医院床位数是衡量卫生资源发展水平的主要指标，除床位绝对数外，常使用每千人口床位数来衡量居民卫生资源拥有量。床位数也在新中国成立初期的基础上翻了几番，每千人口医院、卫生院床位数从 1940 年的 0.15 张上升到 2009 年的 3.31 张。

新中国成立后，我国非常重视教育培训，全国卫生人员总数从 1950 年的 611 240 人增加到 2009 年的 7 781 448 人。每千人口医师数、医院床位数是反映一个国家或地区医疗卫生事业发展水平的两个重要指标。每千人口医师数、护师（士）数分别从 1955 年的0.81 人、0.14 人提升到 2009 年的 1.75 人、1.39 人。

### （二）卫生服务体系

卫生服务体系是以保障居民健康为主要目标，直接或间接向居民提供预防服务、医疗服务、保健服务、康复服务、健康教育和健康促进等服务的组织。具体包括医疗服务体系、公共卫生服务体系、妇幼保健体系、基层卫生服务体系。广义地讲还应包括血液及血液制品生产组织、药品和医疗器械生产机构、药品检验机构、卫生监督机构等。

公共卫生服务体系包括疾病预防控制中心、卫生监督所和妇幼保健机构等。我国的疾病预防控制中心是按照行政区划设立的，每个行政区域设立一个，设置到县一级。中央一级是中国疾病预防控制中心。妇幼保荐机构按行政区划设置，分省（自治区、直辖市）、地（市、州）、县（区、旗）三级。

医疗服务体系包括各级各类医院和基层卫生组织，乡镇、街道卫生院和各种诊所。在我国需要获得《医疗机构执业许可证》，才能从事疾病诊断和治疗。在城市为两级城市医疗中心和社区卫生服务中心。城市医疗中心即原来的大型综合性医院，承担着教学、科研和医疗任务；城市社区卫生服务中心主要提供就近居民的基本医疗服务。农村依然是三级医疗机构构成，县医院、乡镇卫生院和村卫生室。

### （三）医疗保障体系

医疗保障是居民健康的基本需求，是公民的基本权利。医疗保障体系是保障国民健康、实现卫生服务公平性的根本保证。我国目前已初步形成的框架包括城镇职工基本医疗保险、新型农村合作医疗、公费医疗和劳保医疗、商业健康保险、社会医疗救助以及正在试点的城镇居民基本医疗保险的医疗保障体系。

**1. 城镇职工基本医疗保险**

1998年12月14日，国务院通过了《关于建立城镇职工基本医疗保险制度的决定》，由此确定了城镇职工基本医疗保险改革的方向和原则。到2009年底，城镇职工基本医疗保险覆盖人群已经达到2.2亿人。此外，生育保险和工伤保险不断发展，到2007年3月底，已分别覆盖城镇职工6 632万人和1.04亿人。城镇职工基本医疗保险和工伤保险逐步覆盖到农民工群体，到2007年3月底，农民工参加工伤和医疗保险人数分别为2 680万人和2 410万人。

**2. 城镇居民基本医疗保险制度**

在吸收新型农村合作医疗制度和城镇职工医疗保险制度发展的经验基础上，我国将建立覆盖城镇居民的基本医疗保险制度。它将与城镇职工基本医疗保险、新型农村合作医疗制度共同构成覆盖城乡居民的基本医疗保险体系。城镇居民基本医疗保险将同样坚持以收定支、收支平衡、略有结余的原则，重点保障患者住院和门诊大病医疗支出，兼顾门诊小病支出。城镇居民参加基本医疗保险，以个人和家庭缴费为主，符合条件的老年人、残疾人、低保对象和享受助学金及助学贷款的非在职的在校大学生等困难城镇居民参保费用，主要由财政给予补助。国家从2007年开始，在每个省（自治区、直辖市）选择2个或3个城市开展城镇居民医疗保险试点，到2009年底，已有1.8亿城镇居民参保。

**3. 新型农村合作医疗保险**

2003年，卫生部、财政部、农业部等部门联合下发了《关于建立新型农村合作医疗制度的意见》，为建立我国新型农村合作医疗制度提出政策框架和指导意见。新型农村合作医疗制度是由政府组织、引导、支持，农民自愿参加，个人、集体和政府多方筹资，以大病统筹为主的农民医疗互助共济制度。到2009年底，全国开展新型农村合作医疗试点县（市、区）数达到2 716个，参加新型农村合作医疗的农村人口达到8.33亿。2009年新型农村合作医疗筹资总额为944.35亿元，医疗基金支出922.92亿元，民政部门资助参加合作医疗4 059.1万人次。

**4. 公费医疗和劳保医疗制度**

公费医疗是1952年由国务院颁布的对国家机关和事业单位的工作人员及大专院校学生实行的一种免费的医疗保健制度。劳保医疗是我国劳动保险制度的组成部分，是国家以法律的形式对暂时或永久丧失劳动能力的劳动者给予物质帮助的制度。

公费医疗制度和劳保医疗制度建立于20世纪50年代，对保障广大职工的身体健康，促进经济发展，维护社会稳定曾发挥了重要的作用。但随着经济体制向社会主义市场经济转轨，这种制度存在的缺陷日益表现出来，所以在1998年进行城镇职工医疗保险制度改革之后，劳保医疗就逐渐淡出历史舞台，公费医疗的覆盖范围也在缩小，目前主要覆盖部分机关公务员和全日制普通大中专院校学生等。

**5. 社会医疗救助制度**

社会医疗救助是在政府的主导下，动员社会力量广泛参与的一项面向弱势群体的医疗救助行为。社会医疗救助制度的产生与发展是同我国经济社会发展联系在一起的。在我国，医疗救助包括农村医疗救助制度和城市医疗救助制度。其覆盖人群的侧重点是生活在最低生活保障线以下的贫困者和无固定收入、无生活依靠、无基本医疗保险的下岗失业者、残疾者、老龄者，以及一些意外情景下的伤病者，在农村主要是患大病农村五保户和贫困农民家庭。其救助资金来源主要通过政府财政支持、吸纳社会捐助等多渠道筹资。2009年民政部门通过医疗救助支持城市最低生活保障居民410.4万人次，救助农村人口730万人次，城市医疗救助支出41.2亿元，农村医疗救助支出64.6亿元。

**6. 商业健康保险**

商业健康保险，一般是指由投保人与保险人双方在自愿的基础上订立健康保险合同，当出现合同中约定的保险事故时，由保险人给付保险金的一种商业保险行为。2006年国务院发文《关于保险业改革发展的若干意见》中提到，要统筹建立商业健康保险，完善多层次社会保障体系。从1982年中国人寿保险公司恢复国内人身保险业务开始，商业健康保险业务得以开办。健康保险产品供给日益丰富，在满足多层次多样化医疗保障服务需求方面，商业健康保险发挥了积极作用，提供更多的保险产品和更高的保障程度，弥补了社会医疗保险供给的不足，丰富和完善了国家医疗保障体系。

**（四）卫生行政监管体系**

**1. 卫生行政部门**

卫生部是主管全国卫生工作的最高卫生行政领导机关。1998年实施国务院机构改革后，对卫生部的职能进行了调整。卫生部现有的职能主要可以概括为三个方面：

（1）制定卫生政策和规划。研究拟定卫生法律、法规和方针政策，研究提出卫生事业发展规划和战略目标，区域卫生规划，制定技术规范和卫生标准并监督实施。

（2）制定卫生机构、卫生人力标准。拟定卫生机构和卫生人员执业标准、卫生机构服务质量和规范。

（3）依法管理监督卫生事务。例如，重大疾病的预防控制、卫生监督和管理等。登录卫生部网站：http://www.moh.gov.cn可获得更加详细的信息。

**2. 中医药行政管理部门**

1978年国家医药管理总局成立，中医药全部交由医药管理总局管理。1986年经国务院批准成立国家中医管理局，归卫生部；1988年改称国家中医药管理局，仍然由卫生部管理。其主要职责是对中国传统医药发展进行宏观管理与指导。登录国家中医药管理局网站：http://www.satcm.gov.cn可以了解更全面信息。

**3. 食品药品监督部门**

国家食品药品监督管理局负责对药品（包括中药材、中药饮片、中成药、化学原料药及其制剂、抗生素、生化药品、生物制品、诊断药品、放射性药品、麻醉药品、毒性药品、精神药品、医疗器械、卫生材料、医药包装材料等）的研究、生产、流通、使用进行行政监督和技术监督。登录国家食品药品监督管理局网站：http://www.sfda.gov.cn可以了解更全面信息。

### 4. 人口与计划生育部门

各级人口与计划生育委员会是对我国人口和计划生育工作进行总体规划、监督实施以及宣传教育的机构。登录国家人口与计划生育委员会网站：http://www.chinapop.gov.cn/index.html 可以了解更详尽信息。

### 5. 劳动社会保障部门

与卫生相关的职能主要是医疗、工伤和生育保险的组织管理等。劳动保障部设有医疗保险司和工伤保险司，是综合管理城镇企业职工和机关、事业单位人员医疗保险、工伤保险和生育保险工作的职能司局。各级劳动保障部门还设有医疗保险经办机构。登录劳动和社会保障部网站：http://www.molss.gov.cn/可以了解更全面信息。

### 6. 民政部门

职能中有些与卫生有关。如民政部救灾救济司负责制定救灾工作和社会救济政策的制定、监督实施；最低生活保障司负责拟定和监督实施最低生活保障及其相关的生活救助；社会福利和社会事务司，针对老年人、残疾人、孤儿等特殊困难群体的社会福利救助。登录民政部网站：http://www.mca.gov.cn/可以了解更全面信息。

### 7. 质量监督检验检疫机构

各级质检机构的一些工作与卫生有关。如：国家质检总局负责组织实施出入境卫生检疫、传染病监测和卫生监督工作；管理国外疫情的收集、分析、整理，提供信息指导和咨询服务。组织实施进出口食品和化妆品的安全、卫生、质量监督检验和监督管理；管理进出口食品和化妆品生产、加工单位的卫生注册登记，管理出口企业对外卫生注册工作。国家质量监督检验检疫总局的网址是：http://www.aqsiq.gov.cn/。

## 四、健康相关的法律法规介绍

### （一）卫生法律

卫生法律是由全国人民代表大会及其常务委员会制定的有关医药卫生方面的专门法律。我国已经制定通过 10 部卫生单行法律，分别是《中华人民共和国国境卫生检疫法》(1986 年 12 月 2 日)、《中华人民共和国红十字会法》(1993 年 10 月 31 日)、《中华人民共和国母婴保健法》(1994 年 10 月 27 日)、《中华人民共和国食品卫生法》(1995 年 10 月 30 日)、《中华人民共和国献血法》(1997 年 12 月 29 日)、《中华人民共和国执业医师法》(1998 年 6 月 26 日)、《中华人民共和国药品管理法》(2001 年 2 月 28 日修订)、《中华人民共和国职业病防治法》(2001 年 10 月 27 日)、《中华人民共和国人口与计划生育法》(2001 年 12 月 29 日)、《中华人民共和国传染病防治法》(2004 年 8 月 28 日修订)。

此外，在宪法、民法、刑法、婚姻法、劳动法、环境保护法等其他法律中也有涉及卫生的法律条文内容。正在起草的卫生法律还有《初级卫生保健法》、《中医药法》、《精神卫生法》等。

### （二）卫生行政法规

卫生法规是由国务院颁布的有关卫生方面的专门行政法规，其法律效力低于卫生法律。它是应用广泛、数量最多的一类法律规范，国务院、各省市的人民代表大会及其常务委员会可以颁发卫生法规。其涉及面广泛，包括有：国境口岸卫生监督、公共场所卫生管理、医疗机构管理、器官移植管理、国内交通卫生检疫、母婴保健、计划生育技术服务管理、医疗事故处理条例等。

### （三）卫生行政规章

卫生行政规章是由国务院的卫生行政部门（即卫生部）在其权限内发布的有关卫生方面的部门规章。其法律地位和法律效力低于宪法、卫生法律和卫生行政法规。由卫生部制定发布的部门规章有 200 余件，覆盖了卫生管理的各个领域。此外，卫生部还制定了约 1 500 个卫生标准，各省、自治区、直辖市人大和政府也制定发布了大量的地方性卫生法规或地方性规章。

以上内容读者可在卫生部网站"政策法规"栏目查阅到具体内容。

（雷海潮 王 晶）

# 第四节 社区卫生服务概述

社区是一定数量居民共同生活生产所形成的具有特定功能的地理区域，是联系个人、家庭和社会的纽带。以社区为基础，提供连续全面、预防为主、防治结合的卫生服务更能够满足居民对卫生服务方便性和可及性的要求。发展社区卫生服务对改善卫生资源配置、提高投入产出效果、加强社区建设、促进社会和谐具有重要作用。

## 一、社区与社区卫生服务

### （一）社区的概念

一直以来，在社会学中对社区的界定并不完全一致。最先提出"社区"这一概念的是德国社会学家滕尼斯。他在 1887 年出版的《社区与社会》一书中首先提出了"社区"的概念，他认为社区是一种由具有共同价值观念的同质人口所组成的关系亲密、守望相助、存在一种富有人情味的社会关系的社会团体。1933 年，我国著名社会学家费孝通给社区下了如下定义："社区是若干社会群体或社会组织聚集在某一地域里所形成的一个生活上相互关联的大集体。"WHO 曾提出社区的概念，即"社区是一个人口数在 10 万～30 万，面积在 5～50 平方公里的团体组织"。

目前在我国，社区一般是指由一定数量，具有共同意愿、相同习俗和规范的社会群体结合而成的生活共同体。社区具有相对独立的社会管理体系和服务设施，是相对独立的地域性社会。一般来说，城市社区是指城市街道办事处、居委会所辖范围，农村社区指乡（镇）、自然村。

按照经济结构、人口状况和生活方式多元标准分类，我国现阶段存在着城市社区、农村社区和乡镇社区三大类型；按功能划分也可分为生活社区、工作社区。

### （二）社区卫生服务的概念

社区卫生服务是卫生服务的一种重要形式和内容，也是社区建设的重要组成部分，是指在政府领导、社区参与、上级卫生机构指导下，以基层卫生机构为主体，全科医师为骨干，合理使用社区资源和适宜技术，以促进健康为中心、家庭为单位、社区为范围、需求为导向，以妇女、儿童、老年人、慢性非传染性疾病患者、残疾人为重点，以解决社区主要卫生问题、满足基本卫生服务需求为目的，融预防、医疗、保健、康复、健康教育、计划生育技术服务等为一体（简称六位一体），有效、经济、方便、综合、连续的初级卫生服务。

社区卫生服务机构的服务对象为辖区内的常住居民、暂住居民及其他人员，即覆盖到社区内全体人群，包括健康人群、亚健康人群、高危人群和患者，其中以妇女、儿童、老年人、慢性病患者、残疾人、贫困居民等为服务重点。

### （三）发展社区卫生服务的重要作用

**1. 有效缓解居民看病就医问题，和谐医患关系**

社区卫生服务是卫生服务体系的最初一级，是居民与卫生服务体系的第一接触点。社区卫生服务在满足居民卫生服务需求方面具有五个特点：①方便。居民步行就能够在较短时间到达社区卫生服务机构，节省时间。②便宜。社区卫生服务机构采用适宜技术、基本药物，基础设施相对简单，解决相同健康问题的费用一般只有二、三级医院的50%～70%。③服务全面。了解居民个人和家庭情况，能够因人而异提供个性化、连续全面的预防保健、基本医疗和康复服务。④易于沟通。社区居民与医务人员联系较多，易于沟通与交流，医务人员掌握更全面的健康信息，易于建立健康和谐的医患关系。⑤安全可靠。从业人员和技术服务项目经过准入批准，具有相应资质和能力，可提供安全、有效、受信任的卫生服务。

**2. 有利于资源合理配置和构建完善的卫生服务体系**

（1）贯彻"以人为本"，强化政府职能。重视民生问题已成为我国政府的重要执政理念，发展社区卫生服务是政府工作联系居民的重要纽带和桥梁。政府所掌握的公共资源应当首先投入到居民最能够获益的社区卫生服务中来，而且投入产出效果较高，社会效益较好。

（2）有利于起点均等，改善公平性。鉴于城乡之间、区域之间、人群之间存在明显的卫生服务和健康差异，要改变这一状况，必须从最基本的卫生服务开始，努力实现起点公平。WHO早在20世纪70年代就大力倡导初级卫生保健（primary health care，PHC），认为这是实现人人享有卫生保健（health for all，HFA）的重要途径。发展社区卫生服务与这些宗旨和目标是一致的。

（3）促进医疗与预防保健和康复功能的融合。一般认为，医学可分为基础医学、临床医学、预防医学和康复医学四个组成部分。在卫生服务实践中，与之相对应的是医疗服务、预防保健和康复服务。由于西方医学思维的惯性和学科日益分化，医疗服务、预防保健和康复服务之间的联系因为分科过细受到影响，产生了所谓的"医学鸿沟"，或称为"医学裂痕"。在我国，医疗服务体系与疾病预防控制体系、康复医疗服务体系长期分立，人为割断了这些体系的共同目标——促进健康。而社区卫生服务的显著特点是预防为主、防治结合，提供"六位一体"的全面服务。因此，社区卫生服务的发展有助于弥合各个体系之间的裂痕，加强联系与协作，共同完成医学的使命。现在来看，不能简单将社区卫生服务机构等同于一般的医疗机构，因为社区卫生服务的核心更关注健康，更加强调综合手段的运用。在日常工作中，社会卫生服务机构提供公共卫生服务和提供基本医疗服务并重，且相辅相成，全科医师综合运用预防与医疗的适宜技术，降低疾病的发生和发展。社区卫生服务机构同时承担着医疗和预防保健两大体系的"网底"职能，是两大服务体系的交汇点，是弥合医疗与预防保健体系的关键环节。

## 二、社区卫生服务发展的历史和现状

### (一) 国外社区卫生服务的发展

20世纪中期以来世界各国政府、非政府组织、国际组织把社区建设和社区发展放在重要的位置，实际上是把社区作为解决社会问题的手段和推动社会发展的重要内容。19世纪初英国就有了全科医师（GP）的称谓；1947年美国通科医疗学会（AAGP）成立，1971年正式更名为美国家庭医师学会（AAFP）；1972年全科/家庭医学国际学术组织（WONCA）成立。经历了40多年的发展，现在世界上约有50个国家设有全科医学组织和全科医师培训项目。

许多国家已经形成较为完善的社区卫生服务体系。英国属于国家卫生服务体制，社区服务经费主要来源于国家财政预算，全科医师与卫生主管部门是合同关系，居民就近选择全科医师注册登记，接受连续性服务，非急诊患者经全科医师转诊才能进入医院治疗。德国、日本、澳大利亚、加拿大等国家的社区卫生服务属于国家管理、私人提供服务的模式。德国健康保险覆盖率高，对社区卫生服务支撑作用强；澳大利亚有严格的社区卫生服务机构和家庭医师的认证制度；日本更注重老年保健。以美国为代表的是私立提供者为主体的模式，社区卫生服务主要遵从市场调节原则。但目前各国的社区卫生服务也都面临着改革与发展的新任务，如美国正推行"管理性医疗保健"的理念，旨在加强社区卫生服务的组织化程度，以改善公平性和控制费用。

### (二) 社区卫生服务在我国的发展

社区卫生在我国的发展可分为以下几个阶段：

**1. 建立组织基础的雏形阶段（20世纪50~70年代）**

新中国成立后，我国政府坚持以预防为主和中西医结合的卫生工作方针，把卫生的工作重点放到农村和基层。在农村，发展以村卫生室为基础、以乡卫生院为枢纽、以县级医疗卫生机构为技术指导的三级医疗预防保健体系；在城市，发展以街道卫生院为基础，以区级医院、防疫站为枢纽，省市医院和防疫站为核心和技术指导的卫生服务体系。大力推广基层医药卫生服务技术，加强基层卫生人力，以比较低的卫生投入获得了较高的健康产出，赢得了广大发展中国家和发达国家的关注，被称为国际"初级卫生保健的故乡"。

**2. 社区卫生概念的引入和发展阶段（20世纪80年代和90年代）**

随着对外开放，社区卫生服务的概念逐步介绍到我国。20世纪80年代中期，我国全科医学已开始发展。1984年，北京市东城区朝阳门医院就率先进行了预防保健体制改革，在居民社区建立起全科医疗站，提供家庭病床服务。1989年首都医科大学成立了全科医师培训中心。进入20世纪90年代，全科医学和社区卫生服务已遍及全国20多个省市区，各地区也建立了多种形式的社区卫生服务机构。

**3. 政府支持与倡导阶段（20世纪90年代初至2002年）**

1993年中国全科医学会成立，各地在原有基层卫生工作的基础上，加大发展社区服务的力度。1997年初，《中共中央国务院关于卫生改革与发展的决定》提出全国实施社区卫生服务，为社区卫生服务的开展和发展奠定了政策基础。1998年，全国城镇职工医疗保险制度改革工作会明确指出："今后我国的医疗服务模式的改革方向是小病进社区、大病去医院，建立和发展具有我国特色的社区卫生服务体系。"1999年，国务院10部委局联合下发《关于发展城市社区卫生服务的若干意见》。2000 年，国务院办公厅转发了《关于城镇医药卫生体制改革的指导意见》，发展社区卫生服务的重要性进一步得到重申。2002 年，卫生部等 11 部委局联合发布《关于加快发展城市社区卫生服务的意见》。

**4. 全面发展阶段（2003 年至今）**

控制 SARS 疫情后，国家高度重视疾病预防控制工作，加快发展公共卫生、农村卫生和城市社区卫生服务。2006 年国家发改委、卫生部等 4 部门启动了《农村卫生服务体系建设与发展规划》，重点加强农村卫生服务体系建设。2006 年 2 月，国务院颁布了《关于发展城市社区卫生服务的指导意见》。此后，卫生部等有关部门出台了 9 个配套文件，涉及机构设置和人员编制、经费保障、人才培养、支付方式以及社区机构职能与定位等问题，社区卫生服务步入全面发展阶段。

### （三）社区卫生服务与医疗预防保健网

**1. 三级预防**

三级预防是根据疾病自然史各个阶段的特点，制定相应的防治措施。

（1）一级预防：也称病因预防，在疾病自然史中居于易感阶段。一级预防的目的是控制或消除疾病的危险因素，预防疾病发生和促进健康。

（2）二级预防：在疾病史中居临床前期阶段。目的为早发现、早诊断、早治疗（对传染病还包括早隔离、早报告）。

（3）三级预防：在疾病发展史中居临床期阶段。目的在于促进康复，防止病情恶化，预防合并症与继发疾病，防止伤残。

**2. 我国城乡三级医疗预防保健网**

我国城乡三级医疗预防保健网的分工详见表 3-2。

表 3-2　我国城乡三级医疗预防保健网的分工

| | 第一级 | 第二级 | 第三级 |
|---|---|---|---|
| 机构举办者 | 街道、村 | 区、乡 | 市、县以上、省和国家级 |
| 技术设备 | 基本简易的 | 较复杂的 | 尖端先进的 |
| 服务对象 | 患者、家庭、社区人群 | 基层转诊来的需专门诊治的患者 | 疑难重症患者 |
| 服务内容 | 实施初级卫生保健如健康教育、计划免疫、疫情报告、环境卫生、饮水卫生、妇幼卫生、老年保健等 | 常见病、多发病、危重及较难病症诊治，初级卫生保健工作的组织、检查，疫情处理 | 疑难及危重病症的诊断治疗，疫情预测、疫情综合分析处理、妇幼保健及结核病、地方病、职业病、精神病的防治指导 |
| 服务方式 | 持续性服务，身心、社区健康问题 | 非持续性 | 非持续性 |
| 每名医师服务人口 | 2 000~2 500 人 | 5 万~50 万 | 50 万以上 |
| 在三级网中的位置 | 最基层的力量 | 承上启下、技术枢纽作用 | 业务指导中心、培训中心 |
| 成本效果比 | 最好 | 其次 | 再次 |

### 三、与社区卫生服务相关的法律法规

#### （一）社区卫生服务与《执业医师法》

社区卫生服务机构的专业技术人员必须根据《执业医师法》中的规定，具有法定的执业资格，并在卫生行政部门申请注册后，才能在社区卫生服务机构从事卫生服务工作。在执业过程中，享有《执业医师法》中的权利和义务，参加必要的考核和培训，遵守相关法规和操作规范。

#### （二）社区卫生服务与《传染病防治法》

社区卫生服务的一个基本功能就是开展传染病的预防与控制工作。《传染病防治法》规定，任何人发现传染病患者或疑似传染病患者时，都应当及时向附近的医疗保健机构或者卫生防疫机构报告。社区卫生服务机构的卫生人员作为法定疫情报告人，发现传染性疾病患者、病原携带者、疑似传染病患者时，必须依法报告疫情，填写疫情报告卡，并尽快采取措施，控制疫情传播。不报告或报告不及时，造成不良后果的，必须承担法律责任。

#### （三）社区卫生服务与《母婴保健法》

《母婴保健法》是国家为保障母亲和婴儿健康，提高出生人口素质而制定的专门法律，包括婚前保健、孕产期保健和婴儿保健，是社区服务机构的基本工作内容之一。根据《母婴保健法》规定，开展母婴保健业务的社区卫生服务机构必须取得母婴保健技术服务职业许可证，才能开展婚前医学检查、结扎和终止妊娠手术以及遗传病诊断和产前诊断等业务，相关业务人员需要持有卫生行政部门颁发的《母婴保健技术考核合格证书》和《家庭接生员合格证书》。

#### （四）社区卫生服务与《医疗机构管理条例》

社区卫生服务机构作为基层卫生组织，开展医疗服务必须符合《医疗机构管理条例》的规定，遵守条例中对规划布局、设置审批、登记、执业和监督管理的规定。其设置须符合区域卫生规划和医疗机构设置规划，由卫生行政部门审批，业务用房、床位、基本设施、常用药品和急救药品等基本设施应根据社区卫生服务功能、居民需求配置，并接受卫生行政部门的监督管理。

#### （五）社区卫生服务与《医疗事故处理条例》

社区卫生服务机构及其技术人员在卫生服务活动中，应遵守相关法律法规。如发生医疗事故或可能引起医疗事故的医疗过失行为时，应立即上报，并采取有效措施，防止损害扩大。医疗服务监控人员应立即进行调查核实，并向患者通报解释。社区卫生服务机构与患者发生医疗事故争议时，医患双方应共同封存相关病历资料。其他涉及医疗事故的技术鉴定、行政处理和监督、医疗事故的赔偿等，应遵守《医疗事故处理条例》中相关规定。如给患方造成损害的，按照情节轻重，应承担相应的行政责任、民事责任或刑事责任。

### 四、社区卫生服务的管理

#### （一）机构设置

大中城市原则上按照 3 万～10 万居民或按照街道办事处所辖范围规划设置 1 所社区卫生服务中心，人口规模大的街道办事处，根据需要可设置若干社区卫生服务站。社区服务

中心和社区服务站实行一体化管理。除少量福利康复为主要功能的病床外，社区卫生服务中心原则上不设住院病床。社区卫生服务站不设住院病床。

### （二）人员管理

社区卫生专业技术人员以全科医学为主体，包括中医、西医、公共卫生、护理、药学等卫生专业技术人员。社区卫生专业技术人员是社区卫生服务提供的主体，他们应对基础医学、临床医学各学科、急救、康复保健、公共卫生、心理学、社会学等一系列知识都有所了解，掌握相关的理论和技能，具有卫生服务和社会工作能力。

### （三）财务管理

社区卫生服务中心为独立法人机构，实行独立经济核算。现阶段，社区公共卫生服务由政府预算足额安排，测算依据是根据社区机构服务人口数和提供的公共卫生服务项目、数量、质量以及单位（或综合）项目成本。社区公共卫生服务经费补助要与服务效果挂钩，改善公共资金使用效果。

### （四）物资和药品管理

社区卫生服务站的物资和药品配置要根据社区特点，针对居民常见病、多发病，结合社区的经济条件配置。药品管理应重点考虑药品的安全性、有效性和经济性。麻醉药品、放射性药品、一类精神药品在社区应属于禁用药品。对保存条件要求高、有效期短或不稳定的药品，一般不列为常备药品。

### （五）信息管理

社区卫生服务机构应收集掌握区域内的人口特征、经济、文化、地理、生活习惯等一般特征以及常见病、多发病情况和主要健康问题。有条件的机构还要建立以计算机应用为基础的信息平台，实现高效全面快捷管理。

## 五、社区卫生服务的内容

### （一）预防保健服务

**1. 个体预防保健服务**

普及孕期、哺乳期科学知识，提高母乳喂养率，落实国家免疫规划，提倡健康生活行为方式，改善社区、家庭、学校、工作场所环境，避免意外伤害，为全人群提供各种预防保健服务，延长生命，提高生存质量，控制疾病的各类危险因素。

**2. 群体预防保健服务**

落实《传染病防治法》，发现传染病病例及时核实与报告，严格执行传染病信息管理制度，协助疾病预防控制部门做好传染病的隔离、消毒和管理，协助开展必要的流行病学调查工作，协助有关机构对患者进行追踪观察，预防并发症，防止病残和复发。开展突发公共卫生事件应对工作，管理社区健康信息，识别社区健康问题，提出干预措施等。

### （二）医疗服务

社区医疗服务是以门诊为基础，利用适宜的中西医疗技术，主要解决社区居民常见病、多发病的基本诊治问题。主要内容包括：发展全科医疗，实施常见病、多发病的诊断、治疗、护理等综合性医疗服务；疑难病症的会诊、转诊；对急症的早期识别、现场救护和及时转诊；综合医院明确诊断和处于恢复期的患者、慢性病患者在社区的后续治疗和长期持续性治疗；提供家庭上门诊疗和护理；开展医患交流，有针对性地进行医疗知识的普及和健康教育。

### （三）心理卫生服务

社区卫生服务机构开展的心理服务主要有：精神心理卫生咨询，减轻社区居民的精神紧张问题，矫正心理行为问题；对精神心理行为问题进行有效甄别，早期发现和治疗精神疾病，根据需要及时转诊；协助有关部门建立社区精神卫生防治网络，指导和监督康复期精神病患者接受继续治疗和康复治疗。

### （四）康复服务

**1. 慢性病患者的康复**

开展包括躯体运动功能、日常生活活动能力、心理适应能力等方面的综合评定；制订和实施康复训练计划；以肢体功能康复为重点，运用中西医结合等技术，开展多种形式康复训练，提供家庭康复训练指导；评价康复训练的结果。

**2. 残疾人康复**

了解、掌握社区人群残疾发生情况及残疾人康复需求；组织、指导残疾人开展以家庭为基础的肢体功能障碍康复训练；配合有关部门进行残疾诊断和功能评定；普及康复知识，预防残疾和残疾加重；将无法在社区接受康复治疗的残疾人及时转诊到上级医院或康复机构。

### （五）健康教育与健康促进

**1. 控制行为危险因素，提倡健康生活方式**

城市社区开展限盐、饮食与营养、戒烟限酒、控制体重、开展社区体育活动；农村社区改善不良生活习惯，开展与农业劳动相关的疾病防治。

**2. 普及医学科学知识**

城乡社区开展卫生科普活动，增长居民防病治病知识，提高健康意识，自觉养成健康生活生产习惯。

**3. 创造健康社区卫生环境**

在城市社区提供健康设施、保护社区环境；农村社区开展饮水卫生、改水改厕、垃圾处理、控制环境污染等。

### （六）慢性非传染性疾病的社区管理

慢性非传染性疾病患者的疾病大多都将伴随终身，他们就诊频繁，涉及广泛的心理、社会问题，需要连续性、综合性的医疗保健服务。因此，社区慢性非传染性疾病防治与管理是最有力的切入点。对于慢性非传染性疾病患者，社区医疗重要的不是祛除症状、治愈疾病，而是如何防止疾病的进一步发展，如何维持患者较高的生存质量。因此，在患病的整个过程中，综合或专科医院提供的是片断的、短暂的针对急性期的医疗救治，社区则承担的是经常性、连续性、长期性的个体健康评价与指导。

社区慢性病管理要建立完整的信息采集、分析和报告机制。既要掌握社区慢性病患病的基本状态和变化规律，还要掌握个体的特征，如年龄、性别、教育程度、职业、婚姻状况、经济状况、吸烟史、饮酒习惯、体育活动、生活能力以及身高、体重、血压等；对慢性病患者还要掌握他们的诊疗记录，既往史、住院史、慢性病患病病程、各种检查结果等。

为做好慢性病干预工作，还要以社区为单位开展有针对性的慢性病防治活动，如增设体育运动器材，举办体育运动会，改善家庭营养和膳食结构，开展体检活动和普及有关的防治知识等。

慢性非传染性疾病的防治不是从患者确诊慢性病开始，而是贯穿于人的整个生命。有资料表明，由于孕期摄取营养不当产下的"巨大儿"、儿童青少年期的超重肥胖、成年期的吸烟饮酒等不良生活方式，以及家庭不良饮食生活习惯都是导致中老年期慢性非传染性疾病的危险因素。因此，慢性病的防治是从"生"到"死"的全程保健服务，这种持续的、综合性的防治服务在社区最适宜开展。

（雷海潮　韦　潇）

## 第五节　医院与医院管理

医院是防病治病的场所，也是医学生实习阶段必经的一个驿站。如果将医学作为终身的选择，那么自己将在医院度过几十载春秋。这就很有必要了解医院，了解它的历史，了解它的管理。

### 一、中西方医院历史沿革

#### （一）中国古代医院的演变历程

大约在公元2年（汉朝元始二年），中国类似医院的组织就已出现。因旱灾和瘟疫流行，皇帝刘衍提供场所、医师和药物，免费给老百姓治病。这可能是中国历史上第一个公立临时传染病医院。

公元162年（延熹五年），因战争，军队里流行疫病，死亡率高达30%～40%。带军将领皇甫规在甘肃陇右一带把患者集中起来治疗。时称"庵庐"，类似现在的野战医院。

公元491年（南齐永明九年），吴兴一带大水，疫病流行，"竟陵八友"之一的"竟陵王"萧子良拿出自己的住宅，设医置药，收治贫民患者。这可能是中国最早的私立慈善医院。

公元497年（北魏太和二十一年），孝文帝曾在洛阳设立"别坊"，凡因贫穷无力治病者均可前往就医。公元510年（永平三年），南安王也建立了类似的机构。这可能是最早的公立慈善医院。

约在公元733年（唐开元二十年），开始出现"病坊"。唐朝的医院都称"病坊"，大多设在庙宇里，由僧尼料理事务。到了"五代"时，个别病坊曾改名为"养病院"。

公元1063年，宋仁宗曾以宝胜、寿圣两座庙宇为基础，各添修50栋房屋，成立两个医院，每个医院收治患者数规定为300人，这相当于现在的县级医院规模。公元1089年（元祐四年），苏东坡在杭州做官，他捐献50两私银和公家的经费合起来建了一所名叫"安乐坊"的病坊，3年医治了一千多名患者。这是中国历史上第一个公私合办医院。以后各州县都设有医院，叫做"安济坊"。

宋朝不仅有大量规模庞大、设备完善的医院，还成立了门诊部，初叫"卖药所"，后来改名"和剂局"。门诊部因有医有药便于患者看病，故群众感到非常方便。

在明朝几乎每个县都成立有一所官办门诊部，通称"惠民药局"。

从 19 世纪 20 年代开始，我国才陆续出现西方的教会医院。

### （二）西方医院发展历程

中世纪以前，古代西方人认为，疾病是由于反神行为或被仇人诅咒所致，治疗就是使神息怒或驱逐邪恶，解除咒语。因此，治病的场所常与宗教机构关系密切。在古埃及和古希腊，庙宇已经具备提供医疗服务的功能了。

公元前 3 世纪，古罗马即出现了军医院，军医院的管理是军队而不是医师。

公元 1 世纪，基督教诞生。经过长途跋涉到修道院朝圣的信徒们常在途中生病，因此医院通常就设在修道院内。修道院医院除了接待生病的朝圣者外，也收容流浪者、乞丐、老人、孤儿、残疾人、精神障碍患者及一般患者。那时的修道院医院实际上是客栈、收容济贫和医疗机构的混合体。

公元 529 年，西方修道院制度创始人意大利修士本尼迪克特创建了卡西诺山修道院，把照顾患者立为所有红衣主教修道院的功能之一。中世纪法国的主宫医院（即教会医院）在西方医院发展史上有重要影响。主宫医院多与慈善机构有关，或直接由宗教团体创建，医师由市政当局选派，付给酬金。巴黎主宫医院是目前仍在使用的最古老的医院。

1123 年，著名的修道院医院圣·巴塞洛缪医院在英国伦敦建立，血液循环学说的创立者哈维曾在这里行医。英国另一所著名的修道院医院圣·托马斯医院，建于 12 世纪，开始是作为一所小修道院的医务室为贫苦人而建，只有 40 张床，由 11 位修士和修女管理，现已发展成英国最大的医院之一。

14 世纪以前，医师一般不属于医院工作人员，医院多由护士管理。而护士不论男女都是宗教组织的成员，除负有护理责任外，还有宗教责任。为此，大多数医院都设小教堂。

16 世纪初，欧洲宗教改革兴起，新教诞生。由于新教反对修道院制度，导致修道院医院受挫，世俗医院得以发展。世俗医院的资助者是最高统治者、贵族和有钱阶层，不是教会。这种医院一般能容纳 12～20 名患者，主要为无处就医的贫穷患者和旅行者提供服务。

16、17 世纪的世俗医院虽然比中世纪医院更大、更复杂，但两者之间有一个最大的相似之处，就是都把社会功能放在主要位置，而治疗处于次要地位。在英国，贫穷患者的问题靠地方政府自己解决，而在欧洲大陆则由中央政府负责。

18 世纪初，英国出现了私人医院，也叫非官办医院。非官办医院不同于早期的皇家医院。这种医院是为没有资格得到教会帮助的患者或侨民提供医疗服务的，多数由外行创办，费用来自馈赠和捐款，会诊医师提供免费服务。皇家医院则是由市政府和自愿捐献者共同资助的，医师要领薪水。英国的第一家非官办医院于 1718 年建于伦敦都市路。

随着医学技术和医学思想的发展，医院已经不仅是以护理、收容为主的慈善机构了，医院的功能在发生改变。尤其是 16 世纪解剖学的创立、17 世纪血液循环的发现以及 17、18 世纪西顿哈姆和布尔哈夫在病史采集、临床观察和临床教学方面的贡献，使医院被赋予了新的含义：即医院是一个可以应用科学发现的地方，可以观察疾病的地方，可以教育学生的地方。

18 世纪欧洲大陆最重要的医院是维也纳综合医院。该院分为内科部、外科部和临床部，临床部用于教学。医院按照法令建立起了一定的等级制度。管理者为一名院长、一名副院长和一名负责教学的医师。医院有内科医师、外科医师、助理内科医师、助理外科医师等。该医院体现了启蒙运动时期的专制主义思想，即管理集中化、功能合理化，也体现了当时已形成的对医院功能的新认识。

美国医院的发展主要受英国非官办医院影响。1751年，美国第一所非官办医院"宾夕法尼亚医院"建于费城。这是由曾在伦敦和巴黎学医的费城医师托马斯·邦德以英国非官办医院为模板筹建的。该院优先收治有工作能力且愿意工作的患者、对医院有贡献者推荐的患者也在优先之列；不收治无法治愈的患者、传染病患者（除非有隔离病房）和带小孩的妇女。住院者必须交纳转运或埋葬用的押金，以免一旦生存下来给城市造成负担，或一旦死亡让医院承担埋葬费。如有空床，也收治付费患者。付费患者的主人或亲人经常关心医院的条件，这种关心导致该院的条件比单纯收治穷人的医院更容易向高标准发展。付费患者所付的费用通常多于他们的实际花费，多余的部分用来资助贫穷患者。

美国另外两所最重要的非官办医院是纽约医院和麻省总医院。这两所医院的建院初衷除了为贫穷患者治病外，更多地考虑为两地医师提供接受医疗训练的场所。纽约医院建于1771年，因火灾和美国独立战争，直到1791年才开始收治患者。麻省总医院建于1811年，是美国第一所有抽水马桶的医院。该院为哈佛医学校的学生提供临床实践指导。

1867年，用慈善家约翰·霍普金斯遗赠款修建了霍普金斯医院。霍普金斯医院从根本上对医学实践、医学教育和医学研究进行了改革，开创了医院史上的一个新时代。它通过联合委任的方法使医学校与医院一体化，首创了住院医师和实习医师制，并在医院内对住院医师和实习医师进行毕业后教育；它强调将科学的方法应用于临床研究，"临床科学家"成为霍普金斯的一个标志；它主张临床教学和实验室研究为教学内容的一部分，使学生在临床专家指导下进行临床学习、创新性研究和广泛的实验室训练。霍普金斯医院这种医、教、研医院模式一直沿用至今。

## 二、医院的特征和功能

### （一）医院的主要特征

（1）承担社会公益职能，具有社会公益性和福利性。

（2）在业务工作中也从事某些经济活动，但并非纯粹以营利为目的。

（3）有一定的国家预算经费来源，但部分医院如营利性医院没有或仅有少量的国家预算经费来源，总的趋势是越来越少。

（4）需依照有关法律法规设置，同时也要获得政府有关管理部门的批准。

### （二）医院的功能

**1. 医院的总体功能**

（1）防病功能：是医院的基本功能，对疾病采取"预防第一"的指导思想，与高层次医院比较，该功能主要是以低层次医院为主。预防疾病包括：健康教育、疾病普查、咨询服务以及妇幼保健等。

（2）医疗功能：是医院的中心工作，它包括对患者进行诊断、治疗、护理、检查和其他辅助的医疗活动。其医疗又分为门、急诊医疗、住院医疗和康复医疗，为确保医疗安全，医疗质量的管理始终贯穿整个医疗活动之中。

（3）教学功能：分为医学生的临床教学和毕业后教育。临床教学是医学教育的重要组成部分，而毕业后教育主要是医护人员专职技术的培训学习以及知识更新。此外，高层次医院还承担下一级医院在医疗和管理方面的指导、协助新技术的开展等，这些内容均可归纳于教学功能中。

（4）科研功能：科研功能的大小与医院级别高低有关。医院开展科学研究是提高业务水平的需要，也是医务人员职业生涯中晋升条件的必备能力。从医院整体来讲，是医院核心竞争力的关键。

**2. 不同级别医院的功能**

卫生部在《全国医院工作条例》第二条中指出：医院必须以医疗工作为中心，在提高医疗质量的基础上，保证教学和科研任务的完成，并不断提高教学质量和科研水平，同时做好扩大预防，指导基层和计划生育的技术水平。

但我国医院的功能和任务是根据不同级别的医院赋予了不同的内容。1989年，卫生部《医院分级管理办法》中，按照医院的功能和任务不同分为一、二、三级医院。不同规模的医院，床位数、建筑面积、床位与正式职工数比、卫生技术人员占职工总数之比等均有不同的要求。

（1）一级医院（床位不少于20张）：主要是直接向一定人口的社区提供预防、医疗、保健、康复服务的基层医院、卫生院。一级医院除承担本社区的各项医疗卫生服务外，还承担一定的卫生行政管理工作。

1）负责社区的预防保健：①计划免疫，传染病、寄生虫病和地方病防治，实施卫生监督管理；②妇幼保健，包括妇幼多发病的普查普治，婚、育、产系统保健等；③计划生育手术和技术指导工作；④开展健康教育普及卫生知识。

2）医疗服务：①完成社区内常见病、多发病的门诊，家庭病房诊治，急、重、危患者生命体征的救护和组织转诊；②普及急救知识与技术；③开展社区康复医疗、精神卫生服务、慢性非传染性疾病的人群救治。

（2）二级医院（床位不少于100张）：主要是向多个社区（其半径人口一般在10万人以上）提供医疗、预防、保健、康复服务，并承担一定教学、科研任务的地区性医院。

1）医疗卫生服务：要求对社区能提供全面的医护、预防、保健和康复服务。①承担地区（地、市、县）内的常见病、多发病和较疑难疾病的诊治任务，接受下级医院的转诊；②开展日常的院前急救；③开展健康教育，参与社区内预防保健和康复服务工作。

2）与医疗结合开展教学和科研工作。

3）指导基层医疗工作、预防保健、新技术、双向转诊和培养卫生技术人员。

（3）三级医院（床位数不少于500张）：是国家高层次的医疗服务机构，是省或全国的医疗、预防、教学、科研相结合的技术中心。

1）医疗卫生服务：①服务半径足够大，20%的患者应来自于外地；②提供高水平专科服务，也承担多发病、常见病的诊治任务；③开展日常院前急救，参加急救医疗网，接受成批伤员；④参与社区预防、保健和康复工作；⑤结合科研、教学开展或参与主要慢性非传染病的流行病学调查和防治。

2）教学、科研：①有教学、科研规划；②有教学人员和教学设施；③培养临床各类专业的中、高级人才，培养本科生或研究生，承担二级医院各科技术骨干和临床专业进修；④承担国家和省级科研课题。

3）对下级医院进行专业技术指导。

## 三、医院组织结构

医院的组织机构是发挥医院管理功能达到管理目的的工具。医院的管理活动必须由医院的组织机构来推行和实施。组织机构是医院管理的主体，是决定医院管理效率高低的关键因素之一。

我国的医院组织机构的设置必须符合国家的法律法规要求。1982 年，卫生部发布的《全国医院工作条例》第六条指出："……行政科室和业务科室的设置或撤销，须经主管卫生行政部门的核准。"而且，组织机构的设置还要"体现共产党的领导，符合精简高效、整体协调、监督保证"的原则。

本着以上原则，医院组织机构由党群系统、行政系统和业务系统三大类构成。党群系统中，设置有：中国共产党委员会（或党总支、党支部）、党委办公室、组织部、统战部、纪检审计处（科）、学工部、工会等。

行政业务系统主要根据医院的规模大小和管理需要，基本设置有：院长办公室、人力资源部（科）、医务部（科）、医疗质量管理部（科）、护理部、财务部、教务部、科研部、物资设备部、后勤部等。

上述机构由于履行某种特定职能，又通称为职能部门。

在业务系统中，又分为门、急诊，内科性科室（又称为非手术性科室），外科性科室（又称为手术性科室）和医技科室四个小系统。其中内科性科室和外科性科室又通称为临床科室。四个小系统中分别又分为若干次系统。例如，内科性科室包括：呼吸内科、心脏内科、消化内科、内分泌科、肾脏内科、血液内科、风湿免疫科和老年病科等。

另一种业务系统是应用"学科"的概念来构成的，这个系统是以一级学科的名称、二级学科的名称和三级学科的名称分层构成。

## 四、医院管理内容

医院管理至少已有上千年历史。一般认为：医院管理是指将现代自然科学、社会科学和管理科学知识用于医院管理工作，以医院管理科学进行计划、组织、协调、监督和调节等一系列行为的的总称。

20 世纪中期，人们认识到导致疾病的原因不仅仅是病原微生物所致，而是疾病与医学、社会科学互相渗透和结合的产物。1947 年，丹巴尔提出了《精神和身体：心身医学》，以后又提出了《情绪与身体变化》。1956 年，塞里提出了《紧张状态与疾病》，1977年，美国恩格尔（Engel）在他的《需要新的医学模式——对生物模式的挑战》一书中，提出生物－心理－社会医学模式。人不仅是具有生物性的有机体，而且是有各种复杂心理活动，是会受社会因素、环境因素所影响的社会成员，一切不良的心理、社会和环境因素，对人们的健康都会产生影响，甚至导致疾病的出现。因此，在现代化医院管理中，提出以"患者为中心"、"以人为本"的管理，正是该模式在医院管理中的体现。

一所医院的管理内容与其性质功能和任务密不可分，医院必须进行科学的管理。医院管理可分为：

## （一）规章制度管理

医院针对医疗活动和行政管理，需要制定一系列规章制度。规章制度是医院工作人员必须遵守的行为准则，规章制度对人的行为具有约束性，制度是执行力的保障。1982 年，卫生部为加强医院的科学管理，建立正常工作秩序，改善服务态度，提高医疗护理质量，防止医疗差错事故，使医院的工作适应社会主义建设的需要，发布了《医院工作制度》64 条。1993 年，增补到 70 条。医院根据自身的管理需要，还要制定更具体的规章制度。

## （二）医院人事管理

医院人事管理在整个医院管理中占有特殊重要的地位。在医院里，实施人事管理的部门一般称为"人事处（科）"或"人力资源部"等。

人事管理是以从事社会劳动的人和有关的事的相互关系为对象，通过组织、协调、监督等手段，谋求人与事以及共事人之间的相互适应，以充分发挥人的能力，把事情做得更好所进行的管理活动。

医院人事管理主要是指医院为实现其功能，运用现代管理理论、原则和方法对其所属工作人员的录用、聘任、任免、培训、奖惩、调配、工资、福利、退休等一系列工作进行计划、组织、指挥、协调和控制等管理的总称。医院人事管理内容如下：

**1. 专业技术职称职务管理**

卫生专业技术职称是卫生技术人员的职务职称，是划分专业技术学识水平与工作能力的等级称号。它具有专业和层次属性。层次性是区别专业技术水平、衡量工作能力的尺度，采取专业分类和能级分类的方法，按专业分为医、药、护、技，按能级分为高级、中级和初级（图 3-1）。

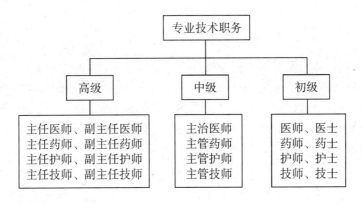

图 3-1　专业技术职务

**2. 人员配置管理**

由于人员是构成医院各种医疗活动的主体，因而，现代化医院管理中，人员编制管理占有十分重要的地位。"人和组织是管理的根本保证"是人们公认的基本管理原则之一。编制定员标准是根据不同性质、不同层次、不同类型的医院而制定的。

1978 年卫生部经国务院批准的《综合医院组织编制原则试行草案》规定，人员编制是根据医院的规模和承担的任务、设置的病床数量的多少来配置有关人员。例如，500 张床位以上的医院按床位数与人员的比以 1∶160～1∶170 计算。各类人员的比例为：行政管理人员和工勤人员占总编制 28%～30%，其中行政管理人员占总编制 8%～10%；卫生技术人员占总编制 70%～72%。在卫生技术人员中，医师和中医师占 25%，护理人员占 50%，药剂人员占 8%，检验人员占 4.6%，放射科人员占 4.4%，其他卫生技术人员占 8%。医学院校附属医院和教学医院另增 12%～15%。

为什么卫生行政部门对人员编制有严格的限制和标准，其原因是国有性质的医院的人员待遇、工资均属国家财政拨款，如超编制，国家就会增加财政负担和影响财政预算，故政府对人员编制实行严格监控，国家性质的医院管理者不能擅自更改或修正其编制。但随着疾病谱的改变和社会民众对医疗的需求越来越多，部分医院规模也随之扩大，在编制有限的情况下，医院可通过招收合同制员工来满足工作的需要。

**3. 岗位职责及岗前培训管理**

1982 年，卫生部发布了《医院工作人员岗位职责》。岗位职责是医院各级工作人员应尽的职责，并在实际工作中按各自的工作履行岗位职责，一个人的工作好坏与岗位职责的遵守有一定关系。因此，员工是否履行了岗位职责就需通过一定的措施和手段进行管理。

《执业医师法》和《护士管理方法》又分别对医护人员的岗位职责作了明确的规定，医院也必须按照卫生行政部门的要求，以医师和护士执业标准，对医师和护士的业务水平、工作业绩及职业道德状况进行定期考核，并为本院医师、护士的培训和接受继续教育提供和创造条件。

人事管理部门负责对每年新分配到岗位的职工举办一周左右的岗前职业教育，主要内容包括：①政治思想和医德规范教育；②国家有关医疗卫生方面的法律法规教育；③医院规章制度、操作常规和规范以及各类人员岗位职责教育；④医疗安全和医患沟通教育等。

**4. 医护职工工资待遇和福利津贴管理**

人事管理按照国家制定的政策实施工作福利津贴管理。国家的有关政策规定：①专业技术人员和管理人员分别实施专业技术职务等级工资制，职员职务等级工资制；②正常升级制度；③对重大贡献的专业技术人员给予一次性重奖。关于卫生津贴等方面，国家允许医院根据不同岗位，适当发给医护职工医疗卫生津贴。

目前，大部分医院工作人员除享受国家工资待遇外，医院还根据经营的情况发给一定数目的奖酬金。医院对非编制工作人员给予的工资待遇不是按照国家的规定实施，而是每家医院根据自身实际情况和聘任人员的条件另行制定的一套工资待遇标准。

## （三）医疗管理

卫生部《全国医院工作条例》是指导全国各医疗机构开展医院工作的纲领性法规文件。其中明确规定，医院必须以医疗工作为中心。这就从法律角度确定了医疗工作在医院工作中的主导地位。

**1. 医疗管理的概念**

医疗管理是指医院运用国家有关法律和法规，以患者为中心，对医疗服务实现过程进行计划、组织、协调和监控，以保证医疗活动能高效、高质、安全而有序地良好运行。

**2. 医疗管理的特征**

（1）政策性：医疗管理是一项政策性很强的工作。在医疗服务实现过程中，很多方面均涉及党和国家的有关方针政策，如计划生育、传染病防治、药品管理、城镇职工基本医疗保险等，故医疗管理必须以国家的有关法律与法规为依据进行。

（2）服务性：医疗管理最大的特征是服务性，服务性是医疗管理的本质。医疗管理过程其实就是一个服务过程，医疗管理在履行管理职责的同时，还应为临床第一线、患者以及社会服务。

（3）协调性：医疗管理虽是医院管理的重要组成部分，但医疗活动系统与医院其他系统管理关系密不可分，系统和部门之间接口工作可能会因种种原因遇到一些障碍。此外，医疗活动系统内科室与科室之间，也可能因某些问题需进行沟通解决。

（4）应急性：医疗管理工作往往会遇到一些紧急或预料不到的问题和事件，急需作出决策处理。如上级卫生行政部门下达临时性指令性任务，灾害事故性救援、重大与特殊抢救任务、节假日社会对医疗需求量突然增加等。

**3. 医疗管理的原则**

（1）"以患者为关注焦点"的原则：患者是每个医院生存与发展的基础，医院应把患者的要求和期望放在第一位。就医者中，一部分人并非患确切的疾病，但却期望医院能给予保健咨询、心理咨询、美容等，故目前医院管理者又把"患者"称之为消费者或医疗服务对象。在激烈的医疗市场竞争中，医院医疗管理应遵循"以患者为关注焦点"的原则，明确谁是自己的消费者，调查他们的期望是什么，研究怎么满足消费者的要求，甚至超越消费者的期望。

（2）"质量第一"的原则：医院医疗管理的本质其实就是实施质量管理，医疗质量的好与差直接关系到人的生命和生死安危。医疗质量管理执行"质量第一"的原则，符合医院人道主义精神和为人民服务的宗旨。此外，随着医疗卫生保障制度的不断改革以及城镇职工基本医疗保险制度的出台，患者选择医院就医的自主权和主动权越来越大，而医疗质量好是患者选择就医的标准之一。医院医疗管理坚持"质量第一"的原则既满足患者的要求，又符合医院发展的长远利益。

（3）预防保健的原则：从当前医疗服务的发展趋势看，医务人员不但要救死扶伤，尽可能减少患者伤亡，降低并发症、后遗症和死亡率，促进患者康复，还要努力提高人群自我保健能力，致力于预防疾病的发生，控制疾病的蔓延，提高患者的生存质量。故医院为了适应将来医疗保健服务发展的需求，医疗管理应体现和贯彻预防保健的原则。

（4）医疗安全的原则：医疗服务属于特殊服务行业，这种服务是一项高技术、高责任和高风险的工作。医务人员必须严格执行各项规章制度和技术操作规程，并强调其规范化和标准化，杜绝医疗差错事故的发生。此外，开展各种诊疗新技术时必须要有严格的管理程序。

（5）突出重点原则：在医疗工作中，灭菌消毒，医院感染，差错事故防范，危重、急症、突发事件患者的抢救，疑难和特殊患者的诊治需积极组织力量，实行重点管理。

**4. 医疗管理内容**

医疗管理的内容可用系统论原理，把医疗管理作为一个系统看待，其所包含的内容就是需进行管理的范畴，即门、急诊管理，科室管理，护理管理和医技管理。

医疗管理也可根据医疗工作的流程内容进行管理，以"急诊流程"为例（图3-2），示意图中，每一流程环节均是管理的内容。

此外，医疗管理也可对某项具体的医疗工作进行管理，如医疗事故纠纷管理、医疗安全管理、病历管理、输血管理、输液管理、单病种管理、处方管理和麻醉管理等。

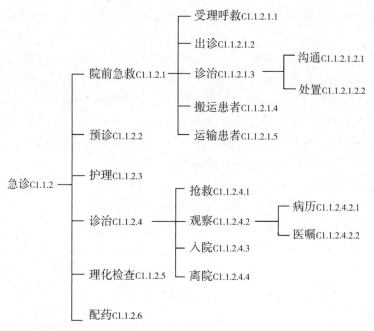

图 3-2　急诊流程

### （四）科研管理

科研水平的高低是医院综合实力的重要标志之一。医院科研管理是用法律手段规范和调整医疗卫生科学技术活动，充分调动医疗卫生技术人员的积极性和主动性，以促进医疗卫生科学技术的发展。

医院科研管理属于医疗卫生科学技术管理的范畴，是医学科研管理的一部分。科研管理是指医院对其科研计划、科研人才、科研成果、学术交流和学术期刊等事项进行组织、协调、考核和评估的活动。一般而言，医院专门设置了职能部门对科研活动进行管理。医院科研管理有如下内容：

**1. 医院科研计划管理**

（1）组织本院科技人员积极申请国家和地方重大项目或重点项目，争取科研项目和科研经费，参与或主持科研基金项目申报、论证、协调、咨询和标书上报等工作。

（2）到科室了解科研项目进展情况，督促各项目按计划进行，发现问题，及时给予协调解决。

（3）负责各项科研经费的立项和下拨，并检查督促经费的使用情况。

**2. 医院科研成果管理**

医院医务人员从事科研活动除以促进医疗卫生科学技术的发展为目的外，还与医务人员的自身需要有关。在晋升卫生技术职务时，科研能力和水平是重要的晋升条件之一。

科研成果管理包括：指导科研人员准备申请成果鉴定的有关材料，完成各项报批手续；指导完善科研成果登记材料，对其进行审查，并协助科研成果完成者向各种渠道申报科研奖励；承接依法处理有关专利权、著作权、发明权和商标方面的权属争议。此外，还负责完成医院成果档案的归档保存工作。

在医院科研管理中，还有对医院的科研人才、学术论文投稿以及学术期刊、对外科技合作交流方面的管理。

### （五）医院仪器设备管理

医疗仪器设备是指应用于临床医疗领域具有明显专业技术特征的医疗器械、科学仪器、卫生装备、试验装置和辅助设备等。

医疗仪器设备是医院各种工作的物质基础，除了体现现代医院的规模和程度外，也反映了医院的医疗技术水平。由于医疗仪器设备关系到疾病的诊断和治疗的可靠性和有效性，直接关系到人们的身体健康和医疗安全等问题，故医疗仪器设备的管理非常重要。

医疗仪器设备有多种分类法。从管理角度讲，通常可按安全性和有效性分为三类：①通过常规管理即可保证其安全和有效性的仪器设备；②对其安全和有效性应当加以一定控制的仪器设备；③有创性，对人体有潜在危险，必须对其安全和有效性严加控制的仪器设备。也可按价格分类，比如价格在十万元以下的常规设备和十万元以上的大型设备等。

医疗仪器设备管理是指医院对医用仪器设备的购置、使用、维护环节进行科学管理的活动。医院仪器设备管理内容如下：

（1）仪器设备购置及验收管理。

（2）仪器设备保管与维修管理。

（3）仪器设备的报废管理。

以上是医院管理的主要内容，此外，还有财务管理、后勤管理等。

卫生部和各级卫生行政部门对医院的各项管理内容均要进行督导检查，其督导检查的标准是 2005 年卫生部发布的《医院管理评价指南》。

## 第六节　医疗质量管理

当今世界是一个质量挑战的世界，人们最关心的安全、健康、环境三大质量问题均与医疗质量有着密切关系。

医疗质量管理（medical quality management）是医院管理的核心内容和永恒的主题。在社会主义市场经济中，医疗质量决定着医院的竞争力，是医院生存和发展的关键。医院应当建立医疗质量管理体系，建立健全医疗质量管理组织，严格执行规章制度、技术操作规范、常规、标准，加强基础质量、环节质量和终末质量管理，建立和完善可追溯制度、监督评价和持续改进机制，提高医疗服务能力，为患者提供优质、安全的医疗服务，提高医院核心竞争力。

### 一、医疗质量管理的立法概况

1982 年，卫生部发布了《全国医院工作条例》，第一次提出了对医疗质量的要求。该条例指出：医疗质量是衡量一个医院服务思想、技术水平和管理水平的主要标志。

1989 年，卫生部开始推行"医院分级管理"，将我国医院根据任务和功能分为一至三级医院，并根据各级医院的技术水平和管理水平的高低分别划分为甲、乙、丙等（三级医院增设特等）。卫生部对每一级医院均制定了"质量管理"的相应标准。

1992 年卫生部发布的《医院工作制度的补充规定（试行）》，增设了"质量管理制度"，该制度对医疗质量管理的组织体系、医疗质量管理的运行方法等作了规定。

1993 年，卫生部针对一些医疗机构对医疗质量疏于管理的现象，再次发布了《关于加强医疗质量管理的通知》，将"确保医疗质量"定位为医疗工作的头等任务和医院现代科学管理的核心地位。同时把服务态度定为医疗质量的重要组成部分，而且明确要求把改善服务态度纳入质量保证方案中。

2005 年，卫生部发布《医院管理评价指南》，对"医疗质量管理与持续改进"提出了较具体的要求。

上述法规性文件，为当前医院进行医疗质量管理提供了法规性依据。

## 二、有关的术语概念

### （一）质量意识

作为一名医院院长，一进入医院，就需要对医院发生的问题敏感起来。比如，门诊患者突然减少，这是为什么？有什么因素造成门诊量下降？医院下一步应采取什么措施和对策？这就是"问题意识"。如你想买一件某品牌全棉衬衣，到商店后，售货员给你一件衬衣看，你一定首先注意有无"全棉的标记 100％COLTON"，其手感是否是棉的感觉，再看看有无某品牌的标识，这就是"质量意识"。

质量意识是人们对质量的看法和认识。质量意识是每个医务人员对待质量问题和质量管理的思想观念、心理状态和行为表现的总称。增强质量意识是实施医院质量管理的关键。质量教育的重点是质量意识教育，医务人员的质量意识如何是实施质量管理的第一要素。质量意识可分为三个意识层次：

（1）质量观：质量观是质量意识的核心和基础，是质量和质量管理的认知意识。质量观包括认识什么是质量，质量是如何形成的，什么是质量控制和质量管理，如何进行质量控制和质量管理，什么是质量要素和质量决定因素等。

医务人员的医疗服务质量观与医学模式直接相关。传统的生物医学模式质量观是着眼于医疗技术质量和生物医学效应的狭义质量观，而生物－心理－社会医学模式质量是全面的医疗服务质量观。

（2）质量价值观：质量价值观是在正确的质量观支配下，对医疗质量价值的认识及价值取向。决定着医务人员对保证质量有无自觉的内驱力，对质量控制和质量管理的执行有没有积极性。所谓质量价值是指医疗质量对自己、对医院、对患方、对社会有什么意义，包括科学价值、生命价值、生活价值、经济价值、伦理道德价值等。

（3）质控心态：质控心态是每个员工质量意识的直观外在表现和质量意识的综合体现，所以质控心态和对待质量管理的行为表现各异。它与个人的素质、知识、职业道德和职业习惯密切相关。

质控心态是对待质量管理的情绪倾向，不仅是个人的情绪，还包括群体情绪。医务人员能否保证医疗服务质量不只是技术上合格就行了，还必须有良好的个人和群体质控心态。

伦理学家认为，质量意识是职业道德的重要标志之一。其观点是：没有强烈的质量意识就不可能有高尚的职业道德，从而也不可能有优质的医疗服务。

### （二）医疗质量

质量对消费者来讲，就是满足要求的程度。在医疗服务行业中，医疗质量就是满足医疗服务对象要求的程度。目前人们普遍认同医疗质量的内涵已从单一的临床医疗质量转变为治疗效果、服务、时间、费用等方面的综合质量。比如，美国医疗机构评审联合委员会给医疗质量的定义就符合这一观点：在现有医学知识的基础上，医疗服务可以提高满意结果可能性的程度和降低不满意结果可能性的程度。

广义的医疗质量内涵包括四个方面：

（1）医疗效果：治愈率、好转率、并发症发生率等。

（2）服务质量：态度、心理、医疗、健康指导等。

（3）时间：效率（及时、准时、省时）。

（4）费用：成本核算、成本控制、费用控制分析。

随着社会对医疗需求的不断提高，广义的医疗质量不仅包括医院诊治全过程的医疗工作质量，而且还有向医院诊治前后延伸的趋势，即包括了扩大防病治病的宣教和对下级医疗单位的技术指导，加强出院患者的随治和康复指导。

## （三）医疗质量管理

医疗质量管理是医院全部职能管理的一个重要方面，是对确定和达到质量要求所需的职能和活动的管理，主要是负责医疗质量目标的制定、质量策划、质量标准的实施与监控以达到持续质量改进。

医疗质量管理可以以 ISO9000（2000 版）的八项质量管理原则为准则：

**1. 以顾客为关注焦点**

理解顾客当前和未来的需求，满足顾客要求，并争取超越顾客期望。

**2. 领导作用**

领导作用主要是确定方向，策划未来，激励员工，协调活动和营运良好的内部工作环境，激发员工的积极性和责任感。

**3. 全员参与**

员工是组织的基础。员工应加强质量意识、职业道德、以顾客为关注焦点和敬业精神的教育，同时，也应积极参与质量管理活动。

**4. 过程方法**

过程方法是质量管理原则中独有的概念，它强调应将活动和相关的资源作为过程进行管理，可以更高效地得到期望的结果。

**5. 管理的系统方法**

系统方法是把所要认识和研究的对象放在系统的形成中加以考察的一种方法。系统方法包括：系统分析、系统工程、系统管理三大环节。

我们可将医疗工作看作一个独立系统。医疗工作系统是由门、急诊工作，病房工作，护理工作以及医技工作等小系统组成的。在医疗工作管理中可采用系统方法进行管理。

**6. 持续改进**

持续改进整体业绩应当是组织的一个永恒的目标。

**7. 基于事实的决策方法**

用科学的态度，以事实或正确信息为基础，通过逻辑分析，作出正确的决策。

**8. 互利的供方关系**

组织与供方是相互依存的，互利的关系可增强双方创造价值的能力。

近年来，医疗质量管理，已从以前单纯靠"事后质量检查"来确定各项工作是否符合标准，发展到现在以"事前设计"、"事中控制"、"事后评价及反馈"等多环节组成的相互联系和制约的工作系统。

## 三、医疗质量的构成

在 20 世纪 60 年代，美国医疗质量管理之父多那比第安就开始把注意集中在医疗服务的质量上。他的所有著作都围绕一个核心问题："如何知道自己是否获得了高质量的医疗服务？"1966 年，他第一次提出医疗质量是由"结构（structure）"、"过程（process）"、"结果（outcome）"三级结构所构成，并以此建立了医疗质量三维理论（SPO），该理论是健康研究领域引用率最高的"经典"之一。

目前，我国卫生行政管理部门和医疗机构主要就是应用医疗质量三维理论对医疗质量进行管理。其优点是：针对性强，效果比较可靠，利于监督检查。

### （一）"结构"

"结构"（基础医疗质量）是指医疗机构中各类资源（人、财、物、技术、时间）的静态配置关系与效率，如服务项目及范围、服务量等。

**1. 人 员**

人员应是首要地位。人员的质量意识、团队意识、服务态度和业务水平，人员的编制是否与床位数达到了一定的合理比例等，都对医疗质量起决定性作用。

**2. 经 费**

在医疗质量管理、员工培训、改善服务环境和增加服务项目等方面的经费投入多少，也直接影响医疗质量。

**3. 物资设备**

医疗工作中所需物资应准备齐全，对药品试剂的管理制定严格的规章制度，对药品应进行质量鉴定，仪器设备应更新、引进、专职保管保养。

**4. 医疗技术**

医疗技术水平直接影响医疗质量水平的高低。

**5. 时 间**

医务人员的时间观念对保证医疗质量来讲是非常重要的，特别是抢救危重患者时。

### （二）"过程"

"过程"（医疗环节质量）指医疗机构动态的医疗工作过程运行质量与效率，医疗质量产生于医疗工作过程的每个环节之中，包括就诊、入院、检查、诊断、治疗、治疗判定、出院（随访观察、康复指导属医疗质量的延伸）及该过程中的医患沟通和员工培训等。

### （三）"结果"

"结果"（终末质量管理）是对医疗机构结构与运行最终质量的测量和评估，这种测量和评估一般均采用某些特定的统计指标，包括：入出院诊断符合率、手术前后诊断符合率、临床主要诊断、病理诊断符合率、CT 检查阳性率、MRI 检查阳性率、急危重症抢救成功率、无菌手术切口甲级愈合率、无菌手术切口感染率、麻醉死亡率、院内急会诊到位时间、急救物品完好率、甲级病历率、处方合格率、平均住院日、择期手术患者术前平均住院日、病床使用率、病床周转次数、基础护理合格率、危重患者护理合格率、医疗器械消毒灭菌合格率、药品收入占业务收入比例以及挂号、划价、收费、取药、采血等服务窗口等候时间等统计指标。

## 四、医疗质量管理组织体系

医院实施医疗质量管理，需要建立以医院领导为核心，医院管理者、医学专家为骨干，临床科室和各级医务人员参加的网络系统（图3-3）。

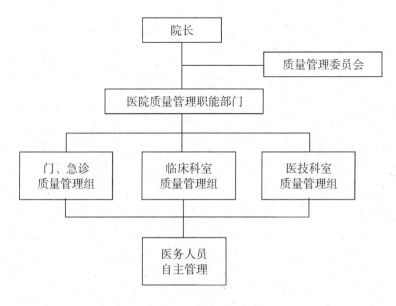

**图3-3 医疗质量管理组织体系**

### （一）院　长

院长是医院医疗质量管理第一责任人，领导医院的医疗质量管理工作。院长负责制订质量方针和质量目标，同时负责全院医疗质量的决策。一般医院均配备有医疗副院长，主要负责具体的医疗质量管理工作。

### （二）质量管理委员会及医院质量管理职能部门

**1. 质量管理委员会**

医院质量管理委员会包括各种委员会。例如，医院医疗质量、药事、医院感染、输血、病历等质量管理组织。各种委员会由医院领导、医院管理者和医学专家组成。主要负责各类医疗质量的管理工作。

**2. 医院质量管理职能部门**

医院质量管理职能部门包括：专职质量管理职能部门、医务部和护理部等。医疗质量管理职能部门是医院医疗质量管理的核心，负责研究、制订质量管理的各项规章制度和负责定期对医疗质量进行研究。主要行使指导、检查、考核、评价和监督职能，实施医疗质量管理制度与标准，组织考核评价，提出改进工作意见，处理医疗质量管理中存在的问题与隐患。

### （三）科室质量管理小组

科室主任全面负责本科室医疗质量管理工作。科室质量管理小组负责研究、制订本科室与部门质量管理的各项规章制度，负责教育监督、检查各项与医疗质量有关的规章制度执行情况，发现问题及时纠正。定期收集汇报总结有关资料向上级管理机构汇报和上报。

### （四）医务与医技人员的自我管理

各级卫生技术人员在医疗护理工作和技术操作中都应该执行质量标准，实行质量自我检查，自我管理。要不断增强质量意识，强化自主管理的自觉性。如诊断常规、操作程序、医院工作制度等都应严格执行。

## 五、医疗质量标准体系

国外对质量管理有"始于标准、终于标准"的提法，也就是把质量管理归结为从制订标准开始，经过实施和检查，发现问题，进一步修订标准，形成一个以标准为核心的不断上升的工作循环。

医院标准化管理是指在医院管理的活动中，通过制定和实施标准，引导和控制医院的管理目标、行为方向、技术规程、医疗质量、设备效用和服务方式等统一于所限定的约束范围和应遵循的规范准则内。

医疗质量管理标准体系从内容上来看，分为技术标准、管理标准两大类。从客观上分为国际、国家、地区和医院四个层次的标准。例如，美国 JCI 医院评审评价标准、中国卫生部《医院管理评价指南》、四川省卫生厅《四川省 2005 年综合医院评审复查标准》等。

各层次的标准又分为两类，即技术标准和管理标准。技术标准是对技术工作质量的保证；管理标准是保证技术标准的贯彻，同时为管理工作本身提供依据。

**1. 管理标准**

（1）基础标准：一般由国家和地区卫生行政机关统一制定。基础标准包括：人员配备、机构设置、技术力量、物质保证和时间（诊疗人次/小时）等标准。

（2）工作标准：即基础标准运用于医疗工作的规章和要求，是医院相关职能部门和各级医、护、技人员的行为准则。

（3）考评标准：是对医疗质量进行衡量、评价、考核及奖惩的标准。

**2. 技术标准**

（1）原则标准：多为医疗技术活动中的原则性规定，一般不需要操作。

（2）操作标准：多为实际技术操作要求和程序，即各种诊疗技术操作常规和规范。

（3）质量标准：指对临床技术工作直接的质量要求。

## 六、医疗质量管理内容

医疗质量管理仅仅是医院管理的一部分，但由于它涉及患者的生命健康、医院的生存与发展，以及社会的和谐稳定，故在医院的管理工作中始终处于中心地位。医疗质量管理的内容与医疗卫生行业本身的属性和功能特性有关。同时，其管理内容与法律法规规定、政府的要求和社会民众的期望有密切的关系。

（1）医疗质量管理的内容可根据前述多那比第安医疗质量三维理论，即基础医疗质量、医疗环节质量和终末质量管理来进行管理。目前，我国大部分医疗机构都按此分类实施管理。

（2）医疗质量管理的内容可用系统论原理，把医疗质量作为一个系统看待，其所包含的内容就是需进行管理的内容，即门急诊质量、科室质量、护理质量和医技质量。

（3）在医疗质量管理工作中，可根据实际管理的需要和针对存在较多问题的项目进行管理。例如，手术质量、麻醉质量、输血质量、病历质量、检查报告书写质量等。

（4）卫生行政管理部门在医疗质量方面的硬性要求，医疗机构必须将其纳入到医疗质量管理内容之中。例如，2005 年，卫生部发布的《医院管理评价指南》共有：医院管理、医疗质量管理与持续改进、医疗安全、医院服务、医院绩效、部分统计指标（45 项）和三级综合医院指标参考值七个方面。其中，"医疗质量管理与持续改进"包括：建立健全院、科二级医疗管理组织，实施全程医疗质量管理与持续改进，医疗技术管理，主要专业部门医疗质量管理与持续改进和护理质量管理与持续改进。

## 七、医疗质量控制

控制是管理的一种基本职能。医疗质量管理在医疗过程活动中受多种因素的制约，其结果有多种可能性，为保证医疗质量管理目标的实现，管理者必须对这个"活动"实行科学的控制。在 ISO9001:2000 标准中对质量控制的定义是：质量控制是质量管理的一部分，致力于满足质量要求。医疗质量控制主要是对内部使用，重点是对医疗服务过程的监控，运用控制论原理建立标准化管理的质控反馈系统对医院实施全面的质量管理，使医院处于最佳标准规定的运行状态之中，以保证医疗质量目标的实现。

医疗质量控制的重点是对医院工作人员服务过程的检查和控制，以保持医疗质量目标的实现。医疗质量检查是以质量为依据，了解实现标准的程度；控制是根据质量检查的反馈信息，针对偏移标准的程度，分析其原因，采取措施使偏离标准的程度保持在允许范围内，以实现质量目标。检查侧重于发现问题，控制侧重于解决问题。

### （一）科室质量控制

科室实行三级医师质量控制。医院应建立相应的医疗质量、护理质量及医技质量控制程序，使医疗、护理和检验质量管理工作程序化、制度化和标准化。严格执行三级医师查房制、护理工作三级检查制及医技三级质量控制。以临床科室"三级查房制"为例：住院医师检查患者书写病历—主治医师提出诊疗意见—副主任以上医师或科室主任主持重大抢救，制订疑难患者的治疗方案。体现了上级医师对下级医师的工作质量检查控制。

### （二）医疗质量控制的职能部门

医院的医疗质量管理专职部门、医务科（处）和护理部是医疗质量控制的职能部门。在国内部分医院专门设置了质量管理专职部门从事医院的医疗质量控制管理工作。这些职能部门的主要职责是根据医院的质量方针、质量目标、质量计划以及质量标准，组织实施全院的质量监控。

### （三）医院高层管理者对医疗质量的控制

医院高层管理者对医疗质量控制应起到领导与监督作用。其职责主要是负责制定质量方针、质量目标，审查职能部门拟订的质量计划和质控方案。负责召开医疗质量控制会议。全面了解与掌握全院医疗质量存在的问题，并负责组织有关人员研究讨论改进措施。

## 八、质控运作方式

为达到医疗质量持续改进，使之处于最佳状态，医疗质量的监控可采用以下运作方式。

### （一）自我控制

在质控中，医院基层人员是被控对象，也是控制的主体，自觉实施自我控制是成熟的表现和医德高尚的具体体现。医德的内涵是医学良心，所谓良心是在没有任何外部的监督情况下的自我约束，属基本的思想觉悟。由于医疗活动在许多场合是在分散情况下独立实施的，自我控制更为重要。医疗质量的自控可形成制度化，如自查病历、定向质控等。

### （二）同级控制

医疗活动是由多专业、多层次的集中协作形式体现的。同级控制实质上是各专业、各层次之间的协调与配合。在临床科室、医护之间是横向控制关系。如护士转抄与整理医嘱，是对医师工作的控制；医师检查医嘱执行情况，是对护士的横向控制；医技科室与临床科室之间，对处方笺、检查申请单的书写及对报告诊断符合情况的监控属相互同级控制。

### （三）逐级控制与越级控制

医疗质量的逐级控制是医院各管理层次的职责，高层次的部门对低层次的控制，主要是根据医院的质量目标、质量标准实施质量控制。高层次管理组织具有越级控制医疗质量的权限。各科室内部也可实施逐级控制，如医师的三级查房制，医技部门对报告结果的复核、审阅、会签制等。

### （四）预防性控制

预防性控制属事前控制，是质量控制不可缺少的形式。如对新职工、进修医师、实习医师进行医疗质量教育的岗前培训制；对具有高风险的手术实行手术预审批制；职能部门的检查和检查后的反馈意见；与患者进行面对面交谈沟通，了解患者的抱怨与不满等均是预防性控制的措施。

### （五）回顾性控制

回顾性控制的形式有医院管理层召开的各种医疗质量分析会议、利用院内宣传媒介、会议通报医疗质量情况以及信息部门提供的医疗信息统计分析等。医疗质量控制工作流程如图3-4所示。

## 九、医疗质量的考核评估

医疗质量的考核评估是一项较复杂而科学的系统工程。考核评估的意义和目的主要是通过考核评估持续改进医疗质量，不断提高医疗水平使患者满意。

### （一）建立行之有效的考核评估标准

**1. 确定质控点**

根据医疗服务流程的规律寻找质控点，有选择地控制重点对象，即医疗服务实现过程中的关键环节和容易发生问题的薄弱环节，并针对这些环节制定相应的考核标准。考核标准要注意符合医疗卫生法规中的有关要求。

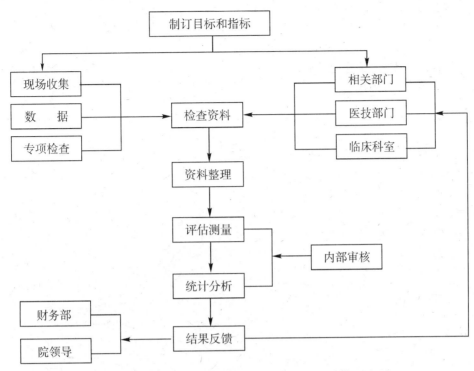

图 3-4 医疗质量控制工作流程示意图

**2. 建立质量目标**

医院领导应确保在医院内的相关科室建立质量目标，质量目标应与医院的质量方针保持一致。质量目标包括满足医疗服务要求所需的内容，质量目标是可测量的，并与质量方针保持一致。所谓可测量就是对质量目标建立相应的质量标准。

**3. 制定考核评估指标体系**

医疗质量考核评估指标体系是由不同性质、不同功能科室的考核指标组成。制定考核评估指标要遵循"科学性、准确性、实用性、量化性"的原则，此外要注意指标的通用性和不同性质与不同功能科室的差异性，同时应避免繁琐及图形式、搞花架子的做法。考核评估指标可根据实际情况需要和要求进行动态的修订和调整。

**（二）设置考核分值的原则**

（1）根据考核评估对象工作的性质、环节质量要求进行设置。

（2）分值的分布要注意到科学性，如重要关键环节以及工作难度大的分值的权重系数应大些，反之则小些。

（3）不同科室同一考核内容尽量注意到分值分布的同一性、合理性和可比性。

**（三）考核评估原则**

坚持"公开、公平、公正"原则，秉公办事，铁面无私，实事求是，认真负责。

**（四）考核评估运作方式**

各级参与，分级考核，相互制约，考核反馈，奖惩并举，经济挂钩。

医疗质量是医院生存发展之本，医疗质量管理与持续改进永无终点。作为医院的各级管理者和医务人员还需不断学习进取，不断改进工作，以最大限度满足患者的需求，增强医院在市场经济中的竞争力，使医院在激烈的市场竞争中处于不败之地。

在医院，医疗质量存在缺陷是不可避免的，在 ISO9000 族质量标准中，提出质量管理的持续改进是组织的一个永恒目标。只有持续改进，组织才能不断进步。

大师级质量管理专家朱兰（Joseph M. Juran）曾讲过："要使上至最高管理者，下至每一位员工，人人重视质量，人人参与质量管理。只有这样，质量才能得到极大提高。"

**思考题**

熟悉医疗质量管理内容对医师行医有何意义？

（杨天桂）

# 第四章 医疗语言

**学习目标**

1. 了解医疗语言学基础。
2. 熟悉医疗用语的基本原则。

## 第一节 医疗语言学概说

随着社会的发展和现代生物－心理－社会医学模式的确立以及社区医疗服务的开展，医师与患者交往更加密切。这就客观地要求医务人员在医患交流语言的应用中，不仅要提高自己的口语表达能力，而且还要善于解读患者具有临床意义的体态语，帮助诊断和治疗疾病。同时，也需要医务人员加强自身的语言修养，并有意识地运用自己的体态语，更加具体、准确地表达问诊、体检时的内容，充分发挥医疗语言传递信息、交流思想、表达情感的独特作用，促进医疗服务质量的进一步提高。医疗书面语有着较强的实用性、系统性、规范性和科学性，特别是在医学实践中的法律地位决定了医务人员必须努力提高医疗文书的写作能力按照医疗文书的写作规范进行正规的特殊训练。

以往医学教育课程体系中，没有设置医疗语言学课程，普通的人文课程又脱离医疗工作的临床实际。医学生在校期间缺乏医疗语言学方面的专门训练，医学生的语言表达能力完全是在毕业以后的临床工作中摸索出来的。由于医学生语言表达能力的培养缺乏相应的理论与实践指导，致使一部分医学生在临床工作中语言素养差，查房时语言简单，缺乏条理性、逻辑性，和患者谈话时语意模糊不清，与患者交流思想、表达感情、传递信息的人际沟通技巧贫乏，沟通效果差，有时动机与效果不能统一，甚至引发医疗纠纷，出现事与愿违的结局。这些问题直接严重地影响着医疗服务质量的提高和医患关系的和谐。

如何使医学生和青年医务人员正确认识医疗语言的本质和特点，掌握医疗语言的客观规律，提高医疗语言的表达能力和人际沟通的技能，是当前医学教育改革的一个重要课题。因此，为了填补语言学研究在医学领域的空白，适应医疗服务的社会需要，建立并完善医疗语言学的理论体系，加强医学生医疗语言学的理论与实践教学和研究工作，显得很有必要，势在必行。这也是本书专辟一章阐述医疗语言的情结与初衷。

医疗语言学是语言学中的一个分支。医疗语言，是指在临床医疗过程中的语言活动和现象。医疗语言学，是研究在临床医疗领域内医务人员语言和言语（口语、体态语、书面语）运用规律的科学。

### 一、医疗语言学的研究对象

在医疗实践中，医务人员和患者及其家属之间沟通的主要工具是语言。医务人员为了询问病情、诊断和治疗疾病，必须进行口头、书面和体态举止等言语活动，由此产生一系列错综复杂的言语现象，实现种种言语效果。医疗语言学是以医疗过程中医务人员的言语活动、言语现象和言语效果作为自己的研究对象；而把患者语言仅仅作为医疗语言的客体来研究和分析。

## 二、医疗语言学的研究范畴

凡是在临床医疗过程中，医务人员的直接或间接为治疗疾病、宣传医学科普知识服务的言语活动，都是它的研究范畴，分以下三类。

### （一）医疗口语

医疗口语是医务人员在医疗实践中，运用有声语言与患者进行沟通交流的语言形式和言语活动。医疗口语是医患交流中的最大量、最基本、最直接、最普遍的语言形式，是医疗语言学研究范畴中的主体部分。

### （二）医疗体态语

医疗体态语是医务人员在医疗实践中，在用口语表情达意的同时，以面部表情、眼神、手势、动作、体姿等非自然语言来交流思想、表达感情、传递信息，进行医患之间的沟通交流的辅助方法和手段。

把体态语作为医疗语言学的研究范畴，不仅仅是因为体态语理论是语言学中的重要组成部分，还因为作为一种伴随性语言，体态语在医务人员的言语活动中，有着十分重要的作用。医务人员理应熟悉并掌握各种表情达意的体态语手段和技能，以适应与患者沟通的需要。再者，医务人员的体态语本身，对患者的疾病治疗和身心康复具有相当大的影响。

### （三）医疗书面语

医疗书面语是在医疗工作中，记载患者病情及治疗过程的病历和医嘱。病历是医务人员记录病史、病症、检查结果、病情变化、诊断过程、预后判断、治疗过程、治疗效果的书面资料。病历，是医务工作者在医疗工作中经常接触使用的一种文体，是探索疾病规律的重要依据，是进行临床研究的主要素材，是国家卫生工作的宝贵财富。如果没有临床诊疗工作的文字总结，就不可能有医学科学的发展。病历还是教学的宝贵资料，是最生动的教材。特别需要强调，病历还是处理医疗事故、医疗纠纷的法律依据，是有效地保护患者和医务人员合法权益的重要文件。

## 三、医疗语言学的性质

医疗语言学着重深入研究医疗工作中医学语言交流的各种问题。医疗语言学是直接为患者服务的，它不只是静态地研究医疗语言本身的结构和部件，而是动态地研究在医患沟通中医疗语言的可操作性。在医疗语言实践中，广大医务人员已经总结并运用了诸多规律，但是，还有相当多的医疗语言规律尚未被人们所认识，有待于我们去认真探求。

比如，医师如何科学问诊，才能启发患者的言路，获取最多的有价值的临床资料？如何以恰当的言语安慰患者，才能使之在不幸的境地中，得到最有效的慰藉？如何传达对患者不利的医疗信息，才能既尊重患者的知情权，又不至给患者增加过大的心理压力？如何与患者进行情感上和工作上的交流沟通，才能实现最佳的语言交流效果等。

医疗语言学对医患关系、医际关系、医社关系的和谐发展具有普遍的指导意义，并具有规范语言操作的功能。就其本质意义来分析，医疗语言学是一门应用语言科学。

## 四、建立医疗语言学的意义

1988 年在英国爱丁堡，世界医学教育联盟召开了世界医学教育大会。这次会议通过的《爱丁堡宣言》指出："患者理应指望把医师培养成为一个专心的倾听者、仔细的观察者、敏锐的交谈者和有效的临床医师，而不再满足于仅仅治疗某些疾病。"

2002 年国际医学教育组织发布的《全球医学教育最基本要求》，共有七个宏观的教育结果和能力领域，其中第三项就是交流与沟通技能。医师应当通过有效的交流与沟通创造一个便于与患者、患者亲属、同事、卫生保健队伍其他成员和公众之间相互学习的环境。为了提高医疗方案的准确性和患者的满意度，医学毕业生必须做到：①注意倾听、收集和综合与各种问题有关的信息，并能理解其实质内容；②运用沟通技巧，促进患者及其家属的理解，使他们能以平等的身份参与医疗的决策；③有效地与同事、教师、社区、其他部门和公共媒体之间进行沟通和交流；④通过有效的团队协作与涉及医疗保健的其他专业人员合作共事；⑤具有教别人学习的能力和积极的态度；⑥对有助于改善患者及社区之间关系的文化和个人的因素敏感；⑦有效地进行语言和书面沟通；⑧建立并妥善管好医疗档案；⑨能够综合并向听众介绍适合他们需要的信息，与他们讨论关于解决个人和社会重要问题的可达到的和可接受的行动计划。

2005 年，为更好地推动中国医学教育事业与国际同步发展，规范我国医学院校的办学过程和医学毕业生应达到的质量标准，使我国的医学教育达到国际公认的可比较的质量标准，在教育部和卫生部制定的《中国本科医学教育标准》及《中国本科医学教育标准操作指南》中，对医学生的交流与沟通技能也提出了十分明确的要求。

事实上，医师职业要求的语言等表达能力应高于其他普通职业。医师应善于适时、适度、准确、和蔼、亲切地表达意见与建议，医疗服务的艺术性多体现在表达能力上。医学生和医务人员都要加强这方面的修养。

由此可见，无论是就世界范围，还是在我国，建立医疗语言学的理论体系，对于加强医学生的交流与沟通技能的训练，并用于指导医疗语言实践，不是学者们关在书斋里的空想，而是有其重要的理论与实践的现实和深远意义。

### （一）中国传统医学十分重视医疗语言的运用

我国是人类医学起源最早的国家之一。在汗牛充栋的各类中医学典籍中运用语言治疗疑难疾病的典型范例中，蕴藏着丰富的医疗语言学思想的萌芽，可以总结出许多颇有价值的医疗语言学的基本思想。

西汉著名辞赋家枚乘所撰《七发》记载，楚太子患病，名医吴客为其治疗，不用"药石、针刺灸"，而以"要言妙道"治之，使太子"据几而起，忽然汗出，霍然病已。"《素问·五脏别论篇》总结治病机制说："恶于针石者，不可与之言巧；病不汗者，病必不治，治之无功矣"，说明对不适应以针药治疗的患者，不可与之强辩，而应以语言打消其顾虑，以争取患者的配合治疗。清代《冷庐医话》中记载，江南一书生在京考中状元，喜极而狂，大笑不止。一名医视后，对他说："你已病入膏肓，生命危矣，速回家，迟恐不及"，又嘱"路过镇江时，一定要找何姓医师再诊一回"，遂修书一封，让书生带去。书生内心恐慌，回到镇江后，病却意外好了。江南何姓医师拆信一看，信中写道，此书生"因喜极而狂，心窍开张，不可复合，非药石所能治，故以危言惧之以死，令其惊恐忧郁，则心窍自闭，至镇江当已痊愈。"可谓神医妙言救人性命的生动事例。

祖国传统医学亦十分重视总结治疗心理疾病的经验。近代所谓心理疗法，是医务人员应用心理学原理和技能，通过言语或非言语性治疗方法，诊断、治疗心理疾病，促进机体康复。心理治疗是伴随着人类社会的形成而产生的。早在氏族社会，部落中有了患者，巫医们往往在神秘庄严的宗教仪式中，引导患者一边顶礼膜拜，一边口中念念有词，以虔诚的言语进行祈祷，以达到驱邪除魔的目的，往往也能收到效果。其中的部分原因则是心理治疗的机制在发挥作用。

### （二）现代生物－心理－社会医学模式呼唤医疗语言的艺术

医学模式是对健康观和疾病观的一种高度哲学概括。医务工作者总是自觉不自觉地运用医学模式来进行医学实践活动。18世纪后相当长的历史时期，生物医学模式在近代医学中一直占据统治地位。医学曾在单纯生物医学模式的氛围中长久徘徊。特别是大量物理的、化学的诊断设备出现，使医务人员在接诊时只是简单地了解患者情况，然后让患者去做各种特殊检查与实验室检验。由于医学分科越来越细，医务人员的分工也更加专业化、具体化。从医者来说，某个科室的医务人员，只对属于该科的疾病或患者的某一器官系统病变负责，而不对患者的全面情况负责；每一个医务人员同时要负责几个、十几个患者的诊断治疗。从患者来讲，他的疾病诊断、治疗和康复不仅仅依赖一个医师，而要依赖于医师、护士、医技科室人员等一批医疗卫生人员。医患双方在相互联系和感情交往中相对疏远和冷漠，医患关系出现了分解趋势。生物医学模式对医务人员的语言影响，主要表现在医患双方语言交流机会减少，感情淡薄，忽视语言所具有的药物不能替代的重要作用。

生物－心理－社会医学模式的建立，将有助于解决传统的生物医学模式所难以解决的问题，生物－心理－社会医学模式纠正了生物医学模式中的医患关系弊端，出现了新型医患关系，因而，医患沟通语言也随之发生一系列变化。医务人员语言的内容由对某种疾病或患者的诊疗转向对整个社会负责。医患言语交流内容表现出社会化特征。随着医学模式的转变和新的健康目标的确立，医患交流语言的表达也发生着变化：从以疾病为主导转向以健康为主导，从以单个患者为中心转向以群体为中心，从以医院为基础转向以社会为基础，从以诊断治疗为主转向以预防保健为主，从主要依靠医学科技和医疗卫生部门自身转向依靠众多学科和全社会参与。医疗卫生服务模式的变化，使医务人员从了解病情、进行检查到提出诊断意见，从分析疾病产生的原因、进行健康教育到使患者建立文明、健康、科学的生活方式，都需要直接接触患者，都需要通过语言上的沟通来完成。此外，临床医患交流中，医务人员的语言要遵循法律法规的制约。

## 第二节　医疗言语的道德评价与用语原则

医疗言语是医务人员运用语言进行诊疗活动的行为。医务人员的言语在一定程度上可反映道德水准。医务人员的道德水平如何，直接关系到医疗质量，关系到医患关系的和谐，甚至关系到人们的健康和生命。医疗言语作为医务人员行为的一部分，理所当然地属于医德评价的范畴之内。

## 一、医疗言语道德评价的标准

若医务人员的言语对疾病的缓解和根治有不利的因素，不论其主观原因如何，都可以认为是不道德的。这里涉及对患者是否讲真话的问题，这也是一个十分复杂的伦理问题。在实践中，医务人员常掌握两条原则，这就是：对一般性疾病，不管是急性的还是慢性的，都应如实告诉患者，使患者充分了解自己所患疾病的病因、症状、转归以及预后情况，树立战胜疾病的信心，配合医师积极治疗。对癌症、系统性红斑狼疮等一些重症患者，在诊断明确后一般不马上告诉患者本人，而是先告诉家属。必要时可以具体视患者的不同情况，运用恰当的语言方式，把疾病信息传达给患者。

## 二、医疗言语道德评价的原则

一般来说，一个好的动机会产生好的医疗效果；不良的动机则会产生不良的医疗效果。在实践中，医疗言语对医疗效果的影响受很多因素的制约。有时好的动机可能产生不好的效果。如一个胃溃疡患者进行手术切除，术前谈话时告诉他手术切除的范围、预后等，目的是让他消除顾虑、增强信心，鼓起战胜疾病的勇气。但如果对一个恶液质的患者也如此谈话，患者情绪不外露、耐受性低，内心体验丰富，对术后的并发症疑虑重重，医师原本动机良好的谈话反而可能使患者精神负担加重，术后愈合时间延长，产生不良的效果。所以评价医疗言语行为时，坚持动机和效果的辩证统一，是一个重要原则。只有坚持这个原则，才能恰如其分地作出正确的医德评价。

## 三、医疗语言的用语原则

### （一）为治疗服务原则

医疗语言为临床治疗服务，是它的自身属性所决定的，此其一。其二，语言本身具有一定的治疗疾病的作用，"语言的治疗是把患者自身的自然治愈力引导出来"。因此，语言服务于治疗又是它本身应有的作用。

在医疗活动中，语言服务于治疗主要体现为准确传递信息。这是因为，医疗服务对象是人的生命与健康，在医疗信息的传递过程中，稍有不慎，轻者延误治疗，重者则会危及患者的生命。

医疗信息可分为理性信息和感性信息两种类型。在运用语言传递这两种医疗信息的时候，应牢牢把握准确表达这一要素。在传递医学和健康知识、治疗方案、治疗手段等理性信息时，应在语言中多用规范语言、标准语体、正确修辞手法；在语词选择上，有时为避免发生歧义，还应使用专业术语。在传递人际感情、劝慰、说服患者等感性信息时，应当选用具有浓厚感情和形象色彩的句式和词语，运用抒情、描述等表达方式，以鲜明的表情语和体态语来表情达意，从而达到融洽医患关系，为治疗服务之目的。

### （二）因人而异原则

因患施语中的"患"有两层含义，一是患者，二是疾病。医务人员为考虑表达效果，应针对不同疾病和不同患者来选择表达方式、手段和内容。

由于患者的年龄、性别、性格、症状不同，职业、阅历、文化、修养各异，因此在医患交流中所表现出来的心态、情趣、精神、价值取向亦不一致。医务人员应根据患者的各自特点，有区别地进行语言交流，体现"一切为了患者、为了一切患者、为了患者一切"的精神，这是现代生物－心理－社会医学模式的需要。

医疗语言要适应患者的年龄特点。对老年患者，因其阅历广，知识丰富，医务人员的说话侧重点应放在事理上，说清事实，阐明道理；对年轻患者，因其思维敏捷，感情充沛，说话侧重点可较多地偏重于感情色彩。医疗语言还应适应患者的性别特点。男性医务人员在与女性患者交谈时，应本着充分尊重女性的原则，考虑女性患者的心理特点，开展语言交流。即使是女性医务人员与女性患者说话，也应注意这个问题。

不同患者所患疾病的种类、病情、治疗难易程度有所不同，常会处于不同的心理状态，对医疗语言的敏感性也有较大的差别。首先是区分生理疾病和心理疾病。同心理疾病患者的语言交流，其语言常突出体现治疗的性质，言语的内容、程序和口吻均按治疗的需要来设计。换句话说，语言是治疗心理疾病的主要工具；而同生理疾病患者进行语言交流，其语言的治疗属性已不占主导地位，故应多从交流艺术方面考虑问题。如感冒患者和癌症患者的心理状态大不相同，同样一句"您病得不轻"，对感冒患者可能并不会起多大的副作用，对癌症患者则不亚于晴天霹雳，其引发的心理震撼，非身临其境难以体会。

## （三）谨言慎语原则

医疗语言的谨慎，较之其他职业的利害关系更为明显和突出。这是因为：

### 1. 医师的角色语言维系患者的生命和健康

医师一个医嘱的下达与执行，一种药剂名称和剂量的说明，一次治疗预后的分析，一个手术方案的讨论和制订，都直接关系到患者的生命与健康。医师与患者的关系，是"健康所系，性命相托"。

### 2. 医疗语言对患者的心理影响极大

医务人员如何才能做到言语谨慎呢？首先，慎于表述疾病的性质。初入院患者急于知晓自己所患疾病的性质及程度，这是可以理解的。医务人员应做到有根据地分析、表述疾病的性质，以免因为根据不足，产生误诊。其次，慎于预测疾病的发展趋势。对处于不稳定状态下的病情，过早地分析疾病发展的趋势，有可能使医务人员陷入被动境地。在分析此类病情时，应尽量留有回旋余地，不说过头话和极端语言。再次，慎于评论同行医师的医疗技术。最后，慎于书面语言的表达。医师书写的门诊病历、住院病历、医嘱、处方等都是书面语言，是十分重要的档案资料，同时也具有重要的法律作用。因此，在书面语言的表达中，医务人员应当十分谨慎、准确。

## （四）情感适度原则

情感适度包含两方面的含义。一方面，强调医患之间情感交流的必要性，即医务人员应该而且必须在职业工作和言语交往中付出情感，视患者如亲人，在医疗口语、体态语、书面语中对自己的言谈举止负责任；另一方面，医务人员又应将自己的情感控制在理智的范围以内，即在与患者的交往中，不因患者的疼痛叫嚷而惊慌失措、方寸皆无，不因个别患者的无理纠缠而态度无礼、动作失控。因此，情感交流的"度"的把握，是指医务人员应把情感控制在职业工作需要的限度，而不是个人感情不负责任的随意表露。

# 第三节　医疗口语

医疗口语是医务人员在临床医疗过程中，与患者交流沟通、表情达意、传递信息的口头有声语言，是一种以治疗疾病、促进健康为主要目的的特殊精神劳动。医疗口语是医务人员处理医患关系时使用频率最高、运用范畴最广泛的实用性语言。

## 一、医疗口语的分类

本节所讨论的医疗口语的分类是以内容性质作为划分依据的。

### （一）询问性语言

询问性语言是医务人员在与患者接触时，为了解病情而进行的征询交流语言。在我国传统医学中的问诊即属询问性语言。例如：

对初诊者："您哪儿不舒服？"

对住院者："昨天打了针以后，感觉好些吗？"

对复诊者："上一疗程，服药以后，病情有什么变化？"

询问性语言是医务人员行医过程中必定要使用的语言种类，是医务人员对患者进行调查研究的主要手段。只有经过必要而又详尽地询问调查，才能使诊断准确无误。我国传统医学十分注重望、闻、问、切四诊结合运用，现代医学更是注重病史的问诊，二者都把询问作为诊断疾病的重要手段和必备程序。

### （二）诊断性语言

诊断性语言是医务人员在了解基本病情和掌握必要的检查资料后，经过自己的分析、综合、推理和判断，对病情作出的符合实际的结论性意见。住院患者一般病情较重，有时短期难以确诊，故诊断语言更为慎重。因为它是对患者所患疾病的"宣判"，生死安危系于一言，这是其一；其二，一般来说，出于某种心态，患者对医师的诊断，总是担心准确与否，害怕万一误诊，会影响自己的治疗进程和生命安危。也正是出于此种担心，患者就诊时，总是喜欢找经验丰富的高年资医师看病，以提高诊断和治疗的安全系数。

诊断性语言的重要性决定了对它要求的高标准。准确，是对诊断语言的第一要求。在医疗实践中，诊断疾病的过程就是具体认识疾病的过程。形成正确的诊断意见，不仅需要丰富的医学专业知识和实际工作经验，而且要有科学的思维方法。慎重，一是指态度认真，医务人员对待疾病要采取认真负责的精神；二是指方法得当，在诊断过程中，面对各种复杂的病情，医务人员要运用辩证唯物主义的观点，去粗取精，去伪存真，由此及彼，由表及里，经过反复实践和验证，得出正确的诊断结论。

### （三）指令性语言

指令性语言是医务人员在履行职责时，根据需要，作出的有关治疗的专业性医嘱或需患者配合的工作性指令。医嘱是指令性语言的一种。例如，"建议休息3周"、"随诊"（对患者）、"常规护理"、"尿常规"（对护理人员）。医师下达的关于处方用药的指令，也属医嘱范畴。还有一种指令性语言带有工作指示性质。例如，"请到那张床上躺下，松开衣扣"（对门诊患者做体格检查）。"往左站，把身体侧过来"（放射科医师对正在胸透的患者）。

"您明天不要吃早餐，因为要做抽血检查"（对住院患者）。

指令性语言能够反映医务人员的职业素养。一般来说，指令性语言对患者带有一定的要求性，需要患者遵从执行。因而医务人员容易形成命令式口吻，口气死板，损伤患者的自尊心，引起抵触情绪。

根据调查，患者对指令性语言的要求一是亲切，二是明确。虽然指令性语言属工作命令，但这也改变不了人们对它的"亲切"要求，医务人员安排患者的事务，指示患者候诊，均应有亲切感。实践中也存在这样的情形，某些医务人员的口语采取看人兑汤的做法，对城市居民和农民，对干部和一般群众，对成人和小孩，分别有不同的口吻语气，对前者谦恭、和蔼，对后者傲气十足。这是与医务人员的伦理要求相悖的。指令性语言的另一个要求是明确，即指示清楚准确，要求患者干什么，应言简意赅，而不是拖泥带水、似是而非，以便于患者理解执行。

### （四）抚慰性语言

抚慰性语言是医务人员为配合治疗或出于其他职业需要，对患者进行的安抚鼓励性工作语言。例如，"您怀孕了，有些反应是正常现象，回去休息休息就好了"（妇产科医师对经验缺乏的孕妇）。

随着我国医疗模式的变革，医务人员加强对患者运用抚慰性语言，是十分必要的。

### （五）说明性语言

说明性语言指医务人员在为患者诊治的过程中，有针对性地作关于疾病知识、治疗方案、治疗情况的介绍说明，以便于患者在知情权得到保障的前提下，作出治疗选择。

### （六）交际性语言

交际性语言是医务人员在与患者接触时，为密切医患关系或科普宣传等职业需要进行的社交式语言。例如，"乙肝治疗是需要一个过程的，关键在于注意卫生，把住入口关"（传染科医师对传染病患者）；"肿瘤患者要保持心情开朗，树立战胜疾病的信心。建议您多参加肿瘤者协会的活动"（对患肿瘤的知情患者）。交际性语言是医疗口语中所占份额较大的一种，也是医务人员和谐医患关系的重要途径。

## 二、医疗口语的特点

医疗口语与其他类型的口头语言相比，既具有语言学的一般特点，又具有医疗职业本身所决定的特点。这里只介绍医疗口语的职业性特点。

### 1. 职业权威性

医师本人的技能熟练和经验积累对患者的康复有着不可低估的重要作用。在患者眼中，医师的语言对患者有着极高的威信，俗称"医语如圣旨"。由于医学的专业性较强，大多数患者对疾病知识知之甚少，医疗语言往往又成为患者"知情权"的重要信息源。患者根据医师的言语来认识自己疾病的病因、病状，有的患者甚至还注意从医务人员话语的口吻、腔调、表情等副语言来探求自己所患疾病的轻重和安危程度。

医疗口语的职业权威性，还表现在医师的话语对患者的心理刺激阈位低。心理刺激阈位指人们对某种心理刺激的耐受能力和水平。据观察，大多数患者对来自主管医师的信息，心理刺激阈位较低，呈现单向敏感状态。医师发布了对患者健康状况有利的信息，可使患者顿觉心情开朗、心花怒放；相反，医师发布了对患者不利的信息，同样也可使患者愁眉不展、痛不欲生。

**2. 目标指向性**

在医疗过程中，医患双方怀有特定的目标指向。患者求医治病，医家治病救人，结成医患关系的目标指向十分明确而又单纯，医患双方语言的"目的"是十分明确的。

**3. 语言态势的俯视性**

医患关系形成后，患者便把自己的生命与健康托付给了医务人员。毋庸讳言，因某些疾病客观上的治疗难度、医疗资源的缺乏和医务人员的主观努力等因素，这种托付具一定的风险性。在这种客观心理和社会态势的作用下，求良医、求名医成了患者的传统心理定势，人们为了求名医治病，有时不远万里，慕名以求。这种状况，导致医患双方在医疗过程中的实际地位处于失衡状态。医患双方在语言态势方面的俯仰性十分突出。患者方面因切肤之痛和求医心切，导致自己的语言态势呈仰求状态；医务人员是医疗专业技术的掌握者和医疗服务的施与供给者，其语言往往表现出俯视状态。这种俯仰态势非常清晰地反映在医患双方的口吻语气、体姿表情、遣词造句等主、副语言中。

## 三、医疗口语的副语言

副语言是伴随有声语言出现的一种特殊的语音现象。副语言经常出现在人们的口语中，对有声语言的表情达意起着相辅相成、相得益彰的作用。在医疗口语中，常用的副语言形式有语调、重音、语速。这些副语言形式的巧妙运用，对医疗口语的正常表达十分重要。

### （一）医疗口语的语调

语调即句调，指整个语句声音的高低曲折变化。同一语句语调不同，能反映多种多样的感情色彩。在医疗口语中，由于对象和场合的不同，需要表达不同的感情，掌握语调的变化，对医务人员的语言表达无疑是大有益处的。

### （二）医疗口语的重音

重音也叫重读。在医疗口语表达中，它有强调重点、突出情感和引人注意的作用。医务人员对话语中的有意强调的词语，以重读出现，便出现了重音。在医疗实践中，医务人员如何把握话语的重音呢？这里关键是做到根据需要，选准重音，有针对性地突出语意。

### （三）医疗口语的语速

语速的快慢，在医疗口语中也极为讲究，对表情达意相当重要。从一般意义上的表达技巧看，语速变化与选择是使口语形成节奏、气势的有效手段。医疗口语之所以要强调语速，是因为在医疗工作的不同场合和情境条件下，语速确应有所选择和变化。

## 四、医疗口语的表达技法

掌握医疗口语的一些技法，更好地运用医疗口语，对医务人员将是一个很好的帮助。

### （一）委婉语言表达

委婉语言是指人们出于表达某种特殊情感、说明某件事情、达到某种特殊效果等情况的需要，以婉转方式说出的对方容易接受的话。医务人员为收集患者更多的相关资料，更好地安抚患者情绪，便于患者更好地康复或休养，应尽可能运用委婉语言进行医患交流。

要围绕目标，忌漫无边际；宜旁敲侧击，忌正面出击。对患者这一独特群体，医师对由病痛所产生的各种神态、表情等外表现象看得较多，而对患者的内心世界的了解相对较少。然而，了解其内心世界，有时恰恰是了解其病因、病情发展的重要途径。

要隐蔽矛盾，忌僵硬呆板。一般来说，患者除希望治疗生理上的疾病外，更希望心理上得到愉快。但是，由于医务人员性格的个体差异或长时间的劳累，在回答患者提出的一些问题时语气生硬，措辞激烈，患者很容易产生不满情绪，有可能导致矛盾的激化。

要娓娓动听，忌生吞活剥。语言自然流畅、亲切感人，给人以美的享受。

在实践中，有的医务人员不善于运用委婉手法，言语唐突，说话尖刻，可听性不强；有的医务人员在运用委婉语言时，囫囵吞枣，生吞活剥，没有达到预期效果。医务人员在运用委婉语言时，应注意语言表达艺术，加强自己委婉语言的表达功力，使自己在运用委婉语言时，得心应手，水到渠成。

### （二）幽默语言表达

幽默是指有趣而意味深长的言谈、举动。它的特点为语言表达诙谐风趣，富有内涵，在引人发笑的同时，发人深省。幽默的语言激发患者舒心地一笑，可以改善血液循环、消除抑郁，更了不起的是，它还可以激发免疫系统抗御感染。很多接受过幽默治疗的患者说，幽默是一剂良方，确实能使病痛缓解、康复。

### （三）模糊语言表达

模糊语言指语义概念在内涵上虽有一定的指向性，但在外延上没有明确的界限，语义较为宽泛含蓄的修辞性语言。

由于人们对客观外界事物认识上总是存在一定的限度，对有些事物尚不能揭示其本质，反映在思想上就存在一定的不确定性。这种对客观外界事物认识上的模糊性，反映在人们的语言表达上，便产生了模糊语言，这是模糊语言产生的客观基础；另外，人们在一定的场合，因表达策略或现场语境不同，需要运用宽泛含蓄的语言表情达意，保持语言表达的灵活性，这是模糊语言发展的主观基础。

## 第四节　医疗体态语

体态语作为社会交际的手段，比有声语言的历史还要悠久。但是人类对体态语的认识和研究到 20 世纪 60 年代才开始。医务人员在为患者实施医疗服务时，不仅口语应该有所规范，而且医务人员的体态语也应得到足够的重视。了解并掌握医疗体态语的基本知识和理论体系，在医疗实践中加强体态语的训练，并使之成为医务人员职业素养的组成部分，从而更好地为患者服务，是我们研究医疗体态语的主要目的。

### 一、体态语的特点

在人际社会交往中，用眼神、面部表情、手势等体态动作和人与人之间距离，来交流思想、表达感情、传递信息的方法与手段，称之为体态语。体态语具有辅助表情达意的功能，有的学者把它称为伴随性的语言。体态语的行为动作与一般动作之间的关系，恰如语音和一般声音之间的关系一样。语音是由人的口中发出来的，但人的口中所发出的声音并不都是语音。也就是说，人体的姿态动作并不都是体态语，体态语只是人的姿态动作中，能交流思想，起社会交际作用的那部分。

### （一）体态语的真实性

体态语存在有意识和无意识的区别。在大多数场合，无意识的不自觉的表情动作居多，是身体受外界的刺激形成的本能反应。著名的前苏联生理学家谢切诺夫指出：“无穷无尽的脑活动的外部表现，最后都归结为一种现象，即肌肉运动。”这句话从生理学角度，揭示了人的体态动作与脑活动的关系。

### （二）体态语的共同性

无论从生物学角度还是从社会学角度来看，人类拥有大体相同的器官，也拥有十分接近的思想感情。不管什么人种、民族、性别的人，他们表达喜悦、高兴的感情，几乎都以笑的形式来表达；表达悲哀、痛苦的感情，几乎都以哭的形式来表达；愁眉苦脸意味着苦恼；暴跳如雷意味着愤怒；手舞足蹈意味着喜悦；侧目而视意味着鄙夷。掌握体态语的共同性特点，对医务人员的医疗工作有很大的帮助。另需注意的是，体态语也具有一定的民族性。有的民族和文化，具有自己独特的体态语群。

## 二、体态语的作用

### （一）传情达意

语言是人类最重要的交际工具，体态语作为一种伴随性的语言亦不例外。口语、书面语依靠语音和文字来表情达意，都存在一定的局限。因此，体态语除了辅助口语和书面语言来表情达意以外，还可以作为单独的表情达意手段来发挥作用。在一些特定场合，譬如在因病失去语言能力的情况下，体态语可以用来独立发挥表情达意的功能。

### （二）明示心理

医师的职业，要求每个医务人员必须善于“阅读”患者的体态语，从而明察秋毫，洞悉心理。其实，通过体态语观察他人的心理，从而采取相应的措施，医务人员观察患者的体态语，可以借鉴人们社会交际的某些原理。

### （三）指代事理

体态语的基本特征是形象直观，口语对事物可以描述，而体态语则直接明示。有时，体态语能够离开口语，独立表达某种意思。人们交际时的握手、点头、微笑、躬身等体态语，均直接表达了礼貌之意；而瞪眼、侧目、噘嘴、顿足等体态语又直接表达了憎恶嫌弃意思。少年儿童之间的“拉勾”设誓，成年人之间的拍胸脯，均直接指代了拍板定约的涵义。在医疗工作中，体态语的指代功能也是经常运用的。患者手捂腰部，当医师问及具体疼痛部位时，患者恐言语表达不清，常用手指痛处：“这儿”，便是具体指示了准确痛点。有时医务人员习惯以体态语指代事物。患者初来医院，常搞不清医院内部科室的处所方位，询问医务人员，被问者常以手给以指示。此外，医务人员也常以“摊手”代表“无可奈何”、“没有办法”，以“点头”代表“可以办到”、“能够治好”，以柔和的目光代表“深表同情”、“愿意相助”等。

值得指出的是，医务人员的不恰当的体态语也能产生不良效果。例如，当给穷苦患者诊治时流露出的鄙夷目光，当遇急救患者时表现出的冷漠表情，在安静的病室里大声喧哗等，均会使患者感到不安，以至影响治疗情绪。

## 三、医疗体态语的运用

人们常说"坐有坐相，站有站相"，意思是说，在交际过程中要有一定的体态要求，不能随便造型。否则，轻则影响个人形象，重则影响交际效果。医务人员应该了解体态交流的有效部位，掌握体态语的各种要素，准确把握自身体态，以更好地进行医患之间的沟通，搞好医疗服务。

### （一）目光语

目光语是人们运用眼神传递信息、表达情感的体态语。人的眼睛是十分复杂的器官，人们通过眼睛接收外界表象，接纳体外信息。有资料表明，客观世界信息的80%以上是通过视觉传输的。眼睛既可接收外界信息，又可传递自身内部信息。意大利画家达·芬奇把人的眼睛喻为"心灵之窗"，即是指眼神在传递内部信息中的重要作用。从表达效果来说，目光较之人体其他部位的体态，其表达感情之复杂、微妙、深刻程度尤甚。

人眼的瞳孔变化与心理活动之间存在着极为密切的关系。研究发现，人们在精神心理处于紧张、喜欢、愤怒等亢奋状态时，瞳孔则会放大；反之，在处于萎靡、昏沉、疲倦等松弛状态时，瞳孔则会缩小。

在社会交际中，由于对象、环境、情绪、场合的不同，目光接触的方式和含义也大有区别。从视线的方向而言，直视表威严，平视表平等，正视表郑重，仰视表遵从，垂视表羞涩。从眼球的活动方式而言，瞪眼表愤怒，斜眼表鄙视，挤眼表玩弄，转眼表神摇，白眼表憎恶。医务人员使用目光语的具体要求有如下三点：

（1）目光注视的部位：医务人员注视患者的部位应有所讲究，一般而言，应以患者的双眼和口之间为宜。对女性患者不宜注视胸部和下体。

（2）注意目光注视的时间：既不可长时间地盯着患者，也不可在对方脸上掠来掠去。

（3）注意目光注视的方式：应体现庄重和友善。含有敌意的目光和漫不经心的眼神都是应当避免的。

### （二）微笑语

微笑语是通过略带笑容、不出声响的笑来传递感情和信息的世界通用语。微笑语的核心是微有笑意，是一种为社交或职业需要表达友善感情的表情语言。研究发现，笑能促使机体膈肌运动，加强呼吸功能，促进血液循环。人微笑一次，可牵动面部多条神经，有益人体健康。真诚的微笑是心理健康的标志。所以，人们把微笑誉为"幸福的震颤"。

微笑语在医疗工作中的作用，主要表现在以下几个方面：

**1. 笑能融洽医患关系**

在医患相处中，微笑是保持医患关系融洽的润滑剂。身患疾病的人，其心理常处于紧张状态，带着此种心态来到医院，如果碰到的是冷若冰霜、毫无表情的医师，其心灵极易闭锁，产生抗医心理。如果置身于一种亲切随和、人人带有微笑的愉悦气氛中，则能产生相亲相近关系和谐的结果。

**2. 笑能美化医院的组织形象**

微笑不仅可以美化个人形象，而且可以美化医院的公共关系组织形象，提高医院的美誉度，进而提高社会效益和经济效益。医院是社会主义精神文明的窗口行业，医务人员的微笑服务是社会主义精神文明的重要体现。随着改革开放的深入发展，包括医院在内的很多公关主体注重以微笑来塑造形象，以争取更多的社会公众，是符合社会主义精神文明建设的总体趋势的。

### 3. 笑能治疗疾病

笑有益于人的健康。有人认为，笑是治疗哮喘、偏头痛、背痛和某些性功能障碍的免费良药。笑能增强心肺功能，促进血液循环、降低血压，有利于消化和睡眠。在瑞典，一位医师发现，笑话书和滑稽录像是治疗肌肉僵化和抑郁症的良方。

### 4. 笑是摆脱窘境的有效方法

在实际生活中，如果你不想回答某个问题，如果你想退出某个无谓争论的境地，如果你想摆脱个别患者的无理纠缠，在微微一笑后，悄然离场，可能是此时的最佳选择。

医务人员运用微笑语，应注意的问题：一是真诚友善，微笑是人的内心世界的外部反映，只有对患者怀有真诚的感情，才能产生友善的微笑；二是自然大方，微笑是有源之水，水到渠成，不可干笑，更不可无笑装笑，皮笑肉不笑；三是得体有度，在患者面前那种有失大雅的狂笑、冷笑、嘲笑等体态语，不符合医务人员的社会形象要求，应该避免。

### （三）手势语

手是人类具有特征意义的重要器官。它不仅是劳动的主要承担者，而且可以做出用于语言交流的千姿百态的动作手势。

手势语作为体态语的重要组成部分，在医患交流中发挥辅助作用，使患者视觉系统受到信息刺激，而且能留下十分深刻的印象。其原因主要是手势语具有形象生动的优势。在有的场合（如医务人员演讲），为了加强表达效果，人们还要精心设计手势语，给人以视觉上的美感。医务人员运用手势语应该注意的问题是必须准确到位。因为医疗工作面对的是患者，语言的表达关系重大，容不得半点含糊和马虎。如果估计会给患者造成理解上的歧义，则应避免使用手势语。

### （四）体姿语

体姿语可分为坐姿、立姿、步姿等姿势，它是人们运用身体多个部位的协调动作，从整体效果上表情达意的手段。有人认为，人体可以做出大约一千个平衡的姿势；也有人认为，人从一种姿势换成另外一种姿势，可以反映一个人的思想变化。

医务人员学习体姿语，不仅在于可以通过观察患者的体姿语，了解患者的内心所思和思想变化，从而为治疗疾病打好基础；而且，更重要的意义在于，医务人员的体姿语，每时每刻都在被患者"阅读"和接受。医务人员的体姿语得当与否，对其自身形象和医疗工作质量有着很大的影响。

### 1. 坐姿语

坐姿语是通过各种坐姿表达信息的语言。不同的坐姿传递的信息不同。人们上身自然挺直，双腿微张而坐，是稳重严肃的表现；将一条腿架在另一条腿上的坐姿是轻松自信的表现；女性上身自然挺直，双腿并拢，是庄重矜持的表现；成语"正襟危坐"则说的是人们在十分严肃的场合经常采取的坐姿。依据交际对象和场合的区别，坐姿可以分为社交坐姿和自由坐姿两种。在工作场所一般常用社交坐姿，而在家庭里或一人独处时，坐姿选择相对较为随意自由。一个人的坐姿既是气质、素养和个性的体现，又是为一定的职业规范所制约的。医务人员在工作场所的坐姿选择，已不是个人的事情，他往往代表着医院的管理水平和整体素质。医师和护士在工作岗位上，一般应选择文雅、得体的社交坐姿，以适应社会和患者对医务人员的要求和期望。

**2. 立姿语**

立姿语是通过人站立的各种姿态传递信息的语言。换言之，即以"站相"说话。当一个人站立时，昂首挺胸，双目平视，两脚稳固，自然给人一种自信坚强的印象；相反，当一个人站在那里，胸不挺，背不直，眼光犹疑，给人的感觉肯定是意志消沉、委琐不堪。医务人员的立姿语训练也十分重要。在医疗工作中，优雅得体的立姿语，配合口语能收到良好的表达效果。一个医师，一边在口语中表现出渊博的学识，一边辅以气宇轩昂的站立姿态，患者不仅为其良好的内在素质而折服，而且还会对其潇洒的外部形象而称羡不已，从而起到增加信任感和亲和感的效果。

**3. 步姿语**

步姿语是以人的行走姿势传递信息的语言。步姿是人的行进动作语言，其变化方式较坐姿和立姿更多。医疗职业除了急救场合，一般要求医务人员步姿稳健，步速适中，步态沉静，基本无足音。这不仅是医务人员职业形象的要求，也是医院工作环境的客观要求。

## 第五节  医疗书面语

医疗书面语是临床医疗过程中以书面形式记录病情、诊断和处置意见的专用语言。常见的医疗书面语形式有病历、医嘱、处方、检测报告和医学鉴定等。

### 一、医疗书面语的类型和作用

#### （一）医疗书面语的类型

**1. 记叙性医疗书面语**

记叙性医疗书面语是医务人员记载患者病情时所运用的语言。在门诊病历中，医师记载问诊所得的病史、既往史、体检状况的资料均是记叙性语言的运用；在住院病历中，入院记录、病程记录、护理记录、出院记录中运用的语言，基本上都是记叙性语言。

**2. 结论性医疗书面语**

结论性医疗书面语是医师在获取必要的疾病资料后，凭借自己的知识和经验，对具体患者所作的关于疾病种类、性质的判断性意见。它主要包括医师的诊断结论、辅助检查报告、医学鉴定等。对有些患者的疾病，由于当时诊断依据不足，医师常作出"××待查"或"疑为××"等不肯定的意见，这也应视为一种具有倾向性的特殊的判断结论。

**3. 处置性医疗书面语**

处置性医疗书面语是医务人员根据病情需要下达的、供医务人员或患者遵照执行的有关治疗的书面指示，主要包括医嘱和处方两个方面。医嘱和处方是连接医患关系的重要纽带。医嘱是医师为患者开出的治疗嘱咐语。医嘱中，有的是需要患者去执行的，有的则需护理人员去执行。

#### （二）医疗书面语的作用

**1. 档案作用**

一份完整、标准的病历，能反映出对患者疾病治疗的全过程。其中所记录的发病原因、症状、机制、诊断、治疗过程、治疗结果，均是医院工作的重要档案资料，尤其是记载典型的疑难病症的病历资料，更是不可多得的医学财富。因此，医院大多十分重视病历和病案的保存，以便适时地开发并利用它的档案价值。

**2. 依据作用**

病历资料可成为医师治疗疾病的重要依据。患者的病史、疾病变化过程、症状之间的因果关系等，均可从病历中反映出来。在诊治中，医师针对患者的实际情况，结合病历资料，可使诊断更准确、治疗更全面，减少判断和治疗的失误，提高医疗服务质量。此外，医师还可依据病历资料，对患者的康复和预防提出参考意见。

**3. 法律作用**

在医疗活动的所有书面材料中，对医患双方利害关系最直接的便是病历资料。因为在病历资料中，记录了医师的诊断、处置措施和治疗结果，一旦医患双方产生了医患纠纷或发生重大医疗事故，病历资料的法律作用便得到突出体现。依据病历资料，患者和医院均可以维护自身的合法权益，保证司法机关和仲裁机构客观公正地处理医患利益冲突。

**4. 研究作用**

质量高的病历能反映疾病个案的发生、变化过程和规律。医务人员利用大量积累的病历资料，从中进行分析、归纳、总结和提高，去伪存真，认识疾病的发生、变化的客观规律，形成具有普遍运用价值的研究成果。某些疑难病例本身经过总结、研究，便是一份有重要意义的研究成果。因此，临床医学的科学研究大多离不开病例资料。

**5. 评价作用**

对医院医疗服务质量的评价虽然有很多方面，但病历书写的格式规范性、内容完整性、表达的条理性、语言的标准性历来是重要的评价指标。此外，病历书写状况也是医师个人的工作责任性强弱和医德水平高低的评价标尺。可以说，一个工作责任心不强、医德修养水准不高的医师是写不出合乎要求的病历的。

## 二、病历书写的格式和内容

病历是关于患者发病情况、病情发展变化、转归和诊疗情况的系统记录，是最完整和最常用的医疗书面语。病历是临床医师根据问诊、体格检查、实验室检验和其他特殊检查获得的资料，经过归纳、分析、整理而写成的。病历不仅记录病情，而且也记录医师对病情的分析、判断、诊断、治疗过程、对预后的估计，以及各级医师查房和会诊的意见。因此，病历既是病情的实际记录，也是医疗质量和学术水平的反映。病历为医疗、教学和科研提供极其宝贵的基本资料，也是涉及医疗纠纷及诉讼的重要依据。编写完整而规范的病历是每个医务人员必须掌握的一项临床基本功，也是考核临床实际工作能力的一项重要内容。医务人员必须以高度负责的精神和实事求是的科学态度，认真地写好病历。

长期以来，医务人员在实践中总结出了一整套约定俗成并符合实践需要的病历书写格式与内容。下面，结合临床实际，将病历书写各环节的格式与基本内容分别加以介绍。

### （一）门诊病历的格式和内容

门诊病历指医务人员在门诊工作时对患者疾病所作的诊断、治疗的记录，可分为初诊病历和复诊病历两种。门诊病历是在时间较为紧张、工作量较大的情况下完成的，应简明扼要，突出重点。门诊病历的格式和内容如下：

（1）就诊者基本情况（姓名、性别、年龄、籍贯、门诊号、婚否、职业、单位等）。

（2）就诊要素（科别、就诊日期、就诊时间）。

（3）门诊所得资料（发病经过、主要症状及体征、诊断治疗经过及效果等）。

（4）既往史、个人史、家族史。

（5）体检资料（血压、脉搏、呼吸、体温、意识等，对急、重、危患者须记录全面）。

（6）辅助检查项目、结果（如血液、尿液、大便、影像学检查等）。

（7）初步诊断结论（对暂难确诊的，可写某症状待诊）。

（8）处置意见（用药处方名称、剂量、用法，或入院、手术、会诊、转科、留诊观察、建休随诊等）。如系抢救无效死亡的病例，则应记录抢救经过、死亡时间和死亡诊断及死亡原因。必要时，应注明患者对治疗意见的态度，如：洗胃（拒绝）。

（9）接诊医师签名或按规定盖印章。

## （二）住院病历的格式和内容

患者住院时应书写住院病历。住院病历通常由住院医师书写，在患者入院后 24 小时内完成。以前这种病历篇幅长，书写不容易规范，费时费力，难以统一，近年来有改为表格式病历的趋势，还有的医院已开始采用电子病历。住院病历的主要格式和内容如下：

**1. 就诊者的基本情况**

就诊者的基本情况包括姓名、性别、年龄、婚姻、籍贯、现住址、工作单位、联系人、入院日期、记录日期、病史叙述者、可靠程度等。

**2. 病　史**

病史包括主诉、现病史、既往史、系统回顾、个人史、婚姻史、月经及生育史、家族史。

**3. 体格检查**

体格检查内容包括体温、脉搏、呼吸、血压；一般状况；皮肤、黏膜；淋巴结；头部及其器官——头颅、眼、耳、鼻、口；颈部；胸部——肺脏、心脏；桡动脉；周围血管征；腹部——腹围、肝脏、胆囊、脾脏、肾脏、膀胱；肛门、直肠；外生殖器，根据需要做相应检查；脊柱；四肢；神经反射；专科情况。

**4. 实验室检验及特殊检查**

（1）实验室检验：记录与诊断有关的检查结果，注明检查日期和地点。如血液、尿液、大便等。

（2）特殊检查：根据需要进行 X 线检查、心电图检查、超声检查、肺功能检查等。

**5. 摘　要**

将病史、体格检查、实验室检验及特殊检查等主要资料摘录、综合，提示诊断依据，以便通过摘要内容能了解基本病情。

**6. 初步诊断**

初步诊断包括本科主要疾病、本科次要疾病、他科疾病。

**7. 最后诊断**

最后诊断包括本科主要疾病（确诊日期）、本科次要疾病（确诊日期）、他科疾病（确诊日期）。

### （三）入院记录的格式和内容

入院记录是完整住院病历的简要形式，要求在患者入院后 24 小时内完成。其格式和内容与住院病历基本相同。但记录语言应更注意突出重点、条理清晰、简明扼要。应注意的是，因旧病复发再次入院者，须将过去的病历摘要、上次出院后至本次入院前的病情和治疗经过记入病史中。因患新疾病而再次入院者，须按完整的病历格式书写，并将过去住院诊断记入既往史中。

### （四）病程记录的格式和内容

病程记录是用来记录患者在住院期间的病情变化和治疗过程的书面语。病程记录内容要真实、全面、系统，记录要及时，语言要有分析、判断，重点突出，前后连贯。病程记录的格式和内容具体如下：

（1）患者自觉症状，情绪变化，心理状态，睡眠、饮食、大小便情况。

（2）患者的病情变化，新症状的出现及体征的改变，并发症的发生等。

（3）特殊检查的结果及其分析、判断，诊疗操作的经过、治疗的效果及其反应。重要医嘱的更改及其理由。

（4）病情分析及今后的诊疗意见和计划。

（5）本科各级医师对诊断和治疗的意见。

（6）各科会诊的意见。

（7）患者家属和有关人员的意见、反应。

（8）原诊断的修改、补充和新诊断的确定，并说明其依据。

（9）对住院时间较长的患者应定期作阶段小结。

首次病程记录即入院后的第一次病程记录，必须在患者入院后当日（夜）接诊医师下班前完成。它的内容、格式与一般病程记录不同。具体要求是：记录患者姓名、性别、年龄、主诉及最主要的症状、体征及辅助检查结果，语言应高度概括，突出特点；对上述资料作初步分析，提出最可能的诊断、鉴别诊断及其根据；为证实诊断还应进行哪些检查及其理由；根据入院时患者的情况来采取治疗措施及诊疗计划等。

每次记录应写有年、月、日和具体时间。每次记录均须签名，上级医师修改、审阅下级医师的记录也应签名。

### （五）会诊记录的格式和内容

患者在住院期间出现他科情况或疑难问题时，需要有关医师会诊，会诊后应书写会诊记录。有时，因患者病情复杂，需聘请外院有经验的医师会诊，也应书写会诊记录。会诊记录应包括所有会诊医师对患者病史的简述、专科检查所见、对病情的分析及诊断、应进一步检查及治疗的意见。会诊记录的内容包括：时间、地点、参加人员、主持人、讨论经过、记录人签名。

### （六）转出、转入记录的格式和内容

患者住院期间出现其他情况，经有关科室会诊同意可进行转科。转出时，应由原科医师书写转出记录。其内容应包括主要病情、诊治经过、转出理由、提请拟转入科注意事项。转入时，由接收科医师写转入记录。转入记录与入院记录相似，重点应写明转科前的病情、转科原因、转入时体格检查的结果、拟进行的检查项目及治疗意见等。

## （七）术前小结、手术记录与术后记录的格式和内容

术前小结重点记录术前病情、手术治疗的理由、拟行何种手术、术中术后可能出现的情况估计及对策。

手术记录一般应另起一页，由术者书写。其内容应包括术前诊断，体位，麻醉方法及效果，皮肤消毒、铺无菌巾的方法，切口部位、名称及长度，手术步骤，术中发现，术式，术中患者情况变化及处理，手术起止时间，切除标本送检情况等。

术后记录除包含手术记录的必要内容以外，还应记录术后给予的治疗措施等。

## （八）出院记录的格式和内容

出院记录是对患者住院期间疾病诊断及治疗情况的总结。其内容如下：

（1）基本情况。

（2）入院理由及时间，简要病史及体征，主要检查结果。

（3）入院诊断。

（4）患者住院期间的病情变化和治疗经过、结果。

（5）出院时情况。

（6）出院诊断。

（7）出院医嘱。

（8）门诊随访要求。

## （九）死亡记录的格式和内容

患者在住院期间死亡，应立即填写死亡记录。其内容如下：

（1）病历摘要。

（2）入院诊断及治疗经过。

（3）病情转危原因。

（4）抢救经过。

（5）死亡原因及时间。

（6）最后诊断。

## （十）护理病历的基本内容

护理病历是护理人员填写的工作记录。它的内容主要包括护理记录、护理计划等。护理记录是对患者护理情况的记载。护理记录的内容包括：护理日期及时间、生命体征、代谢量、病情及护理治疗过程等。

# 第六节 医患交流言语艺术

言语艺术是指说话者从一定的交流宗旨出发，针对具体的情境，选择表达方式，获取最佳效果的技巧和方法。

## 一、医疗言语艺术的一般要求

### （一）医疗语言的思维方法

医疗语言的思维方法，是指人们在说话之前，大脑内部思考的出发点和语言组织

方法。

### 1. 立意要诚

医疗语言的立意，既是医务人员说话的目的和宗旨，又是说话的出发点和动机。从社会学的理论来看，每个社会成员在社会中总要扮演一定的角色，他们的角色地位有一定的规范性。在医患关系中，医务人员是医疗专业技术的掌握者，是医疗服务的施予者，较多地体现出"施与"的主动地位。医务人员在思考问题和实施语言交流时，极易把自己摆在救世主的位置上，言语之间居高临下。殊不知，医师的职业和社会其他职业一样，只是分工不同，绝无高居人上的权利。找准了角色位置，才能谈得上语言交流过程中的立意诚恳，才能端正交际动机，做到视患者如亲人，言语亲切。

### 2. 心理换位

在言谈之前，应经常把自己放在患者位置上，或者把患者放在自己位置上，考虑问题，决定说话的内容和方式。"将心比心"即包含了换位思考的意思。在与患者语言交流之前，心理上的主动换位思考，能使自己将要说出口的话较有人情味，更具合理性和说服力，尤其是在说服、劝说、批评、表扬患者时，对方更易接受医务人员的观点，乐意采纳你的意见，服从你的安排。

### 3. 多向思维

医患交流的构成，不外乎"人"、"事"、"我"三要素，即指交际的对象、事情和主体。在说话之前，从"事向"、"他向"、"我向"三向思维去考虑问题、组织语言，其交际效果比单向思维要好得多。医患交流中的"事向"思维，指医师应考虑向患者交谈的事情，是喜还是悲，是一般疾病还是危重疾病，是咨询应答还是宣布诊断等，根据事情的不同性质来处置言语；"他向"思维，主要应考虑根据患者的年龄、身份、文化水准、修养程度来组织语言，恰如其分地进行语言交流；"我向"思维，主要应从医务人员自身的实际情况出发组织语言，自己在某疾病治疗中的地位、本人的学识水平、对该疾病的了解程度等，都是应当充分考虑的重要因素。

## （二）医疗口语表达的一般要求

医疗口语表达是医事活动的重要内容。掌握医疗口语表达的一般要求，对医务人员能动地运用口语表达的规律至关重要。孔子曾说："质胜文则野，文胜质则史"，大意是说思想内容超过艺术形式就显得粗鄙，艺术形式超过思想内容就显得虚浮。这种道理运用到口语表达中，就形成了衡量语言表达的重要标准，就是要做到说话的内容要求和言语艺术要求相统一。

### 1. 目的明确

一般来说，不论是患者主动，还是医务人员主动，其语言目的都十分明确。询问性语言大多是为了解患者的疾病情况；诊断性语言是为了告知患者所患疾病及其程度；指令性语言是为了使患者执行便于治疗的某项指令；抚慰性语言是为了安慰患者的情绪，以利恢复健康；即使是交际性语言，无论其交谈话题多广泛，也是以融洽医患关系为最终目的。

### 2. 简洁明了

"事以简为上，言以简为当"。医疗口语表达的简洁明了，就是用精当的语言，准确表达意思，做到言简意赅。其主要特点在于说话内容集中概括，条理清楚，重点突出，语言精练。能够做到简洁明了，并非易事，需要在实际工作中不断锤炼才能成功。

### 3. 言语友善

医务人员言语友善，不伤害患者的自尊心，让其心生愉悦，有利于病情的康复。

### 4. 用语通俗

通俗与雅致从来都是相对的。在各种特定场所和环境，根据需要有时可以通俗为主，有时可以雅致为主，有时可并存于同一场合。在对患者的语言交流中，用语当以通俗为主，尽量少用深奥难懂的专业词汇术语，做到形象、生动、易懂，达到交流目的。

### 5. 应对机敏

应对机敏是对医务人员在语言交流中的素质要求。在与患者的交谈中，由于患者的类型各种各样，层次各有不同，要求千姿百态，医务人员必须思维敏捷，灵活应变。对患者的合理要求尽可能地给予答复和解决；对患者的诘问，能迅速判断，抓住要害予以回答；对患者的某些纠缠，能尽快理清头绪，巧于闪避；对患者的敌意言论，要巧于应对，化解矛盾。种种复杂的话题，需要医务人员在交谈的瞬间，组织适当的语言，快速反应，或叙或论或驳，出口成章，恰到好处。高明的医务人员善于在与患者交谈中，快速地从患者语言因素和非语言因素中捕捉信息，并迅速整理信息，及时调整自己的言语，使它更好地为医患交流服务。

### 6. 体态得体

体态语是口语表达的辅助手段。人的各种体态语主要包括仪容、目光、微笑、体姿动作等方面。体态语既可配合口语发挥作用，又可单独表情达意。医务人员以整洁的仪容、温和的目光、亲切的微笑、高雅的体姿出现在患者面前，无须说话，就给人以可亲可敬的印象，使人愿意与之倾诉交谈，医患之间的亲和力也随之增加。

## 二、医患交谈的方式和话题

交谈是人们生活中最常见的人际沟通现象。医务人员与患者的交谈，因交谈内容大多与疾病治疗有关，因而具有特定内涵。一席有质量的交谈，对患者来说，可以释疑解惑，宣传知识，治疗疾病；对医务人员来说，也可以增加了解，开阔眼界，提高技能。

### （一）与患者交谈的方式

以交谈的目的性为依据，医患之间交谈的方式大致可分为调查式、说明式、宣告式、干预性四种。

### 1. 调查式交谈

调查式交谈是医患沟通信息的常见方式，是医务人员为了解病情、治疗疾病或征集意见、掌握情况，对患者作询问调查的一种交谈方式。医务人员在接诊患者时的问诊，医院为了解服务质量、医德水准等向患者征求意见，都属调查式交谈。

### 2. 说明式交谈

说明式交谈是医务人员因职业需要，主动向患者所作的有关疾病治疗的说明。这种交谈的具体形式，有主动型和被动型之分。主动说明，常见于医务人员出于满足患者的知晓权的需要，在为患者做治疗时，针对治疗的有关专业知识、治疗方案、各种方案的利弊及预后所作的业务性说明。被动说明，则常见于在患者对医务人员进行了某个问题的询问以后，医务人员应患者之需而进行的答询说明。

**3. 宣告式交谈**

宣告式交谈是医务人员告知患者某种事情的交谈方式。向患者宣告诊断结论、传递医疗信息常用宣告式交谈法。此种交谈方式，虽以医务人员宣告、传递为主，但在宣告和传递的同时，听取患者的反馈意见也是重要的内容。尤其是所宣告的内容，可能会给患者的心理、感情带来不良刺激时，听取患者的反馈，并以适当的方式做好宣告后的抚慰工作，就显得特别重要了。

**4. 交谈作为一种治疗性干预**

对一些患者因各种原因可能会不合作、依从性差、拒绝必要的检查和治疗，为了提高患者的依从性和配合度，达成治疗的共识，医师需要进行干预性交谈。但不是强制性，而是在让患者明理的基础上做出最有利于治疗的行为改变。

## （二）交谈话题的选择

从医疗服务的角度出发，与患者交谈话题应包括以下几方面：

**1. 针对对象选择话题**

医务人员在与患者交谈时，应针对患者人数、职业、素质，甚至根据新、老患者来确定交谈什么及怎样交谈。与刚入院的患者交谈，可从询问姓名、入院时间、有何不适等开始，或了解其饮食爱好、生活习惯。与大学教师交谈的话题，因其知识面广，交谈话题的选择余地较大；而与农村老汉交谈，则应围绕农村的收成、家庭生活、农村卫生等情况来灵活掌握了。

**2. 针对疾病选择话题**

医务人员可以针对不同患者的疾病作为交谈话题。如与慢性病患者、新入院患者、肿瘤患者等交谈，交谈的频次、交谈时间长短、涉及内容、交谈目的均有不同。

**3. 针对语境选择话题**

语境是指双方在交谈时所面临的语言环境，具体指交谈对象及其心境、情绪、心理变化等条件。患者在治疗期间，由于主、客观条件的影响，情绪心理常发生微妙的变化，有时在同一天中，上午、下午、夜间均有不同。医务人员在与患者交谈中，常应观察对方的心理和情绪来确定谈话的内容。如患者正处于情绪低潮时，就不宜进行批评性的话题，否则很易出现双方顶牛的局面，谈话效果也难保证。与女性患者的交谈话题，常应顾及性别特点，除了考虑女性患者的情绪变化较男性明显以外，还应考虑医务人员的性别因素。女性医务人员与之交谈，话题可拓展性较大。男性医务人员与之交谈，则话题选择应考虑性别因素，从而保证交谈的有益性与健康性。

## 三、医患交流言语艺术

医患交流的言语艺术是个相当复杂的命题，有待深入研究和科学总结。言语的具体艺术很多，这里仅就言语艺术中最基本的常识作一介绍。

## （一）善用"称呼"语

称呼是人际交往的首要程序，是沟通人际关系的桥梁，是医患交流的第一信号，无论是正常人还是患者，对称呼都十分看重。

我国以"礼仪之邦"著称于世，称呼是人际礼仪的重要环节。讲究称呼语的运用，不仅符合我国的国情，而且也符合人际交往的心理需要。

在医患关系中，运用称呼语，应本着区别对待、多用尊称的原则。这样，使对方容易产生相容心理，增加医患感情。要注意观察了解患者的年龄、职业、职务、性别、民族、国籍等因素，并在此基础上选择对患者和自己都合适的尊重性的称谓。

### （二）多用敬语

**1. 运用礼貌用语**

对新入院的患者，医务人员可在双方接触之初，掌握交际的主动权。新入院患者，对陌生环境往往有生疏、茫然的感觉，心理上对医务人员往往有较大的期待。此时，医务人员应以亲切友善的态度、和蔼的表情、得体的举止主动迎候，并注意礼貌语言的运用，比如"欢迎您"、"请问，有什么需要我做的"；问候时注意运用尊称语，可说"老同志，您来啦"，或者"您先坐下，我马上给您备床"。

**2. 运用道谢语**

在医患进行配合治疗时，应注意言语的周到性，当患者在配合治疗方面作出了成绩时，应以言语进行鼓励和慰藉。当患者协助完成了某项治疗时，应使用道谢语。如"谢谢您配合，我们这次胃镜检查很顺利，您吃苦了。"

**3. 运用请求语**

当医护人员要求患者做某件事时，应使用请求性语言。比如，"请问，您知道 18 床老王到哪去了吗？""请您到我办公室来一下。"

**4. 运用谦语**

当患者对医务人员表示感激之情时，应使用谦语。如"没什么，这是我们的工作。"

**5. 运用招呼语**

在医患日常接触时，应注意正常的人际招呼语言的运用，以密切人际关系。医务人员在病区内行走时，路遇熟识的患者，应主动打招呼，增加患者的受尊重感觉，比如"您好"、"吃过饭啦"等；当医护人员晚上巡查病房，在患者入睡前，可以"晚安"、"睡个好觉"等言词来打招呼；当早晨起床后，遇到患者，应主动招呼"您早"、"起床啦"、"睡得还好吧"等。

**6. 运用祝福语**

医务人员在与患者接触过程中，还应注意祝福语言的运用。如当住院患者康复出院时，运用祝福语言就比较贴切："祝贺您，顺利康复。"当新患者入院时，辅以祝福语也可以表达医患双方的愿望："祝您早日恢复健康。"护士在给患者发药时，说上一句"祝您药到病除"，相信也会给患者以良好的心理感受。当患者即将进手术室时，医护人员给以祝福"祝您手术顺利！"将会给患者战胜疾病的信心。

### （三）不说忌语

医疗服务行业的忌语，指不符合医疗服务宗旨和医务道德规范的语言。调查研究发现，医务人员中说忌语的现象虽已大大改观，但仍存在不少问题。在医疗单位中，应避免的忌语有以下几种。

**1. 刺激性忌语**

有的医护人员在患者提出对某项治疗措施的疑问时，感到自尊心受到伤害，便以指责、压制、威胁等刺激性忌语对付患者。比如，"就你事多！"（指责）、"不满意就别在这住院。"（压制）、"再闹，给你打一针！"（威胁）。

**2. 习惯性忌语**

在医疗工作中，有的医护人员把习惯用语带到工作环境中去与患者对话，往往也会造成不良影响。比如，患者问："护士，我什么时候可以出院？"护士不假思索，脱口而出："过两天。"事过两天之后，患者又问这个护士同样的问题，得到的回答还是"过两天。"从此，这位患者再也不问了。

**3. 冷落性忌语**

有的慢性病患者因长期住院，无价值感和孤独心理较为突出，感情变得十分脆弱，言语也常显唠叨。当患者找医护人员诉说心境时，有的医护人员以工作忙为借口，中途打断患者的诉说，匆匆离去，或者丢下一句："我知道了"、"我都听了几遍了"、"没看我正忙着，出去等一下。"

**4. 伤害性忌语**

有位女性患者因婚姻问题，服安眠药40片，被送往医院就诊。来院后，洗胃不合作，曾几次拔管，护士忙得满脸汗水，衣服也湿透了。有的护士不耐烦了，说"要想死就该多吃点，何必找这场麻烦！"这给头脑已清醒的患者伤害极大。

**5. 谑 语**

有位内科患者住院时间较长，与医护人员很熟，平时没事就到医师办公室转悠，找人搭话，偏又有口吃毛病。有位医护人员不耐烦地说："你先去把结巴治好，再来说话！"当头一盆冷水，浇得患者无地自容，硬闹着要求出院。

**6. 贬 称**

住院患者的床号、疾病的名称不能用来作为对患者的称谓。

我们学习语言交流艺术，最根本的问题是要解决感情、态度、立场等问题，树立为患者服务的道德观和世界观。有了这个基础，言语艺术的学习就成了有源之水。

## 四、医患交流的"倾听"艺术

### （一）医疗言语的听解

对医务人员来说，听解是与患者言语沟通的核心环节。在语言交流中，听解是一种主动行为而不是被动行为，听解的举止就是在主动向对方传递信息，因此一个高明的医务工作者以专注的精神和入神的姿态聆听患者说话的时候，他就赢得了喜爱和尊重，就比别人多一些治疗的主动性。具体说来，听解的重要性表现在以下几个方面：

**1. 收集信息的主渠道**

作为语言交流的一方，医务人员每天需要花大量的时间听患者叙述病史、介绍病情、谈说心理感受。听，成了医务人员收集信息的主要渠道。认真而积极的听，有利于医务人员掌握关键的疾病信息，捕捉有利于诊断又容易忽略的信息，过滤不太重要的无用信息，从而更加准确地理解患者的语意，并作出正确的反应。

**2. 尊重患者的最好体现**

获得他人的尊重是人的一种高级心理需要，患者与正常人相比，其心理较为脆弱。医务人员在与患者的言语交往中，注意听对方说话，既表现出自身的良好素养，同时也体现出对患者的尊重，可以满足患者的心理需求，赢得对方的信任，增加医患双方的相容度。

**3. 有利于听出弦外之音**

在医患言语交往中，有经验的医务人员在向患者了解病情或询问病史时，往往注重听患者言语中带委婉和模糊色彩的话语。从患者的用字措词、语气停顿、声调变化、表达方式等方面，可听出弦外之音，捕捉到极易被忽略的重要信息，有时甚至能听出患者疾病信息的核心和焦点。

## （二）实施"倾听"的艺术

从听话的效果来分析，我们可以把听分为"听"和"听见"两种。但是，如果从语言交流的主动程度来分析，听又可以分为"积极的听"和"消极的听"两种。消极的听，是目的模糊或者根本无目的的被动行为，这种听仅仅把自己当作一架声音接收机，没有任何个人的感觉和印象。积极的听，则是带着明显的获得信息的期望，力图通过听来理解对方的主动行为。人们日常所说的"倾听"，便是一种"积极的听"。有的学者认为，在人的说、读、写、听四种行为中，人们用于听的时间，分别是"说"的 1.5 倍、"读"的 3 倍、"写"的 5 倍。可见掌握听的要领是多么重要和具有实际意义。

**1. 掌握倾听的时机**

有的研究报告认为，交际双方以言语交换信息时，用于"听"的时间占 42%～66%。这项研究成果表明，人们常用的"说"与"听"两种交际方式中，"听'"占去了至少一半的时间。然而，在这么多的时间中，事实上人们并非都在"倾听"，为讲究效率起见，掌握需要倾听的时机，从而保证精力分配的合理性，是有必要的。

（1）当患者提供重要信息时需要倾听。初诊患者向医务人员提供病史介绍病情、管床医师和护士初次接触某个患者、复诊患者来院谈及服用初诊处方药的疗效、危重患者或其亲属代为介绍病因和危情，医务人员均必须倾听。这是掌握第一手资料的极好时机，也是后来准确诊断和有效治疗的基础和前提。

（2）当患者产生心理宣泄需求时需要倾听。应当认清一个事实，即并非是心理疾病患者才有心理宣泄的需求，正常人在感情生活的特定场合和时机，也会有心理宣泄需求，只不过是心理疾病患者的宣泄显得更有必要罢了。有时，面对心理疾病患者，倾听，静静地倾听，本身就是治疗疾病的重要手段。

（3）当患者在言谈中使用委婉言语时需要倾听。在和患者的言谈交往中，有经验的医师常常十分注意听患者的委婉言词，从中听出言外之意。比如，有的住院患者不经意地对管床医师嘟哝"人家在我后面进来的，看恢复得多快呀。"管床医师仔细揣摩，就能意会到患者的真实意思是对治疗效果不满意，想早点康复出院。

（4）当患者介绍病情含糊其辞时需要倾听。在现代社会生活中，有的人由于种种原因，患了被认为有损名誉的性病或者其他传染病，到医院就诊时，对医务人员羞于启齿，不愿明说，在介绍病情时吞吞吐吐含糊其辞。此时，经验丰富的医师会以积极的姿态听其介绍，必要时给以鼓励，使其打消顾虑将病情和盘托出，为诊断和治疗打下基础。

**2. 鼓励患者说话**

古语说"兼听则明，偏听则暗"，讲的是听多方面意见的必要性。医务人员多听来自患者方面的意见，对自己的工作无疑是有好处的。因此，作为医务人员应善于采取措施，鼓励患者讲话，使自己尽可能多地听到来自患者主诉的有用信息。以下几种做法，对鼓励患者讲话是十分有效的。

（1）保持目光接触。患者在与医务人员接触时，渴望受到尊重，希望自己的话语被医务人员"听见"，而保持目光接触正是医务人员"听见"患者话语的体现。因此，医务人员与患者言语交谈时，应用平静、期待的目光与患者保持情绪和思想的交流，鼓励患者说出自己想说的话。

（2）尽量不打断患者的话头。在实践中，常可以见到这样的"镜头"：一位患者刚刚准备开口向医师说说某种想法，匆匆来去的医师连连摆手："没空没空！"医师走了，患者悻悻然地待在原处；有时，患者与某医师正在谈某一件事，医师忽然截住患者的话头，"你说简单点，我还有事！"谈兴正浓的患者被当头一盆冷水，浇得不知所措。

（3）经常作出反应。鼓励患者说话的另一种做法，是对患者的说话经常作出"听"的反应。医务人员经常用"嗯"、"是的"、"我知道"等言词，或者用微笑、点头等体态语作出反应，是鼓励患者说话的有效做法。

**3. 善于倾听**

交流永远是一种双向的活动。倾听别人说话，是语言交流的一项重要内容。日本心理学家坂川山辉夫在《谈话艺术》一书中提出了"善于倾听"的人应当做到以下 7 个方面：

（1）把说话人设想为心情很好，使他说下去的人。

（2）对说话人的话语有所协助，能够诱导的人。

（3）即使是无聊的话，也能设身处地地听下去的人。

（4）能够把说话人没有概括起来的话语，一边听一边整理，抓住要点的人。

（5）能够观察说话人没有说出的心情的人。

（6）在谈话或会议中能不断思考与会者的倾向与气氛，在关键地方做出适当处理的人。

（7）能够在倾听中给予说话人以适当的暗示或提示的人。

上述总结虽是对一般语言交流中听话人的要求，但对医务人员也是适用的。只不过医务人员应充分考虑的是，自己面对的说话人大多是身心患有疾病的患者和弱者。考虑了这层因素，善意地听患者说话，一般是会收到良好效果的。

# 第七节　医务人员的语言修养

有效实现上述言语功能的途径，是医务人员加强自己的语言修养。

## 一、医务人员加强语言修养的必要性

### （一）医疗职业性质的需要

在医患关系这种特殊的社会关系中，语言交流沟通十分重要。医务人员语言修养的水平直接影响患者的身心健康。有时，一个医疗信息的错误表达，有可能影响人的生命安危。

### （二）医疗职业社会角色的需要

从社会分工来说，社会对医师和医院寄予了很高的期望。他们要求医师既要有精湛的医术，还要有美好的职业形象，其中包括良好的语言风度、有条有理的问诊、温文尔雅的谈吐、耐心细致的解答，符合这一社会角色的言语和行为。

### （三）医疗职业服务对象的需要

医疗职业的服务对象是身心遭受病痛折磨的特殊人群。他们虚弱，需要照料；他们痛苦，需要抚慰。在这个特别时期，医患人际沟通的重要性和频繁性，决定了患者对医务人员语言水平要求的高标准性。他们不仅要求医护人员的语言具有治疗性，而且要求医护人员的语言有较明显的情感性；不仅要求医务人员对暂处弱者地位的患者人格给以尊重，而且要求医务人员的语言尽善尽美。

### （四）医疗职业新模式的需要

生物－心理－社会医学模式呼唤新型的医患关系。新型医患关系的特征之一，是医患之间语言沟通的作用更为明显，地位显著提高。再者，随着社会生活节奏的加快，社会成员的心理负荷加重，人群中心理疾病患者的数量明显增加，以语言作为主要治疗手段的心理治疗工作也要求医务人员提高语言水平。因此，加强语言修养必将成为医务人员的前瞻性要求之一。为适应此种医学模式的转换，在高等医学院校中，增加医学生的语言训练课程也是社会发展的必然趋势。

## 二、医务人员语言修养的内容

### （一）语言道德修养

医务人员语言道德修养的程度高低，是语言修养的基础。道德修养达到一定的境界以后，能有效地提高语言表达的思维方法和思想情操。医务人员的道德修养是他们的立场、观点、职业作风的综合体现。观察可见，凡是在医务工作中成绩卓著，能以美好的语言为患者服务的医务人员，必定是以深厚的道德修养为基础的。

提倡语言道德的修养，具体内容包含两个层面。一是广义的道德境界的提高，二是职业道德在语言实践中的运用。

### （二）语言能力修养

要真正提高语言表达水平，必须下苦功夫提高语言文字功底。一般地说，语言文字的修养，包括语言的修辞、逻辑、语法和文字等几方面的内容。限于篇幅，本章仅就医疗语言的句式作一探讨。

在日常生活中，经常使用的句式有陈述句、疑问句、感叹句等。不同的语句形式在语言交流沟通中，常可收到不同的效果。医疗语言的言语句式是医务人员在与患者交谈中所使用的语句形式。

#### 1. 少用祈使句多用商讨式

祈使句是指在语言表达时用于表示命令或请求，句中含有指派语气的句子。应该说，在医疗语言中，使用祈使句的场合是较多的，但一般限于诊疗工作过程中的吩咐性语言。如"请你去拍个胸片"、"你到一个月后来做'化疗'吧"等，对这种带祈使语气的吩咐性语言，患者一般应该遵从。

医患之间的交谈一般属交际性语言类型。在这类交际性语言中，过多使用祈使句，易给患者造成一种服从性心理压力，不利于感情交流。例如，医师对某患者："老王，你带信叫18床小张到办公室里来一下。"这句话的内容与患者本人的治疗没有特别关联，患者可以不遵照执行，碍于面子，只好去办了。这样的言语交往，对交谈效果或融洽医患关系是不利的。如果把它改用商讨式语气："老王，麻烦你带信请 18 号床小张来我办公室一下，好吗？"这样会使患者感到受人信任，其交流沟通的效果截然不同。

**2. 慎用否定多用肯定**

医务人员在与患者的交流过程中，经常会遇到患者提出各种与治疗疾病有关或无关的要求，如何应对这些要求常令医务人员踌躇。直截了当地回绝会损伤患者的面子，不利于今后的治疗。对这些要求的回复，可掌握无碍宏旨的原则，即只要对疾病治疗无害，不违反医院的规章制度，比如患者要求取消或增加一项检查措施，请假回一次家等，可视情况满足他们的要求。如果患者提出的要求不利于治疗或违反医院规章制度，医务人员可采用婉拒法，用适合于当时的语言，委婉地否定患者的要求。

**3. 少用无主句多用敬称**

无主句是指在口语交流中省略主语成分的句子，比如"过来一下"、"去把病历拿来"等。医务人员一般只有在听者理解句意不会产生歧义的情况下，使用无主句。医务人员面对的是众多的患者，省略主语成分，患者不易明确受话对象；也容易产生不受尊重的感觉，从而影响双方沟通的效果。因此，医务人员在与患者交流时，应尽量少用无主句。

心理学研究表明，作为语言交流的双方，都有被对方认知和尊重的心理需求。因此，有的患者比较注重医务人员对自己的称呼，知识分子、干部和老年患者在此方面尤为敏感。

**4. 忌用戏言多用美言**

医务人员与患者的关系是一种职业关系。两方相处，无论熟悉程度如何，都不能像一般人际关系那样随意使用戏言，否则会不利于维护医务人员的职业形象，不利于建立医患之间的正常人际关系。例如在妇产科病房，一位男子正在照顾刚生产的妻子。在一旁的护士说了一句戏言："这孩子怎么一点不像你。"初为人父的丈夫听后大为不悦，甚至无端怀疑起妻子的忠贞，险些酿成一场家庭婚姻的悲剧。

## 三、医务人员语言修养的途径

### （一）从书本上学

祖国的语言知识宝库蕴藏着浩如烟海的智慧。从书本上学习语言知识主要是指接受正规的学校教育。从理论上说，医学生语言水平的提高、语言能力的训练，学校教育历来是主要途径。医学生在校期间，通过对大学语文、古代汉语、医古文等人文学科课程的学习，夯实语文知识的功底，打好坚实的文字基础，才能提高语言能力。

### （二）向患者学

患者是医务人员语言交流的主要对象，在患者中蕴藏着丰富的语言文化营养，医务人员应把向患者学习作为语言修养的主要途径之一。

（1）学习各类职业身份语言，锤炼医务人员的语言风格。患者来自四面八方，具有各自的地域特点和身份特点，这种特殊的语言环境，为医务人员的语言修养提供了极为丰富的养料。北方患者语言的豪爽，南方患者语言的婉约，城市患者语言的文明礼貌，农村患者语言的直截了当，干部患者语言的沉稳干练，知识分子患者语言的字斟句酌等，都是各自在工作和生活环境中形成的、具有一定个性特征的类型语言。从这些风格迥异、各具千秋的语言表达中，医务人员的语言可以得到锤炼，从而形成符合职业身份的语言风格。

（2）学习民俗方言，提高自己语言的听解能力。医务人员要顺利地实现医患之间的语言交流，理解患者的方言俚语是重要前提。在普通话还不十分普及的农村和偏远地区，当地方言俚语是患者进行语言交流的主要工具。

### （三）在实践中学

在实践中加强语言修养，指在所有运用医疗语言的场合和环境中，抓住时机，自觉进行语言训练，提高自己的语言表达能力。

**1. 注重语言实践，要做到多说**

多者，勤也。医务人员只有在勤说的训练中，才能有效地提高自己的表达能力。多说，就要多参加与患者的谈心、聊天，多参加讨论、演讲等各种类型的言谈活动；多说，对刚出学校大门的青年医务人员显得更为必要；青年医护人员只有在实践中不断地提高自己的语言表达水平，才能有效地提高医疗服务本领。

**2. 注重语言实践，要做到会听**

所谓会听，一是多听包括患者在内的所有人的讲话，学习别人的表达技巧，从中汲取营养；二是多欣赏演讲、辩论、相声、小品等语言表达艺术，提高自己的语言表达技巧。医务人员听解能力的提高，只有通过语言实践才能实现。在医疗和护理过程中，由于患者的阅历、修养有区别，他们的答询语言、咨询语言、交际语言均表现出各自的特点。正确地理解、领会他们语言表达的真正含义，是医务人员做好本职工作的基础。

（张龙禄）

# 第五章 沟通技能与医患关系

**学习目标**

1. 了解医患关系和医患沟通的重要性。
2. 了解患者安全的概念。
3. 了解临床医学与法律的关系。
4. 熟悉基本医患沟通技巧。

"所有医师必须学会交流和处理人际关系的技能。缺少共鸣（同情）应该看作与技术不够一样，是无能力的表现。"

——《福岗宣言》

## 第一节　人际交流和沟通技能

传统以疾病为中心的交流模式显然难以适应新的医学目的，医患之间不再是诊治与被诊治的关系，其交流从形式到内容都必须发生变革，医师的交流水平直接影响医疗服务水平，乃至医学模式的转变和医学目的。因此，交流能力已经成为现代医学实践中医生必备的重要的临床能力之一。医务人员的人际交流对象主要是患者和同行，交流行为主要是直接的面对面的心理行为接触和间接的以书面语言或技术设备等手段的心理行为接触。

### 一、交流沟通的基本原则和特点

**1. 目的性**

目的不一样，交流的方式与方法就不一样。比如，询问病史其目的是为了明确诊断；而解释病情则是回答患者疑虑；给患者发放"入院须知"是告知患者就医注意事项，并希望其遵守医院制度，协助医疗活动的顺利完成。

**2. 正确性**

由于医疗工作的特殊性，医生的语言和传递的医疗信息应该准确无误。

**3. 得体性**

人际沟通中的得体性原则是指根据交际的目的、对象、环境、情感等使用得体的言语和非言语行为，也就是根据交际的外部情境条件和内部需要选用恰当的方式表情达意。语言应该是没有对错，如果我们感觉听起来不舒服，那么一定是我们没有选对场合、时间、人物，说话不得体。很多时候，简单易懂的言语传达信息会更有效，对说话的对象、时机要有所掌握，有时过分的修饰反而达不到目的。比如，古代有秀才买柴砍价时说，"外实而内虚，烟多而焰少，请损之。"（你的木材外表是干的，里头却是湿的，燃烧起来，会浓烟多而火焰小，请减些价钱吧），卖柴的人听不懂秀才的话，担着柴就走了。

**4. 暗示和隐喻性**

心理学认为，暗示是指在无对抗的条件下，用含蓄、间接的方法对人的心理和行为产生影响，使其接受某种观点、意见，或按一定的方式活动。赞美、鼓励、信任、支持言语等良好刺激有积极暗示作用，有利于疾病的治疗和患者的康复；诋毁、嘲讽、不信任、拒绝言语等不良刺激有消极暗示作用，影响患者情绪甚至加重疾病。为了了解事实的真相，不能使用暗示性语言进行诱导。

**5. 互补和相斥性**

沟通类型当中，除言语交流外，人们通常还利用手势、体态、眼神、表情以及单音调的声音等表达自己的思想，言语和非言语在交流中相互辅助和增进。美国行为学家雷·勒·博德惠斯载尔曾推论，在两个人交往的场合中，有65％的"社会含义"是通过非言语沟通方式传递的。比如，去食堂打饭，只需要伸出几根手指，师傅就明白了要几两米饭。

交往中，既要正确运用"言语"和"非言语"的互补作用，还要注意两者的"互斥性"，即人们可以从某人的体语中判断出其想表达的并非此而是彼。"非言语"对"言语"的排斥，常使沟通效果不佳，甚至可能产生反面效应，被认为"口是心非"。比如，一个医生如果抽着烟对别人说"吸烟有害"，恐怕是劝服不了别人的。

**6. 无意识性**

弗洛伊德认为，没有人可以隐藏秘密，即使他的嘴唇不说话，他也会用指尖说话。人类的非言语行为常常是对外界刺激的直接反映，基本是无意识的反应，我们通常意识不到自己的非言语行为。如果一个人生病了或者不高兴了，别人可以从其声音、姿势、表情、脸色感觉出来；当人们看到了诱人动心的事物时，他的瞳孔就会无意识地放大；大庭广众下讲话、考试等，一些人出现的手脚颤抖，是人们在无意识中以手部的反复小刺激来缓和大脑因思索而产生的紧张感。分析家认为，要了解这种无声的信号，还必须注意到那人所处的文化和环境的差异。

## 二、交谈中的言语技巧

**1. 得体的称呼语**

称呼语是人际交往最初的言语接触，对他人的称呼不仅是一个代号，更体现了对人的尊重，是建立起互相尊重和信任的和谐关系的基础。医院里常见的："×床，你好点没有"，"×床，你的药"等，会使人感觉不愉快。称呼"得体"指既要注意特定场合下的特殊要求，又要兼顾彼此之间的关系。一般情况下，要根据对方的职业、年龄、姓名等具体情况而异，力求恰当，或者征询一下对方的意见。在一般场合，对他人可称"同志"、"先生"、"小姐"、"夫人"或职务；对专家、学者，可称"先生"或"老师"；关系密切者，可直呼其名，也可在其姓氏前冠以"老"或"小"相称；非至交不宜直呼小名。需要注意的是，多数女士忌讳称"老"；"哥们儿"、"姐们儿"、"老头儿"、"老太太"的称呼不文雅、不文明；"师傅"、"朋友"、"伙计"称呼太随意，不够尊重；尽量不称呼他人的绰号。

**2. 言语的正确表达**

医生过于专业化的语言常使患者难以理解。例如，做尿液检查的"中段尿"、术后肠道"排气"、问诊"放射痛"等描述就需用通俗的语言进行适当解释，患者方能了解。曾有笑话说：某门诊药师一边发药一边口嘱"大的两片，小的一片。"被取药的老太太误为"大孩子两片，小孩子一片"。可见医疗语言中语义完整的重要性。诸如"没治了"、"没问题"等口头禅也需注意，不能冲口而出。

言语的正确表达不仅取决于人们说话的内容，更主要取决于说话的方式。有学者研究称，信息沟通中情感表达＝7％语言＋38％的声音＋55％的动作表情。例如，医生让患者等待的常用语"耐心点，一会就好。"同样一句话，采用温和、平缓和采用急躁、冷漠等不同的语气，给患者的感觉是完全不同的。

### 3. 善用美好言语

美国心理学家威廉·詹姆士指出："渴望被人赏识是人最基本的天性。"真诚的赞美可使人心情愉悦、如沐春风，赞扬、恭维以及对他人家庭的关心可以有效缩短人与人之间的距离，而恰当称赞和间接赞美的可信度更高。对他人在疾病、痛苦、失意、悲伤或挫折时，运用安慰性、劝说性、鼓励性、积极暗示性言语，可以起到安慰情绪、抚慰心灵、增加信心、激励意志等心理支持的作用。例如，对新入院的患者安慰"别担心，我们会帮助你，你会好的"；对住院中的患者鼓励讲"你的气色越来越好，说明疗效很好，不久就会康复的"；对久病卧床的老人安慰"您老好福气！儿女那么孝顺，会好起来的！等着享福吧"；对出院患者道别"回家好好休息，定期来随访"。面对预后严重不佳者，"这个疾病的死亡率达80％"和"这个疾病的存活率有20％"同样内容的话，给患者的暗示意义是完全不一样的。

### 4. 幽默的艺术

诙谐、幽默的语言，常是讨人喜欢并使别人乐意与之交往的重要心理品质，幽默是智慧和乐观人生态度的体现。作为一种语言交际技能，幽默可以消除陌生感和尴尬局面，起到润滑人际关系的作用，还能调节和化解小摩擦，"化干戈为玉帛"；对同事、朋友、家人或者面对愁眉不展的患者，适当运用幽默艺术，不仅对活跃气氛、融洽关系非常有益，而且可使人愉快，有利身心健康，增强患者战胜疾病的信心。但在使用幽默艺术时要注意场合、对象及文明程度，在严肃、正式的场合和面对个性严肃的长者或异性时要慎重。

### 5. 语境运用

语境是指与欲表达的言语行为相联系的各种因素，包括参与人之间的关系、思想状况、现实的前言后语、内容的潜在基础、外在场所与环境、现实气氛等，语境可直接或间接影响和制约言语表达与沟通效果。高明的谈话首先需要了解对手及其心理需要，并善于利用天时、地利；站在对方立场思考并着手谈话，容易与对方产生情感上的共鸣；科学论据、既往经验和例证比一味阐明自己的观点更能说服对方；医疗工作中的重要谈话，地点选择医生办公室比在病房沟通效果好。

### 6. 克服伤害性言语

伤害性言语指指责、埋怨、嘲讽、训斥等语言，伤害性言语的特点是发泄了说话人的不良情绪，但容易恶化人际关系，也是医患交往中的大忌。医疗工作中无论是有意或者无心地使用伤害性言语，都会影响医患和谐，甚至可能加重患者病情和引发医疗纠纷。常有医生一番好意替患者着急，但说出来的话却变成了："钱重要还是命重要"的指责，"为什么不按时服药？你还想不想活"的埋怨，"现在着急，早干吗去了"的嘲讽，"你是医生还是我是医生，听你的还是听我的"的训斥等，这些都需要克服。否则，好心也会变成"驴肝肺"。

### 7. 提问技巧

提问是谈话的重要内容和方法，也是医患交流的重要内容和诊断的重要方法。在普通的谈话中包括如何选择谈话主题、如何使谈话继续以及双方紧密的互动等。而在医患交流的谈话中除需要通过谈话建立和谐关系外，更需要了解或者需要明确疾病的发病原因与过程、患者的既往健康，以及家庭、社会、心理诸多状况，因此选择谈话方式非常重要。主要的谈话方式有两种：封闭式和开放式。封闭式问题答案基本固定，回答言语简短即可，比如用"是"或"不是"，典型的例子是法庭上质询原被告或证人。开放式问题所指答案具有不确定性，取决于回答人用什么方式或如何回答，通常采用"什么"、"怎样"、"为什么"提问。在交流中采用哪种方式取决于你需要深入了解对方的程度。

临床上，常以封闭式话题开始。一般情况下，对需要得到明确答复的、一般性了解的或者因时间等客观因素限制时，采用封闭式谈话。对患者疾病原因、病情发展状况、社会心理状态等问题，适宜采用开放式提问，必要时采用封闭式澄清。采用封闭式提问，要注意不使用审问的口气。为了了解事情真相和疾病的真实情况，不能进行暗示性提问。例如，询问头痛的伴随症状不能直接提问"有呕吐吗？"而是先询问"头痛时，您还有什么不舒服？"此外，针对简要的问题答案和重要的问题，需要进一步寻求深层次信息，需要提出探索性问题进行追问。比如，"为什么您这样想呢？""能告诉我您这样做的理由吗？"

关注说话者：在人际沟通中，谈话双方互为主体，讲话的一方如果不关注、倾听和理解他人的交流内容与心理，以主观的心态推理、猜测对方，采用道德说教、命令、警告、泛泛的安慰、故意回避、否定、批评等方式都会妨碍交流，进一步影响人际关系。

## 三、倾听艺术

"话"是说给别人"听"的，有"说"才有"听"，说和听是沟通过程的两个基本活动，是拆不开的"对子"。患者对医生最常见的不满之一是医生听患者讲话不耐烦，我们常听见"我话都没有讲完，医生就开好处方了"的抱怨。有效的人际交流需要认真和有效率的倾听。

### 1. 主动倾听，鼓励倾诉

主动倾听是一种把他人放在首位，听取他人诉说，并反馈信息鼓励倾诉的倾听方法，简言之就是"专注于听"和"鼓励倾诉"。专注倾听反映了听者对说者的态度，即"在意或不在意"他人。只有"专注"才有可能"听懂"，并为下一步交流提供信息。医生主动倾听患者的诉说，一方面有助于获得疾病的诊断信息，能够在治疗上与患者达成共识；另一方面，可以全面了解患者身心状况，并让患者感到被尊重，融洽医患关系。某植物学家说戴尔·卡内基"最能鼓舞人"，是个"最有趣的谈话高手"，而卡内基认为"实际上，我只不过是个听众，鼓舞他开口讲话而已。"

### 2. 完整倾听，准确解读

事实上，很多时候我们没有耐心听完别人的话就打断，我们也习惯用自己的思维惯性去理解别人的话，或以为已经听懂而不愿意核实和反馈，或者一边听别人说话一边干自己的事情。比如，医生一边听患者诉说，一边头也不抬地记录病史、开处方，甚至再问一句

"你刚才说什么？"这种情景给患者的感觉不仅仅是尊重问题，甚至会怀疑医生和医生处方的可信度。当患者强调家庭困境时，目的是希望节约经费，医生如果回答"钱重要还是人重要？要钱不要命啦"对患者就是一个伤害。一个好的听者不仅要听清楚、听完整说者的话，还需听出说者言语背后的潜在的动机、情感和对事物的态度。换句话说，是听清"弦外之音"，通过说者的语音、语调和非言语行为等细节获取信息，用"心"去倾听和感受说者的心声。

**3. 倾听的具体技巧**

（1）适当的目光接触：接触时间一般占谈话时间的 30%～60%，低于这个时间可能让对方感到自己或自己的话题不受重视，而超过这个时间可能被认为对对方人的兴趣大于对讲话内容的兴趣。

（2）关注讲话者的言语和非言语行为，并从词语选择、语音、语调、表情、躯体动作等捕捉言语以外的信息。

（3）共情、尊重与肯定：任何人都希望自己的观点得到认可、自己的想法得到理解，因此一个优秀的倾听者要善于发现并给予尊重和肯定。

（4）听清并核实重点内容：抓住讲话内容的重点；对表达不完整的、模棱两可的讲话内容进行追问与澄清，对重要的情节和数据，比如重要病情进行追问核实。

（5）容忍且不打断对方：不管你对话题是否感兴趣、不管对方的言语表达有多么糟糕，一个好的沟通者会让别人把话讲完，不打断或者转移话题。

（6）积极应答：采用言语或者非言语的方式，表明你听的状态。用点头、"哦"、"嗯"简单应答表示你在听；用微笑或者"是的"、"我懂了，说下去"、"还有吗"表示理解和鼓励。

（7）概括与复述：为表明你的重视和对对方讲话内容的理解，必要时需要概述或重复对方的观点与想法，比如"你的头部非常痛"、"你是说你怀疑你病情很重"、"你的意见有以下几点……"，对于医生，这是非常重要的。

（8）避免直接争论：意见不同或者难以接受对方观点与看法时，可以阐述自己的看法，进行友好的探讨；要避免直接争论，不要说"你错了！""不对，你不懂！""给你说了也不懂。"而是讲"我的观点是……""医学上认为……"

（9）医生询问病情可以采取边听边记录的方式，但是注意别让记录影响谈话氛围和主动倾听，应积极反馈，可以记录关键词便于事后整理。

（10）安静的环境有利于双方集中注意谈话，不受外界干扰。除了环境的安静，安静的心态也很重要。

**4. 扫除倾听障碍**

如果我们作一个关于"听的效率"的调查和自我评估，一定会发现差别是惊人的——同样的课堂或报告，一些人听到 90%以上，另一些人可能只有 50%不到。尽管认真程度与听的效率成正比，但听的效率不完全取决于认真程度，一些坏习惯会成为阻碍倾听的障碍。常见的坏习惯有：想"说"多于想"听"（急于表达自己并打断别人说话）、揣摸多于倾听（揣摸对方想法和与谈话无关的问题，如谈话人的外貌、职业、地位等）、选择性倾听（喜欢的和认为有价值的）、走神（开小差）和分神（易为外界干扰）、"一心二用"等。这些习惯常常表现为：打断别人讲话、不和讲话者目光接触、目光呆滞或游离、坐立不安、心不在焉、做无关的事情、很少或不应答反馈讲话者。

要有效地听取别人讲话，并且很快地形成双方面的感情交流，要求听者站在积极的、强调的、支持对方的位置，真正关心对方的话，才能对所讲的言语敏感，才能提高听的效率。在对方没有表达完自己的意见和观点之前，不要说"我知道了，我明白了，我清楚了"等，会导致对方认为你已经知道，就不再做进一步的解释，妨碍你认真地去听对方的进一步讲话。医生临床工作繁忙，为了在有限时间内完成工作任务，习惯根据自己工作思路和以往经验例行公事进行谈话，常见的不良倾听方式有：打断患者诉说、急于转移话题、选择性倾听、接听手机、边听边笔录或想着其他安排等，个别有无意识地敲击桌面、晃腿、嚼口香糖等不良习惯，不仅不礼貌而且干扰他人倾听。

## 四、非言语交流技巧

非言语沟通是指通过面部表情、身体动作、目光、声音、触觉和空间距离进行人际沟通，常常与言语沟通同步。言语可以由说话人有意识地进行控制，而非言语往往是说话人自然流露的信号。当言语与非言语两种信号出现不一致时，我们更倾向于相信非言语信号。研究表明，在沟通的所有信息中，日常沟通信号的 93% 是通过非言语手段进行传递，面部表情和身体动作则占了沟通效果的 55%。

### 1. 谈话氛围

许多人喜欢选择咖啡厅谈话，是因为咖啡厅友好、轻松、愉悦、安静的氛围。首先，谈话需要独立的房间、水杯与饮用水、足够谈话人就座的座位数和合适的空间距离，合适的家具布局、墙面色彩、背景音乐也对建立谈话氛围有帮助。医疗工作中，由于患者及其家属可能因预期结果不同而产生不良情绪，如焦虑、愤怒、哭泣等，谈话前宜关上房门避免他人和电话干扰，同时预备纸巾也很有必要。目前，一些心理诊所医生诊室的环境已经布置得相当优雅，也有医院专门建立了医患谈话室，开始注意到谈话环境对谈话效果的影响和人文关怀。

谈话氛围还包括谈话者的着装、表情和体态。对初次见面的人，友好的微笑、握手、整洁的着装和饱满的情绪可以给别人留下平易近人的好印象；请人就座、端茶送水是基本的礼貌和尊重；得体的坐姿、与谈话人一致的视线，都给人平等友好的第一印象。

### 2. 目光交流

眼睛是心灵的窗口，交流双方都可以通过眼睛观察对方获得所需要的信息。谈话中适当的目光接触表示对谈话者的尊重，表现出说话人的自信和坦诚；而害羞、不自信或说谎的人常回避目光接触；患者需要自信、温和、关心、鼓励的目光，频繁的目光或长时间的凝视可能使人不安，冷漠的、咄咄逼人的目光使人畏惧和反感；对内向的、害羞的人和异性要减少目光接触的次数，上视、下视、斜视、目光游离、目光乱扫、左顾右盼都给人不礼貌和漫不经心的感觉。

### 3. 面部表情

面部表情是人类情绪和情感的生理性表象，可以表现高兴、害怕、愤怒、厌恶、轻蔑和惊奇等基本情绪和情感，或者是兴奋、忧虑、迷茫、迷恋、厌倦等复杂的情绪和情感；面部表情可以是自然流露又可以接受自我意识的调节；因此，不管你的内心情绪体验是什么，你都可以表现出与内心情绪不一样的面部表情。

有人说，微笑是最不花本钱的交际手段。真诚的微笑是友善和温暖的信息，可以缩小人与人之间的距离。在与人交往时，无论何种原因使你委屈或者内心充满愤怒，都要克制自己的负性情绪反映，面对痛苦的患者尽量平静内心情绪，控制面部表情；一般情况下适当的微笑可以让患者感受到你的温暖和自信。当我们面对痛苦、忧伤、哭泣的人，我们的面部表情要适度严肃和共情；遇见患者转危为安，我们也和患者一样，可以喜形于色；我们可以不同意他人的观点和意见，但千万不要皱眉和瘪嘴；高兴的场合，不适合愤怒、赌气等情绪的发泄。

**4. 体态语**

体态语指身体姿态蕴涵的丰富的交流信息，称无声语言，是个人气质、修养的外在体现。自然放松的体态使双方都感到轻松，当谈话人身体处于紧张状态时，对方也跟着不自在；身体前倾表示关切和认真倾听，身体后仰或退步表示保持距离；上身后仰并抱臂胸前表示傲慢，跷"二郎腿"、抖动身体、摇头晃脑表示轻视他人，或者显示无所谓和漫不经心的态度，或者表明谈话人的不文明习惯。得体的握手是信息的双向交流，可以传达友情、祝愿、诚意、谅解、合作、鼓动、欢迎、感谢等许多复杂微妙的思想和感情。握手时，一般是年长者、主人、上级或者女性等占主导地位。

医生与患者谈话时应保持自然放松的体态、双手自然下垂或放开、身体略微前倾、不时点头回应，传达了"我愿意接近你、我愿意听你讲、我正在听"等信息。要注意克服一些不良的习惯动作，比如，剔牙、挖鼻孔、挠痒、叉腰、叼烟、用手指点对方、半躺坐姿、摆动下肢、脱鞋、频繁移动身体重心、反复看手表或手机、双手长时间插在隔离衣口袋以及夸张的手势等体态。此外，医生走路的体态应该是步态稳健、步速适中，抢救患者时步速加快而不慌张。

关注和解读患者的非言语信号：医患交流是一种特殊的人际交往，我们不仅需要善于运用非言语信号表达，还需要善于捕捉与解读患者的非言语信号，结合患者疾病、病情和沟通现状与基础，从患者表情、目光、体态等非言语信息中了解患者身心感受、情绪和疾病变化的真实内涵。

## 五、医患沟通形式与内容

### 1. 沟通形式与技巧

（1）言语：医师诊疗言语分技术性言语与非技术性言语，无论何种言语都是交流的主要形式，是最初也是最容易树立好感或引起不满的媒介。俗话说良言一句三冬暖，恶语一言六月寒，即指此理。心理学研究表明，"人际关系中，相似的态度、信念、价值具有吸引性"，医生的言语贴近患者生活、适合患者心理，就可取得相似的吸引。言语内容因人而异，根据患者所处的社会阶层、职业、身份、文化程度、地域、习惯、与患者关系亲疏等社会属性，运用适当的言语形式和内容。对文化程度较低的、农村的患者等，尽可能注意医学语言的通俗易懂、简明扼要和语言的条理性，不可含糊、模棱两可；注意避免成人支配意识，把治疗方案和手术方式等选择权交给患者，不轻易说"不"，用期望与引导实施医疗行为。

（2）非言语：眼神、表情、动作、姿态、体态等无声语言有补充、配合、阐明口头言语的作用。例如，动作轻柔、身体前倾、表情温和，或者抚摩孩子的头、手，轻揉患者疼痛部位、握手、长者轻拍年轻家长的肩背部等，都表现了一种慈爱、关怀、理解、细心、责任等信息；而急诊抢救时"认真沉稳的态度、敏捷迅速的动作"可使患者及其家属产生信任感，起到安慰和稳定其情绪的作用，可见态势语在人际交往中的重要地位。

（3）书面语：指病历、处方、检查单、各种通知单等医疗文书，它不仅是患者身体状况变化、疾病发生发展和医疗活动中各种医疗行为的文字记录，也是医疗科研总结与法律诉讼的原始依据，因此要求文字清晰、规范，项目齐全无遗漏，内容真实、科学严谨和客观反映疾病及其诊治过程。凡涉及患者权利和知情同意等医疗文书，必须由患者本人或监护人签字以示认可和知情。切记不可忽视医患关系的契约性，它体现了对患者权利的尊重和对患者社会属性的关注。

**2. 沟通内容**

（1）信息沟通：指人们想获得而未知的有意义的消息。临床上，患者入院后最急于了解疾病诊断与病因、治疗或手术方案、预后，其次希望了解具体用药、检查目的与结果、疗程，以及出院注意事项和预防等。因此，患者需要的信息是与患者疾病、健康有关的各种医疗信息，如诊断、治疗与手术方案、检查结果及意义、并发症及其防范措施、医疗预后等。对这一类的技术性问题，医生应采用非技术性言语向患者及其家属进行解释，其基础是医生对医学科学的运用。

（2）感情沟通：又称非技术性沟通，同任何社会关系中的感情交流一样，患者希望获得理解、关爱与身心健康，医师希望获得信任、尊重和自我成就感。医疗卫生服务就是满足人们对健康的需要。患病的人首先是作为"人"，具有正常人的各种需要；而作为有"病"的人，在满足各种需要的重要性和迫切性上又有别于正常人，医疗安全需要优先；当病情好转、安全需要得到满足后，自尊的需要、自我实现等高层次需要可能突出地表现出来。了解需要的特殊性和动态变化，有利于实现真正意义上的感情交流和医疗过程的顺利进行。在实际工作中技术性与非技术性沟通常常互相依赖、互相影响和相互作用，两者结合方能发展良好的医患关系。

（3）意见沟通：广义指主观对客观的认识、理解、看法和主张，狭义指负面意见。意见沟通在医患交往中占有极其重要的位置，它客观反映了社会、患者对医疗机构和医务人员及其医疗行为的认识、看法、期望。交流促进双方的了解与配合，意见内容可以是积极、肯定、建设性的正面意见，也可以是不满和批评性等负面意见。积极的意见对医务人员可以产生积极的意义，建设性意见有利于改进工作；而负面的意见沟通往往使人不愉快，但可以从中发现问题吸取经验教训。充分认识和有效利用意见沟通，一方面能增进医患之间、医疗机构与社会之间的了解，另一方面可以早期化解矛盾，减少因为认识、理解水平等问题导致的医疗纠纷。

# 第二节 医疗活动中的团队合作

诊治疾病是一项需要集体完成的工作，医疗活动的过程就是团队合作、实现目标的过程，需要临床、医技各科室人员的通力合作，需要机关、后勤各职能部门的密切配合，还需要患者及其家属的理解与协作。任何成功的结果都是集体智慧、集体劳动、团结协作的结晶。医生的团队合作可以使医患双方受益。研究表明，良好的团队合作能力可以有效减轻医生的紧张心理，并能提高工作效率；医生的团队合作可以促进患者的痊愈。

## 一、团队概念与医疗团队精神

### 1. 团队的基本概念

团队是指拥有共同目标的成员自觉努力、团结协作、取长补短，整体绩效大于个体绩效之和的群体。医疗中的团队是为了满足个体患者对某个阶段的特殊需要而组成的，患者是团队的重要成员。例如，手术小组由患者、主刀医生、手术助手、麻醉师、洗手护士、巡回护士等组成。病房医疗小组由患者主治医师、住院医师、责任护士、治疗护士等组成。

团队与群体的最大区别在于：团队的目标高度相关、人际关系和谐、成员技能互补、责任分明、个人素质良好、整体绩效大于个人绩效之和。

### 2. 医疗团队的特点

医疗工作具有高服务性、高风险与安全性、高知识与技术性、高集体性、高实效性、高实践性的特点。医疗团队成员以专业技术人员和患者为主体，具有知识性团队的特点；以实现诊断、治疗、预防、控制疾病，维护人们身心健康为目标；善于沟通和协作，不断学习，勇于创新；以绩效判断和衡量结果。

（1）目标高度一致：医疗团队的目标是患者的治疗与康复，每个成员都愿意努力实现这个目标，也必须努力才能实现目标，其中包括患者及其家属的努力。

（2）岗位与专业层级职责分明：专业团队的成员明确自己的职责并能各司其职、各尽其能。比如，病区医生团队有主任医师、副主任医师、主治医师、住院总医师、住院医师、实习医师等层级，不同的层级有不同的岗位职责，分级实施医疗工作并承担相应的责任。

（3）互补性与整体性：由不同技能特长的团员组成团队，执行任务时相互依存，彼此监督，并且共同分担医疗行为的结果。每个个体成员的贡献集中形成合力从而得到集体成果，实现团队整体目标；而团队整体目标的实现和取得的成就为每个团员的个人发展搭建了平台。比如，由于手术器械、纱布遗忘在患者体内导致的事故，可以通过团员间的相互监督而避免。

（4）知识性员工为主体：知识性员工是专业知识的所有者，具有高素质和创造性、独立性、自主性特点，个人成就价值取向很强，追求卓越。尽管职责不同、任务不同，但团队内处于平等的合作地位。上级爱护下级，平等相待；下级尊重上级；学术交流上提倡百家争鸣。

（5）团队领导的灵魂作用：团队领导不仅是一个管理职位，更是整个团队的带领者和灵魂，其个人潜能与沟通技巧是决定管理者个人及所在团队发展的基本要素之一。作为团队领导，应该具备卓越的协调沟通能力、管理能力和优秀的个人魅力，要不断提高自己的学术水平和专业能力。

（6）有效沟通至关重要：医疗活动中，各岗位人员的配合直接影响到医疗结果，很多医疗错误是由于团员间配合不到位或者沟通不畅所引起的。

### 3. 医疗团队精神

所谓团队精神是团队成员共同认可的一种集体意识，显示了团队成员的工作、心理状态和士气，是团队成员共同价值观和理想信念的体现，是凝聚团队、推动团队发展的精神力量。医疗团队的精神具体表现为：在医院发展、医院战略、医院价值观方面员工思想高度统一，团队成员把自己的前途与团队的命运紧密相连，对团队有着强烈的归属感、一体感；对医疗团队高度忠诚，有团队荣誉感，不允许有损害团队利益的事情发生；医疗团队尊重个人兴趣、能力与利益，强调个人贡献和成就，当个人利益与团队利益发生冲突时，个人利益服从团队利益；团队成员之间相互协作、相互依存、彼此信任、彼此包容、彼此促进、和谐相处、优势互补、配合默契，以使整个团队极富向心力和凝聚力，发挥"1＋1＞2"的效应。

## 二、医疗团队的角色关系与合作

### （一）医患关系与合作

医患关系是指医生和医疗机构与患者以及相关人群之间多方面的关系。现代医患关系包含着技术性与非技术性双重成分，即人本模式的协作性医患关系。医师充当着教育者或顾问、治疗与诊断者、社会支持者等角色，帮助患者了解疾病的性质及治疗方式，明确责任和分工，使患者重新获得对生命的控制。

患者及其家属是医疗服务的对象，是医疗团队的重要成员，并在治疗方案的决策中扮演重要角色。医师是受过专门训练的疾病控制权威，医患之间客观存在着医疗信息严重不对称的情况，因此，以患者为中心，让患者参与自己的医疗活动，共同协商医疗抉择，医生学会沟通、加强沟通是改善医患关系的重要途径之一。同时，为了提高患者参与的有效性，需要引导患者学习融入团队的知识和技巧，学会获取有关自身疾病的信息，以及理解医护人员在诊治疾病中的努力。

### （二）医际关系与合作

医际关系主要是指各级各类医疗卫生机构之间，以及医疗卫生机构内部的各种各样的医疗人际关系的总和。医际关系是根据所承担的不同的职业责任、面对共同工作任务结成的一种特殊的工作关系和人际关系。

在传统的生物医学模式下，医护之间、医技之间一直是"主从型"关系；而随着现代医学模式的改变，这种关系正逐渐由"主从型"向"并列－互补型"转变。处理医际关系的基本行为准则，第一应该是患者至上，维护患者的生命、安全、康复和经济利益；第二是尊重科学、服从真理，倡导学术交流；第三是相互尊重与合作，建立和谐的医际关系和工作氛围。当面临维护患者安全、与同事间合作关系的冲突时，站在职业伦理的立场，应把患者的安全放在优先考虑的位置，继而是兼顾医院之间、团队之间、同事之间的合作关系。总之，这是基于职业规定下的、"以患者为中心"的、维护医学科学尊严的前提下的相互合作，人格上的平等与尊重，追求共同事业目标下的友爱与互敬、互助。

正确处理医际关系，需要建立和完善相关规章制度，对各医疗机构、各级医生、各类医生的职权以及他们之间的相互关系做出明确规定，规范医疗行为。这是维护患者利益和实现平等、尊重、合作、竞争的有力保障。

#### 1. 医医关系与合作

在现代医学实践中，医学分科愈来愈细，医生分工日益专科化，职业活动必须依赖与其他医生的密切合作。同专业内的不同级别反映着不同的业务水平、经验和责任能力，存在着不同专业的横向的和一个专业内上级医生指导下级医生的共事关系。比如，对一个肠梗阻患者的诊治，需要放射科、超声科等专业的医生协助诊断，需要麻醉医生及作为手术助手的其他医生的配合，才可能进行外科手术；对疑难的或涉及多专业的疾病，需要分属不同专科的医生进行会诊，并形成一个协同共事关系。

在医疗执业活动中各级医生必须遵循"上级医生决策与指导、下级医生服从与遵守、患者主管医生负责制、疑难病例讨论与会诊"等基本伦理规范。为了引导、规范医生妥善处理医际关系，我国的医德规范要求"互学互尊，团结协作"。医医关系中要避免有意或无意的自我中心行为：不尊重他人、嫉贤妒能、自以为是、遇疑难病例不请示不报告、无故擅自修改他人医嘱、自我标榜与吹嘘、抬高自己、诋毁他人等行为，这不仅是个人品质的问题，而是关系到患者安危的职业品质的问题。当患者的生命受到威胁必须改变他人治疗方案时，医生才能果断地否定他人决定；一般情况下，应把你的想法和对患者的了解直接告诉主管医生，由主管医生作决定；轻率否定同行医生的决定会损害同事关系。过度考虑同事关系或上下级关系，明哲保身，明知患者病情复杂应转诊或请其他医生会诊、明知上级医师的意见不正确，不敢发表不同意见甚至予以赞同，就违背了职业道德。

**2. 医护关系与合作**

医护关系是由于医生和护士不同的职业属性，在医疗活动中建立起的一种职业行为关系。《中华人民共和国执业医师法》明确规定，医师具有医学诊查、疾病调查、医学处置等职责；《中华人民共和国护士管理办法》明确规定，护士具有在执业过程中应正确执行医嘱，观察患者身心状态，对患者进行科学护理等职责。因此，就角色行为来说，医师为主体，发挥主导作用；护士处于客体，发挥次要作用。二者共同保证医疗过程的完整性，适应医疗过程的多样性和安全性需要。

临床上，从患者入院到出院一般需要十多个环节，其中诊断、拟定治疗方案、综合分析病例、用药处方等几个环节由医生独自完成，其余大多数环节都需要护士协作完成；在及时告知病情变化、堵塞医嘱漏洞方面，护士发挥着十分重要的作用；同时，护士还是医患沟通的桥梁，护士的解释和协调在医患间起着非常重要的作用。处理医护关系，医护之间应采取相互配合与支持、协作与监督的态度，医生在诊疗过程中不能盲目发号施令，应关注护士的合理化建议；护士不能机械地执行医嘱，如发现医嘱有误，应及时和医生沟通，协助修改、调整不恰当的医嘱，保证医疗安全。尤其强调医生要自觉克服传统的偏见和误解，充分理解护士劳动强度大、心理压力大的工作特点，尊重和体贴护士。例如，手术中，医生指责某种手术器械不合适、某种材料质量不好，或者埋怨护士动作太慢等现象不仅影响医护关系，还有可能埋下医疗纠纷的种子。

**3. 医技关系与合作**

医技关系与合作和医护关系与合作一样，医生运用临床经验、理论思维与客观、科学证据进行临床诊断和制订治疗方案，作为医疗团队的成员，技术人员运用物理、化学诊疗仪器为医生提供了科学的、客观的检测和治疗手段，药师在用药安全性、用药依从性、经济性和最好的疗效方面发挥着重要作用。医技关系在执业形式上是主导和辅助的关系，医疗过程与功能是相辅相成，缺一不可的。因此，工作上应本着相互理解和支持的态度进行合作。但是，临床上也有互不尊重、不理解和埋怨等现象发生。例如，医生埋怨结果与临床不相符合、不准确，图像不清楚、等待时间过长等。技术人员埋怨医生乱开申请单不珍惜他们的劳动，书写不规范、不正确，以致报告单无法投送或患者无法领取。这些矛盾和冲突需要通过沟通来进行调解。

**4. 医疗团队之间的合作**

21世纪的医务人员已经走向专业分工并专精于不同领域，医疗方式普遍实行跨多科联合治疗和团队合作的模式，为患者提供完善服务。医院内部的会诊、转诊、联合治疗、联合检查是常规医疗活动，在危重患者抢救和高难度技术的应用等方面，医疗团队的彼此合作发挥着重要作用。例如，肝移植手术的成功不仅是肝移植小组的成果，还需要依赖感染科、消化科、麻醉科、重症科、护理部等各专科全力支持，以及药师与营养师的专业咨询。在基层医疗与各级各类医疗保健网络之间，同样存在着双向转诊和继续医学教育的合作关系，即社区卫生服务机构与区域大中型综合医院、专科医院签订协议，大病转向二级以上的大医院，而在大医院确诊后的慢性病治疗和手术后的康复则可转至社区卫生服务机构。这种合作，所遵循的仍然是"患者第一"伦理原则下的尊重与合作，团体和团员要克服小团体利益意识，不指责、不推诿、不说有损团结的话，不做有损团结的事，树立大局意识和全局意识。

## 三、团队沟通

一支高效率的团队除需拥有统一的明确的目标外，沟通和协调是非常重要的。其主要原则有：第一，建立团员之间的相互信任。信任是团队合作的基础，团员之间的不信任可能导致各自为政、工作推诿、相互指责和拆台。这样会损害团员之间的关系，进而伤害彼此之间的合作。第二，共同参与团队沟通和信息分享。凡与工作相关的信息应该是全体团员的分享，每个团员既是信息的发布者，也是信息的接受者和传递者，有效沟通是实现分享的重要途径，是最基本的合作技能，还是施展团队合作技能的渠道。第三，正确运用信息与情感沟通技巧。比如主动倾听和反应、自我表达与影响他人、及时与准确沟通、默契的非言语交流、营造正向沟通气氛等。

## 四、人际冲突与化解

人际冲突是指发生在个人之间目标、意见、价值观不一致和利益竞争等原因导致的对立现象。"有人的地方就有争论"，在我们的生活、学习和工作中，"矛盾和冲突"是不可避免的，冲突也并不都是坏事，问题是我们是否有足够的信心和能力去面对、去解决冲突。化解人际冲突的关键首先是达成共识，意味着双方通过讨论、聆听，经过一个分享和接受的过程进行有效沟通，得出双方认同的结论。人际冲突与化解的基本原则有：首先是坦诚接纳的态度和控制自己的情绪。其次，是正确的方法，如澄清事实、客观描述、表达自我感受、不使用指责的言语、换位思考等。最后，要抓住事件焦点而不是许多枝节（即抓住事件的重要分歧或主要矛盾），应该就事论事而不是其他问题；应该针对问题本身而不是个人，针对人的行为本身而不是人的品格；应该表达自我感受而不是谴责他人，应该观察事实而不是判断动机；应该多用"我"开头的句子而不是使用"你"的句子，应该是互相理解、达成共识而不是谁输谁赢。

**1. 情绪控制**

情绪和情感同认知活动一样，是大脑对客观现实的反映，只不过反映的内容和方式上有所不同。伴随着现实生活产生的喜、怒、哀、乐等情绪反应常常出现在心理活动的前沿，人们享受着正性情绪带来的喜悦、欣慰和满足，也常常被负性情绪所困扰。如果情绪处理不当，严重的可能影响人际交往和人际关系。无论是正性还是负性情绪都需要加以调节，情绪的调节包括增强、维持和降低等多方面的适时调节。正性情绪主要是加强和管理，比如，面对痛苦者不可以表现喜悦，过分骄傲和得意可能影响他人心理平衡。面对负性情绪则需要抑制，当你发怒时需要压抑控制；过分悲伤时需要转换环境，想一些开心的事；面对愤怒者，要控制自己不被他人情绪所影响。情绪可以不断地被无意识或者有意识唤起，可以视外界情景和人际关系的需要进行控制；因此，当情绪来临时，有必要保持清醒的头脑，给心理活动争取时间，不至于产生情绪性、冲动性行为。有人说，成功者控制自己的情绪，失败者被自己的情绪所控制。

**2. 换位思考**

当我们面对冲突，换位思考是化解冲突的重要方法之一，即以积极的心态和视角重新认识冲突事件或者站在他人的立场思考问题的原因，从而得出新的结论，使自己得到新的平衡。比如，当患者抱怨疾病久治不愈、指责医生态度不好、投诉医疗费用过高等时，我们是否可以设身处地体验患者"治病心切的心态、疾病痛苦和就医不便的难处、家庭经济承受能力的困窘"等，站在患者的角度思考问题，给患者多一些理解。

**3. 理性沟通**

面对冲突时，冲突的双方都可能出现不理性的情绪反应，不理性就不可能有好的沟通结果。做到理性沟通可从以下几个方面努力：就事论事，降低感觉的依赖程度，认清客观事实，以求共识；勇于承认自己的不足和错误，消除对方的防御心理，使对方也承认自己的问题；寻找中间立场，在不损害原则或者放弃某些利益的前提下做出适当妥协和让步；保留意见，期待时间和环境变化解决分歧；对非原则问题求同存异，回避或者淡化；对个性冲突、不同的价值观体系和对立的知觉而造成高度情绪化的冲突忍让、回避和宽恕；请共同的上司、权威人士裁决或法规解决。此外，有时示弱比示威更赢得人们的同情、认同与体谅，这也是谦虚与真诚的表现。

（冉素娟）

# 第三节　医患关系与医患沟通

医务人员作为自然人与多种社会角色交往，必然与这些角色形成如同行关系、朋友关系、亲人关系和医患关系等。

医患关系，从广义上讲，是以医生为主的医方群体和以患者为主的患方群体在医学活动中建立的关系。医方包括医务人员、医疗机构及其管理人员，患方则包括患者及其亲属或监护人及患者工作单位人员等。因此，应从医、患、社会三维视角来看待医患关系。

## 一、多层面认识医患关系

### （一）非医疗活动方面

非医疗活动方面的医患关系是指医患之间不涉及诊断、治疗而涉及就医过程中双方的社会、平等、服务、利益、道德、文化等层面的相互关系。这层关系对构建相互尊重、信任、配合的和谐医患关系，对医疗工作的顺利开展至关重要。

**1. 平等关系**

双方的平等主体关系是指在人格、法律、社会地位上的平等。但双方在医学信息上永远绝对的不对称，如何使患方感受到平等？这要求医方不仅对患方渴求了解的各种疾病相关信息和问题进行解释和回应，在诊治方案选择中进行平等协商。更重要的是，医方要对患方心理、文化背景及价值观有所理解，设身处地从社会生活、疾病体验角度给患方送去身心两悦的人文关怀，使患方听到、看到、感受到医方的关爱与尊重，这就体现了平等。一位患儿的爷爷在投诉中写道："我在挂号、候诊中等待时间很长，看病过程很短，这些我都表示理解。但令我不高兴的是那位医生在 6 分钟看病过程中没看我一眼。"这反映了患方对平等尊重的渴求。

**2. 服务关系**

患方主要通过费用支付获取服务，医方则主要通过时间、知识、技术、资讯、关爱等提供服务。虽然这不是一般意义上的因消费而产生的单纯服务关系，但医方必须看到并承认这种特殊的服务关系。因此，医方应当培养确立并强化这种服务理念和以患方利益为第一的服务宗旨和意识。

**3. 利益关系**

医患双方在消除疾病、维护健康与生命上是利益的统一体。医方既是为患方提供服务的利益维护者，又是以患方为经济来源和发展动力的利益掘取者。而患方由于多种原因导致的就医问题日益突出，医患间利益冲突逐渐加剧。这种冲突如同其他社会矛盾一样，其本质仍是社会变革中不同利益群体的利益博弈，不可避免。关键是如何协调，使各方利益都有恰当兼顾。医患双方对此都应有清醒的认识。

**（二）医疗活动方面**

医疗活动方面的医患关系指仅涉及疾病的诊断、治疗中的医患关系。它有以下两种模式。

**1. 主动－被动型**

主动－被动型即医生主动诊治，患者被动接受。多见于下述临床情况：①心肺骤停时的复苏；②气管异物危及患者生命时的异物取出或气管切开；③严重呼吸衰竭时建立人工气道和机械通气；④严重休克、颅内高压等器官衰竭或严重多发性创伤危及患者生命时的紧急救治等。由于抢救的紧迫或因患者家属监护人不在现场等原因决定了医患沟通不可能充分进行。这种情况下的医患关系即为主动－被动型。加之面对上述紧急情况的处理权，患者已将其让渡给医生（权利让渡是指某些社会成员把属于自己的具体权利通过一定方式让给另一部分社会成员来行使），这在法律上亦得到认同。正因为如此，医生在代行患者让渡的这部分"自主权"时，对生命的呵护，对患者利益的关注，对技术的精益求精，对技术规范的严格遵守和临场的决断能力等，就占据主动地位的医生而言，显得尤为重要。

**2. 引导－参与型**

除上述紧急情况外，患者就医过程中的医患关系均属引导－参与型。鉴于双方的医学信息的不对称，决定了双方的角色定位。医生是最佳诊疗方案决定的参考专家而不是决定者。而患者是体验疾病的主体，他不仅能提供疾病的信息和体验患病的感受，还会因心理、家庭、经济等因素出现诸多问题和疑虑。如乳腺癌乳房切除是治疗方案之一，患者选择时，必然会对自身形体、夫妻关系、社会人际交往等一系列问题产生担忧。因此，患者虽不能在诊疗活动中自主提出并决定方案，但必然会对医生的诊治建议提出疑问，寻求解释，并在几种方案中进行比较和选择，这就决定了患者是诊疗活动的参与者。

由于患者没有医学背景，即使双方有良好的沟通，患者要完全解读医生提供的医学信息仍相当困难。这就决定了患者只能在医生引导下参与医疗活动。而医生由于对医学信息的高度拥有，其诊疗建议一般会受到患者的尊重和依从。然而，这些建议实施以前必须征得患者同意，否则，医生只能放弃而另寻措施。

总之，诊疗方案的最终决定，只能是在双方沟通基础上，医生引导，患者参与下完成。无论医患之间有多少层面的关系，但归根结底自始至终是一种对立统一关系。体现为医患双方对疾病认识的角度不同，处置的方式不同，意义的理解不同，以及实施的过程不同，但最终目标绝对一致。因此，双方应在这一总前提下去看待医患关系。

## 二、医患沟通

医患沟通是临床工作中能帮助医患双方建立相互信任并有助于诊疗活动的坦率与真诚的交流和对话。

### （一）医患沟通的必要性和重要性

（1）对医生而言，医患沟通是一种基本的临床技能。临床工作主要包括三项活动，即诊断、治疗和交流。有研究表明，一名医师一生中要与 12 万～16 万名患者接触。60%～80% 的疾病诊治方案是和患者交流后才确定的。医患交流表现为病史采集、体检中医生的提问和患者的感受信息反馈、医生对疾病诊断依据和检查结果的解释说明，双方对治疗方案的讨论和选择等。由此说明医患沟通是医生在临床工作中必须学习和掌握的一门临床技能，对增强患者的信任与合理的依从性至关重要。多数研究证明，沟通技巧对取得患者的信任将比医疗技术因素的作用更大。三国时期神医华佗在治疗曹操头痛时不但治疗方案没被曹操采纳，反而被其所杀。曹操生性多疑固然是华佗悲剧的主因，但他提出要用斧头劈开头颅治疗头痛而未与曹操有足够的交流和铺垫也是原因之一。

（2）医患沟通对医师的益处既在临床工作中，又远远超出临床范围。具备良好的专业水平和包括人际沟通能力在内的综合素质的医生既是良医，也是成功的社会人。不具备后者的医生最多只能称为"医匠"，在社会人际交往中往往也是失败者。

（3）医患沟通是医生规范的医疗行为的部分。目前，国内绝大部分医院已建立了医患沟通制度并将其纳入医疗质量管理范畴。国外不少国家的医师执业考试已将其作为必考内容之一，国内亦有此趋势。

（4）医患沟通有助于消除双方误解，避免冲突，促进医患和谐，为医患之间搭建了一个人性化的双向交流平台。医患沟通亦是防范和减少医患纠纷的有效方法，对化解当前的医患矛盾有现实意义。

总之，作为医生应充分认识到：医患沟通是一种必备的临床技能；医患沟通是我们自身工作和利益的需要；医患沟通对应对复杂的执医环境和防范医患纠纷、构建医患和谐均有重要意义。正如世界医学教育联合会《福冈宣言》指出那样，医生必须学会交流和处理人际关系的技能。缺少共鸣（同情）应当看做与技术不够一样，是无能力的表现。因此，医患交流应是医生的必修课。

## （二）医患沟通的主要内容

目前，国内大多数医疗机构已将医患沟通作为制度建设并纳入常态的医疗质量管理中，即医患沟通制。作为制度，涵盖了制度的内容、实施、管理、督查与评价，该制度规范了医患沟通的主要内容，具体包括以下几个方面：

（1）疾病的诊断及其依据，主要治疗手段的建议。

（2）重要检查项目的目的及其结果解释。

（3）病情变化和疾病预后。

（4）某些治疗可能引起的严重后果如肿瘤化疗引起的并发症、药物的不良反应等以及针对这些问题的对策。

（5）手术方式、手术的并发症、手术（麻醉）存在的意外和风险以及防范的措施。

（6）医疗、药品等费用的使用情况。如以"一日清单"的书面方式每天向患方提供费用使用信息。

（7）听取患者对疾病的认识和感受，征求患方对治疗方案的意见或建议，回答患方的问题，需要患方做哪些配合，告知患方有关该疾病的健康教育知识和应签署法律或规章要求签署的文件如病危通知书、手术同意书、输血同意书等。

（8）关注患者因疾病产生的一系列非上述医疗问题的心理变化。如患者对坏消息的恐慌情绪，医生给予安慰与舒缓，患者因后遗残疾出现对今后生活的忧虑，医生提出重建新的生活模式的建议等。

## （三）有效的医患沟通

欲使医患沟通达到预期目的，作为医生，首先是解决情感和态度问题、树立正确的理念。一是对职业和患者有一种使命感，即救死扶伤。二是充分认识到医患沟通在临床工作中极为重要，只有这样，学习和应用沟通技能才有积极性和主动性。三是要确立"以患者为中心"的核心价值观。医方为患方的服务，一切都是以患者的需要为导向，以患者的安全为核心，以患者的利益为中心，以患者的满意为追求，即患者利益第一原则。没有这些理念为基础，不可能进行有效的沟通。

在医患沟通中，双方是以疾病作为融合的媒介相互解读，并达成对疾病的"共识"。然而，鉴于双方医学背景的差异，欲达到完全"共识"是有限的。这是因为医生常以"观察"的方式和科学经验在自己的视角里构建对疾病的认识，而患者由于是疾病的真实载体，则常以自己体验的方式解读疾病。不仅希望了解、治疗疾病，而且渴求被疾病破坏的寻常生活和整体感得以恢复和重建。这就要求医生理解的不单纯是疾病，更重要的是"共情"的理解疾病对患者意味着什么。换言之，要求医生平衡于"科学的观察"和"切身的体验"之间，兼顾科学理解和人文关怀，才能有效地开启沟通之门。

"共情"的理解就是站在患者角度思考，这是基本的沟通之道，交流中常用"如果我是你……"进行沟通。有一位老人患大面积心肌梗死，虽经抢救但病情仍十分危重。是否继续抢救，众多子女意见不一。主管医师在详细介绍病情和分析预后的基础上说："如果我是老人的儿子、你们的兄弟，我会提出两点原则性建议：其一不放弃努力，其二暂时不用贵重药物和高档设备检查，看病情发展再作决定。"家属都认为该医生是个"好人"，表明该医生在这个问题上与患方沟通是成功的。

为了达到有效的沟通，医生在与患方交流中还需要注意以下几个方面：

（1）学习和实践"三阶段模式"沟通技能，将会大幅度提高沟通效果。医患沟通程序一般由以下几个模块组成，即建立医患伙伴关系，病史采集、解释问题，制订双方同意的治疗方案和病情告知。在实际操作过程中，均应遵循"三阶段模式"，即在各个沟通程序的早期、中期、后期，医患双方各自应当做什么，应当说什么。以"解释问题"模块为例：解释前期应了解患者对这个疾病知道哪些信息，还想知道什么信息。解释中期医生应向患者提供诊断、病因、预后等相关信息并核对"我是否解释清楚"，"你是否知道这几件重要的事情"。解释后期应核实患者的理解是否准确，采用提问"通过交流，你知道哪些重要信息？"并通过患者回答了解其理解程度。经过这样的探询过程，双方才算最终完成一个清晰明了的"解释问题"程序。

再以"制订双方同意的治疗方案"模块为例：制订前期，医生应了解患者的看法——"你认为有哪些可行的检查与治疗？"制订中期，医生提供治疗的备选方案，强调这是建议性而非指令性方案，并弄清楚患者的倾向，进而协商一个双方都接受的治疗方案。制订后期，医生应总结一下"我应该做些什么"，并要求患者也总结他应该做些什么或复述医生的讲解，这样就可以验证患者是否确实明白了。

（2）主动倾听也是提高沟通有效性的一种技能。WHO的一项调查发现，当患者诉说病情时，平均18秒钟被医生打断。这就会使患者感觉医生不在乎他，有被拒绝感。因此，提高主动倾听能力，专注地倾听患者说话，对有效沟通非常重要。

（3）沟通前应有"两个掌握"，即掌握患者病情、治疗情况和检查结果，掌握医疗费用使用情况。

（4）注意交流中的"三个留意"，即留意患者的情绪和对沟通内容的理解和感受；留意患者对病情的认识程度和对疗效的期望值；留意自身的情绪反应，不要对患者的言行反应太情绪化，要学会自我控制。

（5）沟通过程中注意"四个避免"，即避免使用泛化易刺激对方情绪的词语和语气，如"真是秀才遇到兵"，这句话会使对方感到你指责他是不讲道理的人，沟通很难进行下去；避免过多使用专业词汇向患者作解释；避免强求对方即时接受事实，尤其是在使其接受坏消息时往往需要数次交流，告知前亦应有足够的铺垫，如通过电话告知不良消息就是一个极大错误；避免压抑对方情绪并适时使其舒缓。

（6）交换沟通对象。当双方沟通困难时，不妨请另一位知情的医生或主任与患方沟通，或找一位知识层面高一点的家属进行交流，让这位家属去影响、说服患者。

（7）医方内部对某些问题认识统一后再与患方沟通。在诊断尚不明确或病情突然恶化或预后不佳时，医生之间、医护之间应对此情况统一认识后再由主管医生向患方进行解释。以避免各自解释矛盾而造成患方疑虑，阻碍交流。例如，输液过程中患者出现寒战，这究竟是疾病本身因素（高热前）还是输入液中致热原或多种药物累加所致的输液反应，医务人员应统一认识后再向患方解释。

（8）通过模型、画图等方式进行沟通以提高患方的理解程度。在提供医疗信息时，由于既要避免过多使用专业词汇，又要使解释不失真实性和科学性，不妨采用模型、照片、画图和影像资料等方式向患方提供信息，对解决患方的困惑、提高其对信息的理解和认识程度，往往会起到事半功倍的效果。

（9）医生在履行告知义务时，应充分重视告知过程。按照2002年9月1日颁布的

"医疗事故处理条例"有关规定，医疗机构及其医务人员应当将患者病情、医疗措施、医疗风险等如实告诉患者，在实施手术、特殊检查或特殊治疗前，必须征得患者或亲属同意并签署相关文书。对患方签字的知情同意书，医生必须清醒地认识到，它只是医方履行依法告知义务的证据，而不是发生医疗事件医方免责的证据。因此，更应重视告知过程，即通过告知，沟通患者的心理，体现对患者的关爱，既谈医疗风险，又讲防范措施和医方的努力，从而获得患者的信任，使其对治疗结果的期望较为切合实际。需要强调的是，医生在履行该义务时，应该是有依据的告知（如诊断依据），有对比信息的告知（如不同治疗方案的利弊），有互动的告知（鼓励患者提问，并对其提出的问题、担心有相应的回应），有人性化的告知（理解患者，尊重患者）。

最后强调一点，在沟通中善用安慰语，多用鼓励语，巧用权威语，少用专业语，禁用伤害语。

# 第四节　医患纠纷的防范与处理

医疗纠纷是指医患双方对诊疗护理后果及原因的认定上有分歧，当事人提出追究责任或赔偿损失，须经行政或法律的调解或裁决才能了结的医疗纠葛。而现实的医疗纠纷中还包括了医患双方对医疗服务的满意度、医疗费用的合理性等问题的认定上存在分歧而发生的并亦经双方协商解决的纠葛。这就是广义上的医疗纠纷，即医患纠纷。

## 一、医患纠纷的原因

医患纠纷的发生直接或间接涉及社会因素、医方因素、患方因素及医患沟通等几个主要方面的原因，概括如图 5-1 所示。

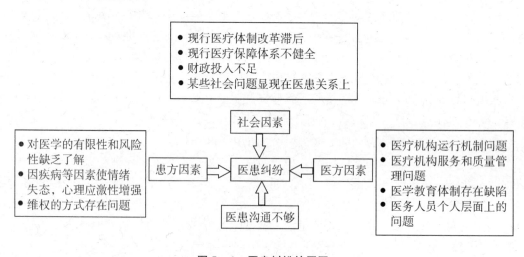

**图 5-1　医患纠纷的原因**

在医患纠纷的直接起因中，现阶段集中表现为：其一，患方对医疗结果不满意，对各种意外风险的发生不理解；其二，对医方的服务有意见；其三，对医疗费用不清楚或医疗费用合理性存在疑虑。究其原因包括以下几方面。

## （一）医方因素

### 1. 医疗机构运行机制问题

目前，公立医院在经营管理中往往采用的是偏重效率和收入为主的分配激励机制，过分追求经济利益而忽视医院对维系社会稳定和构建和谐社会的功能。由此而产生群体利益驱动，过度医疗消费而增加患方的经济负担。又如在管理中重视对医务人员的医学专业知识和技术的培养而淡漠对服务者本身的素质教育，重视医疗技术规范的健全而不重视服务流程规范的建立。此外，人力资源配置不合理，质量管理存在缺陷等，亦是间接导致医疗过失而引发医患纠纷的缘由。

### 2. 医学教育体系存在一定缺陷

传统的医学教育基本上只教医学理论和技术，很少关注学生的医学伦理、医学人文知识的学习及沟通技能培训。这样做正如著名的英国学者佛列克斯指出的那样，把医学作为一种技术来掌握是非人道的。这种教育缺陷造成医学生非技术能力缺乏，如情感能力、沟通技能差等。这必然会通过医生（群体）的个人言行反映出来。以下例子是医生缺少对患者尊重的典型：某医生在接诊时接电话离开，没有向患者说明原因，让其等候了20分钟；某医生在患者陈述病情过程时已开出药物处方。这样的医务人员在与患者交流中缺乏对患者的尊重与理解，在沟通中倾听、说话技能低下，往往容易造成医患双方误解甚至冲突。

### 3. 医务人员个人层面上的问题

（1）服务观念陈旧。例如"以医为尊"（通过"生、冷、硬、顶"的服务态度表现出来）；"恩赐心理"（为患者看病视为施恩）；"权威意识"（漠视患方的知情权、选择权、同意权，交流中使用"你是医生还是我是医生，听你的还是听我的"这类话语）。

（2）尚未从生物医学模式向生物－心理－社会模式真正转变。生物－心理－社会的疾病模式其核心是否定把患者当作有问题的机器而把医生当作修理机器的"单一"生物疾病的观点。对此，不少医生亦知晓。然而在医疗实践中"以疾病为中心"的观点仍占有相当地位。这种观点使医生与患者之间关系疏离，医生看到的只是"疾病"却漠视生病的"人"，总是从医学科学的视角去观察疾病而很少去体验患者的感受，对患者缺乏热情与人文关怀的精神。如不愿倾听患者的诉说，匆忙打发走患者等。

（3）医生的防御性医疗行为。医生视患方为"潜在的纠纷者、投诉者"的不信任心理已开始改变部分医生的执业方式——防御性医疗（医生进行诊疗服务时回避高危患者或高危诊疗手段或为患者做名目繁多的检查、治疗，主要是为了减少发生医疗缺陷的责任）。这种行为因并不完全是为患者利益而为之，可能会直接或间接导致患方的时间、费用等成本增加，将会进一步加深医患冲突。

（4）部分医务人员或因理论知识欠缺，忽视基本操作技能，或因有章不循违反诊疗常规，或因责任心不强造成医疗过失，这是直接引发医患纠纷的重要原因。一名男性青年因颌下无痛性肿块一月余来院就诊。医生术前只考虑颌下囊肿而未按常规检查。术中亦未按规定进行冰冻病理检查，仅凭大体标本就确定为良性肿瘤而告知患者。以至于手术后治疗不到位致使颌下腺癌发生转移，给患者带来身心伤害和经济负担，乃至发生严重的医患纠纷。

其他如不询问患者既往史给糖尿病患者开出葡萄糖液，实验室检验单上的床号、性别写错，值班医生不亲临床旁了解患者病情变化而仅听护士汇报就下达医嘱，如此等等，均是违反诊疗常规或缺乏责任心的表现。这些行为不仅容易导致医疗过失，而且在患者眼里是对其最基本的尊重缺失和利益损害。

（5）忽视患方知情同意权，体现在以下几个方面：①对疾病的诊断及依据缺乏告知或告知不清，使患者如坠云雾，谈不上知情，更谈不上同意。②医生自行决定治疗方案。如剖腹探查中发现阑尾炎而切除。但术前并未告知这种可能，切除前亦未征得患方同意，虽然从医学角度看治疗结果是完美的，但却容易引起医患纠纷。③虽然履行了告知义务并签署同意书，但不重视告知过程。即缺乏人性化、个性化的交流。尤其是对某些治疗操作的高风险将采取哪些防范措施缺乏告知。患方容易视"知情同意书"为"生死契约"而心存反感。一位患儿家长气愤地说："儿子做阑尾切除，手术还没有做，就先在纸上死了两回。"这是医生不重视告知过程，单纯追求免责的不良后果。一旦风险真的出现，即便患方签署了同意书，仍有可能发生医患纠纷。

## （二）患方因素

### 1. 对医学的高风险性和有限性缺乏了解

患方对医生诊治的功效及给其带来的利益抱以期望甚至深信不疑，但对医疗过程中存在的风险认识不足甚至忽略。有研究表明，国内外临床诊断与疾病的符合率为70%～80%。因此，一定比例的误诊率在诊断过程中客观存在是一个不争的事实。然而，这个事实落在某一个患者身上要他接受和理解是相当困难的。故一旦发生，患者易把怨气直泄医方。

### 2. 患方的不良就医行为

该行为多来自患方对医方的不信任，这种不信任应当说是社会信任缺失的延续和波及，目前具有相当普遍性。医患关系中一旦缺少这种"润滑剂"，极易出现冲突。就患方而言，不信任心理表现为担心医生技术水平不高，担心自己不被重视，担心医疗费用不合理等，从而戒备心理滋生，合理的依从性和包容度下降。一旦出现任何问题，怨愤直泄医方。产生过度维权，争取"公平"，吵闹威胁，要求赔偿，甚至采取偏离法制的过激行为。某些患者因疾病导致情绪失态，心理应激性增强，易产生愤怒、沮丧、绝望甚至厌世等不正常心态。这种心态在医患交往中容易导致不理性言行。

有研究发现，被调查对象认为，医患交流不够是诱发医患纠纷的重要原因，分别占患者的58.5%和医生的85.3%。医患冲突势必会造成医患双输——医院的正常秩序受到冲击，医务人员的社会地位和声誉降低，身心受到伤害。而患方因医生的防御性医疗可能会造成某些疾病得不到医治，投入的时间经济成本增大等。不仅如此，医患冲突还将波及社会，对社会和谐和稳定的影响大大超过医患冲突本身，成为社会极为关注的热点之一。

## 二、医患纠纷的防范

首先，应把医患携手共赢健康、医患和谐才能双赢的教育面向全社会。不断深化卫生体制改革和医院运行机制改革，逐渐加大政府投入，进一步扩大和完善医疗保障体系，重视调节和平衡医患双方的利益分歧。

### （一）医院管理层面

由于医疗技术或责任过失以及不良服务是造成医患纠纷的重要原因，因此，就医院管理而言，最好的方法是从源头上给予防范。

**1. 制定、完善并督查执行医疗质量管理制度及疾病诊治的流程规范**

三级医师查房制、首诊负责制、疑难死亡病例讨论制、手术分级及审批制等质量管理核心制度和各种疾病诊疗常规，既是保护患者安全、避免医务人员犯错误的关键防线，又是防范因医疗过失导致医患纠纷的"安全网"。

例如，一名 4 岁患儿因跛行被诊为右脚跟腱挛缩而进行手术，术后发现患侧病情依旧而左脚做了延长术。医方承认错误，是因为术前检查患儿是仰卧，手术时却是俯卧。很明显，这是一起医疗事故。强化医生责任心固然重要，但真正欲使这类"低级错误"的发生率为零，最根本、最有效的办法是制定并严格执行保证手术部位准确的工作流程，即手术前一天，主刀医师与手术室护士一起到床旁对相关记录进行核对并在手术部位的皮肤表面进行标识。麻醉前，主刀医师和在场医务人员再次核对患者姓名、床号、手术名称、部位等（若无皮肤部位标识、麻醉医师可拒绝麻醉），无误后才开始手术。这个流程的制定和执行，对保证手术部位的准确起着至关重要的作用。

**2. 制定、完善并督查执行服务流程规范**

制定并实施如医师接诊服务流程规范、分诊服务流程规范、急诊患者接待服务流程规范、患者入院服务流程规范、术前沟通流程规范等，就能保证患者从入院到出院全过程中享有全程优质服务。这将从源头上大大减少因服务不到位引发的医患纠纷。

## （二）医生个人层面

（1）要作一个受患者信赖和尊重的医生，就得不断学习，树立医患和谐才能共生的和谐意识，确立医疗风险防范的质量安全意识，加强以患者为中心的服务意识，提高尊重患者合法权益的法律意识。

（2）在临床工作中，既要追求专业理论和技术水平的不断提升，加强基本功训练，不断改进临床思维方法，又要追求人文医学知识和沟通技能的不断充实，做一个具备良好的专业素质和综合素质的"良医"而非"医匠"。

（3）在医生的执业生涯中，必须遵循成文的规章、制度、规范、流程，以确保自己必须和禁忌的言行。严格遵循这个原则，会大大减少伤害患者和被指控为失职的可能，需要强调的是，必须重视医疗文书的功能、作用和社会价值，使其真正做到客观、真实、准确、及时、完整，防范因记录不规范而引发的医患纠纷。

（4）努力学习和实践，提高沟通技巧。良好的沟通有助于减少医患纠纷的发生。这是因为良好的沟通能让患者及其家属对诊治结果有比较现实的预期，不会因效果不太满意而怪罪医生。此外，良好的沟通和人文关怀让患者感到容易接近和满意，满意的患者通常不会投诉医生。

作为医生个人，防范医患纠纷的五大"秘诀"是：技术过硬，服务到位，遵章守纪，责任心强，沟通良好。

## 三、如何应对医患纠纷

化解医患纠纷总体方法是可早不可晚，可解不可结，可疏不可堵，可顺不可激。一旦发生纠葛，早期疏导，基层解决可达到成本低，效果较好的功效。在处理纠纷中，不激化矛盾，避免发生对抗性言行，尤其是要防止群体性冲突。

应对的具体做法如下：

**1. 用友善给患者留下良好的第一印象**

因为是纠纷，患方总会带着不满甚至怨愤的情绪进入谈判状态。此时，医方若采用一些友善的方式，往往会产生缓和对立情绪、营造理性协商氛围的良好效果。例如，见面时热情友好地主动握手，送上一杯茶水，请对方坐下，规范的称呼，亲切柔和的语音，交流时注意倾听等，这些都会使患方感受到医方的热情与尊重。

微笑与目光接触要根据当时的具体情况适度地使用，如家属悲痛时，递上一张纸巾或一杯热茶比脸上挂着微笑要好。

**2. 弄清双方在哪个问题上存在分歧**

这是首先要掌握的问题。例如，患者认为医生给他开的药物过贵。针对这种不满，医生可列举几个具有类似效能的药物及其价格，比较一下就能让患者释怀。

**3. 当患方情绪激动甚至愤怒时，适时予以舒缓**

但下述三种办法注定都要失败：①无视愤怒，装作一切正常，继续协商；②试图去抚慰患方；③以愤怒回应愤怒。之所以失败是因为用漠视、劝说、讲理甚至以牙还牙的方式去应对一种情绪往往是徒劳的。一种有效的方法是对他陈述中哪怕有一点真实的地方表示认同或理解，让"理解"去发挥作用。有时这种理解不得不表达数次，得让生气的患方看到、听到医方理解他的感受。比如说："你反映有关费用不清的问题，我愿意与你一起对费用清单逐一核实，如有错误我们一定改正。"又如："你的不满情绪使你摔碎了杯子，虽然这样做并不利于问题解决，但我理解你的愤怒有一定道理。"对患方的过激行为表达了一定程度的理解，他的情绪表现往往就不再那么强烈了。有时即便对方的指责没有道理，但仍可以说："这件事我会调查，无论结果如何，我都感谢你。因为你是在帮助我们改正或预防这些错误。"这种策略性礼让有利于情绪缓和与矛盾解决，这种移情表达是对患方感受的理解，是消除患方愤怒情绪重要且有效的第一步。

**4. 医生试着把自己放在患者位置上来看问题**

换位思考是基本的沟通之道。典型的语言是"如果我是你……"。例如，对某个患者的疾病数周后才确诊，患者非常不满，此时可以说："如果我是你也会因此而生气。"先表示对其不满情绪的理解，然而再解释他的病因什么特殊性而导致医生诊断思路走了弯路，而寻求患者的理解。不能一开始就强调"误诊是不可能避免的"。

**5. 对待医方的错误或不当之处，应真诚道歉**

一旦出现医方有责任的问题时，不应回避、拖延，更不能否认，最正确、最职业化的方式是先坦诚地向对方承认错误并表示歉意，然后再解释出现错误的可能原因。而绝不能首先解释错误发生的客观原因，否则对方很容易认为你是在寻找借口，推卸责任。当道歉让患者感受好一些后再请他一起讨论解决问题的办法。如果后果较为严重，还应向对方说明，医方将会采取哪些措施予以补救，以减少对患者的伤害并征求患方的意见。

**6. 医方确系无任何责任时的处理原则**

这种情况下，医方需要有分寸、有技巧地坚持立场，并引导患方进行医疗鉴定或进行法律程序。在患方较有理性的前提下，医方可作出人道性让步。如给予患方返家的路费和解决纠纷的交通费，若患者已死亡，家属又表示经济困难时，医方也可帮助其支付火化费等。这种理性的妥协对化解医患纠纷亦颇为有效。

（卢仲毅）

# 第五节　患者安全

## 一、患者进了医院就一定安全了吗？

什么是"患者安全"？患者走进医院就安全了吗？如果你在医院行医，会发现并不一定。大量研究数据也证明了这一点。WHO公布的资料显示，全球每年有约140万人遭受医院感染。在一些国家，重复使用未经消毒的注射器或针头的比例高达70%，导致上百万人感染。每年死亡人数约为130万，死因主要是感染血液传播性疾病，例如乙型肝炎、丙型肝炎、艾滋病。外科手术是医疗干预措施中最复杂的一环，每年因各种原因接受外科手术的患者达1亿人次；在发达国家，本可避免的医疗事故和致残事件中，外科手术占到一半比例，每十个接受医疗的患者中就有一个遭受到伤害；在一些发展中国家，医疗相关感染的风险是发达国家的20倍，至少50%医疗器械主要因相关人员缺乏技术培训而造成设备不能使用或仅部分使用，由此导致诊断不正确、治疗不能正常实施。不规范的诊断或有害治疗严重危害患者安全。

根据中国医学误诊文献数据库的资料，白求恩国际和平医院曾组织三十多位专家，对1990—1997年国内两百多种临床医学期刊上误诊文献中46万份报告病例进行计算机处理，发现有12.8万份误诊病例，总误诊率为27.8%，全世界同期的误诊率也高达25%。这些误诊造成了怎样的结果呢？数据表明，因误诊造成不良反应和不良后果的占40%，其中误诊导致误治使病情加重的占36.58%；不必要或扩大化的手术占1.52%；使病情恶化甚至致残或死亡的占4.14%，致死或致残的占4%。这还仅仅是根据患者的终点指标来判断，在此过程中的精神、经济及其他损失尚未计算在内。相关研究发现：导致误诊的原因包括医生经验不足，占25%；可以通过问诊和体格检查做到，但是粗枝大叶，占7.3%；没有选择特异性的检查项目，占17%；检查了，过分信赖检查结果，忽略自己经验，占14.7%。这四项加在一起达到64%。若我们在日常行医过程中稍加注意，具备较强的"患者安全"意识，可能就会改进这64%的误诊，减少成千上万患者的痛苦和不必要的伤亡。

如果我们医生具备了对患者的高度责任感和道德规范，不被利益所驱动，如果医院有规范的管理、有效的交流和团队合作，各系统之间有规范的操作和流程，就可减少误诊、医院感染和抗生素滥用，让患者接受更为安全、可靠的医疗服务。

## 二、患者安全：概念与实例

### （一）患者安全的基本概念及其内容

患者安全（patient safety）有明确的文化根基，其理念最早可追溯到古希腊内科医生希波克拉底的文集《帮助患者，至少不要给患者带来伤害（to help, or at least to do no harm）》。它最间接地表达了医疗卫生保健工作者的神圣使命，是增进患者的健康，而不是因我们的过错或失误使患者雪上加霜。

患者安全是指在医疗护理过程中采取必要措施，来避免、预防或减轻对患者产生的不良后果或伤害，包括医疗差错（error）、系统偏差（bias/deviations）及意外事故

(accident)。强调尽可能降低医疗护理过程中不安全的设计、不规范的操作及其行为。患者安全问题涉及方方面面。影响患者安全的主要因素包括规范行医（practice）、医疗用品（product）、医疗流程（procedures）及医疗系统（systems），任何医疗错误或伤害都离不开这四个因素。高素质的卫生人力资源、安全的就医环境及对潜在医疗风险的有效评估、控制感染的有效措施、患者安全知识及文化的构建等都是影响患者安全的因素。医疗过程中，任一环节出错，都会影响患者安全。

在我国，人们曾习惯于使用"医疗安全"（medical safety）的概念，其含义为：①医疗机构及其医务人员在医疗活动中，严格遵守医疗卫生管理法律、行政法规、部门规章、诊疗护理规范、常规和医疗服务规范；②医疗机构制定防范、处理医疗事故的预案，预防医疗事故的发生，减轻医疗事故的损害；③对已发生或发现的医疗过失行为，医疗机构及医务人员采取有效措施，避免或减轻对患者健康损害。

患者安全与医疗安全是一个问题的两个方面，目的都是保障患者就医的安全。因为医疗安全本身就包括了医疗单位和患者双方面的安全。这是一个对立和统一的关系，没有患者的安全，医疗单位的安全也无从谈起。而"患者安全"的提法更加直观体现"以患者为中心"的医疗服务理念。医疗安全，强调从医院的行为、流程、设备、环境、建筑等各方面，考虑是否存在危害患者安全的因素，体现医院对患者的人文关怀。没有规范的操作和流程，也就不会有医疗行为的有序和合理。例如，急诊室的急诊挂号限制规定，如果患者都想少等几分钟去急诊挂号，给急诊室医生忙上添忙，急诊医生难免出错，患者的安全也自然无法得到保证。因此，两者间稍有差异，侧重面有所不同。

作为医学生/医生，究竟应该怎样学习患者安全呢？WHO建议了11条循序渐进的学习内容：①患者安全的基本概念；②人为因素及其对患者安全的影响；③了解医疗系统及其复杂性对医疗的影响；④如何在医疗团队中发挥作用；⑤如何从错误中吸取教训；⑥如何处理临床医疗风险；⑦患者参与医疗活动及其对患者安全的影响；⑧提高医疗质量的方法；⑨药品安全；⑩如何控制医院感染；⑪有创及侵入性操作与患者安全。具体可参考：http：//www. who. int/patientsafety/education/curriculum/en/index. html（在这个网址中，WHO提供了详细的教学材料，包括每个部分的PPT）。

## （二）患者安全的实例及其原因

### 1. 用药不合理

有调查显示，我国用药不合理的情况严重，占用药者的12%～32%。全国每年5 000多万住院患者中至少有250万人有药物不良反应，导致死亡达19万人之多，平均每天死亡约520人。我国用药不合理的形式多样，例如无明确指证、违反禁忌证与慎用证、剂量过大或不足、疗程过长或过短、剂型不适当等，其中选药不当、用药品种过多、配伍错误最为突出。又比如，抗生素至少使人类寿命延长10岁，是人类健康的功臣。但由于抗生素滥用，及公众对抗生素缺乏基本使用知识，这一"功臣"正在转变为危害人们健康的头号"杀手"。据统计，我国每年有8万人直接或间接死于抗生素滥用，由此造成的机体损伤以及病菌耐药性更是无法估量。使用抗生素具有不可逆转性，即用了第一代抗生素药物后，下一次发生感染时，使用第一代抗生素可能就会无效，就必须使用第二代甚至第三代抗生素才有效。而一个新的抗生素研制成功需要10年时间，如果童年就对顶级抗生素产生耐药性，孩子长大后用什么抗生素才能有效？

医生错误用药危害患者安全，包括以下几方面：

（1）不按药物使用禁忌证，恣意用药，比如对儿童使用药典上禁用的氟喹诺酮类抗生素，对处于氮质血症患者使用正常剂量氨基糖苷类抗生素（庆大霉素）等；

（2）超剂量用药；

（3）用药过程中监测不足，如长期使用抗凝药物患者，不监测出凝血指标；

（4）"张冠李戴"式给药（发错药），音似形似的药品之间的混淆；

（5）给药途径的错误等。

**2. 医疗设备器械的安全问题**

医疗器械，尤其是植入性医疗器械，如果存在设计缺陷或者使用不当，很容易引发不良事件，危及患者的健康甚至生命。2003年10月美国FDA就Cypher冠状动脉支架有关的不良事件对医师发出公共健康通告，这是由于FDA在批准该支架上市后不到半年就收到290多份关于植入该器械之后1～30天发生血栓形成的报告，且60多例患者的死亡与使用该器械有关。

医疗设备器械安全主要包括：

（1）产品质量、违法违规使用；

（2）缺乏有效监管，人为、恣意扩大医疗器械使用的适应证；

（3）关键的设备维护不好，功能不稳定，故障频发，直接影响治疗质量和患者安全。

**3. 安全的临床规范做法及就医环境**

与医院保健相关性感染，如医院感染已被列为患者安全的最突出问题之一，是目前影响患者预后的最常见并发症。全国医院感染监控网中心对全国126所医院检测结果显示，1998—1999年，126所医院感染率是3.92%，两年后，上述126所医院人次感染率上升到5.22%，历次感染率上升到5.58%；感染的分布是内科>外科>儿科>妇科>产科；感染的部位是呼吸道>泌尿>手术>胃肠道>皮肤软组织。在发达国家情况也不容乐观，如美国哈佛医学院研究发现，单一类型医源性感染（外科伤口感染）在不良事件分类中占第2位，每年这类不良事件累及约200万美国人，额外增加45亿～57亿美元医疗费用。

每一个医疗决策、每一个医疗处置、每一个医疗检查必须符合临床诊疗技术规范，不容许恣意、人为地更改或超越，违背临床诊疗技术规范的本身就是非法行医的行为。如在抗生素使用问题上，医生无视感染情况、病原学结果、患者的基础情况，过度联合用药、超长时间用药、超大剂量用药，导致抗生素的滥用、过度使用。患者就医环境安全问题，如医疗机构发生火灾或火灾隐患，患者在医院意外死亡含在医院内自杀、他杀、住院期间外出意外伤亡等。有患者的原因，也有医院管理的原因，还包括守法意识、科学的管理等。我国制定的各种法律法规：《执业医师法》、《传染病防治法》、《输血法》、《医疗事故处理条例》、《护士管理办法》、《医务人员行为规范》、《医疗机构管理条例》等，从各个方面，加强了对医疗机构、医务人员的行为进行规范和限定，明确要求医疗机构和个人必须在法律的约束下为患者提供医疗卫生保健服务。

## 三、了解差错、从错误中吸取教训

在任何行业，促成差错的最常见因素之一是人为差错。研究表明平均60%～80%的事故涉及人为差错。在一项麻醉差错分析中，82%的可预防差错涉及人为差错，其余涉及重大的仪器故障。甚至当仪器出现故障时，人为差错还将使这种故障的后果更加恶化。一项在美国 12 家医院进行的 182 份三种情况死亡病例调查（死亡原因为脑血管意外、肺炎、或心肌梗死）发现，14%～27%的死亡是可以避免的。一项 203 起心搏骤停差错的分析发现，14%是因医生的治疗而引起并发症，其中一半是完全可以预防的。一项 44 603 名手术术后患者调查发现：2 428（5.4%）人遭受并发症痛苦，其中有一半可归因于差错。

### （一）差错的类型和特点

在临床实践中，疏忽、失误和过失，结果都是很严重的，都极有可能伤害到患者。如医师选择一种适当的药物，本打算写 1 mg，结果写成了 10 mg，这里面就包含了一次疏忽。该医生最初的意图是正确的（根据患者的情况选择适当的药物剂量），但实际上并未按计划执行，很可能酿成大错，危及患者生命。诊治过程中常见的差错类型及特点见表5-1。

表 5-1　诊治过程中常见差错的类型和特点

| 类型 | 特点 |
| --- | --- |
| 诊断 | 诊断错误或诊断延误 |
| | 未履行必要的检查或检验 |
| | 使用过时的检查或检验方法 |
| | 不按照监测或实验室检验的结果处理 |
| 治疗 | 一项操作、处方或检查未按计划执行 |
| | 实施过程中的差错 |
| | 药物使用剂量或方法差错 |
| | 可避免的治疗延误或对异常检验结果的反应迟钝 |
| | 不恰当（无指证）的护理 |
| 预防 | 未能提供预防性治疗 |
| | 监控或后续治疗不充分 |
| 其他 | 缺乏交流 |
| | 设备故障 |
| | 其他系统故障 |

### （二）避免差错的方法

**1. 了解差错的成因**

了解差错的成因，才能有针对性的避免差错。引起差错的常见原因有：①经验不足，业务不熟悉（尤其在缺乏上级医师指导时）；②时间紧张（如迟到仓促上阵）；③检查不够（导致信息掌握不足）；④流程不规范；⑤设备人机交互界面差；⑥医师个人原因，如疲劳、应急、饥饿、生病、语言或文化差异、情绪不好等。

**2. 防范差错的方法**

防范差错常见的方法有：①系统层面的事件监控系统，收集和分析任何可能造成或已发生差错的事件，识别和总结最常引起差错的原因，并及时提前提醒相关人员。②组织文化建设，从价值观、信仰、组织构架和控制系统层面规范行为。③其他，比如匿名自我报告、定时报告、公布因报告而避免差错的成功案例、公布最近的医疗差错以起警醒作用等。④个人层面的医务人员要注意自己的健康和情绪状况；了解工作环境、规章制度及标准流程；详细了解患者病情及自己的工作任务；任何事情尽量提前准备和计划，如能建立自己的一套提醒提纲更好。另外，遇到自己不知道或无法处理的事件，一定要请示上级。

2008年WHO曾提出过五项减少差错发生的措施，包括：①医护人员应遵循标准操作程序和指南；②为医护人员提供有效的培训，确保其知识更新；③促进医护人员之间、医护人员与患者及其家属之间、医护人员与管理人员之间的有效交流；④药物安全；⑤患者参与诊疗。

## 四、国内外有关患者安全的现状与对策

### （一）患者安全是全球面临的挑战

早在20世纪50年代就有不良医疗事件的研究报告，但当时这一问题并未引起人们充分重视。自20世纪90年代初，澳大利亚、英国和美国发表了相关研究报告，特别是1999年美国医学研究所（Institute of Medicine，IOM）著名报告——《孰能无过：构建一个更安全的保健系统》，引起各国高度重视和全球广泛的讨论与思考。

就发展中国家的普遍情况而言，因基础设施设备不完善、药品质量不达标、资源相对匮乏、管理不力、感染控制能力较差、个人技术有限及资金严重不足等，所导致的医疗过失和事故发生率绝不会低于发达国家。根据WHO的新闻公报，患者安全问题在世界各国不同程度地存在，但在发展中国家尤为严重，发展中国家至少有50%的医疗器械不安全。在WHO收到的伪劣药品报告中，有77%的案例发生在发展中国家。成千上万的患者由于接受错误治疗、输入不安全的血液以及服用伪劣药品而留下后遗症、伤残，甚至死亡。

目前我国的患者监测体系尚不健全，医疗不良事件未见系统报告，医生对患者安全问题缺乏足够认识，患者自身保护意识不强。患者安全问题同样面临以下六个方面的挑战：

（1）医务人员整体素质和技术水平有待提高，继续教育和培训相对滞后，个别人员责任心不强，忽视患者安全，医疗事故和差错时有发生。

（2）有些医疗机构的医疗服务不规范，过度服务、追求经济效益。

（3）在高新技术的应用中缺乏管理，加之医疗技术本身存在的风险性，给患者造成了伤害。

（4）患者的知情同意权、选择权、隐私权和参与权等未得到充分的尊重和保护。

（5）对医疗治疗和患者安全缺乏有效的信息、检测和评价系统。

（6）药品使用不合理，存在严重的滥用抗菌药物、注射安全、血液制品安全等隐患问题。

——王羽. 患者安全问题面临六方面挑战. 中国医院管理，2005年

### （二）应对患者安全问题的对策

倡导患者安全活动，是21世纪WHO在全球的重要举措之一，是全球极为重视的课题和难题。

2002年5月：第55届世界卫生大会通过了WHA 55.18决议，督促成员重视患者安全问题；

2004 年 5 月：第 57 届世界卫生大会再次讨论患者安全问题，决定成立"患者安全国际联盟"；

2004 年 10 月：在美国华盛顿宣布"患者安全国际联盟"正式启动；

2005 年 11 月：在英国伦敦召开"患者安全国际联盟"欧盟峰会；

2006 年 1 月：制定 WHO"患者安全国际联盟"2006—2007 年十大行动纲领；

2007 年 5 月：为预防患者在治疗和护理期间发生医疗差错，启动"患者安全九项措施"；

2008 年 2 月：启动"患者安全研究"及"患者安全本科医学教育"项目。

患者安全国际联盟制定了贯穿于相关研究领域的三项核心原则：

（1）以患者为中心、改善全球患者的安全；

（2）了解和探索本国及与全球相关的患者安全信息方法；

（3）建立解决患者安全问题干预措施的知识基础，更快、更系统地在全球传播有效信息和知识。

2006—2007 年联盟优选了 10 项行动计划，详见表 5-2。

针对医疗环境中存在相当程度的医疗错误与风险，WHO 成员分别采取了应对措施，成立患者安全的专门研究机构，致力于相关研究。

英国国家患者安全机构（the National Patient Safety Agency），制定患者安全相关领域的立法，采取相应措施，包括建立国家患者安全管理中心、健全医疗差错报告系统、实施安全计划、执行操作规范以保证患者安全等。该机构于 2010 年撤销，患者安全等相关职能并入英国国家医疗服务体系（National Health Service，NHS）等机构中。美国医疗机构评审组织（Joint Commission on Accreditation of Healthcare Organization，JCAHO）自 2003 年以来每年都制订"国家患者安全目标"，提出医疗机构促进患者安全的 7 大目标，包括改进患者识别的准确性，改善医务人员之间沟通的有效性，提高使用高危险药物的安全性，避免错误的手术部位、错误的手术及错误的手术流程，改进输液措施的安全性，改善临床警示系统的有效性，降低医院感染的风险。

2000 年以前，澳大利亚由医疗疏忽造成的死亡率达 16.6%。澳大利亚政府于 2000 年成立健康照护安全与质量委员会，负责统筹全国患者安全与医疗质量的改善工作，建立医疗不良事件通报系统，并协助排除有碍医疗安全环境的障碍。

日本为预防医疗不良事件或医疗事故的发生，在 1999 年由医学会、护理学会、医院管理协作等医疗团体共同组成委员会，负责制订相关预防策略与执行方案。从 2001 年度预算中，拨款 200 万美元成立患者安全研究基金，召开患者安全委员会议，制定更为完善的国家患者安全政策。

我国在国内有关机构的努力下，卫生部采取了一系列重要相关措施：WHO 首届患者安全世界联盟日大会于 2004 年在上海召开，为在我国推广患者安全、确定策略和建立机制奠定了一定的基础。中国医院协会在卫生部医政司的指导下，根据开展医院管理评价与评估工作的实践，参考了美国医疗机构评审联合委员会（JCAHO）等文献资料，选择了具有普遍性、可操作性强、重点明确的项目，提出中国医院协会《2007 年度患者安全的目标》的 8 个目标。

表 5 - 2　2006—2007 年联盟优选的 10 项行动计划

| 项　目 | 行动计划 |
|---|---|
| 全球患者安全挑战<br>Global Patient Safety Challenge | 每两年确定与全球相关及有实际意义的患者安全主题。2005—2006 年以 "Clean Care is Safer Care" 为主题，改进与感染有关的保健工作。2007—2008 年以 "Safe Surgery Save Lives" 为主题。 |
| 患者参与的患者安全<br>Patients for Patient Safety | 患者对自己的生命健康天生具有高度责任感，保证患者安全，不仅是医护人员和医疗机构的责任，需要整个卫生保健系统的改革和患者的参与。2005 年 10 月 "患者为患者安全伦敦宣言" 正式在英国伦敦发表。 |
| 制定患者安全的分类<br>Developing a Patient Safety<br>Taxonomy | 制定国际认可的框架，定义和分类负性事件以及接近负性事件。从本国及全球角度出发，预防和缓解负性事件及接近负性事件的发生，共同探讨负性事件及接近负性事件的覆盖、类型、原因、严重程度及后果。 |
| 患者安全的研究<br>Research for Patient Safety | 制定国际认可的患者安全研究日程及方法。致力于研究存在知识断带的特定领域。在所选定的发展中国家和欠发达国家测量和了解患者伤害的程度和性质，制定更好的测量方法及工具。 |
| 患者安全的对策<br>Solution for Patient Safety | 加强国际合作，促进现行的患者安全干预措施的实施，更好地协调和集合国际力量，共同制定未来患者安全对策。 |
| 患者安全的报告与学习系统<br>Reporting and Learning | 报告系统是一种主要工具，促进有效的事故原因的报告、分析和调查；鉴定患者安全问题中存在的风险和原因，从中吸取教训并采取相关的预防措施。 |
| 患者安全行动<br>Safety Action | 为卫生保健各行各业传播提供改进患者安全的最佳临床实践模式，包括怎样正确地实施，什么是改进患者安全的最佳模式，是否有证可循。 |
| 患者安全的技术<br>Technology for Patient Safety | 为成员提供改进患者安全新技术的使用机会，包括信息技术的有效实施、采纳改进设备器械的设计和使用新技术。 |
| 急症患者的照料<br>Care of Acutely ill Patients | 确定急症患者照料的优先顺序，制定国际认可的方法支持并启动相关研究、教育及传播其实践模式。 |
| 学习患者安全知识<br>Patient safety knowledge<br>at your fingertips | 与成员及合作伙伴共同收集和分享全球患者安全知识与信息。 |

## 五、倡导患者安全至关重要

由于客观和主观的原因，医疗差错是不可避免的。著名的科学哲学家卡尔·波普尔有一句名言："科学通过学习错误而进步。"这句话特别适合于医学。

### （一）患者安全：医务工作者的责任

中国医院协会前会长曹桂荣在接受中国医学论坛报采访时说，患者安全是医学领域的一个经典课题，也是医疗质量的前提和最基本要求。医务人员实施医疗行为、提供医疗服务的全过程，都会涉及患者安全问题。不注重患者安全，将对患者造成直接、无法挽回的后果，甚至危及患者生命。保证患者安全是医务工作者义不容辞的责任和义务。

在医疗护理过程中，我们的行为和言语都将直接涉及和影响患者安全。患者的脆弱与诊断、治疗的许多不确定性，造成了相当比例的医疗不良事件或医疗错误发生。虽然这些错误大部分来自系统、程序、工作环境中的潜藏失误，但仍有一部分来自我们个人的疏忽或技术的不良。因此，务必保持警惕，认真负责，一丝不苟；从我做起，积极参与患者安全活动，了解并执行安全的医疗行为规范和程序，积极报告威胁患者安全的不良事件，积极参加新技术、新方法、新检查项目的再教育和培训。"精湛的临床技能、社会责任感和人道主义"是医生必须具备的三项基本素质和职业道德准则。

### （二）患者安全：共同的责任

患者安全是医疗机构、医务工作者和患者三方之间形成合法、有序、良性、健康的运作体系，以保障医疗行为价值实现的最终目的。

现代医学为许多疾病的治疗提供了有益良方，同时也为患者带来了昂贵开销；诊断盛行带来的真正问题是导致了治疗的盛行；并非所有的治疗都能产生明显的效益，相反几乎所有的治疗都有副作用；新技术及新疗法的介入、卫生保健体制的错综复杂、医生个人有限的判断决策能力、在各种压力及变幻莫测的情景下做出的医疗决策，不可避免将导致负性事件的发生。

因此，倡导患者安全文化，保证患者安全，不仅是临床医生、药剂师、护理人员及医院的责任，也需要整个卫生保健系统的改革，特别是患者的参与和督促。毕竟患者对自己的生命健康天生具有高度责任感，我们应鼓励患者成为患者安全体系的一员，共同倡导患者安全文化，避免和减少医疗差错。

（张鸣明）

## 第六节　临床医学与法律

### 一、临床医学与法律的关联基础——病的人与人的病的有机统一

对医学生而言，如何看待和评价临床医学和法律关系问题绝对是一个热门但又困惑的话题。一直以来，存在一种普遍性认识：对医学生来说，法律只是一门医学领域之外的学科，一类医学专业之外的知识补充，一种医学技能之外的兴趣特长，一个通过诸如选修课或课余时间就可自行完善的兴趣储备。法律因不能用来看病，所以法律与医学无关。

然而，医疗中的法律问题现已成为医学毕业生甚至不少医学专家们最感不适应的问题。比如，肿瘤科医生们常遇到这样的问题：基于保护性医疗而善意隐瞒患癌的事实，但事后患方（包括患者及其近亲属，下同）不但不领情却反指责其知情权受侵犯，要求医方（包括医疗机构和医务人员，下同）承担侵权责任，医方觉得委屈吗？又比如妇产科医生有这样的担心：若允许患者基于隐私事由，决定让还是不让实习生进行妇科检查，那以后可能就没有合格妇科医师了，到时妇科疾病又能让谁治疗呢？不适应问题不仅只表现在临床问题方面，还包括在法规的理解方面。比如，2002年由卫生部颁发并开始实施的《病历书写基本规范（试行）》第10条第1款规定："对按照有关规定需取得患者书面同意方

可进行的医疗活动（如特殊检查、特殊治疗、手术、实验性临床医疗等），应当由患者本人签署同意书。患者不具备完全民事行为能力时，应当由其法定代理人签字；患者因病无法签字时，应当由其近亲属签字，没有近亲属的，由其关系人签字；为抢救患者，在法定代理人或近亲属、关系人无法及时签字的情况下，可由医疗机构负责人或者被授权的负责人签字。"可问题是，法规中所谓"关系人"究竟包括哪些人，这让众多医生深感困惑。"关系人"问题不解决可不是什么小事，比如在请他人照管的患儿父母家人均不在场的情况下，若进行特殊检查而必须签字，请问，照管人签字管用吗？其实，照管人就是与患儿具有利害关系的关系人，但若不明白关系人含义，严重的将可能危及患儿生命。

上述这些问题进一步表明：临床医学与法律无关的认识是错误的，具有很大危害性，是一种片面的、纯而又纯的狭隘医学观，一种见病不见人的一厢情愿式的机械医学观。这样的医学观既不能很好地用于医疗纠纷处理，满足临床医学发展需要；也不能真正揭示临床医学与法律之间存在的内在的固有关联，已与现代法治社会现状、发展及趋势很不适应，到了要对临床医学和法律进行再审视和重新解读的时候了。

## 二、病－人互动理论及其价值

临床医学关注人在医学层面出现的问题，法律关注人在法律层面出现的问题。一个患有疾病的人既会遇到临床医学层面的问题，也会遇到法律层面的问题。这些问题的产生和存在要求我们提出解决的理论、方法，比如面对这些问题，基于什么样的理念才既能清楚阐述和合法表达己方立场、观点，又能探寻争议和冲突背后所隐藏的影响和制约机制，并为处理临床医学与法律及其相关问题提供指导和引导。贴近需要的理论是病－人互动理论。

### （一）病－人互动理论概述

病－人互动理论是基于临床医学和法律结合基础上的理论研究和实务操作中对各种经验、教训进行反思、总结与提炼而形成的一种应用理论。其能够真实地反映出临床医学和法律之间所具有的内在关联性，可用于解释和指导解决当前种种医患不和谐问题。病－人互动理论是一种医学与法律结合性理论。

**1. 病－人互动理论之"病"的解读**

在病－人互动理论中，"病"并非是特指，而是泛指人所患的种种疾病，比如可以是流行性感冒或心脏病、糖尿病、肝炎；从法律角度，不同的患者在诊断治疗上享有不同的权利，不同的疾病在处理上有不同的法律规定，"病"名也并不是可以任意确定或随意诊疗护理的。比如传染病的诊疗护理就有专门的法律进行规定，《中华人民共和国传染病防治法》第3条规定："本法规定的传染病分为甲类、乙类和丙类。"

**2. 病－人互动理论之"人"的解读**

在病－人互动理论中，其"人"是特指患了某一种或多种疾病的某个特定的人。从法律角度，其"人"一定是特指某个特定的自然人而不是法人或其他组织。自然人可是本国人，也可以是外国人。本国人与外国人分属不同的国籍，除非由国际条约或双边条约规定，否则即使他们患有相同的疾病，他们在诊疗护理上却可能享有不同的权利。比如，2006年中国卫生部人体器官移植技术临床应用委员会第二次会议暨全国人体器官移植技术临床应用管理峰会发表了六点准则声明，其中第4点明确指出："中国人体器官移植应该优先满足本国公民（包括香港、澳门和台湾）人体器官移植的需要，对于其他国家和地区公民提出的人体器官移植申请，在特殊的情况下，履行特定的程序后实施。"即使都是一国公民，也患同样的疾病，患者在治疗上也不能说可以享有同等的权利。比如，《人体器官移植条例》第10条规定："活体器官的接受人限于活体器官捐献人的配偶、直系血亲或者三代以内旁系血亲，或者有证据证明与活体器官捐献人存在因帮扶等形成亲情关系的人员。"显然，同样是肾衰竭而等待接受移植的患者，在能否成为活体器官的接受人问题上，享有的权利是不同的。

**3. 病－人互动理论之"互动关系"的解读**

此理论中"互动"主要是指"病"与"人"之间具有相互作用、相互依存、相互制约、密不可分，具有"同时存在"、"同态进展"、"同步终结"之特点。其中，"同时存在"是指人与其患的病同时存在，并统一于一个具体的人之中。"同态进展"中"态"主要是指状态、时态、情态，比如当人患的"病"加重时，则患病的"人"健康就随之恶化；反之，当人患的"病"减轻或消失，则患病的"人"就好转或恢复健康。"同步终结"是指人患的"病"与患病的"人"在最终结果上具有同步性，如一旦患病的"人"恢复了健康，则表明人的"病"已治愈，"病"归于终结；反之，一旦患病的"人"死了，则"病"由于失去赖以存在的载体，随人体消失也最终消灭，表现结果上的一致性。

病－人互动理论特别强调两个离不开：一方面，人不可能永远没有病。疾病总与人关联，人一生离不开疾病困扰，是人总是要生病的。既然如此，诊疗护理"人的病"就需要临床医学，离不开临床医学。另一方面，病离不了人，人又离不了病。治疗"病的人"即医生需按照伦理道德、宗教、风俗习惯和法律指导与规范进行诊疗活动。所以，医生离不开法律。

正是基于"病的人与人的病"的有机统一，病－人互动理论的产生、发展和完善也才有可能。离开"病谈人"不是临床医学之事，离开"人谈病"不属法律调整之事。

病－人互动理论具有很强的实用性，可用于揭示临床医学与法律之间存在的关系及其本质属性，对指导医疗工作的开展和争议的处理具有很强的理论价值和现实指导意义。

**（二）病－人互动理论的价值和作用**

**1. 从"病－人互动理论"看健康的本质**

WHO将健康定义由原来的"没有疾病"改变为"健康不仅是指没有疾病，而且包括躯体、心理和社会适应处于良好状态"。健康新理念的提出，让病－人互动理论的产生、发展和完善有了无限空间，让其价值和作用有了发挥的平台。

众所周知，分娩虽是生理现象，但分娩对产妇确实是一种持久而强烈的应激源。相当数量的初产妇从亲友处听到有关分娩的负面诉说，害怕和恐惧分娩，比如怕疼痛、怕出血、怕发生难产、怕胎儿性别不理想、怕胎儿有畸形、怕对今后性生活有影响、怕有生命危险，以至于临产后情绪紧张，常常处于焦虑不安和恐惧的心理状态。现已证实，产妇的这种情绪会使产妇体力消耗过多；同时也促使产妇神经内分泌发生变化，交感神经兴奋，释放儿茶酚胺，血压升高，导致胎儿缺血缺氧，出现胎儿窘迫。如何让产妇解除或避免发生胎儿窘迫呢？从健康的定义出发，医师不仅要告知分娩不是疾病而是正常生理现象，处理得当有利于产妇恢复健康，而且应通过心理、社会等方面工作化解产妇的焦虑恐惧心理。比如，在产房设计、空间布置、色彩选择上体现人性化，同时可以采取允许丈夫陪护并亲临分娩现场、安排水中分娩等方式实现产妇的身心与家庭、医院和社会适应处于良好状态。这些措施将会令产妇轻松分娩，结果在很大程度上阻止胎儿窘迫发生，最大限度地让潜在医患纠纷得以避免。

这就是一种按病－人互动理论要求进行诊疗护理工作的典型案件。处理产妇分娩事件上的正反经验让医学生们更加懂得病－人互动理论在理解健康观念上的价值和作用。

### 2. 从"病－人互动理论"看医学模式转变

我们知道，医学模式转变动力是源于人们对健康观念的重新认识。医学知识陈旧和更新的速度日益加快。医学知识的不断更新与分化促进临床专业化的发展，但精力与寿命都有限的单个医务人员不可能精通临床医学的各个专业，专业化发展就成为医务人员的选择。但专业化的后果之一就是医务人员的知识面过窄，造成对患者的"碎片"式治疗，甚至一个外科医师诊治不了"本专业"以外的外科疾病，故有患者抱怨医师把他们当作一架拆成很多部件的机器，而不是当作完整的人看待。即所谓"医方眼里只有病，没有人"、"治好了躯体的病，却引起了心理的病"。因此，以"没有疾病就是健康；医方就病论病，以疾病为中心；医务人员居支配地位，患者居服从地位"为主要内容的生物医学模式越来越不适应社会发展与人类健康的需要。

在 20 世纪，由于系统论、控制论和信息论的发展与传播，医学界提出了"以疾病为中心转向以患者为中心；不仅诊疗护理患者的疾病，而且还通过诊疗护理使得患者躯体、心理与社会处于良好的适应状态"为主要内容的生物－心理－社会医学模式的健康观。这使得医学走向更加的综合与科学，产妇顺利分娩的比例大为提高就是明证。

### 3. 从"病－人互动理论"看"以患方为中心"理念

各个医疗机构都有一套适合本院特色的诊疗护理制度，而这些规章制度的制订人是医方，诊疗护理的程序和内容首先是方便本机构。如此一来，事实上就自觉或不自觉地体现了以"医院为中心"、"以医师为中心"和"以疾病为中心"，而不是"以患方为中心"。逻辑上，在医方眼里，既然在我医院诊疗护理，当然一切得按我们的规定进行。患者首先不被看作一个"人"，而被看作是一种病的载体。医方最关心的是治病，至于对"病的人"的考虑包括对患者及其家属的关怀、解释等就退其次了。患方唯一的选择就是消极等待，在治疗上只有选择同意或不同意的自由。医患共同参与疾病治疗方案只能作为一个假设，并没有更进一步的制度要求医方落实"以患方为中心"，它被架空了！

### 4. 培养"眼中见病心中有法"的新视野

医学专家在疾病治疗上具有的选择合理的医疗、预防、保健方案的权力，是不容非法干预和侵犯的。同样，基于不能离开"病的人"而只谈论临床医学，患方享有的隐私、知情同意等权利，不能因为患病而被剥夺或取消。患病并不意味着患者的生命、健康就任由医方处置，比如这样一个案例就值得从临床医学和法律结合角度进行思考。2005 年 3 月，南通市儿童福利院的两名十三四岁的智障少女，在南通某医院被切除了子宫。切除手术是在儿童福利院领导要求下做的，双方还签订了协议，规定一切法律责任由儿童福利院承担，福利院的副院长陈某以监护人的名义在协议和手术病历上签了字。当时福利院的解释是：这两名女孩最近来了初潮，收拾起来非常麻烦，将来性成熟之后会更加麻烦，反正她们也不能生育，现在切除她们的子宫，省了许多麻烦。南通市崇川区检察院以故意伤害罪将相关责任人起诉至崇川区法院。公诉方指出，孤残儿童不仅具有生存权，还应具有发展权。南通市儿童福利院因担心护理麻烦而切除智障少女子宫，是剥夺少年儿童享有健康权、发展权的身心伤害行为，必须受到法律的制裁。崇川区法院于 2006 年 7 月对切除两名智障少女子宫的相关人员做出一审判决：南通市儿童福利院原副院长陈某、原院长缪某，南通某医院妇产科医师王某、苏某 4 名被告人构成故意伤害罪，判处陈某有期徒刑 1 年、缓刑 2 年，判处其余 3 名被告人管制 6 个月。判决表明，即使主观上为患者着想，但也不能侵犯法律赋予患者的合法权利。比如，本案中医方是不能擅自切除智障少女子宫的，遵守法律行医是医方执业的应有义务。这要求在医疗实践中，医方应当尊重患者的知情同意权，尊重和保障患者的隐私，履行包括但不限于诊断治疗、告知与保密、谨慎注意、汇报等义务。

**5. 医法结合制定诊疗护理规范**

狭义的诊疗护理规范、常规是指有权的行政机关或经过授权的全国性医疗行业学（协）会根据行业性质、目的、任务和特点，制定或认可的用于规范临床活动的各种标准、规程、制度、指南的总称。广义的诊疗护理规范、常规是指由各医疗、保健和预防机构自己制定或认可的，要求机构及其工作人员在进行医疗、预防、保健及医用物品供应等各项工作必须遵循的工作内容、方法、程序、步骤等的总和。本文所称的是狭义诊疗护理规范、常规。

随着尊重和保障人权精神的进一步落实、患者法律意识的进一步增强、病－人互动理论的倡导和依法行医理念的普及，让医学界包括医学生们普遍认识到诊疗护理规范、常规的价值与作用，懂得制定诊疗护理规范、常规——医法结合性规范、常规的重要性和迫切性。比如，2002 年 9 月 1 日开始实施的《医疗事故处理条例》将诊疗护理规范、常规定性为判断医疗事故有无的标准之一，就是最好的证明。

**6. 医患法律关系是诊疗护理的前提和条件**

法律关系包括民事法律关系、行政法律关系、刑事法律关系和宪政法律关系。不同法律关系适用不同的法律和法律原则，侵犯不同法律关系，就产生不同的民事责任、行政责任、刑事责任和宪法责任。在处理各种责任竞合问题上，应当遵循宪法责任—刑事责任—行政责任—民事责任的处理路径。比如处理医闹问题，先看是否涉嫌犯罪，再看是否违法，最后才考虑由医患双方依法解决，如果不按照这样的路径，在医患层面，医闹问题难以由双方彻底解决。

临床医患关系一旦建立，就必须纳入法律视野。比如，医师一旦穿上白大褂，患者一旦挂号，医患之间法律关系就已经存在，彼此之间的权利与义务就已经存在。要指出的是，在医疗活动中，患者前往医疗机构治疗疾病并不是基于生活消费需要而购买、使用商品或者接受服务，医患之间不应当是消费法律关系，不受《消费者权益保护法》调整；患者前往医疗机构治疗疾病也不基于买卖或销售目的，医患之间也不应当是销售（买卖）法律关系，医患之间是除限于技术和设备外，医方必须诊疗护理患者的并在此基础上形成的医疗法律关系。

在医患法律关系中，最常见的民事法律关系，包括医疗服务合同法律关系和医疗侵权法律关系。

（1）医疗服务合同纠纷法律关系：属于"民事法律之债"范畴，医疗服务合同法律关系成立的标志是患者挂号与医生事实的诊疗护理行为。医疗服务合同的法律关系的要素包括：

1）主体：医方（实际主体与责任主体）与患方；

2）客体：患方本身疾病，以及患方躯体、心理与所处的社会的适应状态；

3）内容：WHO 认为，"健康不仅是指没有疾病，而且包括躯体、心理和社会适应处于良好状态。"据此，可以把医生的诊疗行为分解为两个层次。第一层次主要是指医方只负责消除患者躯体的疾病，而患方有接受、配合和支付必要费用的义务。第二层次是指医生还需要考虑如何通过医疗服务使得患方在躯体、心理与所处的社会有恰当的适应状态。转化为法律用语就是所谓患方的"隐私权"、"知情权"和"同意权"问题。

（2）医疗侵权纠纷法律关系：医疗侵权定义"医疗活动行为人主观上具有过错，医疗活动行为人实施行为违法，患方存在损害后果，医疗活动行为人的违法行为与患方损害后果之间存在因果关系，医方不存在法定抗辩事由。缺乏任何一个法律要件，就不能认定已经构成医疗侵权。"

医疗侵权属于民事法律之权属、侵权及不当得利、无因管理范畴。从逻辑上此类纠纷外延由大到小依次演变的路径为：侵权纠纷 — 人身侵权纠纷 — 人身损害赔偿侵权纠纷 — 医疗损害赔偿侵权纠纷 — 医疗事故损害赔偿侵权纠纷。医疗事故损害赔偿侵权纠纷只是医疗侵权纠纷中外延最小的一种纠纷，其表现形式是患方生命健康权利及其他具有人身性质的法定权利受到不法侵害。在侵权纠纷中，根据规定适用举证责任倒置原则。《最高人民法院关于民事诉讼证据的若干规定》第 4 条第 8 款规定："因医疗行为引起的侵权诉讼，由医疗机构就医疗行为与损害结果之间不存在因果关系承担举证责任。"

根据民事法律理论，医疗侵权法律关系的构成也包括三要素：

1）主体：医方（实际主体与责任主体）与患方；

2）客体：患方本身生命健康及其他具有人身性质的法定权利；

3）内容：围绕患者生命健康权而形成的权利与义务。

**7. 让医学生了解其执业行为是否合法**

在医疗服务合同法律关系中，对危重患者救治，应特别注意医学与法律结合。医学上强调治疗正确、及时，法律上强调治疗要有依有据。应特别注意危急患者是否挂号和有无交保证金并不是抢救的前提和条件，只要危急患者到达了医院，就存在事实上的诊疗护理行为，医方必须切实履行法律规定的诊断检查、及时抢救、告知等义务，以达到消除患者疾病和实现患者健康的医疗目标。比如，《执业医师法》第 24 条规定："对急危患者，医师应当采取紧急措施进行诊治；不得拒绝急救处置。"这就充分体现了以健康为目标，以临床医学采取紧急措施进行诊治为手段，以法律不得拒绝急救处置为保障手段的临床医学与法律相结合的运用，是病 - 人互动理论的生动体现和具体实践。

患者住院期间递交书面请假条请求外出，请假条上明确承诺外出过程中，若出现本人人身损害，与医方无关，由患方自己承担。但问题是在外出后患者出现了人身损害，请问医方是否要患方对人身损害承担法律责任？该问题的本质在于请假条承诺责任自负的主张能否产生医方免责的效力？

从临床医学和法律结合角度分析，是否同意患者住院、住院期间患者的治疗护理以及患者能否出院由医方监护和决定。在是否出院问题上，患方具有请求权，医方具有医疗决定权，决定权本质在于对"病的人和人的病"的理解和把握。除非医方同意其出院，否则，患方的出院请求权难以实现。要强调的是，医方应对患方在住院期间请假外出的请求进行医法结合性审查。首先，从医学上，由于请求请假外出的人是住院患者，既然是住院患者最起码的是其基础状态已不仅是不健康了，而是其疾病诊疗护理达到了衣食住行要由医方专门进行诊疗护理的程度。比如，根据病情严重程度，或入住 ICU，或立即进行手术治疗，或立即下达病危通知，要求患者家人准备后事等；而在护理上，存在一级、二级、三级和四级护理，护理等级要求不同，要求的注意程度、监护力度等都不同。

### 8. 医师的权利与义务

（1）医师的权利：概括而言，在中国成为一名执业医师享有包括但不限于如下权利：

1）申请从事相应医疗、预防、保健之业务权。取得医师资格，医师有申请从事医疗、预防、保健业务工作的权利。

2）对不予以依法注册决定有申请复议权或提起行政诉讼的权利。

3）受社会尊重和执业保障权。

4）组织和参加医师协会权。

5）获得医疗设备权。

6）科研、交流与结社权。

7）接受继续医学教育权。

8）获得执业报酬权。

9）提出建议和意见权，依法参与所在医疗机构的民主管理权。

10）接受表彰或者奖励权。

11）有权成为医疗事故技术鉴定专家库候选人，享有医疗事故鉴定权、医疗事故责任程度判定权。

上述权利在行使的时候也是受到限制的。越过限度不仅不是合法权利，而且还可能成为违法之源。比如，医师不得出具与自己执业范围无关或者与执业类别不相符的医学证明文件，否则就存在滥用权利的问题。不仅如此，享受权利须承担义务。

（2）医师的义务：概括而言，在医疗活动中，医师承担了包括但不限于如下义务：

1）亲自诊查、调查，并按照规定及时填写医学文书的义务。《执业医师法》第 23 条规定："医师实施医疗、预防、保健措施，签署有关医学证明文件，必须亲自诊查、调查，并按照规定及时填写医学文书，不得隐匿、伪造或者销毁医学文书及有关资料。"

2）诊断与治疗的义务。《执业医师法》第 24 条规定："对急危患者，医师应当采取紧急措施进行诊治，不得拒绝急救处置。"

3）药品应当用于正当诊断治疗的义务。《执业医师法》第 25 条规定："医师应当使用经国家有关部门批准使用的药品、消毒药剂和医疗器械。除正当诊断治疗外，不得使用麻醉药品、医疗用毒性药品、精神药品和放射性药品。"

4）告知与谨慎注意的义务。《执业医师法》第 26 条第 1 款规定："医师应当如实向患者或者其家属介绍病情，但应注意避免对患者产生不利后果。"

5）进行实验性临床医疗必须获得批准的义务。《执业医师法》第 26 条第 2 款规定："医师进行实验性临床医疗，应当经医院批准并征得患者本人或者其家属同意。"

6）汇报的义务。《医疗事故处理条例》第 43 条规定："医疗事故争议由双方当事人自行协商解决的，医疗机构应当自协商解决之日起 7 日内向所在地卫生行政部门作出书面报告，并附具协议书。"第 44 条规定："医疗事故争议经人民法院调解或者判决解决的，医疗机构应当自收到生效的人民法院的调解书或者判决书之日起 7 日内向所在地卫生行政部门作出书面报告，并附具调解书或者判决书。"第 45 条规定："县级以上地方人民政府卫生行政部门应当按照规定逐级将当地发生的医疗事故以及依法对发生医疗事故的医疗机构和医务人员作出行政处理的情况，上报国务院卫生行政部门。"

### 三、医法结合使诊疗护理过程和结果既受医学肯定又受法律支持

#### （一）临床医学本身要经得起医学自身的肯定和验证

这里特别值得提出的是要经得起循证医学对传统医学的质疑和验证。传统医学实践与循证医学实践是不同理念的医疗实践，在某些诊疗护理问题上，循证医学证据与传统医学的证据之间存在的冲突明显而严重，需尽快解决。这不仅涉及某个患者的救治问题，而且还涉及诸如医学认识、医学观念、医学教材的更新等系列重大问题。

#### （二）临床医学工作秩序的维护和医师合法权利的维护要在法律上经得起推敲和审查

医方在医疗活动中实施正当防卫与紧急避险需慎重。目前医患关系仍处于比较紧张时期，医患冲突还比较频繁，医师遭受患方暴力侵害的报道也一直不断。如何保护正常的医疗秩序，如何维护医师执业的合法权益就成为一个令医方、政府感到头痛之事。许多医师开始在法律上寻求支持，比如有医师提出在医疗活动中，当发生医患冲突时医方可进行正当防卫和紧急避险以保护自己。

处理诸如医闹等问题，现有法律是可以满足的，当前的关键是督促行政机关依法行政，讲求有法必依。比如目前在处理医闹等问题时，不让事态进一步恶化似乎已经是最大的成功，至于冲突根源和冲突的彻底解决，往往只留给处于第一线的患方与医方自己解决，负有监管责任的卫生行政部门、公安部门则难以有更大作为。如此状况当然难以合法有效地解决问题了。产生这样状况的关键在于没有遵循争议处理的基本原则，即对某一法律事件，处理原则是先审查是否具有刑事责任；再看是否要进行行政处理，比如是否要进行医学鉴定、是否可以进行行政调解等；在排除刑事追究和行政处理路径之后，最后才是按民事层面的民事处理。要遵循"先刑事再行政后民事"的顺序原则，顺序不能相反；否则，不仅争议定性不清，法律关系不明，而且也导致争议各方责任混乱，最终争议是处理不公甚至久拖不决。在医患冲突中，医患双方享有的私权利不能取代刑事和行政公权力行使，医患双方享有的私权利不能超越刑事和行政公权力界限和边界，医患双方享有的民事私权利的行使必须是在刑事和行政公权力停止之处才可发挥作用。没有刑事和行政公权力的依法行使，不可能解决刑事和行政层面的冲突。可见在处理医疗冲突时，既要坚持临床医学与法律相关联和结合的特点，又要遵循基本的法律原则，根据刑事、行政和民事法律关系的不同，适用不同的法律，以求问题的最终解决。

临床医疗活动也受行政监管，行政机关在临床活动中应当依法担负其维护医疗秩序，保护医患双方权益的职责。在这方面，已有比较详细和具有可操作性的条款。比如 2001 年 7 月 22 日起施行的《最高人民法院关于公安机关不履行法定行政职责是否承担行政赔偿责任问题的批复（法释［2001］23 号）》指出："四川省高级人民法院：你院川高法

[2000] 198 号《关于公安机关不履行法定职责是否承担行政赔偿责任的问题的请示》收悉。经研究，答复如下：由于公安机关不履行法定行政职责，致使公民、法人和其他组织的合法权益遭受损害的，应当承担行政赔偿责任。在确定赔偿的数额时，应当考虑该不履行法定职责的行为在损害发生过程和结果中所起的作用等因素。"《治安管理处罚法》第117 条规定："公安机关及其人民警察违法行使职权，侵犯公民、法人和其他组织合法权益，应赔礼道歉；造成损害的，应依法承担赔偿责任。"显然，这些条款对维护医患和谐、保护正常诊疗秩序和维护各方权益方面有重要作用。

医方诊疗护理行为和结果要受医疗和司法的双审查，即"行医之人是一只脚在医院，另一只脚在法院"。为便于理解该命题，可将医疗全过程分为三个阶段：医疗学习阶段、医疗实践阶段、医疗评价阶段。医疗全过程起点是从进入医学院校学习时起，到成为符合《执业医师法》要求之执业医师并可独立从事具体的临床医疗活动时止。论述希望表明：人的病和病的人的有机统一使得临床医学与法律之间具有了关联，并且二者之间所具有的内在结合特征已贯穿于整个医疗活动之中，这已注定了"行医之人一只脚在医院，一只脚在法院"之发生具有正当性、合法性和必然性。法院介入医疗纠纷乃至医疗事故争议的处理，以及法院在解决医疗诉讼中具有的终局性，表明临床医学与法律之间所具有的不可分割性之联系。

### 1. 医疗学习阶段

医学是一门来自于经验又崇尚经验的自然科学。长期的诊疗护理实践中，针对疾病的处理，医者积累了众多的、朴素的诊疗护理经验和常识，他们经过日积月累、去伪存真、去粗取精和总结提炼，构成一个庞大的医学理论体系。医学理论体系并非一蹴而就且凝固不变，它随着时代的发展而不断进展。一般而言，一个时代存在一套相对一致、相对稳定的与时代同步的医学理论体系。比如在我国，在众多供医学生、医师们学习的临床医学理论体系中，最具有代表性、普遍性、普时性且具有相对稳定性特点的理论知识就是临床活动中常用的诊疗护理规范、常规，它们是按照一定的权限和程序，由医学工作者制定并用于临床活动中的规范和常规，这是临床医学经验的总结和凝结，是一种在法规层面上体现临床诊疗护理具有系统化、规范化和强制力的医法规范。

诊疗护理规范、常规是规范化、系统化、程序化并具有约束力之医法规范，可用于进行医疗事故的认定。学（行）医之人要成为医师，离不开医学理论的学习和指导。影响医学理论的知识必然影响医方学习，最终一定会影响到对医疗过程及结果的评价。从这个意义上，一方面，基于对诊疗护理规范、常规的学习、认同和遵守，"学（行）医之人一只脚在医院"具有了确定性；另一方面，在临床活动的过程和结果中，难免出现争议，解决争议的愿望让当事人提起了法定诉求，法律的介入使得争议最终解决具有了可能性、正当性和合法性，而这就使得"学（行）医之人另一只脚在法院"成为一种现实的可靠选择。比如，当患方认为医方诊疗护理违反了有关诊疗护理规范、常规，那么患方就可以在此诊疗护理规范、常规的支持下，依法提起诉讼，争议由医院进入法院，法院适用法律解决医疗纠纷问题。

由医院转向法院，表明学（行）医之人由"一只脚在医院"转为"另一只脚在法院"是可行的。其根源在于临床医学与法律进行了有机的结合，结合使得一个个原本发生于医疗领域内的临床医学争议，以一个个医疗案件的形式进入了法律领域。争议由医学领域进入法律领域是一次巨大的飞跃。如果没有如此结合和如此飞跃，就不会出现由"一只脚在医院"转为"另一只脚在法院"的可能。比如，若"健康观念的深化、医学模式的转化和诊疗护理中心的变化"还仅停留于临床医学理论层面，仅表达于口头上、纸面上，并没有落实到医疗活动之中，那么，由医院向法院的转化就不存在，否则转向一定发生。要知道权利人享有权利是基于法律义务人的义务的履行。不主张权利，义务人就不履行义务。争议在由医院向法院转向的过程中，审查争议必须要考虑争议本身是否符合"健康观念"、是否体现了生物－心理－社会医学模式的要求、是否遵守"变化了的诊疗护理中心"的现实。而要做到这一点，医方就必须进行举证（举证责任分为诉讼法的举证责任和实体法的举证责任），必须就医方的医疗行为与损害结果之间不存在因果关系进行举证。举证证明的结果若符合医法理论要求的，可以预测"学（行）医之人一只脚就在医院"，否则，"学（行）医之人另一只脚就应当在法院"。"一只脚在医院"与"一只脚在法院"的衔接与转化流程详见表 5－3。

**2. 医疗实践阶段**

医学实践阶段是指从医学毕业生通过考试取得医师资格并进入医疗机构开始从事医疗活动时起，至医师执业主体资格终止时止。医疗实践主体包括但不限于医方和患方。医学实践阶段既是临床医学本身展开过程即诊疗护理过程，又是要适用包括诊疗护理规范、常规在内的法规规范的制约的过程。它们用于规范、监督和保障临床医学的进展，即依法。一般而言，在医学活动实践阶段中，诊疗护理规范、常规主要体现在：规范医患双方诊疗护理过程，监督诊疗护理活动规范化、程序化和法治化，保障医患双方合法权益，判断医疗事故有无以及处罚违法行为等。在医疗实践阶段，医患双方在诊疗护理活动中，最常见纠纷是医疗服务合同纠纷和医疗侵权纠纷。

**3. 医疗评判阶段**

医疗评判阶段起于诊疗护理活动终止，如患者临床治愈出院或死亡；终于医法评判。医法评判又分为医疗评判和/或法院裁判。

医疗评判的评判人狭义的就是医院本身，广义的包括医疗卫生行政部门、医院和医学会。评判内容是就医方对患者诊疗护理的过程与结果是否符合临床医学要求，是否违反医疗卫生管理法律、行政法规、部门规章，以及诊疗护理规范、常规。其性质属于行业审查。

法院裁判的裁判人是人民法院（医疗合同纠纷也可以进行仲裁，仲裁机关也具有合同是否有效的审查权，但进行仲裁必须要有书面约定条款），裁判标的则是诊疗护理的客体，即针对患者疾病转归与"健康"要求之间是否符合医疗卫生管理规律、行政法规、部门规章，以及诊疗护理规范、常规，是否遵循了临床医学规律。

表 5-3 "一只脚在医院"与"一只脚在法院"的衔接与转化流程

| | 医疗活动中医患双方对某一诊疗护理行为和结果之争议与处理 | | |
|---|---|---|---|
| 阶段 | 医疗学习阶段 | 医疗实践阶段 | 医疗评判阶段 |
| 产生 | 医学工作者等对医疗经验、教训总结后创立 | 产生标志：挂号或事实上存在的诊疗护理，以医疗服务合同法律关系为例 | 医患双方之间就诊疗护理过程与结果产生争议与冲突 |
| 内容 | 健康观念新变革<br>医学模式新转变<br>诊疗中心新改变<br>医学不可知领域依然存在<br>寻求诊疗护理规范更迫切和重要<br>国家人权尊重和保障意识更增强<br>患方法律意识显著提高<br>医学与法律结合更明显<br>医学更前沿但法律规范却显滞后 | 医疗服务合同法律关系的要素分析：<br>主体：医方与患方<br>客体：患方本身疾病，患方躯体、心理与所处的社会的适应状态<br>内容：<br>第一层次：重点关注"人的病"，表现在医学上是要消除患方本身疾病，现阶段大多数医疗机构、医务人员的诊疗护理的目标不过就是如此。表现在法律上就强调医方诊断是否正确、是否履行告知、谨慎和注意等义务<br>第二层次：重点关注"病的人"，表现在医学上，是要在确保完成第一层次任务的基础上，核心是如何实现患方躯体、心理与所处的社会有恰当的适应状态；表现在法律上，就是要强调尊重患方隐私、知情同意，这是现阶段医患纠纷特别容易发生的症结所在 | 医疗活动规范化<br><br>医师既属医疗行为，也属于法律行为<br><br>医疗行为法律化，如医学文书也是法律文书中的一种<br><br>临床争议接受医院审查，比如医疗评比和护理检查等，医院审查属行业审查范畴，解决医方"一只脚在医院"的问题<br><br>临床争议接受法院审查，比如法院审理医疗事故损害赔偿诉讼案并判决医方应当承担赔偿责任，法院审查属于司法审查，解决医方"一只脚在法院"的问题 |
| 意义 | 在医疗理论学习阶段，医方就应当明确诊疗护理是"人的病与病的人"和谐统一为目的，以病-人互动理论为指导，坚持临床医学与法律相结合的观点，为医患之间和谐与健康而努力 | 医疗实践中，医方应当践行"治疗人的病靠医学，关爱病的人至少要法律"的理念，眼中有病、心中有法，在促进医疗理论产生、发展和完善的同时，认识到医法理论对医疗实践的反作用，通过理论与实践，保障和恢复患者健康的目的 | 临床争议既要医疗审查，又要法律审查，"一只脚在医院"与"一只脚在法院"反映的理念不是只针对医疗行业，其他领域如教育、行政等领域争议解决也如此。司法审查是法治社会争议的最后审查方式，司法审查具有确认、变更与终止医疗法律关系之最终效力 |
| 共识 | ①和谐社会也是法治社会，法治社会离不开司法审查<br>②医方举证责任接轨，医方免职法定而苛刻<br>③诊疗护理规范、常规是医学与法律结合的最直接产物<br>④医疗纠纷难以完全避免，解决之路需临床医学与法律结合<br>⑤医疗纠纷防范的关键在医学本身，医疗纠纷防范的核心在法律程序<br>⑥医法分工不能取代，医法结合必须坚持<br>⑦告与不告是医患当事人的权利，赢与不赢是人民法院的权力 | | |

## 四、临床医学与法律结合的价值及意义

### (一) 解决争议必须是一个法律问题

法律问题是人之理性可以解决的问题。尽管诊疗护理问题本质上是关于人的病与病的人的问题，与此对应，需要临床医学与法律。尽管临床医学与法律属于不同范畴，但在诊疗护理人的问题上，最基本的需要是进行临床医学问题和法律的结合。从临床医学角度而言，虽然其已取得巨大进展，但至今仍有不少临床问题无法解决。虽然临床医学在研究层面存在问题很正常、不可怕，但临床医学毕竟是一个实践性科学，临床医学研究层面存在的这些问题并不是在研究领域，在现实临床治疗中也一定有反映，有的已经成为各方认可并能够免责的共识性观点。比如，在现有科学技术条件下，手术后出现难以克服和避免的并发症。这些观点已经反映到法规之上，《医疗事故处理条例》第33条规定："有下列情形之一的，不属于医疗事故：①在紧急情况下为抢救垂危患者生命而采取紧急医学措施造成不良后果的；②在医疗活动中由于患者病情异常或者患者体质特殊而发生医疗意外的；③在现有医学科学技术条件下，发生无法预料或者不能防范的不良后果的；④无过错输血感染造成不良后果的；⑤因患方原因延误诊疗导致不良后果的；⑥因不可抗力造成不良后果的。"除上述情况外，在诊疗护理过程和结果认定上，还有一些临床问题在医患之间仍存在争议，还没有形成共识，但对此争议又必须要解决。因为鉴于临床医学本质是为人服务的一门学科，一门"人"学，所以，从"人的病与病的人"角度出发，要解决这些临床问题，必须满足它可以成为一个法律问题。只有临床医学问题成为一个法律问题时，它才具备可以获得答案的可能，尽管可能的答案在若干年以后被证明是错误的，但对临床问题争议答案的追求以及给予秩序带来的好处而言，临床医学问题成为法律问题既是必需的，又是巨大的。临床医学与法律之间的结合，表明临床医学问题无论在医学上还是在法律上都是一个可以被人类理性解决的问题，它们的结合既具有内在必然性，也具有外在的可操作性。只有这样，才能让一个个医疗争议案件获得解决。

### (二) 循证临床医学的价值

目前，从医法证据角度，针对诊疗护理"人的病与病的人"问题上，最能够代表循证医学与法律实践结合的概括语就是《中国循证医学杂志》的刊语词——"基于问题的研究，遵循证据的决策，关注实践的结果，后效评价，止于至善。"

### (三) 医法结合使诊疗过程和结果具有了双评价性

"一只脚在医院"与"另一只脚在法院"的形成、产生和演变，表明了医学与法律之间的结合绝不是歧视医学，不是要"按法律要求指导医学发展"，而是更加珍视临床医学的发展要坚持与法律的有机统一。"病-人互动理论"和据此推论出的各种医法结合性成果并非是针对医疗行业的，也不是要构成对医师执业歧视性规定，恰恰这是依法行医的应有之义。法律和临床医学是属于不同学科，虽然不同学科有不同特点，但在实践中，因学科问题所引发的问题是否是免责问题，最终应当接受司法审查。不接受司法审查，以学科特殊原因或其他什么原因要求免责，不仅是对受害人的不负责，更主要也最终是对从事这个学科的人和这个学科本身不负责。

## （四）法律与临床医学的有机结合使得对临床医学过程和结果的争议具有了可诉性

临床医学问题本质上是一个自然科学与社会科学相结合的问题，"人的病和病的人"就是最好的说明。既然如此，要让建立在"人的病和病的人"基础之上的医学与法律问题在发生争议时，要在临床实践中落实如此理念，要在处理上更公平、公正和正义，就必须要具有针对性、可预期性和可操作性的临床医学和法律结合性规范，比如制定诊疗护理规范。而进行医疗事故损害赔偿等诉讼则表明了临床医学实践问题具有可诉性。

"人的病与病的人"的深刻含义以及病-人互动理论的具体运用更提出了在临床医学知识学习的同时，千万不要忘了法的价值和作用。"一只脚在医院"表明行业审查的必然性，"另一只脚在法院"表明司法审查的必然性。因为临床医学问题与法律问题之间转化是以怎样方式或向何处转移，一个可以依据医学规律和法律原理进行调控的制度平台十分重要。比如，对停留于医院内的临床争议问题，可以启动行业内审查的机制；对已经进入法院的临床诉讼问题，可以启动司法救济机制。

## （五）医法结合使诊疗过程和结果争议有了终局性

解决"人的病与病的人"问题需要临床医学和法律的介入，"一只脚在医院"与"另一只脚在法院"既表明了它们彼此之间的衔接与转化的趋势，又表明了介入后引发的不同后果。不仅如此，从理念上，对这类争议解决模式进行概括和抽象，可以演化出一个公式、一个共同的规律——"一只脚在某行业，另一只脚在法院"。这不仅说明在对诸如医疗事故争议的处理是既不能离开医学也不能离开法律，而且还说明在与人相关的问题上，一旦发生争议，无论什么行业，法院介入和审查是在法治社会处理争议的一个基本民事。成为一个法律问题，具有法律属性，是争议可以解决的前提。法院介入和审理使争议具有终局性的定论，也只有这样才能获得对某一个争议具有终局性结果的可能。

总之，临床医学与法律结合问题是一个值得医学生长久思考的话题，是一个体现由人治向法治转型的医法话题。医疗纠纷、医疗诉讼的不断涌现，更表明临床医学和法律结合话题分析、研究和阐述是一个急需解决的问题。在对临床医学与法律之间关系进行阐释与阐述的过程中，"人的病与病的人"的有机统一是进行临床医学与法律结合性研究的理论前提和基石。解决临床问题必须要临床医学和法律的结合性研究。在临床医学全过程中，无论是医疗学习阶段、医疗实践阶段还是医疗评价阶段，一个始终不变的理念是"治人病"的临床医学和"护病人"的法律之间是联则双赢离则两损。病-人互动理论更是表明了医理蕴有法理、法理护着医理的道理，既治病又救人的统一使得临床医学与法律之间的结合得以贯穿整个医疗活动。诊疗护理过程与效果要受临床医学和法律的双评价。进行临床医学评价，表明其受临床医学规律制约，医疗审查是行业审查，解决学（行）医之人"一只脚在医院"的问题，解决"人的病"问题；进行司法评价，表明临床活动要服从法律监管，接受法院审查，法院审查属司法审查，解决学（行）医之人"另一只脚在法院"的问题。

代表法律而进行的法院审查作为法治社会的一种最后救济，具有其他任何审查包括行业审查等难以替代的普适价值。认可、适应和接受它是临床医学和法律结合的应有之义。临床医学和法律是救治和尊重患者的两面，而不是两张皮。

（宋儒亮）

# 第六章 批判性思维与研究

## 学习目标

1. 了解"提问"的重要性。
2. 了解循证医学和批判性思维的基本内涵。
3. 了解如何阅读和评价医学文献。
4. 了解如何撰写临床科研论文。

## 第一节 发现问题是科学研究的起点

### 一、科学、艺术与医学

希波克拉底曾说过"医学是一门艺术"。然而，随着生物医学的发展，临床技术、科学性与技艺、艺术性之间的平衡失调。医学尤其是临床医学的艺术性逐渐丧失，失人性化倾向较为普遍。对此，现代医学家们已经做出了深刻反思，越来越多的医学工作者认识到，无论医学如何科学化与技术化，医学并不能改变其人文性与艺术性的特征。

诺贝尔奖获得者李政道先生说过："科学与艺术不可分割，就像一枚硬币的两面，它们共同的基础是人类的创造力，它们追求的目标都是真理的普遍性。"因此，只有把逻辑思维与形象思维、科学思维与艺术思维有机地结合起来，才能形成高质量、高素质的创造性思维，激发人的创造力，使人的认知更加理性与自由，同时人也获得全面发展，从"必然王国"走向"自由王国"。长期以来，医学院校的教育中常常偏重于科学思维，医学生容易形成习惯的定向思维，犯机械性、片面性毛病，缺乏创造性。因此，需要加强艺术教育，开发医学生的艺术思维，使之与科学思维相互渗透，达到和谐共振，培养创造性思维的目的。

医学教育应注重科学实践与艺术教育的结合，使医学成为艺术化的科学。从远古时代神灵主义的医学模式到1977年美国学者恩格尔（Engel）提出生物－心理－社会医学模式；从经验医学到循证医学的产生，都强调要把患者当作一个社会的人，一个完整的人，一个患有某方面疾病需要帮助的人进行治疗。我们应从人的精神因素、生理因素及人与环境的关系中把握思考病因，使心理、社会因素重新参与到医学活动中，并受到重视；帮助患者恢复心理－生理、体内－体外、个人－社会的平衡状态。我们不能像对待其他自然物一样，单纯地用简单、抽象、细致的科学语言和技术手段去研究人的各种机制和健康。全面地理解人、尊重人和关爱人是医学发展的根本要求。医学生应不断提升自己的人文素质，树立以人为本的理念，使自己顺应医学本质和现代医学发展的要求。

医学与艺术的成功融合，可激发医学生创新的灵感，即医学生发现问题的能力，而发现并恰当地解决问题的能力是成功者的重要素养。

## 二、提出问题是创新的第一步

医学科学史上的每一个重大突破都是人类不断战胜疾病的典范，都是人类勇于创新的结果。近一百年来，医学史上的标志性事件（可参见诺贝尔医学奖得奖理由：http：//baike. baidu. com/view/89940. htm）无一不是推动医学科学向前发展的里程碑事件。但先驱们是如何创造了这些惊人的成就呢？巴尔扎克说："打开一切科学之门的钥匙都毫无疑问的是问号，我们大部分的伟大发现都应该归功于如何提出问题。"李政道也曾经说过："要开拓创新路子，最关键的是你会不会自己发现和提出问题，能正确地提出问题，就是创新的第一步。"

学术上的突破，技术上的革新，文艺的创作，无一不是从发现、提出问题开始。纵观历史上和当今社会的科学名人，不论自然科学家还是社会科学家，哲学家还是数学家，无一不是善于思考、观察、发现和提出问题，并找出解决方法而获得成功的。

爱因斯坦说过："提出一个问题往往比解决一个问题更重要。"因为解决问题也许仅需要数学上或实验上的技能而已，而提出新的问题，新的可能性、从新角度去看旧问题，却需要有创造性的想象力。例如，牛顿巧妙地设计了"三棱镜"实验，有力地驳斥了当时占统治地位的"光改变说"的谬论，从新角度提出了崭新的光学理论。马克思的座右铭是："怀疑一切。"怀疑就将生问，而生活中伟大的智慧，大概就在于逢事都问为什么。17世纪，德国哲学家笛卡尔提出"普遍怀疑"的原则，他说："要想追求真理，必须在一生中尽可能地把所有的事物都怀疑一次。"为了从传统偏见和盲目信仰中摆脱出来，他坚定地认为："一个人宁可用自己的眼睛来指导自己的步履，而不应当盲目地随从别人的指导。"他在认识论四条原则的第一条中明确指出："决不能把任何尚未明确认为真理的东西，放进人的判断之中。"笛卡尔提出普遍怀疑的原则，是为了建立起知识的正确基础，再在这个基础上推演出知识的所有命题，才可能建立起知识体系的宏伟大厦。笛卡尔本人也因敢于冲破当时已经僵化的经院哲学的束缚，发现并提出了不少新的问题，在科学的许多领域，如天文学、气象学、数学等方面都作出了重大的贡献。这种看待事物不是非黑即白，而是持着怀疑和批判态度考虑其多种可能性的思维方式，即是批判性思维。具备这种思维往往是创新的前提。

## 三、从创新人才到创新结果

人才的创新能力成为推动知识发展的核心和关键，创新型人才发现的问题是生产出创新结果的关键。因此，创新结果的实现有赖于创新人才的培养。

### （一）为什么需要创新人才？

**1. 国家需要**

当今世界竞争的实质是综合国力的竞争，归根结底是人才的竞争。我国人才竞争力与发达国家之间的比较，差距较大。为使我国能在竞争中处于不败之地，国家需要大量的创新型人才。

**2. 社会责任**

尽管历经过数代人的努力，尚未攻克的重大疾病不胜枚举：癌症、乙肝、艾滋病、冠心病、脑血管病、白血病……这些需要我们立足于现实问题，探索用新方法、新手段来解决，以达到除人类之病痛，助健康之完美的目的；新发、突发传染病如急性重症呼吸综合征（SARS）、禽流感、牛海绵状脑病（疯牛病）……接连不断，需要我们用新的思维方式来思考人与自然的关系，以减少乃至消灭人类所面临的生存危机。

### 3. 自身发展需要

正如拿破仑所说："不想当将军的士兵不是好士兵。"人类社会之所以能从原始时代发展到今天的信息时代，就是因为人类不断地自我改造、自我更新，从不满足到满足，再从满足到不满足；也正因为有了这种"想当将军"的念头才促使人们不断努力，从而使得我们的社会充满无限生机。

## （二）什么是创新人才？

创新就是 add something new，创新人才就是 people who can add something new。那么什么样的人才称得上是创新人才呢？我们可以通过以下例子来说明。

### 1. Iain Chalmers 的成功之路

Iain Chalmers：英国著名儿科医生，循证医学专家，英国 Cochrane 中心、国际 Cochrane 协作网创始人。他是怎样成为创新人才的呢？

（1）发现问题：出于对巴勒斯坦人命运的同情和悬壶济世的怜悯之心，力图洗清祖国在中东政治交易中扮演不光彩角色的耻辱，1967 年，年轻的 Iain 只身前往加沙。在加沙的难民营实践中，他产生了困惑：我们习以为常的临床干预，有多少是"理论正确，实践无效，甚至危害患者健康"的教条医学？有多少医生能自我思考而不被所谓"权威"和"理论"所限？临床干预能带给患者的真实疗效到底有多大？患者是否接受了错误的治疗而承受着不必要的痛苦？

（2）解决问题：1969 年，带着"医生首先应对患者负责，临床干预措施应真正对患者有效"这一坚定信念，Iain 走上了当时被认为是非主流的临床研究道路，开始进行临床研究，亲自验证哪些措施真正安全有效。没有现成的方法，没有人指点，没有报酬和赞扬，只有"不务正业"的讥讽。终于在 1990 年，Iain 推出全球第一篇系统评价。该文章结果的推广使用，使欧洲围生儿死亡率下降了 30%～50%。

（3）不断超越：从 1992 年起，Iain 先后领导创建英国 Cochrane 中心、国际 Cochrane 协作网，加盟 James Lind 图书馆，关注临床治疗的第三方独立评价方法，触及药厂资助等敏感话题……最终成为全球知名的循证医学专家，于 2000 年被英女王授予爵士爵位！

### 2. Eugene Garfield 的成功之路

Eugene Garfield：美国《科学引文索引（SCI）》的创始人，先后任美国科技信息研究所（535）主席及名誉主席、美国信息科学家协会主席、《科学家》杂志发行人兼主编、宾夕法尼亚大学教授和荣誉教授。他又是怎样成为创新人才的呢？

（1）发现问题：从 19 世纪起历经三次工业革命浪潮，科学技术成为第一生产力。全球科技研究迅猛发展，科技文献层出不穷，世界首次进入知识爆炸的时代。文献查询对科研人员的重要性与日俱增，但文献检索方式大大落后于文献本身的增长，文献评价方式极不准确，文献查询与文献索引的矛盾日益激化。Eugene 从一个普通用户的角度出发提出：如何才能高效率检索最新信息？

（2）解决问题：在前人工作的基础上，Eugene 大胆假设了 Garfield 集中原理：80% 高学术价值的论文分布在 20％的核心期刊上。该原理随后为 Current content（CC）和 SCI 的建立提供了理论假说，为解决迅速增长的科学文献的查询问题提供了方法学原理。CC 是 1 本关于最新化学工业文献的索引目录，于 1956 年应贝尔实验室要求量身定做。虽只是 1 本薄薄的小册子，但它解决了 2 个问题：一是期刊源，做到了期刊的初步集中收录，包括了 7 个科学领域，8 000 余种期刊的文献索引，证实了在知识爆炸时代，期刊仍可实现迅速检索。二是时效性，它大大缩短了文献发表与文献索引编制的时间差。20 世纪 50 年代，1 篇论文从发表到出现它的文献索引，相隔最少 1 至 2 年，而 CC 最多 2 周。它为科研人员跟踪学科前沿，讨论学科发展，进行最新研究创造了有利条件。因此，CC 的诞生虽不受文献学家青睐，但不到 2 年，应科研人员、实验室、制药公司等用户的强烈要求扩大了印刷数量，证实了 Garfield 原理的实际可行性，并为其后创立 SCI 打下了期刊源的基础。

（3）不断超越：1960 年，Eugene 在出版 CC 的基础上，创立了 Eugene Garfield Associates 及下属机构——美国科学情报研究所（Institute of Scientific Information，ISI），并在 1961 年形成了多学科的科学文献索引即 SCI 前身。此后 20 年间，Eugene 将 SCI 的理念从自然科学领域扩展到了人文科学和艺术领域，成为全球最大、最具学术影响的检索系统之一；1986 年，创办了免费的《The Scientist》杂志，收录全球边缘和热门学科领域的研究讨论记录（部分灰色文献）；2003 年，已 80 岁高龄的他再次领导创办《Research！America》，向各国读者普及宣传最新研究成果。

以上两位科学巨匠的共同成功之路是：发现问题→思考→探索→实践→推广→超越。

### （三）21 世纪的医学生怎样把自己培养成为创新人才？

医学生可以从以下几个方面努力：

**1. 创新意识**

创新意识指对创新的价值、能力和方法的基本看法和态度，创新意识是开展创新活动的前提。只有在强烈的创新意识引导下，才可能产生强烈的创新动机，树立创新目标，充分发挥创造潜能。因此，大学生首先应该重点培养推崇创新、追求创新、求新求变、积极探索的精神。

**2. 创新精神**

创新精神是进行创新活动必须具备的一些心理特征，包括创新意识、创新兴趣、创新胆量、创新决心等。创新精神是一种勇于开拓不断进取的精神力量，是力求发现和解决新问题的进取精神，是崇尚真知、追求真理的科学精神，是百折不挠、实现目标的奋斗精神，是一种勇于抛弃旧思想旧事物、创立新思想新事物的精神，是人主观能动性的充分体现。

**3. 创新思维**

爱因斯坦说："想象力比知识更重要，因为知识是有限的，而想象力概括着世界上的一切，推动着前进，是知识进化的源泉。"思维可以超越时空，这种超越性正是所有创意的来源。

**4. 创新能力**

创新能力是保证创新活动顺利进行以实现创新目标的一种综合能力，主要包括独立获取知识的能力，搜集处理信息的能力，发现、分析和解决问题的能力，动手操作的能力，表达和表现的能力，掌握和运用创新技法的能力等。

总之，创新意识、创新精神、创新思维、创新能力是构成创新人才的主要组成部分，不可分割，相辅相成。创新意识是源泉，创新精神是动力，创新思维是支撑，创新能力是关键，四者的密切配合才可能生产出可喜的创新成果。

（原志芳　李幼平）

# 第二节　循证医学与批判性思维

## 一、人类与疾病的斗争过程就是批判性思维形成和运用的过程

人类同疾病斗争的本能需求及成熟的思维活动是医学发展的原动力。但零散的医疗实践和不系统全面的医学信息远不能构建完整的医疗体系，成熟的思维活动是形成系统医学体系的重要条件。与动物单纯求生的本能相比，人类在与疾病的斗争过程中不仅注意收集零散的医疗实践经验，更深入认识了疾病，掌握了丰富的医疗器具、药物、保健等相关知识，也形成了科学的思维模式——批判性思维。

对批判性思维有最早的文字记载是 1910 年。被誉为批判性思维之父的 Dewey，在其著作《How we think》中，首次提出"反思性思维"（reflective thought）的概念。他将其定义为"积极、执著谨慎地思考各种信仰和假定的知识模式，考虑其支持的依据和所导致的进一步推论"。之后很多学者对批判性思维进行了定义和分类，认为批判性思维就是对现存事物及关系的一种合理怀疑，是基于证据的合理反思。其特点是质疑性、合理性和艺术性。

批判性思维在医学中的应用远远早于其文字记载，比如梅毒的历史：

15 世纪出现于欧洲的梅毒，被描写成神为惩罚人类而带来的可怕瘟疫，人类无力防治，染上梅毒的人只有被隔离、驱逐，最后在荒无人烟的孤岛上全身溃烂、精神错乱地死去。15 世纪末、16 世纪初，医学工作者们质疑上述迷信权威，开始对该病进行科学观察，详细地描述了观察到的临床症状、传播途径、治疗手段、治疗效果，并研究其发病机制、有效防治方法。认识到梅毒是性传播疾病，建议政府禁止非法性工作者开业。也尝试用汞、碘化钾对症治疗梅毒的溃疡等，取得了一些疗效，但不能根治，并导致很多严重不良反应。

1905 年，德国微生物学家 Fritz Schaudinn 和 Erich Hoffmann 共同发现并分离出引起梅毒的病原体——梅毒螺旋体（*Treponema pallidum*）。

1908 年，德国科学家 Paul Ehrlich 开始依据化学物质在锥体虫染色体着色的原理，经数百次实验失败后，最终研制成功有机胂制剂"阿托西"第 606 号制剂，并命名为"606"，成为医学史上治疗梅毒等具有真正治疗意义的药物。此后，他继续研制，于 1912 年发明了"606"的改良制剂"914"及口服的醋氨胂、氧苯胂（mapharsen，马法生）及氯苯胂等，均为"胂治疗时期"的代表药物。胂剂抑制酶活性，对梅毒螺旋体有一定杀灭作用，但治疗时间过长，且难治愈，毒副作用大，不是理想的抗梅毒药物。1943 年 Mahoney、Armold 及 Harris 尝试用青霉素治疗梅毒，尤其是早期梅毒取得显著效果。1947 年美国梅毒大流行时，青霉素有效地控制了疾病蔓延。青霉素因疗效好、毒性小、使用方便、疗程短、不易引起耐药等特点广泛用于临床，至今仍是治疗梅毒的首选药。

从梅毒的治疗史可以看出，批判性思维是保证人类从本能应对到科学防治的重要条件

(图 6 - 1)。

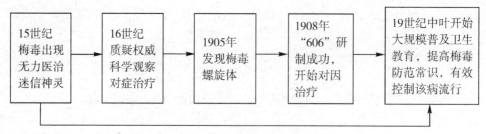

图 6 - 1　梅毒治疗历史——批判性思维过程

## 二、循证医学——21 世纪的批判性思维模式

### （一）循证医学的产生

纵观医学 2 千多年的发展史，循证医学是 21 世纪医学发展的必然趋势。

古代，由于人类技术落后和原始思维的影响，导致巫术、巫师盛行，宗教迷信的桎梏思想严重。

文艺复兴以后，随着资本主义的兴起，人们思想得到一定程度解放，敢于质疑封建迷信思想，挑战宗教权威。开始认识自己、认识疾病。解剖学、实验医学取得巨大发展，临床医学教学、预防医学、免疫学的兴起给现代医学发展奠定了重要基础。

19 世纪是个体医学世纪。医学科学有了一定发展，让人们可以在一定程度上科学地认识自己，认识疾病。但诊治手段还相对落后，医疗水平只能认识到个体、器官，偶尔会涉及一些大的组织水平。还不能全面系统地认识、诊治疾病。

20 世纪是微观医学的世纪，医学技术的发展突飞猛进，先进的医疗手段允许我们的诊治水平达到细胞、分子甚至基因的微观水平。

21 世纪是群体医学与微观医学并进的世纪，作为微观医学的基因组学、蛋白质组学、基因工程迅速发展的同时，流行病学、临床流行病学等群体医学的发展也取得了长足的进步（多学科交叉）。同时，由于疾病谱由单一病因致病向多病因致病转变，以往公认的传统疗法、专家意见受到巨大挑战，随机对照试验（RCT）和系统评价（SR）成为了判断疗效的"金标准"；大量临床试验的出现，同一种疾病有很多治疗措施，同一种干预措施有很多 RCT，结论各不一致，医生和患者很难正确判断；有限的医疗资源和资源使用不合理的现状呼吁成本-效果最优化；医疗模式由以疾病为中心转变为以患者为中心，终点指标代替中间指标；医生和患者面临太多选择但是又难以选择，医生怎样循证决策，患者如何知情选择；医疗事故举证责任倒置，医师如何依法规范行医，循证保护自己；近 50 年来临床流行病学的发展，积累了大量证据，如何有效利用这些研究成果……正是这些用传统方法解决不了的新问题刺激和呼唤着解决这些问题的新思路和新方法——循证医学应运而生。

### （二）循证医学的发展

1992 年 Gordon Guyatt 在 JAMA 上发表文章首次提出"循证医学"的概念。1996 年 David L. Sackett 领导的小组撰写的"Evidence based medicine：what it is and what it isn't：It's about integrating individual clinical expertise and the best external evidence"成

为循证医学领域引用频次最高的文章之一。

2007 年，BMJ 周刊进行了 1 项民意调查，邀请全世界读者选出自己认为自该杂志 1840 年创刊以来最重大的医学进步。结果显示，循证医学排名第八，超过了医学影像学、计算机、免疫学等。可见循证医学发展至今短短十几年，带给医学界的影响是巨大的。

**1. 循证医学历经的三个阶段**

第一阶段：1992 年 Gordon Guyatt 首次提出"循证医学"（evidence-based medicine）概念，并在短短几年间从最开始只关注临床研究逐渐扩展到诊断、外科、妇产科、中医药、基础研究、诊断性实验等各个领域。

第二阶段：20 世纪 90 年代中后期，英国 Muir Gray 教授运用循证医学理念、方法和证据进行政府决策，解决公共卫生、公共产品、公共服务和公共体系中的问题，提出了"循证医疗保健"（evidence-based health care，EBHC）的概念，将高级别证据用于社区人群和大众。

第三阶段：从 2000 年开始，中国循证医学中心李幼平教授将循证医学的理念、方法外延到各个需要证据决策的领域中，探索其在管理、教育、科研、经济和卫生技术评估领域的应用。提出广义循证观，定义其三要素为：①凡事都要循证决策；②要与时俱进，根据新出现的高级别证据不断补充和完善现有评价；③后效评价，止于至善。该概念 2003 年首次在 Cochrane 年会上提出，即被全世界循证医学同行认可。2004 年李幼平提出"循证科学"（evidence-based science，EBS）理念，并赋予其以下内涵：①各行各业、各种层面都在强调决策的科学性和成本 - 效果；②重视信息的采集、加工、合成和第三方权威评价。循证医学发展的三个阶段如图 6 - 2 所示。

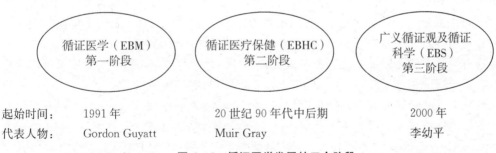

图 6 - 2　循证医学发展的三个阶段

**2. 循证医学关注主题的发展**

循证医学基于问题的研究，其关注的主题从最开始的临床治疗领域扩展到各个需要证据决策的领域，包括 WHO、联合国、国家科技部、卫生部等高层决策与管理，医学教育改革，临床、技术、药械等实践指南，临床试验注册与报告规范等多个方面。

**3. 研究方法学的发展**

循证医学理念、关注主题的巨大发展离不开方法学的支撑。被认为循证医学最高证据级别的系统评价，最开始只限于药物等干预措施间的两两比较，之后将其原理、方法运用于其他类型的研究，现在已扩展到单病例资料的 Meta 分析（IPD Meta-analysis）、定性研究的系统评价等。临床试验也从强调大样本多中心随机对照试验发展到关注非 RCT 在各种临床研究设计中的价值。

**4. 实践规范**

对大多数医务工作者和公众而言，循证医学的意义在于查找、使用证据。循证临床实践指南可以方便地为他们提供服务。而循证医学、方法学、临床流行病学的专家则帮助医务工作者和公众创造和评价证据，需要制订证据分级标准、方法学手册、帮助循证决策、循证实践与后效评价，以及数据库建设与信息加工使用等。

**5. 未来临床医学的五个潮流**

2005 年 Gordon Guyatt 在第十三届 Cochrane 年会上提出循证医学发展的五个方向，之后撰文发表于《中国循证医学杂志》上。目前，这五个潮流正在转化为现实。

（1）采用循证医学方法培训临庆医学带头人，为制订指南和把握方向的人提供循证指导。

（2）继续撰写为临床医师提供循证指导的优秀、易读、实用的医学"教材"。

（3）深刻理解行为改变策略，加强循证实践。

（4）研究临床决策与患者价值观一致的最佳方法。

（5）将循证原则包括 SR 和 Meta 分析用于全世界的卫生决策。

## 三、批判性思维与循证医学的实践与探索

20 世纪 80 年代以前，先兆早产因其医疗费用昂贵且孕妇、早产儿的病死率很高，一直是困扰产科医生的难题。1972 年，第一篇有关皮质类固醇激素治疗先兆早产的 RCT 发表，结果显示该疗法有助于先兆早产的治疗。此后 10 余年，先后有 7 篇有关该疗法的 RCT 发表，但结果各不一致。其中 5 篇显示该疗法无效，仅 2 篇显示该疗法的应用能有效降低早产儿死亡率。1987 年以前，产科医生根据现有证据，5 个临床试验显示无效，2 个试验显示有效，会很轻易否定该疗法治疗先兆早产患者的疗效，放弃使用皮质类固醇激素的治疗而导致成千上万早产儿死亡和高额的医疗费用。

能否有一种方法可以综合这 7 个临床试验，以扩大样本含量，得到更真实、可靠的结果呢？1987 年，Patricia Crowley，Iain Chalmers 等对该 7 篇 RCT 进行系统评价，Meta 分析结果显示，此疗法能有效降低早产儿病死率。该结果推广到临床后的随访结果显示：该疗法能使欧洲早产儿的病死率下降 30%~50%。因而被各国政府大力推广：1994 年美国 NIH 制订官方政策，鼓励使用此法，每个早产儿可节省 3000 余美元，全美每年可节省 15.7 亿美元。根据该系统评价作出的森林图也成了 Cochrane 协作网的标志。皮质类固醇激素治疗先兆早产的批判性思维过程如图 6-3 所示。

由此可以看出，运用循证医学的原理和方法确保皮质类固醇激素科学、合理治疗先兆早产的过程，正是批判性思维应用于临床实践的过程。

### （一）批判性思维体现于循证医学的三要素、四原则、五步法中

循证医学是指医生对患者的诊断和治疗应根据：当前可得的最好临床证据结合自己的临床技能和经验，尊重患者的选择和意愿。结果是：医生和患者形成诊治联盟，患者获得当前最好的治疗效果。当前最佳临床证据、医生的临床技能和经验、患者的意愿被称作循证医学的三原则。传统的医学实践过程中，医生的经验和技能占主导地位。医生和患者掌握医疗信息的绝对不对等，导致在患者医疗决策中医生扮演主要角色，患者和患者家属常常只被动接受。与传统医学相比，循证医学更强调当前最佳临床证据和患者价值观。医生

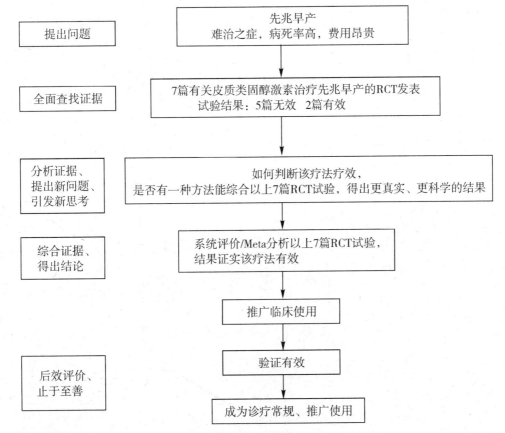

图 6 - 3 皮质类固醇激素治疗先兆早产的批判性思维过程

的技能和经验不再是医疗决策的唯一因素。

循证医学四原则：基于问题的研究；遵循证据的决策；关注实践的结果；后效评价，止于至善。

循证医学五步法：

第一步：确定在临床上需要解决的问题。

第二步：收集所有相关资料，全面查找证据。

第三步：分析证据。

第四步：综合证据，得出结论。

第五步：后效评价，止于至善。

在临床实践中我们会遇到很多实际问题，一个有效、可以回答的问题应遵循PICO循环：确定治疗措施是针对人群（population，P）还是单个患者（patient，P）；采取什么样的干预措施（intervention，I）；确定对照组的干预措施，与之比较（comparison，C）；确定结局指标（outcome，O）。明确问题之后，对现有答案采取合理的怀疑态度，应全面收集此前所有证据，将证据分类分级，并评价其真实性、可靠性和适用性。在此基础上得出结论：有证据证明有效的最佳证据，推荐临床应用；有证据证明无效或有害，建议停止或废弃临床应用；尚无证据证明有效或有害，则建议进一步研究。最后，需要后效评价、与时俱进、止于至善：强调证据需要不断更新，以确保医疗行为更科学、规范、适用。

## （二）循证医学拓展和深化了批判性思维

传统意义上的批判性思维是有意识地去怀疑、否定现存的事物和事物之间的联系，是找错误、找不足之处。循证医学应用于临床时，不仅强调批判性思维，更强调有证查证用证、无证创证用证，以便依据最佳外部证据，结合最佳内部证据构建良好的医患沟通，作出患者可接受的最佳临床决策，让患者获得最满意的临床服务。

（1）循证医学不迷信权威，强调证据分类分级。

（2）证据不顾步自封而是与时俱进。

（3）强调科学、规范、适用。

（4）要求后效评价、止于至善。

（5）注重内涵提升、外延扩展。

循证医学正是采用了批判性思维的原理方法，着眼于问题的研究，在不断出现问题、发现问题、解决问题的过程中得到发展。同时循证医学也扩展、深化了批判性思维，是批判性思维成功地结合具体领域解决具体问题的体现。

（敬媛媛　李幼平）

## 第三节　如何阅读和评价医学文献

走进任何一家大型书店，你可能第一眼就会看见金庸的武侠小说、琼瑶的言情小说，以及诸多占据畅销书排行榜高位的成功学书籍，而不大可能看到《牛顿原理》，亚里士多德的哲学著作，甚至任何爱因斯坦的通俗作品。走到书报杂志亭前，你可能看到《时代》、《科学美国人》、《人物》，而不是《自然》、《科学》或《柳叶刀》。其中一个重要原因，是阅读《新闻周刊》、《时代》或《人物》一般并不需要用到阅读牛顿、亚里士多德、爱因斯坦，或是《自然》、《科学》和《柳叶刀》所需的技巧，更不需要对这些杂志中所刊登的内容进行甄别和评价。这些阅读技巧不是科学家特有，应该为每个受过教育的人拥有。遗憾的是，这些技巧很少在中学和大学的教学中被提及。更让人惊讶的是，那些进入了研究所甚至更高科研机构的人仍然缺少这些阅读技巧，而这些技巧对阅读各领域的专业文献至关重要。本节我们将简要开出一个阅读和评价文章的"处方"，并给予一些实用的建议以提高你阅读和评价科学文献的技巧。

### 一、医学文献概述

### （一）医学文献的分类

医学文献分类庞杂，可按照其载体形式、出版形式、内容性质等划分，这里只介绍一种：按内容性质划分，见表6-1。

从一次文献到二次、三次文献，是一个由分散到集中、由片面到全面的文献加工过程。从情报工作的角度看，一次文献是检索对象，二次文献是检索工具、手段，三次文献是情报研究的成果。除以上三级文献外，还有所谓零次文献或半文献，指的是还没形成一次文献的非出版物，如实验记录、设计草图、论文草稿、谈话记录等。

表 6-1　医学文献的分类

| 一次文献<br>(原始文献) | 著者基于自己的科学研究、生产实践的成果撰写的文献，例如学术论文、科技报告、专利说明书、学位论文等，或多或少地包含着从未有过的新知识 |
|---|---|
| 二次文献<br>(检索型文献) | 将分散的一次文献经过筛选，按其内容特征（如主题、分类）和外表特征（如著者、篇名）进行加工提炼、浓缩简化编辑而成的有系统的文献，如索引、题录、书目等检索工具 |
| 三次文献<br>(综述型文献) | 以二次文献为工具，将检索到的大量一次文献进行综合分析而编写出来的文献，如专题述评、动态综述、手册、年鉴等 |

### （二）医学文献的特点

**1. 文献数量大，增长速度快**

乌利希期刊指南（Ulrich's Periodicals Directory）网络版收录的生物医学期刊超过3万种，这些期刊每年要发表 200 万篇以上的论文，且期刊数量每年以 5%～7% 递增。美国国立医学图书馆 PubMed 至 2011 年已经收录了超过 2 000 万条文献。PubMed 仅 2010年 1 年就新收录了 921 371 篇文章。如果每天坚持读 2 篇文献，要把这一年的文献读完也需 1 000 多年。

**2. 文献质量低，老化速度加快**

据统计，约 35% 的期刊论文发表后从未被人引用过，约 49% 的文献仅被引用 1 次。针对某一专题的医学文献真正有用的不足 15%。科技文献平均寿命低于 10 年，医学文献的半衰期平均为 5 年。各类科技文献的平均寿命：图书 10～20 年，科技报告 10 年，学位论文 5～7 年，期刊论文 3～5 年，标准文献 5 年，产品样本 3～5 年。

**3. 布拉德福-加菲尔德法则**

"布拉德福-加菲尔德法则"（学术信息的 20-80 规律）：即 "20% 的期刊汇集的信息足以全面反映科技最新最重要的成果与进展。"Bradford 是英国著名文献学家，于 20 世纪30 年代率先提出的描述文献分散规律的经验定律，成为文献计量学的三大基本定律之一。Eugene Garfield 博士则是 SCI（科学引文索引）创始人，他继承和发展了布拉德福定律，创立了加菲尔德集中定律，即 "大量科研成果发表在相对较小量的期刊上"。

### （三）医学文献的作用

医学文献的基本作用主要有：

（1）记录医学工作者的研究和技术创造。

（2）传播和交流医学情报的主要手段。

（3）可作为确认其作者对某项发现或发明创造是否具有优先权的基本依据。

（4）发表医学文献的数量是衡量医学科技人员创造性劳动效率的指标之一。

（5）医学文献集反映人类对医学的认识，成为人类知识宝库的一部分。

## 二、医学文献阅读策略

1939 年，哥伦比亚大学教育学院的詹姆斯·墨塞尔（James Mursell）教授在《大西洋月刊》上发表了一篇文章：《学校教育的失败》，指出在五六年级之前，学生的阅读能力曲线稳定上升，但之后曲线就跌入死寂的水平。此后他可以读一点简单的小说消遣一下，但如果要他阅读结构严谨的细致作品，或精简扼要的论文，或需要运用严密思考的章节，便力不从心。半个世纪以后，在校学生阅读的水平仍无多大改观。美国的一项调查显示，要一般中学生掌握一段文字的中心思想，或议论文的重点及次重点在哪，简直就是难上加难。不论就哪一方面来说，就算进了大学，学生的阅读能力也都只停留在小学六年级的程度。美国教育专家们指出，教导年轻人以最基本的阅读概念来阅读，成了最重要的教育问题之一。

## （一）阅读的层次

在本节中，我们将从两个角度阐述阅读的层次（表 6-2 和表 6-3）。为帮助临床医生迅速获取自己最需要的临床证据，加拿大循证医学专家 Brian Haynes 教授于 2006 年提出了循证卫生保健决策的"5S"模型，最上面的资源最少，但易于使用，效果最好，从上向下，文献量逐渐增大，信息逐渐庞杂，需要仔细甄别。同时该模型也为阅读医学文献指明了方向：高效的阅读策略应该类似 5S 模型，先读循证教科书及循证医学期刊，因为它们的信息经过筛选和评价，内容更具针对性，且更新及时，能够极大节约读者时间，提高阅读效率。目前全世界大约有近 30 本左右以"循证"冠名的期刊，阅读它们有助于读者紧跟时代步伐，及时获取信息。而表 6-3 则侧重阅读的深度，按照对阅读内容的理解逐渐递进，最终达到举一反三，融会贯通的境界。曾有研究者称，阅读 1 篇发表在 Evidence-Based Medicine 杂志上的文章，获取的信息等同于在 Lancet 上阅读 227 篇文章，在 BMJ 上阅读 202 篇文章，在 New Engl J Med 上阅读 118 篇文章，在 JAMA 上阅读 107 篇文章。

表 6-2　循证卫生保健决策的"5S"模型

| 金字塔层数 | 5S 名称 | 资　　源 | 举　　例 |
|---|---|---|---|
| 第一层 | 系统 | 计算机决策支持系统 | 极少 |
| 第二层 | 总结 | 循证教科书/数据库 | Uptodate，Clinical Evidence，PIER |
| 第三层 | 摘要 | 循证摘要 | ACP Journal Club，Evidence-Based Medicine |
| 第四层 | 综述 | 系统评价 | Cochrane Library |
| 第五层 | 研究 | 原始研究 | JAMA，BMJ，New Engl J Med，Lancet 等各种学术期刊 |

表 6-3　《如何阅读一本书》中对阅读层次的划分

| 层　次 | 名　　称 | 内　　容 | 问　　题 |
|---|---|---|---|
| 第一层 | 基础阅读 (elementary reading) | 接受初步阅读训练，获得初步阅读技巧 | 这个句子在说什么？ |
| 第二层 | 检视阅读 (inspectional reading) | 规定时间完成阅读任务，并理出重点 | 这篇文章/书在谈什么？ |
| 第三层 | 分析阅读 (analytical reading) | 全面掌握阅读内容，深刻理解作者思想 | 我从这本书中学到什么？ |
| 第四层 | 主题阅读 (syntopical reading) | 融会贯通，对所读内容可作出客观公正的评价 | 与其他文章/书相比优点和不足是什么？ |

## （二） 阅读的方法

### 1. 从课本开始，从感兴趣的地方开始

*"知之者不如好之者，好之者不如乐之者。"*

——孔子

医学生仅靠阅读课本知识，很难全面、深入掌握本领域的最新进展。我们根据阅读内容和特点，提出了功课阅读和科研阅读两个方面（表6-4）。医学生应该转变阅读方式，积极实践科研阅读。其中一个较好的途径便是以教科书为起点，找到自己最感兴趣的问题，查找相关的最新文献，与课本结论一致则加以验证，与课本结论不符则进行进一步探索。

表6-4 功课阅读与科研阅读的区别

| 功课阅读 | 科研阅读 |
|---|---|
| 从考试出发 | 从兴趣出发 |
| 以课本为主 | 以课外文献为主 |
| 局限、枯燥 | 广泛、有趣 |
| 掌握已有的知识点 | 探索未知的科学规律 |
| 大家做相同的事情 | 每个人做不同的事情 |
| 有标准答案 | 无标准答案 |
| 有时限，学完即停止 | 终身阅读，学无止境 |

### 2. 以问题为中心，边读边思考

选取阅读过程中的热点、难点、疑点，构建一个恰当的问题，全面检索相关资源，回答这个问题。如果是临床问题，构建问题可参考 PICO 原则：P：patient or population（患者或患者群），属于哪类患者或疾病；I：intervention or exposures（干预或暴露），即想为患者做何种检查或拟用何种治疗方法？什么因素可能影响患者的预后？C：comparison（对比），干预与什么相比较（是两种药物之间选择一种或与安慰剂对比或两种诊断试验选择一种）？不一定每个临床问题都需要对比。O：outcome（结果），希望达到什么结果（缓解或消除症状、减少不良反应、改善功能或增加生存质量评分）？表6-5列出的根据医学论文结构提出的阅读重点有助于读者提出相关问题。

### 3. 阅读摘要

每个临床医生都希望能迅速找到对自己最有价值的文章，但阅读全文耗时费力。简明扼要的文章摘要越来越受到读者青睐。我们现在阅读的医学论文，大都采用结构式摘要（structured abstract），大大节约了临床医生的时间，提高阅读效率。目前我国论文则多采用四项式结构：目的、方法、结果和结论。因简单明了，写作难度小，容易被广大作者接受和掌握。结构式摘要优于传统摘要的地方在于：

（1）形式标准，内容报道充分。

（2）项目简明，易于被作者接受。

（3）信息量大，易于专家审稿。

（4）结构规范，便于数据库索引。

表 6-5　医学论文基本结构及阅读重点

| 医学论文结构 | 阅读重点 |
| --- | --- |
| 题目（title） | ●研究的问题是否新颖，是否为当前的热点问题？<br>●研究的问题是否重要？<br>●与自己关心的问题相关度如何？ |
| 作者姓名与单位<br>（author and address） | ●作者数量有多少？<br>●第一作者与通讯作者是否是该领域的权威或知名人士？<br>●作者所在的单位在该研究领域内是否处于领先地位？<br>●作者单位单一还是多部门合作？ |
| 摘要（abstract） | ●是否为结构式摘要？<br>●是否准确清晰地表达了全文的重要信息？ |
| 关键词（key words） | ●是否来源于《医学索引》的医学主题词中的术语？<br>●是否能代表论文特征？ |
| 背景（background） | ●是否交代了研究目的？<br>●是否交代了立题理论或实践依据？<br>●是否交代了拟创新点？<br>●理论与（或）实践意义是什么？ |
| 材料与方法<br>（material and method） | ●材料是否齐全？<br>●方法是否得当？ |
| 结果（result） | ●结果是否全面？<br>●表述是否清晰？ |
| 讨论（discussion） | ●是否回答了引言提出的问题？<br>●讨论是否强调了新的重要的内容？ |
| 致谢<br>（acknowledgements） | ●致谢对象是否恰当？<br>●是否交代了致谢的原因？ |
| 利益冲突<br>（conflict of interest） | ●是否交代了利益冲突？<br>●如果交代了，对结果的解释有无影响？ |
| 参考文献（reference） | ●参考文献引用是否正确？<br>●引用参考文献的数量是多少？<br>●参考文献年代跨度多大？<br>●参考文献的质量如何？ |

## （三）文献管理

### 1. 为什么要进行文献管理

"我的文献储存在哪里？在我写字桌上有一堆一尺多厚的从图书馆复印出来的文章。"

——一名大三的临床医学生

短期保存几篇文章并不难。但如果每年需要保存上百篇约 20 cm 厚的文章，20 年后，我们这位年轻医生的文献存储系统肯定会遇到麻烦。也许，这位年轻医生会建立起一个多层抽屉的文献存储柜，并把收集的论文按照一定规律收藏，如按照第一作者姓氏字母为序进行排列。但最大的问题不在于如何储存，而在于再检索时的困难。如果你忘了第一作者的姓氏名字，这个系统就会变得毫无用处。更重要的是，如果文章按姓氏字母顺序排列，或按发表时间排列，而你想要查找关于某一主题的文章时，这个排列有序的系统与写字桌上杂乱无章的文献堆没什么两样，要想从中找出全部相关的文献，简直是一场噩梦。显然，我们的医学生需要一个很好的文献管理系统，以帮助他有效阅读和便捷管理。

**2. 文献管理软件介绍**

常用的文献管理软件有以下几种，读者可选取适合自己需要的一款或多款，详细信息可从它们相关的网站获得。

医学文献王，http：//www.medscape.com.cn；

EndNote，http：//www.endnote.com；

ReferenceManager，http：//www.referencemanager.com；

Biblioscape，http：//www.biblioscape.com；

NoteExpress，http：//www.scinote.com。

## 三、医学文献评价方法

### （一）临床研究常用设计方案

我们简单介绍阅读文献中遇到的几个基本概念，再介绍 5 种临床研究常用设计方案，若要了解其详细信息，可参阅有关专著（表 6-6）。

表 6-6　临床科研设计三大基本原则

| | |
|---|---|
| 随机化 | 有两种形式：随机抽样，可使目标人群中的每个个体都有同样机会被选择作为研究对象。随机分配，使每个受试者进入各组的概率相同，使他们除了处理因素不同外，在其他非处理因素上具有较好的可比性，以保证研究结果的真实。 |
| 对照 | 设立条件相同、诊断一致的一组对象，该组对象除不接受被研究的某项疗法或干预措施外，其他方面的试验条件与观察指标和效应标准都应与试验组相同，并和试验组的结果进行比较。其目的是为研究的实验组提供一个可资比较的基础，以排除非处理因素对研究结果真实性的影响。 |
| 盲法 | 指临床试验中，不让受试者、研究者或其他有关工作人员知道受试者接受的是何种处理，从而避免他们的行为或决定干扰试验结果。单盲：只有受试者不知道自己的分组情况，接受的是试验措施还是对照措施。双盲：受试者和试验的执行者双方都不知道分组情况，也不知道受试者接受的是哪一种措施。三盲：是双盲试验的扩展，是指研究对象、研究者及资料分析人员均不了解研究分组情况，能更客观地评价反应变量。 |

**1. 随机对照试验**

随机对照试验是指将全部符合纳入标准的同质观察对象按随机原则分配入包括干预组和对照组的两个或多个组，平行使用干预措施或安慰剂或对照干预措施的临床研究方法。

**2. 队列研究**

队列研究（cohort study）又称为群组研究，是将特定的人群按其是否暴露于某因素或按不同暴露水平分为 n 个群组或队列，追踪观察一定时间，比较两组或各组的发病率或死亡率的差异，以检验该因素与某疾病有无因果联系及联系强度大小的一种观察性研究方法。

**3. 病例对照研究**

病例对照研究是选定患有某病和未患该病的人群，分别调查其既往暴露于某个或某些危险因素的情况及程度，以判断暴露危险因素与某病有无关联及其关联程度大小的一种观察研究方法。

**4. 横断面调查设计**

横断面调查设计是在某一特定时间对某一定范围内的人群，以个人为单位收集和描述人群特征及疾病或健康状况。它是描述流行病学中应用最广泛的方法。如我们国家的人口普查就属于这一类型。

**5. 病例报告**

病例报告是临床资料完整、诊断明确、文字精练，以个案形式出现的资料性论文。

## （二）医学文献的基本评价方法

"人们对于某事物的相信程度主要是依赖想象，而很少以事实为依据。"

——Bertrand Russell《怀疑学随笔》，1928

自从有临床试验以来，对其结果的怀疑与评价就从未间断过。1981年，加拿大 Haynes 教授及其同事，开始在 Canadian Medical Association Journal 上连载了12篇旨在帮助临床医生阅读和评价医学文献的论文。1986年，其中一些论文经过充实和完善，并在侧重临床实践的基础上，分6篇连载于 Annals of Internal Medicine。1993年 Guyatt, Sackett 等在 JAMA 上开始连载31篇"医学文献使用指南"。1997年，Greenhalgh 在 BMJ 上发表了11篇题为"如何阅读论文"的文章。至此，全世界4种一流期刊发表了60篇文章来帮助医生和医学生阅读与评价医学文献。而且"如何阅读论文"与"医学文献使用指南"已经出版了各自的专著。以下篇幅精选了这些著名期刊的评价方法，希望对读者有所帮助。如果需要更加详细的信息，请阅读相关著作。

评价临床研究证据的步骤可分为以下三步：

**1. 初筛临床研究证据的真实性和相关性**

阅读和评价临床研究证据的第一步，阅读者应问自己："这篇文章是否值得花时间精读?"要回答这个问题，可参考表6-7中的6个简单问题。

表6-7 初筛临床研究证据的真实性和相关性

| | 是 | 否 |
|---|---|---|
| 这篇文章是否值得花时间精读? | | |
| 这篇文章是否来自经同行评审（peer-reviewed）的杂志? | 继续 | 停 |
| 这篇文章的研究场所是否与你的医院相似，以便结果真实时可应用于你的患者? | 继续 | 停 |
| 该研究是否由某个组织所倡议，其研究设计或结果是否可能因此受影响? | 暂停 | 继续 |
| 阅读这篇文章摘要的结论部分，确定相关性 | | |
| 如果文章提供的信息是真实的，对我的患者的健康有无直接影响，是否为患者所关心的问题? | 继续 | 停止 |
| 是否为临床实践中常见的问题，文章中涉及的干预措施或试验方法在我的医院是否可行? | 继续 | 停止 |
| 如果文章提供的信息是真实的，是否会改变现有的医疗实践? | 继续 | 停止 |

**2. 确定研究证据的类型**

如果你决定继续阅读某一篇文章，下一步就是确定为什么要进行该研究及该研究要解决的临床问题是什么？这可通过阅读文章的摘要，必要时文章正文的前言以确定研究目的。一般来说，原始论著回答的主要问题有四类：病因、诊断、治疗和预后（表6-8）。而二级研究证据尚有 Meta 分析或系统评价、临床指南、决策分析或经济学分析等。不同研究设计对研究不同临床问题的适用性详见表6-9。

表6-8 原始研究涉及的主要临床问题及其常用的设计方案

| 临床问题 | 常用设计方案 |
| --- | --- |
| 病因：评价某种因素是否与疾病的发生有关？ | 队列研究或病例-对照研究 |
| 诊断：评价某一诊断试验的真实性和可靠性？或评价某一试验在应用于人群时检测临床前期病例的准确性？ | 断面研究（将新的试验与金标准进行比较） |
| 治疗：评价某种治疗方法如药物、外科手术，或其他干预措施的效果？ | 随机、双盲、安慰剂对照试验 |
| 预后：确定疾病的结局 | 队列研究 |

表6-9 不同研究设计对研究不同临床问题的适用性

| 干预措施 | 定性研究 | 定量研究 | | | | |
| --- | --- | --- | --- | --- | --- | --- |
| | | 现况研究 | 病例对照研究 | 队列研究 | 随机对照研究 | 系统评价 |
| 病因 | | | ++ | +++ | | +++ |
| 诊断 | | | ++ | ++ | ++ | +++ |
| 治疗效果 | | | | + | +++ | +++ |
| 不良作用 | | | +++ | +++ | +++ | +++ |
| 疾病转归 | | | + | +++ | +++ | +++ |
| 筛查 | | | | | ++ | +++ |
| 管理改革 | + | + | + | + | ++ | +++ |

### 3. 根据研究类型评价临床研究证据

临床研究证据的评价应采用临床流行病学/循证医学的原则和方法。根据研究的侧重点不同，具体评价的原则和方法也不相同，但无论评价哪一种临床研究证据，都应从三方面综合考虑其价值。

（1）研究证据的内在真实性。内在真实性是评价研究证据的核心。研究证据的内在真实性（internal validity）是指就该文章本身而言，其研究方法是否合理、统计分析是否正确、结论是否可靠、研究结果是否支持作者的结论等。例如，评价治疗性研究，应考虑合格病例是否随机分配到不同的治疗组？随机化方法是否完善隐藏？统计分析时是否按随机分配的组别将全部研究对象纳入分析？是否采用盲法等？如果一篇文献内在真实性有缺陷，则无须谈论其他方面的价值。

（2）研究证据的临床重要性。研究证据的临床重要性是指研究结果本身是否具有临床价值。评价研究结果的临床价值主要采用一些客观指标，而不同的研究类型其指标不同。例如，治疗性研究可采用相对危险度降低率（relative risk reduction，RRR）、绝对危险度降低率（absolute risk reduction，ARR）和防止一例某种事件的发生需要治疗的病例数

（number needed to treat，NNT）等判断某种治疗措施的净效应及其临床价值；而诊断性试验则采用敏感度、特异度、阳性和阴性预测值、似然比及 ROC 曲线等指标判断某种诊断试验的价值。

（3）研究证据的外在真实性。研究证据的外在真实性（external validity）或适用性（generalizability）是指文章的结果和结论在不同人群、不同地点和针对具体病例的推广应用价值，这是临床医务工作者十分关心的问题。评价研究证据的外部真实性主要考虑你主管的病例与文献中的研究对象的特点是否类似，及具体患者对疾病不同结局的价值观。例如，大型临床试验和系统评价均证实使用 β 受体阻滞剂对心力衰竭患者有益，但当你主管的心衰患者有糖尿病、目前正在使用胰岛素治疗、有明显血脂增高时，是否立即使用 β 受体阻滞剂就需要仔细权衡其利弊，而不能盲目遵从文献结论。

## （三）几种主要医学文献的评价方法

限于篇幅，本节只将各种主要医学文献评价方法的基本原则列于表 6 - 10，具体解释及其应用可参见相关文献。

表 6 - 10　主要医学文献评价方法的基本原则

| | 评价病因学/不良反应试验研究证据的基本原则 | 评价诊断性试验研究证据的基本原则 | 评价治疗性研究证据的基本原则 | 评价预后研究证据的基本原则 | 系统评价和 Meta 分析的评价 |
|---|---|---|---|---|---|
| 研究结果的真实性 | 研究对象是否明确？除暴露的危险因素或干预措施外，其他重要特征在组间是否可比？测量各组暴露因素/干预措施和临床结局的方法是否一致（结果测量是否客观或采用盲法）？研究对象是否完成了随访期限，随访时间是否足够长？研究结果是否符合病因的条件？ | 该试验是否与金标准进行独立的"盲法"比较？研究对象是否包含了各种类型病例？诊断试验的结果是否影响金标准的使用？诊断试验的真实性是否在另一组独立的研究对象中得到证实？ | 研究对象是否随机分配？是否隐藏分配方案？研究对象随访时间是否足够长？所有纳入对象是否均进行了随访？是否根据随机分组情况对所有患者进行结果分析（是否采用意向性分析法）？是否对患者和医生采用盲法？除试验方案不同外，各组患者接受的其他治疗方法是否相同？组间基线是否可比？ | 研究对象的代表性如何？是否为疾病的早期或同一时期？随访时间是否足够长，是否所有研究对象都随访到，并且随访完整？是否叙述了判断结局的客观指标和采用盲法判断结局？如果研究亚组中有不同的预后结果，是否校正了重要的预后因素？ | 是否根据随机对照试验进行的系统评价？在系统评价的方法学部分，是否描述了检索和纳入所有相关研究的方法/评价单个研究证据的方法？不同研究的结果是否一致？统计分析中使用的数据资料是单个患者的资料还是单个研究的综合资料？ |
| 研究结果的重要性 | 暴露因素与结果之间的联系强度如何？危险度的精确度如何？ | 是否计算了似然比或提供了相关数据？ | 干预措施的效应如何？效应值的精确性如何？ | 研究结果是否随时间改变？对预后估计的精确度如何？ | 治疗效果的强调大小如何？治疗效果的精度性如何？ |

| | 评价病因学/不良反应试验研究证据的基本原则 | 评价诊断性试验研究证据的基本原则 | 评价治疗性研究证据的基本原则 | 评价预后研究证据的基本原则 | 系统评价和Meta分析的评价 |
|---|---|---|---|---|---|
| 研究结果的适用性 | 患者与研究对象是否存在较大差异,导致研究结果不能应用?你的患者发生不良反应的危险性如何?从治疗中获得的利益如何?你的患者对治疗措施的期望和选择如何?价值观如何?是否有备选的治疗措施? | 该试验在你的医院是否可用?患者是否能支付?准确度和精确度如何?根据个人经验、患病率、临床实践的数据资料或其他研究,能否判断你的患者的验前概率?根据研究结果所计算的验后概率能否改变你的治疗方案并对患者有益? | 你的患者是否与研究证据中的研究对象差异较大,导致结果不能应用于你的患者?该治疗方案在你的医院能否实施?你的患者从治疗中获得的利弊如何?你的患者对治疗结果和提供的治疗方案的价值观? | 研究证据中的研究对象是否与你的患者相似?研究结果是否能够改变对患者的治疗决策? | 患者是否与系统评价中的研究对象差异较大,导致结果不可用?系统评价中的干预措施在你的医院是否可行?患者接受治疗的利弊如何?对疗效和不良反应,患者的选择如何? |

(致谢:感谢四川大学华西临床医学院李晓、黄程、张琼文同学对本文初稿提出的宝贵建议。本节部分内容源自互联网学术论坛,因无法联系到准确的作者,在此一并表示感谢。)

(陈耀龙 李幼平)

# 第四节 如何撰写临床科研论文

对真正的科学发现,不发表毋宁于让科学死亡。

——Relman AS. Publish or perish orboth. New Engl J Med,1977

## 一、为什么撰写和发表临床科研论文?

写作的原因有很多,对一位临床医生或一位未来的临床医生而言,最直接、最重要的原因是想成为一位好的临床医生。或许你的动机仅仅是有话要说,或为了改变当前不恰当的诊断和治疗(改变临床实践),或抛砖引玉、引起争鸣,或为了培训和教育,或为了检查或考核你过去所做的工作,或为了钱,或为了晋升,或仅仅是你个人的爱好,甚至仅仅是为了消遣、打发时间。但不管你的动机如何,底线是必须保证文章的真实性。

## 二、临床研究从确立研究方案到最终发表的周期

临床研究从确立研究方案到最终发表是一个系统工程,需经历确立研究方案、研究、撰文和投稿、修稿和再投、等待、发表 6 个阶段,平均需要 14~44 个月。其中任何环节出现问题都将导致发表周期延长,甚至最终导致研究不能发表。

多数作者投稿的选择是先投好杂志,不行再退而求其次。

顶尖医学杂志《新英格兰医学杂志》所发文章,却大多数是被其他杂志退稿的文章。

这些作者成功的秘诀就在于他们从退稿的反馈中找到了问题所在，改进了文章。

### 三、杂志编辑想要什么样的文章？

如果发表是写作的最终目的，你需要从编辑的角度考虑他或杂志想发表什么样的文章。因为文章写得好固然很重要，但这远不足以使你的文章被一本杂志接受。要想发表，你必须做高质量的科学研究。

杂志编辑想发表的研究需新颖、真实、重要和写得很好。新的科学研究是指在原有认识的基础上增加了新的内容和认识，即是否具备看点和启迪思维的效应。证实别人的研究结果固然重要，但回答那些已有答案的问题不会引起一流杂志的兴趣。真实的科学研究是指科学研究做得很好，控制了偏倚；减小了抽样和测量误差，同时对数据进行了恰当的分析和解释。重要的科学研究是指改变医学实践方式，带来变革的研究。写得好的科学研究是指那些被完整和清楚报道、有趣和吸引人的科学研究，易于被读者理解和评估。

考虑一篇新稿是否发表，大多数编辑会问两个问题：①该研究有科学价值吗？②读者感兴趣吗？撰写一篇高质量、适合发表的研究的秘诀是在研究开始之前就问自己这些问题。如果不能回答这些问题，就不要开始这项研究。

如果不想你的文章在 5 分钟内就被杂志退稿，请阅读杂志的稿约！然而很多作者在将文章投递给某杂志之前没有阅读过杂志的稿约，甚至在写作之前尚不清楚他的文章应投给哪种杂志。当然，如果仅仅在投稿之前去阅读杂志的稿约也并不明智，最好在准备写作之前就阅读，这样会少走弯路。因为杂志的稿约会告诉你该杂志发表什么样的文章，及其关注的主题和读者群。稿约还将告诉你怎样针对杂志准备文章和怎样投稿以便发表。常见的退稿原因有：研究问题不重要、非原创性研究、未获得伦理学批准、研究方法不正确、样本不具代表性、样本量太小、受试者招募存在问题、非随机干预、统计分析不正确、结论和讨论与结果不相关、写作糟糕、重复发表、利益冲突等。

一流杂志在很多方面对稿件都有共同要求。世界医学杂志编辑委员会成员杂志超过 600种，几乎涵盖了生物医学领域最重要的杂志。其制定的《生物医学杂志投稿的统一要求（Uniform requirements for manuscripts submitted to biomedical journals)》向作者详细描述了在写作和投稿时需要注意的问题。该要求最初由 19 家国际著名的临床医学期刊（包括新英格兰医学杂志、英国医学会杂志、柳叶刀、内科学年鉴等）发起制订，因会议在温哥华召开，又称温哥华宣言（或格式）。其具体内容可从网址 http://www.icmje.org/获得。按文章类型，可将其分为一次研究（原始研究）、二次研究（普通综述、循证综述和系统评价）和其他（包括述评、评论、交流类文章）。因"其他"类文章篇幅较短，结构较简单，不同杂志对其体例、格式要求差异较大，写作上可参见拟投刊物的具体要求和发表文章样稿，在此不作更多介绍。以下仅介绍一次研究和二次研究报告规范（good publication practice，GPP）。

一次研究文章一般采用 IMRD 结构，即背景（introduction，I）、方法（methods，M）、结果（results，R）和讨论（discussion，D）结构。但文章的逻辑顺序并非最佳的写作顺序，应先写正文中间部分的方法和结果，后写正文首尾部分的背景和讨论。因篇幅所限，杂志往往会限制文章字数。一些编辑和作者过度重视研究的科学背景和原理及结果解释，导致不恰当地压缩方法和结果部分，丢失掉大量重要信息。

## 四、怎样写出好文章

### （一）好的文题是闪亮的眼睛

文题应简明扼要，并能反映文章中最重要的内容，切忌冗长、繁杂。但文题过短可能造成重要信息缺失而难以保证文献检索的敏感性和特异性。如在文题中未写明研究设计是随机对照试验，则会对随机对照试验的识别带来困难。因此，反映论文主题应当是文题写作的首要原则，而不能一味求短。

能够反映论文主题的包括研究目的、研究对象、研究方法、试验条件、检测指标、研究结果和结论。可以以某一方面为主，从不同角度反映论文的基本内容。

文题可分为描述性文题（indicative title）和结论性文题（declarative title）。描述性文题即主要向读者介绍论文报道了哪些方面的工作，反映这一内容的指标有研究对象、研究方法、试验条件和检测指标。结论性文题即将研究的结论作为文题。科研论文一般不推荐采用结论性文题，因为：①并非所有研究均可得出确切结论，若这时使用结论性文题，则有悖于科学研究报道中的客观标准。②作者当前认为的确切结论，读者并不一定接受，需经受时间检验。③阅读文献时，读者可能更多想了解的是某个领域内进行了哪些研究，研究深度和水平如何，并非仅仅是结论。

注意：文题不应空洞，如"一个值得研究的问题"；不宜超过 20 个字，必要时可加副标题；应避免使用非公知公用的缩写词、字符、代号，尽量不出现数学公式和化学式。

### （二）好的摘要是生辉的脸

在这个信息爆炸的时代，即使你用敏感度和特异度均高的检索词就某一主题在数据库进行检索，也可能获得成千上万的文献。接下来除"走马观花"地阅读外别无选择，而漂亮的摘要是吸引你驻足的唯一理由。

阅读一篇文章总是先看其摘要，但摘要却应最后写。很多读者由于缺乏时间、不感兴趣或无法获取全文，仅能读到文章摘要，因此摘要务必要准确地反映全文内容，需要花费大量时间反复推敲、字斟句酌。

摘要应是对全文内容不加注释和评论的简短客观陈述，具有独立性和自含性，即不阅读全文就能获得必要的信息，并供读者确定有无必要阅读全文，也供文摘等二次文献采用。除实在无法变通外，摘要中不用图、表、化学结构式、非公知公用的符号和术语。摘要应着重描述研究或观察结果中新的和重要的内容。

摘要可分为非结构式摘要和结构式摘要两大类。一般能撰写成结构式摘要的最好使用结构式摘要，其次再考虑采用非结构式摘要，包括指示性摘要、报道性摘要和指示-报道性摘要。目前大多数医学期刊均采用包括目的、方法、结果、结论 4 部分的简化结构式摘要。即摘要中应写明该研究或实验的目的（objective 或 aim），说明为何进行此项研究；基本的实验步骤，如研究对象或实验动物的选择，观察和分析的方法（methods）；主要发现，如有可能，应提供具体数据及其统计学意义（results）；以及主要的结论（conclusion），应是明确的、总结性的表述，而非含糊的、模棱两可的推论。

### （三）恰如其分的关键词是解读全文的向导

关键词是进行文献检索特别是就某一主题进行检索时最常使用的词，也是读者要最大概率并最特异地检索到你的文章时最可能使用的词。选择自由词作关键词，如果未加标引，则仍可能漏检。因此，除非是新词，或未找到对应的主题词，最好选择主题词作关键词。主题词可通过医学主题词表（medical subject headings，MeSH）（美国国立医学图书馆编撰）及其中文版（中国医学科学院医学信息所编）和全国自然科学名词委员会颁布的《医学名词》查找，也可通过 PubMed 和中国生物医学文献数据库（CBM）查找。

关键词以 3~8 个为宜。不要用不够专一或太泛的词做关键词，例如"有机化合物"（应该用具体的化合物名称）、"药用植物"（应该用具体的植物名）、"实验动物"（应该用具体的动物名）、"细胞研究"（应该用具体的细胞株名）等。另外，不要使用自定的缩略语、缩写字作为关键词，除非是 MeSH 中公认的专有缩写字，如 DNA。

关键词一定要选用 MeSH 最新版本。例如脑缺血，现用 brain ischemia，不再用 cerebral ischemia；心脏肥大，现用 cardiomegaly，不再用 heart hypertrophy 等。

### （四）背景是通向全文的引桥

背景旨在描述实施研究的科学背景和原理。但写得好的背景不多，其价值常常被忽略。通常背景可分三部分来写：

第一部分陈述问题，说明要研究问题的本质和重要性及研究实施的必要性。但科研论文常常缺失这一信息。因为作者往往错误地认为读者知道为什么要做这样的研究，但事实上读者对此一无所知。因此介绍问题的背景，说明现状或提出问题，问题涉及的范围和严重程度、影响的人群，让读者相信你的研究十分重要。此外，赫尔辛基宣言要求生物医学研究进行人体试验应建立在充分了解科学文献的基础之上。让人们冒险进行不必要的研究不符合伦理学。因此还要说明你研究的必要性，最理想的是在背景中介绍类似研究的系统评价或说明尚无这方面的研究。如果现有文献的系统评价已回答了相关问题，则你的研究的必要性就会大打折扣。

第二部分陈述研究目的，描述你的研究目的；研究假设，研究设计与方法，你为什么采用这样的方法去研究。使读者相信，你的研究将充分回答提出的问题。

第三部分总结陈述，告诉读者能从你的文章中得到什么。

### （五）怎样写方法——方法是研究质量的基石

方法（研究设计）是研究的灵魂，杂志编辑往往根据研究方法是否科学，描述是否清楚、完整对文章是否录用做出取舍（表 6-11）。为论文撰写方法部分就像临床医生开处方，缺失任何细节都会给后继工作造成困难。

基于人体的临床研究，在方法部分，应声明研究是否获得伦理委员会批准？清楚交代研究设计，是前瞻性的还是回顾性的？是否采用对照？如果采用对照，是否进行了随机分配？如为随机试验，则还应描述样本量的估算，如何招募受试者？样本是否有代表性？纳入和排除标准是什么？如何控制偏倚？使用了何种干预措施（详细描述细节，并给出制造商的名称和地址）和具体研究流程如何？以便他人能够重复。对研究方法（包括统计方法），如果众所周知，给出参考文献即可；如不为人所熟知，则需在给出参考文献的同时进行简要描述；对新的或进行了重大改良的方法，应说明使用的原因，并评价其局限性。

表 6 - 11 应予报告的最重要的内容

---

- 声明研究获得了权威机构审查委员会（IRB）批准
- 声明研究经伦理委员会审查并批准
- 完整的描述干预措施或治疗
- 声明研究的其他解释性或可能混淆的变量（如年龄、性别、疾病严重程度或病因），及其测量方法
- 声明主要和次要结局变量，及其测量方法
- 描述研究设计（如队列研究或随机试验）
- 描述研究对象
- 描述研究单位/地点
- 合适的患者选择标准
- 确定分配实验组患者的方法（随机分配、病例定义）
- 数据收集日期

---

对统计方法的描述应使读者能使用它们（包括具体方法和统计软件）通过原始数据核实结果。不要只报告 $P$ 值，甚至只给出 $P$ 值的范围（如 $P>0.05$ 或 $<0.05$），这样做会丢失效应量的重要信息，最好将统计量、具体 $P$ 值和可信区间都呈现给读者。

没有经验的作者往往认为统计分析是在获得了统计数据之后，而不清楚统计分析与研究设计密不可分。经验证据表明，等到收集数据时或在具体统计中遇到问题时才与统计学家交流，往往为时已晚。因此，如果可能，在开始设计研究时就与统计学家共同讨论，因为他们受过研究设计和统计分析方面的训练，在研究的每个阶段都会对你大有帮助。

### （六）结果——分析归纳后的数据

结果部分是告诉读者研究过程发生的事情并报道收集的数据。

首先应报告主要结果，它们是否对临床很重要、有统计学意义，或令人感兴趣。既然设计研究的初衷是回答某个问题，结果就应紧扣该问题。其他结果（次要结果）应在主要结果之后报告。

尽可能用图、表来直观、形象地报道结果，但绝不盲目滥用。创制好的图、表很费时，但有利于数据交流和进行组间比较。表的作用通常是罗列数据（给证据），而图通常用于需要强调的内容，行文的作用是把它们串起来，但图表和行文内容切忌重复，否则反而会适得其反，冗长拉杂，影响阅读。

### （七）讨论——讲出结果背后的故事，让结果瓜熟蒂落

一个外科治疗组最近报告，治疗急性胆囊炎，与传统开腹胆囊切除术相比，腹腔镜胆囊切除术（难度更大）可显著减少并发症的发生率（主要结局）。但是，作者未讨论其结果可能存在的偏倚，即所有的腹腔镜胆囊切除术均由研究者亲自操刀，而 80% 的开腹胆囊切除术由实习医生完成。该阳性结果可能只是外科医生经验和技术差距的体现，最终导致结果偏倚。从这个方法学缺陷的角度会有助于读者（正确）评价该结果。

建议讨论也采用结构式，包括：

（1）概述主要结果。

（2）分析和解释可能的机制。

（3）与其他已发表研究的相关结果进行比较（如果可能，找一个纳入当前和以前所有

类似研究结果的系统评价）。

（4）本研究的局限性（以及为减小和弥补这些局限而采用的措施）。

（5）简要适当总结该研究对临床和科研的意义。

对已发表研究的分析显示，上述 5 部分中，第 3 和第 4 部分报告最差，且随着时间推移未见有改进的迹象。

新研究大多数以前人的研究结果为起点，因此讨论应该引入前人的研究结果。前人的研究结果可能支持你的研究结果，也可能不支持你的研究结果。过去，作者往往在讨论中不系统地引入前人的研究结果，以支持自己的研究结果。系统评价的出现有助于避免这种偏倚的发生。因此，如果可能，最好在讨论中引入一篇系统评价。

所有研究都有局限性，但作者（包括编辑们）最不愿谈及、也最容易忽视研究的局限性。科学研究正逐步向透明公开迈进，研究报告回避局限性既有失科学，也不道德。向读者坦诚研究的局限性并不意味着你的研究不好。通过承认偏倚、混淆、误差可能的根源及其影响，实际上提升了在读者中的可信度。通过分享你从你的研究中汲取的教训，你也能帮助他人做更好的研究以推动科学的发展。

下结论应谨慎，没有充分数据支持，不要贸然地下肯定或否定的结论，"不确定"也是常常得到的研究结果，提示需要进一步研究。不确定意味着在进一步研究时可能肯定，也可能否定。如果把本该否定的干预措施用到患者身上，最终你的贸然决定将会以损害患者的健康、甚至生命为代价。

研究结论最好用清单的形式列出，既便于写作时明确能从研究中得出什么结论，不能得出什么结论，也便于读者阅读。

讨论应避免：①过度表达结果；②无根据地推测；③夸大结果发现的重要性；④跑题；⑤指责他人（研究）；⑥结论无数据支撑。

## （八）参考文献——是全文科学性的辅证

困扰作者引用参考文献的最基本问题有两个，第一是为什么要引用？第二是怎样引用？答案很简单，即明确参考文献引用的目的、作用、原则和著录规则。

参考文献被定义为"为撰写或编辑论著而引用的有关文献信息资源"，是学术论文的重要组成部分，与正文一起构成了一种严谨、科学的研究过程的完整表达形式。参考文献著录的目的与作用包括：

（1）反映论文作者的科学态度和论文具有真实、广泛的科学依据，也反映了论文的起点和深度。

（2）区分论文作者的成果与他人研究成果。

（3）起索引作用，即读者通过著录的参考文献，采用追溯法即可方便地查阅到与此研究方向相关的一系列文献资料。

（4）节省文章篇幅。

（5）有助于科技情报人员进行情报研究和文献计量学研究。

参考文献的引用应遵循合理、正确、充分的原则。任何一篇学术论文，从问题的提出、资料的搜集、论点的建立、论证完成及结论得出，都离不开对前人成果的借鉴和利用，但切忌漏引和盲目多引，并应把握参考文献引用的相关性，把好量和度。目前，国内作者的参考文献引用存在较多问题，主要包括机械式转引、非必要的引用、引用时效性不强、引用非正式文献、引用地域性窄、文献引用过少、不恰当自引、剽窃等。

参考文献的著录包括顺序编码制和著者出版年制两种，多数期刊采用顺序编码制。在著录上，应避免将两种著录制混合使用及著录形式上的错误。世界医学期刊编辑委员会推荐的参考文献著录格式详见 http://www.icmje.org/。

### （九）致谢、作者和经费资助——体现作者的襟怀

作者应名副其实，而所有名副其实的人都应列为作者。

一项研究，从构思到立题、再到实施、最后成文，可能很多人（机构）或多或少地做出了贡献，但并非每一个人都能成为作者。对《著作权法》知识的欠缺和利益驱使导致了名不符实的署名出现，因此有必要严格界定作者和被致谢者。

作者应同时具备以下 3 个条件：①参与选题和设计、或数据收集、或数据分析和解释；②对论文的起草和修改有实质性贡献。③最终同意该文发表。

对给予实质性帮助而又不能列为作者的单位或个人应在文后给予致谢，并说明其"贡献"，但必须征得被致谢者的书面同意。一般来说，被致谢者包括：①对研究提供资助的单位和个人、合作单位；②协助完成研究工作和提供便利条件的组织和个人；③协助诊断和提出重要建议的人；④给予转载和引用权的资料、图片、文献、研究思想和设想的所有者；⑤作出贡献又不能成为作者的人，如提供技术帮助和给予财力、物力支持的人，此时应阐明其支援的性质；⑥其他需致谢者。

## 五、医学研究报告规范简介

整个医学有赖于透明的临床研究报告。

### （一）医学研究报告规范的起源——CONSORT 声明的制订

1993 年，来自医学杂志、临床试验、流行病学和方法学领域的 30 位专家在加拿大渥太华召开工作会，讨论制订一种用于评估 RCT 报告质量的新量表。会后发表了 SORT（The Standards of Reporting Trials，试验规范报告）声明。由一个包括 32 个条目的清单和一份流程图组成，以指导研究者就 RCT 如何实施进行规范报告。1994 年，另一群专家（Asilomar 工作组）在美国加州 Asilomar 独立地做了类似工作，提出在试验报告中应该包括的条目清单，并建议杂志编辑将其写进稿约。

为更好地吸引杂志采纳并推动其传播，由《美国医学会杂志》副主编 Drummond Rennie 建议，1995 年 9 月 20 日，两个工作组的 9 位代表（包括杂志编辑、临床流行病学家和统计学家）在芝加哥召开工作会，探讨将两份清单合二为一。于 1996 年发表了随机对照试验报告的统一规范（CONSORT 声明）。

CONSORT 声明随新证据的不断出现持续定期更新，其成员也据其参与该工作的程度而更替。1999 和 2000 年工作组两次开会修订 CONSORT 声明，并于 2001 年史无前例地在 3 种著名国际医学杂志（内科学年鉴、美国医学会杂志和柳叶刀）上同时发表了修订版 CONSORT 声明。2007 年，CONSORT 工作组再次召开工作会，准备再次修订 CONSORT 声明。

CONSORT 声明旨在改进 RCT 报告，促进读者对试验设计、实施、分析和解释的理解，并有助于评价试验结果的真实性（包括内部和外部真实性），还可用于指导审稿和编辑。因此，CONSORT 本身就是很好的教材。

CONSORT 声明修订版包括一份 22 个条目的清单和一个流程图。清单条目包括题目、摘要、背景、方法、结果和讨论 6 部分。清单条目的筛选原则包括：①有研究证据表明不报告该条信息会给干预效果的评价带来偏倚；②有助于判断试验结果的可靠性和相关性。值得注意的是，CONSORT 仅包括了 RCT 报告中最基本的条目，CONSORT 之外的一些条目，如伦理委员会的批准、基金支持和试验注册号等也应予报告。流程图旨在描述受试者在 RCT 中的变动过程，包括登记、干预分配、随访和分析 4 部分。明确显示出进入原始数据分析的各干预组的受试者数目，有助于读者判断作者是否进行了意向性分析。

基于标准的两组平行随机试验设计而制定的 CONSORT 声明，用于不同类型的试验（如不同的研究设计、数据类型和干预措施）时，一些条目需要修改。为此，CONSORT 工作组开始陆续制定针对不同试验类型的扩展版。现已制定的 CONSORT 扩展版包括整群试验、不良反应、非劣效和等效性试验、草药和中医药，近期将要问世的扩展版包括针刺、非药物治疗和摘要等。

## （二）CONSORT 的实施效果

制作任何报告指南的目的都是为了提高研究的透明度和报告质量。在修订 CONSORT 之前，Moher 等评价了《英国医学杂志》、《美国医学会杂志》和《柳叶刀》使用 CONSORT 前后 RCT 的报告质量，并与当时尚未使用 CONSORT 的《新英格兰医学杂志》进行比较，结果发现：CONSORT 声明虽然还不完善，但能够改善 RCT 的报告质量。之后进行的系统评价（纳入 8 个研究）也得出相似结果。

## （三）CONSORT 的影响

因为 CONSORT 的科学性和广泛的适用性，逐渐获得包括国际医学杂志编辑委员会、科学编辑委员会、世界医学编辑联合会和超过 300 种医学杂志的支持，被译成 10 种语言，在全世界广为传播。其影响已经渗透到卫生保健领域之外，如教育研究和软件工程。基本科学指标（essential science indicators，ESI）的统计结果显示，CONSORT 声明及其说明文件、CONSORT for Harms 和 CONSORT for Cluster Trials 在 ESI 排名中，均位居前 100 位，具有重要影响并被广泛引用。CONSORT 工作组主席 Doug Altman 因此获得科学编辑委员会最高奖——年度卓越成就奖。

CONSORT 的巨大成功，导致其他报告规范纷纷问世，这些报告规范和 CONSORT 系列报告规范一起，构成了医学研究报告规范（good publication practice，GPP）的雏形。GPP 将推动医学研究的报告由混乱逐渐走向规范。其作用将不仅是提高医学研究的报告质量，也将有助于改善未来研究的实施，为研究者节约时间。

GPP 还有助于改善杂志的审稿和编辑质量。GPP 中各研究类型报告规范的清单能在更大程度上避免因审稿者的专业和水平不同而带来的审稿结果差异，避免各种疏漏。杂志编辑可以更容易地对审稿意见逐条进行取舍整合，使文章的编辑更完整和富有条理。

不同杂志在 GPP 规范下发表的文章一致性会更好，将给文献的阅读、评价和使用带来前所未有的便利，并减小阅读偏倚的影响。也为文献分析和研究（如系统评价）提供了极大的便利，能减少文献间的不一致性和提高有用信息的提取率。

## （四）GPP 在中国

将 GPP 理念引进中国可以追溯到 2001 年，《中国循证医学杂志》率先撰文介绍 CONSORT，并将其写进杂志稿约。《中华医学杂志》汪谋岳等初译了 CONSORT，并一直作为 CONSORT 官方网站的中译版。但 CONSORT 真正在国内全面推广、应用和研究始于 2005 年 6 月。David Moher 博士应中国循证医学中心邀请在"循证医学与医学杂志编辑高级研修班"上就 CONSORT 声明做了 11 场讲座。并先后代表 CONSORT 工作组授权中国循证医学中心牵头制定 CONSORT for TCM 和 CONSORT for Acupuncture。之后，《中国循证医学杂志》连载了 CONSORT 声明及其扩展版。2005 年 10 月，以 CONSORT 为核心的 GPP 与临床试验注册共同构成了中国临床试验注册与发表协作网，加入该组织的医学期刊已有近 50 家。2007 年 7 月，中国临床试验注册中心成为 WHO 国际临床试验注册平台第 4 个一级临床试验注册机构，这三者的优势集成和全方位服务将助推 GPP 在中国的推广、应用和研究。

国内医学期刊发表的研究质量一直受到质疑。推广和使用 CONSORT 及其扩展版所构成的 GPP 将为提高中国医学研究报告质量和编辑质量提供最新的方法和平台。医学杂志编辑应该更多地学习 GPP，并将其应用到编辑工作之中。

（杜　亮　李幼平）

**思考题**

1. 爱因斯坦说"提出一个问题往往比解决一个问题更重要"，结合我国现行的教育实情，思考这句话带给我们什么启发？

2. 循证医学与批判性思维的共同点是什么？

3. 为什么要评价医学文献？

4. "顶尖医学杂志《新英格兰医学杂志》所发表的文章，却大多是被其他杂志退稿的文章"，为什么顶尖杂志反而喜欢发表被其他杂志退稿的文章？这说明什么问题？

5. 什么是 CONSORT？为什么要规范医学研究文章的发表？

# 第七章　基本临床技能

**学习目标**

1. 了解不同国家、地区和学术组织对医学毕业生基本临床技能的界定。
2. 熟悉《本科医学教育标准——临床医学专业（试行）》对临床技能目标的要求。
3. 熟悉病史采集和体格检查的概念与主要内容。

## 第一节　基本临床技能的范畴

临床医学专业培养学生掌握基础医学与临床医学的基本知识、基础理论和基本技能，并在终身学习的过程中逐步成为能够有效诊治疾病、解决病患问题的医学专门人才。无论古今中外，基本临床技能一直是医学教育的核心内容之一。我国清代名医吴尚先有云："医以济世，术贵乎精。"熟练精准的临床技能是医生立业济世的根本所在。

### 一、部分国家和学术机构对"基本临床技能"的界定

随着西方医学科学的精进发展，各种诊断、治疗的手段和设备不断出现和更新，但不同的国家、地区或学术组织对医学毕业生的"基本临床技能"的界定却大同小异，其中有以下几类最具代表性。

**1. 美国医学院协会于 1998 年发布的《医学生教育的学习目标》**

1996 年，美国医学院协会（AAMC）启动了"医学院目标计划（MSOP）"，并于 2 年后颁布了"医科学生教育的学习目标"。其中，对医学生的职业素养、理论知识提出要求，如"医生必须利他、不自私"、"医生必须坚守本分、履行职责"以及"医生必须知识渊博"等，各有明细要求。而对于基本临床技能，则提出"医生必须技巧娴熟"，医学院校要保证每个学生毕业时具备以下条件：

（1）能够准确采集病史，包括与年龄、性别和社会经济地位有关的方面。

（2）能够进行全身或某一器官系统的体格检查，包括精神状态检查。

（3）能够执行常规技术操作程序，包括静脉穿刺、静脉导管置入、动脉穿刺、胸膜腔穿刺、腰椎穿刺、经鼻置胃管、咽导管和伤口缝合等。

（4）能够阐释分析常见辅助检查的结果。

（5）了解常见疾病的临床、实验室检验、影像学检查和病理检查表现。

（6）解决临床问题时有推理能力。

（7）针对急、慢性常见病患者、针对需要短期或长期康复患者，能在诊断和治疗方面提出合理的处理办法。

（8）有能力确认患有随时危及生命的循环、呼吸或神经系统方面疾病的患者，并能提

出初步的合理治疗方案。

（9）对有严重病情的、需要紧急医护的患者，能确认并概述出初步处理过程。

（10）懂得如何减轻和减缓患者的痛苦。

（11）能够从口头上和书面上与患者、患者家属、同事和那些在履行医生职责时必须与其交换信息的人进行有效的交流沟通。

**2. 世界医学教育联合会于 2001 年出版的《本科医学教育全球标准》**

2001 年，世界医学教育联合会（WFME）出版的《本科医学教育全球标准》要求医学院校必须明确学生本科毕业时达到与将来在卫生系统的角色相关的能力目标。其中，对临床技能的范畴说明包括：采集病史、体检、诊断处理、急诊处理及交流的能力，以及健康促进、疾病预防和患者医护的能力。

**3. 英国医学总会于 2002 年发布的《明日医生——对本科医学教育的建议》**

2002 年，英国医学总会（GMC）发布的《明日医生——对本科医学教育的建议》为英国医学院校提供了用于设计其课程计划和考评方案的大体框架。其中，在"课程内容、结构及讲授"中要求毕业生能安全有效地掌握以下"临床实践技能"：

（1）采集并记录患者病史，包括其家族史。

（2）完成全面体格检查与精神状态检查。

（3）解释病史、体格检查及精神检查的结果。

（4）解释常用的检查结果。

（5）根据已收集到的证据作出临床决策。

（6）评估患者问题所在，制订诊断与处理计划，让患者参与计划过程。

（7）计算药量，准确记录结果。

（8）对不同类型药物开具安全处方。

（9）完成下列介入静脉的操作：静脉穿刺、外周静脉插管、静脉注射。

（10）给予肌内注射与皮下注射。

（11）完成动脉血采样。

（12）完成缝合。

（13）掌握心肺复苏和基本生命支持技能。

（14）进行基本的呼吸功能实验。

（15）管理氧气疗法。

（16）正确使用喷雾器。

（17）插入鼻胃管。

（18）完成导尿管插入。

**4. 日本医学教育程序设计研究开发事业委员会于 2001 年发布的《核心课程教学内容指南》**

2001 年，日本医学教育程序设计研究开发事业委员会发布了《核心课程教学内容指南》。该指南对"临床基本功训练"的要求包括以下内容：

（1）诊疗基本功：患者的信息收集、确定诊疗计划。要求以问题为中心，以科学为基础进行医疗实践，能依据基本的交流技巧进行有效的接诊，与患者及其家属建立良好的关系，能准确地进行书面的诊疗记录并能简洁地口头表述。

（2）体格检查。

（3）基本的临床操作：

1）一般操作：①能举例静脉采血的顺序、部位和可能的并发症，并能够正确地采血；②观摩学习末梢静脉血管采血并能参与操作；③观摩学习中心静脉压插管并参与操作；④观摩学习动脉采血并参与操作；⑤观摩学习腰椎穿刺并参与操作；⑥能进行胃管插管与拔管；⑦能进行输尿管插管和拔管；⑧观摩学习引流管插管与拔管并参与操作；⑨能够说明注射的种类、各自特征与刺入部位。

2）外科操作：①能掌握手术室的洗手方法；②能掌握手术衣穿脱；③能掌握基本缝合术；④能掌握清创与消毒、更换敷料；⑤观摩学习骨折外固定并参与操作。

3）检查操作：①能正确记录 12 导联心电图；②能进行尿液检查（包括尿沉渣检查）并观察；③能制作末梢血涂片并观察；④能做好微生物学检查的样本采集和保存，做革兰染色并观察；⑤能做妊娠反应检查。

**5. 国际医学教育组织于 2002 年发布的《全球医学教育最基本要求》**

美国中华医学基金会（China Medical Board，CMB）于 1999 年资助成立"国际医学教育组织（IIME）"，牵头研究制定"全球医学教育最基本要求（GMER）"并于 2002 年正式发布，界定了在任何国家和地区培养的医生应达到在医学知识、技能、职业态度、行为和价值观等方面的最基本要求。其中，"临床技能"设 10 条具体标准，强调能及时、有效地诊断和处理患者。其具体内容如下：

（1）采集包括职业卫生等在内的相应病史资料。

（2）进行全面的体格和精神状态检查。

（3）运用基本的诊断和技术规程，对所获观察结果进行分析解释，确定问题性质。

（4）运用循证医学的原则，在挽救生命的过程中采用恰当的诊断和治疗手段。

（5）进行临床思维，确立诊断和制订治疗方案。

（6）识别危及生命的紧急情况和处理常见的急症病例。

（7）以有效果的，有效率的和合乎伦理的方法，对患者做出包括健康促进和疾病预防在内的处理。

（8）对患者的健康问题进行评价和分析，并指导患者重视生理、心理、社会和文化的各种影响健康的因素。

（9）懂得对人力资源和各种诊断干预，对医疗设备和卫生保健设施的适宜使用。

（10）发展独立、自学能力，以便在整个职业生涯中更好地获得新知识和技能。

上述部分国家和学术机构对医学毕业生的"基本临床技能"的范畴作出了界定，虽然描述不尽一致，但归纳起来主要包括几个方面：①病史采集；②体格检查；③收集病例（常见病、多发病）信息，能结合患者的心理、社会因素进行解释、分析、判断，通过科学的临床思维作出恰当决策；④诊断性操作，如心电图、实验室检验、各种有创的穿刺操作等；⑤治疗性操作，如心肺复苏、置胃管、尿管等；⑥医患交流沟通技能，在《明日医生——对本科医学教育的建议》和《全球医学教育最基本要求》中甚至将之作为独立的一个能力要求而与"临床技能"并列。

## 二、我国关于"基本临床技能"的相关要求

**1. 《本科医学教育标准——临床医学专业（试行）》对"实践技能"的要求**

为进一步提高医学教学质量，规范医学教育管理，教育部、卫生部委托中国高等教育学会医学教育专业委员会根据我国医学教育的实际情况，参照世界医学教育联合会《本科医学教育全球标准2003版》、WHO西太平洋地区《本科医学教育质量保障指南》和国际医学教育组织《全球医学教育最基本要求》及有关国家的医学教育的标准与要求，研究制订了《本科医学教育标准——临床医学专业（试行）》（以下简称《标准》），于2008年发布。该《标准》以五年制本科临床医学专业为适用对象，提出该专业教育必须达到的基本要求，是该专业教育质量监控及教学工作自我评价、专业认证的主要依据。

《标准》分为本科临床医学专业毕业生应达到的基本要求、本科临床医学专业教育办学标准两个部分，对毕业生的思想道德和职业素质目标、知识目标和技能目标进行了详细要求，同时对临床医学专业本科教育的宗旨及目标、教育计划、学生成绩评定、学生的招生录取、学生支持和学生组织、教师聘任、师资培养、教育资源、教育评价、科学研究、管理和行政、改革和发展等十三个方面进行了要求和说明。其中对医学毕业生"技能目标"的描述为：

（1）全面、系统、正确地采集病史的能力。

（2）系统、规范地进行体格及精神检查的能力，规范书写病历的能力。

（3）较强的临床思维和表达能力。

（4）内、外、妇、儿各类常见病、多发病的诊断、处理能力。

（5）一般急症的诊断、急救及处理能力。

（6）根据具体情况选择使用合适的临床技术，选择最适合、最经济的诊断、治疗手段的能力。

（7）运用循证医学的原理，针对临床问题进行查证、用证的初步能力。

（8）从事社区卫生服务的基本能力。

（9）具有与患者及其家属进行有效交流的能力。

（10）具有与医生、护士及其他医疗卫生从业人员交流的能力。

（11）结合临床实际，能够独立利用图书资料和现代信息技术研究医学问题及获取新知识与相关信息，能用一门外语阅读医学文献。

（12）能够对患者和公众进行有关健康生活方式、疾病预防等方面知识的宣传教育。

（13）具有自主学习和终身学习的能力。

这些"技能目标"直接指向临床能力（competence），比"临床技能"（clinical skills）具有更宽的内涵。

**2. 中国执业医师考试大纲中对"实践技能"的考试要求**

2011年卫生部在国家医师资格考试大纲中对临床执业医师的"实践技能"提出如下要求：

（1）职业素质：包括医德医风、沟通能力和人文关怀三方面。

（2）病史采集：包括主诉、病史采集与记录，涉及17项常见症状。

（3）病例分析：包括51个病种的诊断、鉴别诊断及其依据、进一步检查项目及治疗

原则。

（4）体格检查：①一般检查；②头颈部检查；③胸部检查；④腹部检查；⑤脊柱、四肢、肛门检查；⑥神经检查等。

（5）基本操作：包括 24 个测试项目。①手术区消毒；②换药；③戴无菌手套；④穿、脱隔离衣；⑤穿、脱手术衣；⑥吸氧术；⑦吸痰术；⑧插胃管；⑨三腔二囊管止血法；⑩导尿术；⑪动、静脉穿刺术；⑫胸膜腔穿刺术；⑬腹膜腔穿刺术；⑭腰椎穿刺术；⑮骨髓穿刺术；⑯手术基本操作（切开、止血、缝合、打结与拆线）；⑰开放性伤口的止血包扎；⑱清创术；⑲脊柱损伤的搬运；⑳四肢骨折现场急救外固定技术；㉑人工呼吸；㉒胸外心脏按压；㉓电除颤；㉔简易呼吸器的使用。

（6）辅助检查：

1）心电图，测试项目 14 项。

2）普通 X 线影像诊断，测试项目 13 项。

3）超声诊断，涉及：①肝硬化；②急性胆囊炎；③胆囊结石；④肾结石。

4）CT 影像诊断，涉及：①肝癌；③急性胰腺炎；③腹部外伤（肝、脾、肾损伤）；④颅脑外伤（颅骨骨折、急性硬膜外血肿、急性硬膜下血肿）；⑤脑出血；⑥脑梗死。

5）实验室检验，包括 19 个检查项目的结果判读。

从上述内容可以看出，"基本临床技能"包含的内容涉及临床诊疗工作的方方面面，而不仅仅是"需要动手的技术操作项目"。医学生应清楚地认识到：

（1）要重视临床技能基本功的学习和训练。大医精诚——基本临床技能是一名医师必须具备的基本条件，医疗质量和水平的提高、患者信任与满意度的提高都必须依靠过硬的临床技能基本功。

（2）要全面理解和认识"基本临床技能"所包含的内容。有些医学生甚至医师认为基本临床技能就是问病史、体格检查、写病历、做技术操作，是单纯的"技术"，而忽视了对知识的整合、临床思维、批判性思维、交流沟通、教育患者、独立学习等也是医师职业生涯中不可或缺的"基本技能"。而只有加上后者，医术才能跃升为"艺术"。

（3）要认识到基本临床技能的提升是逐步渐进的。按照布卢姆教育目标分类学，属于精神运动领域的医学生临床技能，也由简单到复杂分为模仿、操作、精确性、多种操作的协调和操作的自然化五个层次。所以，基本临床技能的学习和训练需要长期、反复训练，绝不只是在校教育期间的任务。

（4）要认识到在高新技术广泛应用于临床诊疗的今天，技术的进步固然大大提高了临床诊断水平，使部分疾病的诊断提前或更加精准，但基本临床技能决不能被取代、被淡化，正确的临床诊断程序和基本技能是必要而不容忽视的，这样才能减少误诊、减轻患者负担，加强医患交流沟通，避免"见树不见人，见物不见人"的错误。

# 第二节　病史采集和体格检查概述

疾病的诊断是医疗工作的前提和基础，是临床医生最基本的实践活动，其方法主要依靠病史采集、体格检查及辅助检查。

## 一、病史采集

病史是了解患病历史和现状的重要资料，病史包括患者就诊前疾病发生、进展、演变的过程，诊疗情况，患者主观感受等，还包括与疾病发生可能有关的其他情况，如患者的既往健康状况、个人生活习惯、家庭和家族健康情况、生活环境等。通过病史采集获得的资料为医师随后的体格检查和安排诊断性检查提供重要线索和依据。

病史采集的主要手段是问诊，问诊是医生诊治患者的第一步。医生通过对患者或陪诊者有目的地询问，了解患者的现在症状、引起疾病的原因、病变过程、诊疗经过，以及患者的生活习惯、环境等，为诊断疾病收集有关资料。一些疾病早期阶段，在器质性或组织、器官形态学改变之前，体格检查、实验室检验及其他辅助检查可能均无阳性发现，一名经验丰富的临床医生常常问诊获得患者不适感受的信息，如头晕、眼花、耳鸣、疼痛、乏力等症状，即可作为早期诊断的线索和依据，而还有相当一部分临床常见疾病可以仅通过问诊就可以基本确诊，如感冒、心绞痛、胃溃疡、胆道蛔虫病等。反之，如忽视问诊，收集的病史资料不完整或不准确，极易造成漏诊或误诊。

另外，在问诊过程中除了完成病史采集外，还是医患交流沟通，建立和谐稳定、相互信任的医患关系的重要时机。具有人文关爱精神的医生，通过正确有效的问诊技巧、亲切可信的语言和非语言交流，能够帮助患者增强信心、增加对医嘱的依从性、缓解患者和家属的焦虑情绪、通过教育改变其不良的生活习惯，使问诊也成为治疗的一部分。

根据临床场景和目的，问诊分为全面系统问诊和重点问诊两类，前者针对住院患者，后者主要应用于门、急诊及专科疾病的诊断。全面系统问诊是重点问诊的基础。

### （一）问诊的内容

问诊的内容主要包括一般项目、主诉、现病史、既往史、个人史、月经史、婚姻史、生育史以及不同疾病的有关症状（系统回顾）。

**1. 一般项目**

一般项目（general data）包括：姓名、性别、年龄、出生地、民族、婚姻、住址、工作单位、职业、联系方式、入院日期、记录日期、病史陈述者及可靠程度等。若系他人代为陈述，则应注明其与患者的关系。记录年龄时应填写实足年龄。

**2. 主　诉**

主诉（chief complaint）是患者感受最主要的疾苦或最明显的症状和/或体征，也是其就诊最主要的原因。主诉应用一、两句话全面概括患者自己描述的主要症状及持续时间，如"发热、咳嗽、右胸痛 3 天"，"多饮、多食、多尿伴消瘦 5 年"。如是诊断和入院目的非常明确的患者，也可将主诉记录如"患白血病 4 年，经检查复发 1 周"等。

**3. 现病史**

现病史（history of present illness）是整个病史的主体部分，也是问诊的重点内容，包括疾病的发生、发展、演变及诊治的全过程，可按以下内容和顺序进行询问。

（1）起病情况（缓急或隐匿等）与患病时间。

（2）主要症状及其特点，包括主诉中患者诉说的最痛苦的症状或感受，及其出现部位、放射区域、性质、发作频度、持续时间、强度、加重或缓解的因素。

（3）病因与诱因，如外伤、中毒、感染等病因，或气候变化、情绪、环境改变等诱发因素。

（4）病情的发展与演变，主要指主要症状的变化或有无新症状的出现，以推断病情是持续加重、好转或无明显变化。

（5）伴随症状，指主要症状基础上出现的其他症状，往往是鉴别诊断或出现并发症的重要依据。同时也要注意询问患者有无应该出现而没有出现的阴性伴随症状，这同样是诊断和鉴别诊断的重要参考资料。

（6）诊断治疗经过，指发病后与本次就诊前患者所接受的诊断、检查和治疗情况，可以为本次诊治提供参考依据，但既不可盲从也不可忽视。

（7）一般情况的变化，包括患病后精神状态，心理与情绪变化，体力、食欲、体重改变，睡眠及大小便等情况。

**4. 既往史**

既往史（past history）又称过去史，指患者既往健康状况和过去曾患疾病（含传染病）、外伤、手术、预防接种、过敏（对药物、食物及环境因素），以及居住或生活地区的主要传染病和地方病等，一般按时间先后记录。

**5. 系统回顾**

系统回顾（review of systems）是在询问既往史之后，为避免问诊过程中患者或医生忽略或遗漏有关内容，以直接提问的方式，按身体的各系统最后一遍收集病史资料，可以帮助医生在短时间内扼要地了解患者的某个系统是否发生过疾病，以及这些已发生过的疾病与本次疾病之间是否存在着因果关系。主要情况应分别记录在现病史或既往史中。系统回顾问题主要涉及：

（1）呼吸系统：咳嗽的性质、发生和加剧的时间，咳嗽程度、频率与气候变化及体位改变的关系。咳痰的特点、颜色、黏稠度和气味等。咯血的性状、颜色和量。呼吸困难的性质、程度和出现的时间。胸痛的部位、性质以及与呼吸、咳嗽、体位的关系。有无发冷、发热、盗汗、食欲不振等。有无与肺结核患者密切的接触史。并了解职业性质，工作环境和居住条件，是否吸烟和吸烟量的多少。

（2）循环系统：心悸发生的时间与诱因，心前区疼痛的性质、程度、出现和持续的时间、有无放射、放射的部位、引起疼痛发作的诱因和缓解方法。呼吸困难出现的诱因和程度，发作时与体力活动和体位的关系。有无咳嗽、咯血、咳痰等；水肿出现的部位和时间；有无腹水、肝区疼痛、头痛、头晕、晕厥等。既往是否有过类似的症状。有无高血压、动脉硬化、心脏病等。女性患者应询问妊娠、分娩时有无高血压或心功能不全的情况。

（3）消化系统：有无腹痛、腹泻、腹胀、口腔疾病、食欲改变、嗳气、反酸，及其出现的缓急、程度、持续的时间及进展的情况。上述症状与食物种类、性质的关系及有无精神因素的影响。呕吐发生的时间、诱因、次数；呕吐物的内容、量、颜色及气味。呕血的量及颜色。腹痛的部位、程度、性质和持续时间，有无规律性，是否向其他部位放射，与饮食、气候及精神因素的关系，按压后疼痛减轻或加重。排便次数，粪便颜色、性状、量和气味。排便时有无腹痛和里急后重，是否伴有发热与皮肤、黏膜黄染。体力、体重的改变，饮食卫生及习惯，有无饮酒嗜好及摄入量等。

（4）泌尿系统：有无排尿困难、尿痛、尿频、尿急；尿量（夜尿量）多少，尿的颜色

（洗肉水样或酱油色等）、清浊度，有无尿潴留及尿失禁等。是否有腹痛，疼痛的部位，有无放射痛。既往有无咽炎、高血压、水肿、出血等病史。有无铅、汞化学毒物中毒史。外生殖器有无溃疡、皮疹，性欲有无障碍。

（5）造血系统：有无乏力、头晕、眼花、耳鸣、烦躁、记忆力减退、心悸、舌痛、吞咽困难、恶心、食欲异常（异嗜症）等。皮肤和黏膜有无苍白、黄染、出血点、淤斑、血肿，以及淋巴结、肝、脾大，骨骼痛等情况。营养、消化和吸收情况。有无药物、毒物、放射性物质的接触史。

（6）代谢及内分泌系统：有无畏寒、怕热、多汗、乏力、头痛、视力障碍、心悸、食欲异常、烦渴、多尿、水肿等；有无肌肉震颤及痉挛；性格、智力、体格、性器官的发育，骨骼、甲状腺、体重、皮肤、毛发的改变。有无外伤、手术、产后出血。

（7）神经系统：有无头痛、失眠、嗜睡、记忆力减退、意识障碍、晕厥、痉挛、瘫痪、视力障碍、感觉及运动异常、性格失常、感觉与定向障碍等。如疑有精神状态改变，还应了解情绪状态、思维过程、智能、能力、自知力等。

（8）运动系统：有无肢体肌肉麻木、疼痛、痉挛、萎缩、瘫痪等。骨骼发育情况，有无畸形、关节肿痛、运动障碍、外伤、骨折、关节脱位、先天性缺陷等。

**6. 个人史**

个人史（personal history）指与健康和疾病有关的个人经历。

（1）社会经历：包括出生地、居住地区和居留时间（尤其是疫源地和地方病流行区）、受教育程度、经济生活和业余爱好等。

（2）职业及工作条件：包括工种、劳动环境、对工业毒物的接触情况及时间。

（3）习惯与嗜好：起居与卫生习惯、饮食的规律与质量，烟酒嗜好与摄入量，以及其他异嗜品如麻醉药品、毒品等。

（4）冶游史：有无不洁性交，是否患过淋病、尖锐湿疣、下疳等。

**7. 月经史**

月经史（menstrual history）包括女性患者月经初潮年龄，月经周期，经期天数，经血的量和色，经期症状，有无痛经、白带，末次月经日期、闭经日期、绝经年龄等。

**8. 婚姻史**

婚姻史（marital history）包括婚姻状况、婚龄、配偶健康状况、性生活情况、夫妻关系等。

**9. 生育史**

生育史（childbearing history）包括妊娠与生育次数和年龄，人工流产或自然流产的次数，有无早产、死产、手术产、产褥热及计划生育状况等。男性患者应记述有无生殖系统疾病。

**10. 家族史**

家族史（family history）指患者家族中有关成员的健康状况等，包括双亲、兄弟姐妹、子女的健康与疾病情况，对已死亡的直系亲属要问明死因与年龄。还需询问有无与患者同样的疾病，有无与遗传有关的疾病，如白化病、血友病、先天性球形细胞增多症、糖尿病、家族性甲状腺功能减低症、精神病等。有些遗传性疾病的家族史中还应包括某些非直系亲属。

## （二）问诊的注意事项

问诊中要注意针对不同的临床场景，采用相应的方法和技巧。

**1. 要注意医德风范**

问诊时要秉持高度的责任心，集中注意，仔细倾听，尊重患者的隐私并保守秘密。对一些特殊人群，如老人和儿童，要给予特别关心。不能因为患者不同的经济情况、社会地位、文化程度、家庭背景、性别、种族、宗教等而采用不同的态度，应一视同仁，并对经济困难者或残疾人等弱势群体给予更多关怀。另外，对同道不随意评价，也不在患者面前诋毁其他医师。

**2. 要努力建立良好的医患关系**

医生应主动创造宽松、舒适、和谐的就诊环境，保护患者隐私，从礼节性的交谈开始，以温暖、亲切、友好的语言、表情或肢体动作，消除患者的紧张、不安情绪，尽快缩短医患距离，并在问诊过程中持续表达理解、关注，鼓励患者继续谈话，对患者的困难、痛苦和不幸应表达出适当的关切和同情。

**3. 要以技巧性的提问引导患者详细、真实地陈述病情**

如根据不同的情况采用不同的提问方式，在问诊开始时及现病史、既往史、个人史等每一部分开始时，以开放式提问让患者按其意愿或主观感受述说病情和诊治经过。如患者陈述病情时离题太远或表述不明确时，可采用主题式提问，让患者诉说与疾病有关的主要问题；或采用针对式提问，使患者陈述的疾病表现更突出、病史过程更清楚。当医师觉得需要与其他相关疾病进行鉴别时，也可选择性提问，提出具有鉴别意义的问题询问患者。在系统回顾时，也可提出一些封闭式问题让患者回答"是"或"不是"。提问还要注意系统性和目的性，避免杂乱无章的重复提问，如为核实病情确需重复提问，可用反问或解释等技巧。另外，要避免一些责难性提问使患者产生防御心理，如"你怎么吃那样不卫生的食物呢"，还要避免连续提问让患者无从回答。

**4. 其他问诊技巧**

其他问诊技巧还包括避免使用医学术语，每部分结束时进行归纳小结，要印证核实患者提供的信息，检查患者理解程度等。在问诊结束时，应说明初步的诊治意见、对患者的要求和下步诊疗计划等，并感谢患者的合作。

## 二、体格检查

体格检查是医师通过视、触、扣、听、嗅等方法，借助感官和简便工具（血压计、听诊器、叩诊锤、检眼镜等）客观了解和评估患者身体状况的一系列基本的检查方法，也是一项重要的基本临床技能。通过体格检查发现的异常征象即体征（signs）在一定程度上反映疾病的病理变化，是疾病诊断和鉴别诊断、进一步选择实验室检验和特殊检查项目的重要依据。许多疾病通过体格检查再结合病史就可初步作出临床诊断。

### （一）体格检查的基本方法

体格检查的基本方法包括视诊、触诊、叩诊、听诊和嗅诊5种。

**1. 视　诊**

视诊（inspection）即观察患者全身或局部表现，以判断疾病的有无，疾病的类型、性质及严重程度。全身视诊可用于年龄、发育、营养、体型、意识、面容、表情、体位、姿态等；局部视诊可观察患者皮肤、黏膜、五官、口唇、舌、头颈、四肢、胸廓、腹形、骨骼、肌肉等各部分的改变，部分特殊部位如眼底、鼓膜、喉部、支气管等需借助器械如检眼镜、检耳镜等检查。

**2. 触　诊**

触诊（palpation）即用手接触被查部位进行感觉、判断，能对视诊发现的异常体征，或体温、湿度、压痛、震颤、波动、包块等视诊不能明确的体征进行诊断，以腹部检查应用较多。常利用指腹皮肤对触觉的敏感、掌指关节部掌面对震动的敏感，以及手背皮肤对温度的敏感选用相应部位进行触诊。对体表浅在病变，关节、软组织或浅部动脉、静脉、神经，阴囊、精索等使用浅部触诊法，触及深度为 1 cm 左右；而如需检查腹腔病变或器官情况，需深触 2 cm 以上，甚至 4~5 cm 时，可用深部触诊法。按检查目的和手法，深部触诊法又分为深部滑行触诊法、双手触诊法、深压触诊法、冲击触诊法等几种。

**3. 叩　诊**

叩诊（percussion）是用手指或叩诊锤直接或间接叩击身体表面某一部位，根据其震动及产生音响的特点来判断被检查部位有无异常的诊断方法，多用于确定肺尖宽度，肺下界定位，胸膜病变，胸膜腔积液多少或气体有无，肺部病变大小与性质，纵隔宽度，心浊音界大小与形状，肝脏边界，腹水有无及多少，子宫、卵巢、膀胱有无长大，肝区、脾区、肾区有无疼痛，肌腱、脊椎棘突有无反射或疼痛等。按检查目的和手法不同又分为间接叩诊法和直接叩诊法两种。被叩击部位组织或器官的致密度、弹性、含气量及与体表的距离不同，其产生的反响即叩诊音的频率、振幅和乐音也不同，临床上可分为清音、浊音、实音、鼓音、过清音等 5 种。

**4. 听　诊**

听诊（auscultation）是根据身体各部发出的声音判断正常与否的诊断方法，在心、肺疾病诊断中尤为重要。用听诊器进行听诊即为间接听诊法，听诊器对器官活动声音具有放大作用，且能隔阻环境噪声，听诊效果好。除可用于心、肺、腹部听诊外，还可用于听取血管音、皮下气肿音、肌肉颤动音、关节活动音等。用耳朵直接贴于患者体壁上即为直接听诊法，仅在某些特殊或紧急情况下使用。

**5. 嗅　诊**

嗅诊（olfactory examination）是通过嗅闻来自患者的异常体味而判断与疾病关系的一种诊断方法，异常体味可来自皮肤、黏膜、呼吸道、胃肠道、呕吐物、排泄物、分泌物、痰液、血液等。一些气味变化可能与某些特殊疾病有关，是重要的诊断线索。

**（二）全身体格检查的基本项目**

体格检查是全面完整了解患者全身状况和疾病特点的基础，也是完善疾病诊断必不可少的环节，是医学生基本临床技能的重要内容。

**1. 一般检查及生命体征**

（1）准备和清点器械；

（2）自我介绍（说明职务、姓名，并进行简短交谈以融洽医患关系）；

（3）观察发育、营养、面容表情和意识等一般状态；

（4）当受检者在场时洗手；

（5）测量体温（腋温）；

（6）触诊桡动脉至少 30 秒；

（7）用双手同时触诊双侧桡动脉，检查其对称性；

（8）计数呼吸频率至少 30 秒；

（9）测右上肢血压两次。

**2. 头颈部**

（1）观察头部外形、毛发分布、异常运动等；

（2）触诊头颅；

（3）视诊双眼及眉毛；

（4）分别检查左右眼的近视力（用近视力表）；

（5）检查下眼睑结膜、球结膜和巩膜；

（6）检查泪囊；

（7）翻转上睑，检查上睑、球结膜和巩膜；

（8）检查面神经运动功能（皱眉、闭目）；

（9）检查眼球运动（检查六个方向）；

（10）检查瞳孔直接对光反射；

（11）检查瞳孔间接对光反射；

（12）检查辐辏反射；

（13）观察双侧外耳及耳后区；

（14）触诊双侧外耳及耳后区；

（15）触诊颞颌关节及其运动；

（16）分别检查双耳听力（摩擦手指，或用手表音）；

（17）观察外鼻；

（18）触诊外鼻；

（19）观察鼻前庭、鼻中隔；

（20）分别检查左右鼻道通气状态；

（21）检查上颌窦，注意有无肿胀、压痛、叩痛等；

（22）检查额窦，注意有无肿胀、压痛、叩痛等；

（23）检查筛窦，注意有无压痛；

（24）检查口唇、牙齿、上腭、舌质和舌苔；

（25）借助压舌板检查颊黏膜、牙齿、牙龈、口底；

（26）借助压舌板检查口咽部及扁桃体；

（27）检查舌下神经（伸舌）；

（28）检查面神经运动功能（露齿、鼓腮或吹口哨）；

（29）检查三叉神经运动支（触双侧嚼肌，或以手对抗张口动作）；

（30）检查三叉神经感觉支（上、中、下三支）；

（31）暴露颈部；

（32）检查颈部外形和皮肤、颈静脉充盈和颈动脉搏动情况；

（33）检查颈椎屈曲及左右活动情况；

（34）检查副神经（耸肩及对抗头部运动）；

（35）触诊耳前淋巴结；

（36）触诊耳后淋巴结；

（37）触诊枕后淋巴结；

（38）触诊颌下淋巴结；

（39）触诊颏下淋巴结；

（40）触诊颈前淋巴结浅组；

（41）触诊颈后淋巴结；

（42）触诊锁骨上淋巴结；

（43）触诊甲状软骨；

（44）触诊甲状腺峡部；

（45）触诊甲状腺侧叶；

（46）分别触诊左右颈总动脉；

（47）触诊气管位置；

（48）听诊颈部（甲状腺、血管）杂音。

### 3. 前、侧胸部

（1）暴露胸部；

（2）观察胸部外形、对称性、皮肤和呼吸运动等；

（3）触诊左侧乳房（四个象限及乳头）；

（4）触诊右侧乳房（四个象限及乳头）；

（5）用右手触诊左侧腋淋巴结；

（6）用左手触诊右侧腋淋巴结；

（7）触诊胸壁弹性，注意有无压痛；

（8）检查双侧呼吸动度（上、中、下，双侧对比）；

（9）检查有无胸膜摩擦感；

（10）检查双侧触觉语颤（上、中、下，双侧对比）；

（11）叩诊双侧肺尖；

（12）叩诊双侧前胸和侧胸（自上而下，由外向内，双侧对比）；

（13）听诊双侧肺尖；

（14）听诊双侧前胸和侧胸（自上而下，由外向内，双侧对比）；

（15）检查双侧语音共振；

（16）观察心尖、心前区搏动，切线方向观察；

（17）触诊心尖搏动（两步法）；

（18）触诊心前区；

（19）叩诊左侧心脏相对浊音界；

（20）叩诊右侧心脏相对浊音界；

（21）听诊二尖瓣区（频率、节律、心音、杂音、摩擦音）；

（22）听诊肺动脉瓣区（心音、杂音、摩擦音）；

（23）听诊主动脉瓣区（心音、杂音、摩擦音）；

（24）听诊主动脉瓣第二听诊区（心音、杂音、摩擦音）；

（25）听诊三尖瓣区（心音、杂音、摩擦音）。

（听诊先用膜式胸件，酌情用钟式胸件补充。）

### 4. 背 部

（1）让受检者取坐位；

（2）充分暴露背部；

（3）观察脊柱、胸廓外形及呼吸运动；

（4）检查胸廓活动度及其对称性；

（5）检查双侧触觉语颤；

（6）检查有无胸膜摩擦感；

（7）请受检者双上肢交叉；

（8）叩诊双侧后胸部；

（9）叩诊双侧肺下界；

（10）叩诊双侧肺下界移动度（肩胛线）；

（11）听诊双侧后胸部；

（12）听诊有无胸膜摩擦音；

（13）检查双侧语音共振；

（14）触诊脊柱有无畸形、压痛；

（15）直接叩诊法检查脊椎有无叩击痛；

（16）检查双侧肋脊点和肋腰点有无压痛；

（17）直接叩诊法检查双侧肋脊角有无叩击痛。

### 5. 腹 部

（1）正确暴露腹部；

（2）请受检者屈膝、放松腹肌、双上肢置于躯干两侧，平静呼吸；

（3）观察腹部外形、对称性、皮肤、脐及腹式呼吸等；

（4）听诊肠鸣音至少1分钟；

（5）听诊腹部有无血管杂音；

（6）叩诊全腹；

（7）叩诊肝上界；

（8）叩诊肝下界；

（9）检查肝脏有无叩击痛；

（10）检查移动性浊音（经脐平面先左后右）；

（11）浅触诊全腹部（自左下腹开始、逆时针触诊至脐部结束）；

（12）深触诊全腹部（自左下腹开始、逆时针触诊至脐部结束）；

（13）在右锁骨中线上单手法触诊肝脏；

（14）在右锁骨中线上双手法触诊肝脏；

（15）在前正中线上双手法触诊肝脏；

（16）检查肝－颈静脉反流征；

（17）检查胆囊点有无触痛；

（18）双手法触诊脾脏；

（19）如未能触及脾脏，嘱受检者右侧卧位，再触诊脾脏；

（20）双手法触诊双侧肾脏；

（21）检查腹部触觉或痛觉；

（22）检查腹壁反射。

### 6. 上 肢

（1）正确暴露上肢；

（2）观察上肢皮肤、关节等；

（3）观察双手及指甲；

（4）触诊指间关节和掌指关节；

（5）检查指间关节运动；

（6）检查上肢远端肌力；

（7）触诊腕关节；

（8）检查腕关节运动；

（9）触诊双肘鹰嘴和肱骨髁状突；

（10）触诊滑车上淋巴结；

（11）检查肘关节运动；

（12）检查屈肘、伸肘的肌力；

（13）暴露肩部；

（14）视诊肩部外形；

（15）触诊肩关节及其周围；

（16）检查肩关节运动；

（17）检查上肢触觉或痛觉；

（18）检查肱二头肌反射；

（19）检查肱三头肌反射；

（20）检查桡骨膜反射；

（21）检查 Hoffmann 征。

### 7. 下 肢

（1）正确暴露下肢；

（2）观察双下肢皮肤、外形等；

（3）触诊腹股沟区有无肿块、疝等；

（4）触诊腹股沟淋巴结横组；

（5）触诊腹股沟淋巴结纵组；

（6）触诊股动脉搏动；

（7）检查髋关节屈曲、内旋、外旋运动；

（8）检查双下肢近端肌力（屈髋）；

（9）触诊膝关节和浮髌试验；

（10）检查膝关节屈曲运动；

（11）检查髌阵挛；

（12）触诊踝关节及跟腱；

（13）检查有无凹陷性水肿；

（14）触诊双脚背动脉；

（15）检查踝关节背屈、跖屈活动；

（16）检查双脚背屈、跖屈肌力；

（17）检查踝关节内翻、外翻运动；

（18）检查屈趾、伸趾运动；

（19）检查下肢触觉或痛觉；

（20）检查膝腱反射；

（21）检查跟腱反射；

（22）检查 Babinski 征；

（23）检查 Chaddock 征；

（24）检查 Oppenheim 征；

（25）检查 Gordon 征；

（26）检查 Kernig 征；

（27）检查 Brudzinski 征；

（28）检查 Lasegue 征；

（29）检查踝阵挛。

### 8. 肛门、直肠（仅必要时检查）

（1）嘱受检者左侧卧位，右腿屈曲；

（2）观察肛门、肛周、会阴区；

（3）戴上手套，示指（食指）涂以润滑剂行直肠指检；

（4）观察指套是否有分泌物。

### 9. 外生殖器（仅必要时检查）

（1）解释检查必要性，消除顾虑，保护隐私；

（2）确认膀胱已排空，让受检者取仰卧位；

（3）男性视诊阴毛、阴茎、冠状沟、龟头、包皮，女性视诊阴毛、阴阜、大小阴唇、阴蒂；

（4）男性视诊尿道外口，女性视诊尿道口及阴道口；

（5）男性视诊阴囊（必要时做提睾反射），女性触诊阴埠、大小阴唇；

（6）男性触诊双侧睾丸、附睾、精索，女性触诊尿道旁腺、巴氏腺。

### 10. 共济运动、步态与腰椎运动

（1）请受检者站立；

（2）指鼻试验（睁眼、闭眼）；

（3）检查双手快速轮替动作；

（4）检查 Romberg 征（闭目难立征）；

（5）观察步态；

（6）检查屈腰运动；

（7）检查伸腰运动；

（8）检查腰椎侧弯运动；

（9）检查腰椎旋转运动。

（卿　平）

# 第三节　基本临床诊断思维

临床思维（clinical reasoning）是指训练有素的医师应用科学的、合乎逻辑的思辨方法和程序进行临床推理，根据已知的科学知识和原理，结合患者的临床信息建立诊断和进行鉴别诊断，作出临床决策（clinical decision making）的过程。临床决策包括进一步检查、试验和观察、治疗、康复措施的选择，范围较广，我们在这里将着重讨论临床诊断的思维方法和程序。临床思维的发展有一个在实践中依靠经验积累不断完善的过程，医学生和低年资医师在入门之初如能有意识地学会临床思维的一些基本原则和方法，并开始培养正确应用临床思维的职业习惯，将会受用终身。

对于"什么是正确的临床思维方法"，或许每一位有经验的医师都会有自己的体会和心得。有人会认为这类心得只能口耳相传，心领神会，难以形成系统的理论，但这种说法本身就没有科学依据。事实上，国外有些医学院校已经把"临床思维"或"临床决策"作为一门单独的课程，正式进入医学课程体系。我们在这里介绍临床思维的一些原则的概念，尽管某些观点可能仍然带有一己之见的性质，但是只要符合认识论的规律，符合临床学界的共识，相信可以对刚刚入门的医学生起到指南解惑的作用。

## 一、临床思维的基本特征

### 1. 不确定性

前辈医学家 Osler 曾有一句名言：医学是一门有关"不确定性"的科学和"概率"的艺术（Medicine is a science of uncertainty and an art of probability）。这种"不确定性"实际上往往是由临床问题本身的特征所决定的。尽管其他自然科学哪怕是工程学中也有这样或那样的"不确定性"问题存在，但可能都没有临床医学中那么普遍。以日常临床工作中经常出现的一些描述性用语为例，就可以看出临床实践经常建立在多么"模糊"的概念和信息的基础之上，而这在其他的自然科学门类里一般是难以接受的：

患者主诉上腹饱胀已有"两、三个月"/颈部淋巴结有"蚕豆"大小，而腹股沟淋巴结如"黄豆"大/膝腱反射"活跃"但不"亢进"/该患者听诊"心音低钝"，但不像心包积液病例的"心音遥远"/肝脏触诊质中偏硬/腹部扣诊有揉面感/……

让我们再来看看下面的临床问题：

一位患者主诉心悸，他承认有焦虑的感觉，体格检查发现血压增高、心率增快。

这里我们遇到的挑战就要复杂一些：首先是上述信息是否可靠？如果可靠它们的意义怎样？其次是这人是有病还是无病？如果有病是什么病？可以看出甚至临床问题本身有时都是界定不明（ill-defined）的，而且对上述问题的分析推理的每一步骤都存在某种不确定性。例如，从不同途径去考虑其临床诊断的思路，就会导致很大的分歧：

（1）焦虑引起心悸和血压升高；

（2）心脏疾病，心悸由心律紊乱所致，心悸导致焦虑，焦虑引起血压增高；

（3）高血压，患者知道自己有高血压以后产生焦虑，焦虑又表现为心悸；

（4）嗜铬细胞瘤，心悸、焦虑、高血压都可以用此病解释。

著名的医学教育学者 Barrows 曾将临床诊断思维所面临的问题的特殊性总结为：

（1）问题的解决需要比刚接触该问题时所知道的更多的信息；

（2）问题的全貌是随着时间推移而逐步展开的；

（3）要获取信息往往没有一个"唯一正确"的途径；

（4）新的信息的获取有时可以改变问题自身；

（5）作出决策有时并非依据可靠的知识；

（6）决策的准确性如何，有时也是没有把握的。

从逻辑学的角度看，"概念"、"命题"和"推理"三大思维形态在临床医学领域都可以是不确定的，或者说有一定的"模糊性"。事实上在临床实践中较少使用非此即彼，非0即1的"二值逻辑"，更多的时候我们不得不采用"多值"逻辑甚至是"模糊逻辑"（fussy logic）的思维方法来解决临床诊断和临床决策问题。

**2. 其他特征**

临床思维的特征除了"不确定性"之外，还具有个体性、概然性和动态性。

（1）个体性：即是指每个患者都有个体差异，没有疾病表现完全相同的患者。我们在建立临床诊断时要考虑这个差异，允许病例存在"不典型"临床表现。但也要注意避免轻易用"个体差异"来草率牵强做出诊断。

（2）概然性：是指临床诊断常是医师对个体疾病基于概率的判断，这决定了即使医师有了正确的诊断思维，仍然不能完全避免临床误诊等的发生。

（3）动态性：临床实践中"诊断"即使已经"确立"，它往往也只有相对的正确性，这在其他自然学科也是较少见的现象。在诊断和处理进程中，病情也可以进展变化，随时可能有新的实验室或其他临床发现乃至治疗反应来丰富甚至改变我们对病情本质的认识。这就是临床思维的动态性。医师职业要求我们有足够的勇气和睿智来随时准备坚持真理、修正错误。实际上，我们在不同的临床阶段得到的诊断多数具有"暂时诊断"（working diagnosis）的特征。所谓"working diagnosis"相当于逻辑学上的"工作假说"（working hypothesis），它往往不是最后结论，但是它具有充分的合理性，可以作为下一步诊断和处理，甚至预后判断的初步依据或工作平台。经过一段时间的检验或证实，"暂时诊断"最终成为"最后诊断"或者被推翻，都属再正常不过的现象。甚至最终难以得出"最后诊断"，或者得到的"确诊"结论实际上与科学真相不符，都是很难完全避免的。这一点我们有必要向非医学界人士包括患者及其家属作出解释，以取得充分的谅解与合作。

## 二、临床思维的一般规律和程序

如前所述，临床医学的问题本身具有其他自然科学所没有或不常有的特殊性，这就决定了解决这些问题的方法也有其特殊性。医学临床上最经常的问题是建立或明确诊断，解决这样的临床诊断问题需要经验、知识、理性的判断和推理。

诊断产生的过程中核心的思维活动就是"推理"（inference），而要进行有效的推理首先需要对临床资料加以"组织架构"（structuring）。与其他自然科学的不同之处在于：并没有一种事先规定好的程序可以把一大堆临床资料串联成为有意义的组合，不同的"组织"方式可能导致不同的思路和结论。而这种"组织"的过程是建立在医师头脑中已有知识记忆的基础上的，诊断思维就是通过对临床资料的"组织"，让它们和头脑中的知识和经验形成理性的联系，形成多个诊断假设，再通过意识层面上的或潜意识层面上的推理思维，形成可以接受的临床诊断。

由此可见临床思维的过程，从理论上讲应该是"收集初步临床资料→对诊断信息加以组织→产生诊断假设→进一步检查或试验→验证或推翻这种假设"这样的周而复始的思维运动。实际上一开始往往需要产生若干个假设诊断，然后随着诊断思维的发展逐步减少假设诊断的个数最后达到或接近正确诊断。

不同的研究者对诊断思维活动的观察得到的是大同小异的描述。Kassirer 在其关于临床思维的经典著作中，将临床思维的程序归纳为：

**1. 提出诊断假设**

诊断假设是由诊断线索派生出来的。它可以是一个，但一开始往往是多个。虽然提出诊断假设往往是临床诊断思维的第一步，但产生诊断假设的过程常常需要继续下去，排除不实的假设，完善留下的假设，甚或视需要产生新的假设。

诊断线索本身可以是一个或一组症状，一个或几个体征，一个或几个实验室检验结果。单一的泌尿道（尿路）刺激症状可以激发"泌尿道感染"这个诊断假设，更多的时候患者的年龄，性别，外观和主诉的征候群共同作为线索引导我们产生诊断假设。从诊断线索到诊断假设的思维过程可以是直观的类比，也可以是深思熟虑的分析和推理。

诊断假设可以是非常特异的，例如"脑膜炎双球菌败血症"，但有时不得不是比较宽泛的，比如说"革兰阴性菌败血症"，甚至"细菌性感染"或"感染性疾病"。

**2. 完善诊断假设**

诊断假设的完善是一个过程，此过程起始于由初步临床资料产生的若干个诊断假设，通过反复推理和一系列的资料收集和解释，可能增加一些诊断假设或剔除另一些诊断假设，使最初的假设范围变得越来越小，最后得到的一个或几个假设已能满意解释临床的发现。诊断假设的完善涉及的思维策略包括概率的考量和因果关系的推理，并经常涉及实验室检验结果的解释和几个假设之间的鉴别诊断。

**3. 核实诊断假设**

一个诊断在被接受作为预后判断或治疗选择的基础，换言之被接受为暂时诊断之前，必须对其有效性进行评价，这就是诊断的核实（verification）。所谓核实就是将病例的资料或临床特点与诊断假设所代表的那种疾病的已知表现作一番比较，若二者一致则接受其为 working diagnosis，无须再考虑其他诊断并开始行动；反之若病例有与该疾病已知表现形式不同的临床特点，则需要判断。①这种不一致仅仅是该疾病表现的一种变异；②如果用该疾病表现的变异来解释，而这样的变异太稀少了，就有必要对这一诊断表示怀疑。当医师对该疾病见得很少的时候，就特别需要详细地复习文献中该疾病的已知临床特点，以确定某一表现是否符合该疾病的诊断。

Kassirer 举如下的病例来说明他所谓的诊断假设的修正和完善过程，见图 7-1 及其注释。

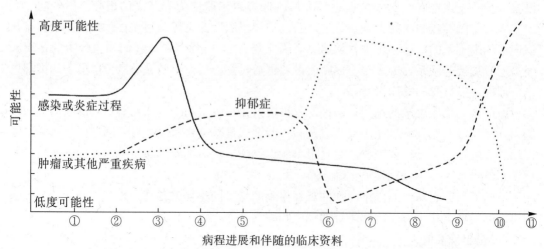

**图 7-1 诊断信息序贯增多诊断假设的估计可能性得到不断修正**
（改自 Kassier JP 和 Kopelman RI）

注：图中实线为"感染或炎症过程"的诊断可能性，虚线为"抑郁症"的诊断可能性，点线为"肿瘤和其他严重疾病"的诊断可能性。

①主诉提示某种亚急性或慢性炎症，这类疾病种类多，包括结核。

②询得病史：吸烟 45 年，14 年前因小细胞肺癌做肺叶切除，此后戒烟。

③进一步了解到：病前 2 周其妻子突发脑卒中（中风）住院，伴有失语、偏瘫。患者担心其妻，但自认为情绪稳定、胃口如常，在此期间其体重下降 5 磅（约 2.3 kg）。老人抑郁症可以仅表现为体重下降，而不具有早醒、无食欲等典型表现。由此注意到抑郁症的可能性，但是慢性炎症的高代谢状态也可以作为解释，因此需要收集更多有关的证据。

④系统性回顾结果阴性，不发热、无腹泻，没有不耐热等其他症状，体格检查无特殊发现，红细胞沉降率（血沉）为 10 mm/h，其他常规实验室检验结果正常。给予红霉素治疗 1 个疗程，症状无缓解，体重继续下降。应该说这些阴性结果都是很重要的。

⑤发病 6 周后患者体重减轻已达到 15 磅（约 6.8 kg），患者求助于另一位医师，予重复实验室检验全部阴性，包括甲状腺功能正常，未发现吸收不良证据。

⑥一位医师观察到患者两次"颤抖出汗"发作，当时患者发绀，血管收缩，颤抖并大量出汗，生命体征正常，无发热。此种表现让人高度怀疑由某种分泌性肿瘤发作性释放组胺或交感介质引起，但血压无改变颇难解释。

⑦患者体重继续减轻，已丢失 20 磅（约 9 kg）。多次血、尿培养阴性，CT 检查和 X 线检查正常。骨盆 X 线检查发现一块小的损害，被认为是 Paget 病所致，骨盆是 Paget 病和肿瘤转移的好发部位，而不是炎症的好发部位。肿瘤的可能性增加，但仍然无法证明肿瘤的存在和具体所在位置。

⑧患者继续发作性出汗，体重下降达 30 磅（约 13.6 kg）。转诊给一位传染性疾病专家，又重复做了若干检验，患者病情仍未得到合理解释，但是感染或炎症过程的可能性变得越来越小了。

⑨病情又持续了 2 个月，主管医师决定用抗抑郁药阿米替林 50 mg/d 试验治疗，其结果 2 周之内出汗减退，3 周之内体重停止下降。

⑩1 个月后患者妻子出院，患者承担起照顾其妻的责任。此后的半年内患者继续服抗抑郁药，出汗减少，体重开始增加，健康状况逐步好转。

⑪患者妻去世。患者继续服抗抑郁药半年后停药，体重完全恢复，发作性出汗未再出现。

此图的横坐标为病程的进展和伴随的临床资料的逐渐增多，纵坐标为 3 个诊断假设近似的可能性大小。医师最初考虑两个诊断假设：炎症过程（图中实线）和分泌性肿瘤（图中点线），随着信息的增加，最初并未考虑到的抑郁症（图中虚线）的可能性越来越大，最终成为确定的诊断。本病例还说明，在临床诊断思维当中，必须时时提醒自己社会-心理因素在人类行为和疾病发生发展中的巨大影响，充分考虑疾病谱和患者健康需求的时代变迁对疾病诊断、处理提出的新的要求与挑战。

患者男性，78 岁，因间断恶心，白天自觉颤抖，夜间大量出汗，伴体重下降就诊。诊断最初考虑为炎症过程或分泌性肿瘤，随着病史资料的逐步完善和病程的进展，出现新的诊断可能性——抑郁症及其导致的摄入不足。这三种诊断的可能性此起彼伏，直至最终明确为抑郁症，并给予抗抑郁药物治疗获得成功。

必须说明：正确的临床诊断，必须建立在准确有效地采集病史、收集实验室检验结果的基础上，并还要对这些临床资料进行一番去粗取精的整理和评估。对待所有的临床资料，还必须有彻底的科学精神和实事求是的客观态度。有的人对自己主张的诊断可能性先入为主，喜欢片面夸大有利证据的诊断价值，对不利证据视而不见或者寻找理由勉强解释，这是临床工作的大忌。

## 三、临床使用的基本思维方法

临床思维的第一个步骤，通常是对收集到的临床信息（主诉、病史、症状、检验或检查结果、治疗反应等）进行整理、归纳和分析，换言之对临床资料要进行一番去粗取精、去伪存真的处理和诠释，甚至对重要临床信息的本质意义加以抽提和初步评价。例如，患者提供的病史是否是可靠的，检验报告中哪些是意义重大的、哪些可能存在实验误差或者反映个体差异等。如前所述，接下来就需要把一大堆信息串联起来，或者说加以"组织"，形成诊断假设，进入下一步的推理。

对一般的疾病，医师根据主要症状体征集中在哪一个器官系统，从而得出"是某系统的疾病"这么一个初步判断，对进一步展开临床思维颇有助益。但是很多临床病例往往不是如此简单。当临床表现特别复杂，初看起来症候林林总总，头绪很多，或者有若干主要症状相互交叉的时候，应当找出最重要或最容易入手的某几个或某几组症状，梳成"辫子"，以期达到纲举目张，明确主攻方向的效果。我们不妨叫它为"梳理'辫子'的思维方法"。兹举一个具有代表性的病例如下：

一名幼儿患者病程 3 年，起病时发热、咳嗽，好转后反复黑便、呕血，日渐疲惫、苍白。病后少尿，近 4 天无尿、水肿，并出现意识障碍、抽搐、偏瘫、血压为 165/112mmHg（22/15kPa），肺部广泛水泡音。实验室检验发现：血小板减少，重度贫血伴网织红细胞显著增高；尿常规有大量红细胞，并有蛋白质、白细胞；血钾、肌酐、尿素氮增高，血气分析符合代谢性酸中毒合并呼吸性酸中毒。胸部 X 线检查发现心影扩大并有肺水肿征象。

此病例临床表现初看似乎相当复杂，涉及很多器官、系统，但稍加清理，可以梳理成 3 根"辫子"：

（1）出血倾向：本质是持续存在的血小板减少；

（2）进行性贫血：符合溶血性贫血，也有出血的因素在内；

（3）肾损害：表现为尿改变和肾功能减退，目前已出现尿毒症、酸中毒，继发高血压脑病、心力衰竭。

呼吸道感染症状并未在病程中持续存在，不必作为主要问题加以分析。这样，我们就把看似复杂的问题条理化为 3 条主线，某些临床表现和实验室发现可以归属到这些主线上。情况清楚之后，离正确诊断（溶血尿毒综合征）也就不远了。对庞杂的临床资料进行整理或者"预处理"做到了家，就可以达到事倍功半的效果。

从逻辑学的角度上看，所谓"梳理"，工夫实际上在对临床信息的加工整理上，在对看似杂乱无章的资料进行分析、综合，其中对医师的考验更多的是如何对信息进行"概括"。在临床教学中，我们通常要求学生在首日病程录中对"病史特点"进行简单的总结，实践中很少见到初学者能够主动地把真正的"特点"抽象出来，他们往往重复简要病史，而不能把"5岁2个月"概括为"学龄前儿童"，把"患病3年6个月"总结为"慢性病程"，把"血白细胞为 $1.85 \times 10^9$/L，多核中性粒细胞为0.75，杆状核中性粒细胞为0.10"评价为"外周血象提示感染"，这充分说明对信息的概括能力的训练是临床医师职业素质养成的一个有待加强的环节。

在对临床信息加以充分的分析和综合的基础上，临床思维进入推理的程序。从逻辑学上讲，思维程序基本可以分为由一般推知个别的演绎（deduction）推理和由个别推知一般的归纳（induction）推理两大类型。此外，非演绎推理包括类比、归纳、溯因等逻辑程序。临床常用的排除诊断推理，实际上是归纳推理的一种特例。

诊断一个疾病应用最多的有两种基本的思维方式。一种叫"模式识别"（pattern recognition）。在某些情况下长期临床实践反复验证的"典型模式"确实十分有用。例如，有经验的儿科医师可根据特殊面容"一望而知"地诊断唐氏综合征（21－三体综合征）；有经验的神经科医师，可根据特殊体态和震颤动作诊断帕金森病。这好比在大街上遇见一位电影明星你可以一眼就认出而不必仔细辨认他的五官一样。类似的，某些特定的"症状组合"可帮助我们迅速建立初步诊断。例如"Charcot 三联征（黄疸、发热、上腹痛）"提示化脓性胆管炎，"无痛性进行性梗阻性黄疸并胆囊肿大"提示胰头癌（Courvoisier 法则）。这一类推理方法常被有长期临床经验的医师采用，甚至可以说：有经验的医师在大多数情况下采用的正是这种诊断方法，虽然这种思维活动多数是在他们的潜意识中进行。这种方法之所以有效，是因为使用者有着丰富的实践经验，他们遇见某种症状组合时，立即唤起了过去多次见过并最终确诊的类似病例。但对初学者而言，贸然使用这种思维程序就容易出错。他们之所以诊断某病是因为本例的临床表现"符合教科书上对该病的描述"、"是什么是因为它像什么"，这种"按图索骥"的方式充满了风险，和有经验的医师应用模式识别方法来诊断疾病是有很大区别的。"模式识别"用于某些比较简单的临床诊断常常是立竿见影的，但对经验不多的医师来说不要过多的、更不能常规地将其用于临床思维。

另一种更常规的思维方式是：根据其临床表现应考虑哪些可能，我们进一步根据其他临床特征包括实验室检验结果，逐步将思维"导航"到正确的方向，或者逐步缩小诊断的范围，最后得到最可能的诊断、次可能的诊断，甚至还有更次可能的诊断。这种建立在归纳演绎的逻辑推理基础上的临床思维方法更为科学严密，能提高效率，少犯错误，即使有丰富经验的医师在遇到较复杂的病例时也需使用。

建立在逻辑推理基础上的诊断思维，其经常的表现方式有：

**1. 鉴别诊断提纲**

这类"提纲"所依据的，通常是某一常见而又重要的症状，如"头痛"或"出血倾向"，因而可以归入"症状鉴别诊断"的范畴。但偶尔也可以不是一种症状，而是一个临床问题，如"白细胞减少"。这类提纲常见的形式有：

（1）简单地列出可能的疾病或诊断条目（check list）。有时为便于记忆，可将需考虑的鉴别诊断按英文字母排列成某一助记单词（mnemonic），这是一个避免遗漏和片面性的好办法。例如肝大，有人就喜欢用一个英文字"vindicate（辩明）"来帮助记忆其鉴别诊断提纲，详见表7-1。

**表7-1　肝大的鉴别诊断提纲**

| | | |
|---|---|---|
| V | 血管性 | Vascular |
| I | 感染性 | Infectious |
| N | 新生物 | Neoplasm |
| D | 存积性 | Depositive |
| I | 中毒性 | Intoxication |
| C | 充血性 | Congestive |
| A | 自身免疫性 | Autoimmune |
| T | 创伤 | Trauma |
| E | 内分泌 | Endocrine |

这里我们无意向读者推荐任何一种鉴别诊断的提纲。就肝大而言，上述提纲可能也非完美，读者完全可以选用其他或自己设计的提纲。

当病例表现不止一个症状可以用于作为鉴别诊断的提纲时，可能引起选用哪一个为宜的问题。一般而言，应尽可能选用：①贯穿病程始终的主要症状（常常是"主诉"），例如发热待诊的"发热"。②鉴别诊断范围较明确或比较局限的症状，例如在发热、反复抽搐、食欲不振中选"惊厥"作为鉴别诊断所依据的症状显然是最适合的，"发热"症状则有助于将诊断范围引导到"有热惊厥"的范畴。而"食欲不振"则是一个非特异性症状，非常普遍地见于各种临床疾病状态，用于鉴别诊断可能会过于宽泛。

这里有两点需要注意：一是诊断条目要尽可能列出所有的可能性，否则可能漏诊，甚至刚好漏掉唯一正确的诊断；二是医学上的实际问题的答案往往不是唯一，采用这样的诊断条目逐一枚举可能的诊断，并不一定直接得到唯一的诊断可能性的结论，反之有可能得到一组可能的病因，但目的就是将需要考虑的诊断数目大大减少而又不至于遗漏。

（2）多维的鉴别诊断提纲。所谓"多维"，指从不同维度（如年龄，发病部位、程度、时间，伴随症状如有无发热等）列举鉴别诊断的可能性，利用这些"维度"的交叉，缩小考虑问题的范围，就可以比较容易地找准位置，明确诊断。举例见表7-2。

临床若见到"生后第3周呕吐，呈喷射性，呕吐物含奶块不含胆汁，患儿明显消瘦但无感染中毒征象，体格检查见上腹膨胀"的病例，根据以上"多维"提纲的分析容易找到"坐标"，考虑幽门肥大性狭窄的诊断。

（3）诊断流程图的应用。某些典型的鉴别诊断提纲形成了诊断流程图（diagnostic flow chart）。有人将其称为"逻辑树（logic tree）"，因为它们呈树状结构，除用于诊断思维外，也用于决策分析。举例如图7-2。

表 7 − 2　新生儿呕吐的鉴别诊断提纲

| 从有无感染、中毒症状来分析 | 颅内出血、化脓性脑膜炎及其他感染，多有萎靡、厌食、发热等 |
|---|---|
| 从发病时间早迟来分析 | |
| 　生后第 1 天呕吐 | 咽下综合征、颅内出血、高位完全梗阻（如食管闭锁） |
| 　生后第 1 周呕吐 | 胃食管反流、不完全性高位、低位梗阻（如膈疝）、肠回转不良、巨结肠等 |
| 　第 1 周以后 | 幽门肥大性狭窄、喂养不当等 |
| 从呕吐性状来分析 | |
| 　喷射性呕吐 | 颅内病变、幽门狭窄 |
| 　呕吐物含胆汁 | 先天性肠梗阻 |
| 　呕吐物不含奶块 | 贲门痉挛或食管闭锁 |
| 缓慢起病的持续呕吐考虑代谢性疾病的可能，仔细分析进食与呕吐的关系有助于发现食管气管瘘和喂养不当 | |
| 从有无腹胀、便秘来分析 | |
| 　全腹胀 | 低位肠梗阻或肠麻痹 |
| 　上腹胀 | 高位梗阻 |
| 胎粪少、干要注意胎粪便秘或肠道闭锁，数日至十余日才排便一次且量多应考虑巨结肠 | |

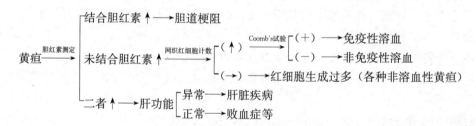

图 7 − 2　黄疸的鉴别诊断提纲

　　我们提倡，每一位医师（特别是初学者）对某种重要的症状或症候群都应该有自己熟悉的鉴别诊断提纲，它可以使你接触到一个临床问题的时候迅速作出反应（包括诊断、鉴别诊断和决策。后者如：为了搞清诊断，我下一步应该做什么？或者是：现在患者的情况怎样，是否需要紧急入院，还是继续门诊观察），减少误诊、漏诊和其他失误。这种鉴别诊断提纲根据自己的理解可以互不相同，但有与没有、应用得熟练与不熟练却是不一样的。

　　应用这类"逻辑树"诊断推理的过程要特别注意：推理的步骤出现越早，其导向作用越大，越要求医师仔细斟酌，不要出现"差之毫厘，失之千里"的后果。举例来说，"惊厥"的症状鉴别诊断首先需要区分为"有热惊厥"与"无热惊厥"两大类，如果我们在这个分歧点上做了错误判断，往下的步骤无论怎样深思熟虑都无济于事了。

　　**2. 排除诊断法**

　　排除诊断法在临床实践中应用十分广泛。它之所以有效是因为当"是什么"不容易确定时，"不是什么"往往相对比较容易确定。如果 5 个可能性当中 4 个经分析都可排除，那么即便剩下的那个诊断证据尚不充分，拟诊为该疾病的准确性概率也大大增加。

排除诊断最有效的依据常是某种敏感性特别高的检验。例如，C-反应蛋白对风湿热的诊断敏感性极高，一般而言 C-反应蛋白完全正常可以基本排除风湿活跃。反之，红细胞沉降率（ESR）敏感性稍差（在风湿活跃合并心力衰竭时可以不增快），用"ESR 正常"来排除风湿热的诊断就要慎重一些。又如抗核抗体（ANA）对系统性红斑狼疮（SLE）的诊断敏感性很高（达 99%），多次阴性结果可以排除 SLE 的诊断。反之，单靠 ANA 阳性并不能肯定 SLE 的诊断，因为 ANA 的特异性并不太高，在风湿性疾病和自身免疫性疾病中也有相当多的阳性发现，如硬皮病 ANA 阳性率高达 97%。

至于根据临床特征进行排除诊断则要求比较丰富的临床经验。患者常常是不按照教科书生病的，临床情况千变万化，没有长期临床经验甚至是教训的积累，轻易根据自己的理解对某种可能性加以"排除"是危险的。感染性心内膜炎一般都有长期发热的历史，但如对一例疑诊患者仅根据无发热就轻易"排除"感染性心内膜炎就不妥了，因为"无热"的感染性心内膜炎确实存在。因此我们认为，医学生要掌握的，首先是上述的基于客观依据的诊断思维。

**3. "契合法"的归纳推理**

契合法也叫"求同法（method of agreement）"，其基本内容是：在不同场合或个体下考察被研究的现象，如果这些不同场合里只有一个共同的先行现象，那么这个先行现象就是这种被研究的现象的原因。举例说明：

某医师在半年内陆续收治 3 名不明原因腹痛的患者，其中 2 名合并贫血，在治疗第 3 名患者时，他注意到这几名患者均来自山区某县，当地近年盛行开采铅矿，这几名患者都有肯定或可疑的铅接触史，遂对第 3 名患者进行抽血检查血铅，证实了"铅中毒"诊断。1 个月后又有一名患者症状类似，并来自同一地区。由于有先例可以借鉴，患者就诊后高度怀疑铅中毒诊断并迅速得到证实。

本例中反复出现的先行现象就是同一个地理位置和铅接触史。应当指出，"契合法"应用成功要求尽可能多地观察该现象出现的不同场合，即使如此其结论也不是绝对正确的，仍然属于带有或然性的结论。这种"契合法"的归纳推理在科学研究中常常起到重要的启示作用，而在临床诊断实践中的应用则相当稀少。实践中应用最为频繁的还是排除诊断法。

**4. 溯因推理**

溯因推理是一种非演绎的推理程序，它可以用如下的推理来描述："患者有表现 B，如果疾病是 A 就会有表现 B，所以患者的诊断可能是 A。"

这里，"如果疾病是 A 就会有表现 B"应该是公认、确定的一种生物医学知识。这种推理不同于"模式识别"，因为推理的基础不是可以"类比"的既往的自身或他人经验，而是成熟的理论知识。显然，这种思维方式要求我们对相关的理论知识把握得很好，在这样的前提下，尤其在遇到某些没有成熟经验可以借鉴的情况时，也不失为解决问题的一种方法。

1 名 8 岁男孩，心导管介入术后 5 小时右侧腹股沟穿刺部位以下大腿上份发生严重肿胀，皮肤苍白、发凉，脚背动脉搏动较弱。在右股动脉和静脉插管处有皮下血肿和渗血。该医院开展经心导管介入治疗先天性心脏病手术不久，无类似病例经验可以借鉴，医师之间就"大静脉血栓"还是"股动脉出血"产生争议。考虑到"深静脉血栓形成可以造成下肢水肿"这一成立的事实，坚持按血栓形成治疗，予尿激酶静脉注射，抬高下肢，病情逐步缓解。

临床实践中如以上病例一样完整的溯因推理不太多见，但是我们在临床日常实践中却经常不知不觉地应用这种思维逻辑。比如，已知心脏左向右分流引起肺部充血，因而遇到肺血增多的先天性心脏病，我们马上作出"属于左向右分流型"的判断；已知大脑半球的皮质发出纤维支配对侧肢体运动，我们遇到右侧偏瘫时就能毫不犹豫地判断为左侧大脑半球或由其发出的运动神经纤维的病变。

溯因推理的结论只能是一种合理的推测。生物医学中大量存在的一果多因现象，使溯因推理变得复杂和困难，甚至可能遗漏重要的病因，因此不宜轻率地应用。台灯熄灭了，可能的原因不算复杂，保险丝熔断、灯泡使用过久钨丝熔断，甚至线路接触不良都是可能的原因，因此如果单独根据"保险丝熔断能使台灯熄灭"这个命题为真，就判断台灯熄灭原因是保险丝熔断，那就轻率了。

## 四、诊断思维中的几个其他原则

### 1. 优先考虑高发疾病的原则

在一个以上诊断可能性存在的情况下，如果这几个可能诊断的人群发病率或在该病例所属的特定人群内的发病率相差甚大，应优先考虑高发疾病。如对一例腹股沟疝到底是斜疝还是直疝没有把握的话，应首先考虑斜疝（因为直疝发病率低，在我国仅占腹疝的5%）；甲型血友病是性连锁传递的遗传病，女性病例极其少见，因此遇到疑似血友病的女性患者，首先要考虑其他类型，或重新审查诊断依据。在这里，对流行病学知识的了解和建立正确诊断"概率（probability）"的概念，都非常重要的。临床诊断思维的过程自始至终都在和"概率"打交道，很难有100%，有经验的专家和初入门者的区别多数情况下也就是前者善于把握概率较大的诊断而已。

说到疾病发病率高低对诊断思维的影响，有人这样总结：首先考虑表现典型的常见病，其次考虑表现不典型的常见病，然后考虑表现典型的少见病，最后才考虑表现不典型的少见病。这样的表述无疑包含了精湛的临床思维哲理。

### 2. 病因"一元论"的原则

在临床上，如果能用一种病因诊断来解释临床表现，最好避免用两个或更多的诊断来解释。例如，一例因化脓感染发热（如败血症）的病例，如果病程中经"有效治疗"体温降而复升，轻易地用"伴发感冒"来解释往往是危险的，除非经过仔细的检查可以排除引发该症状的细菌感染的复燃、脓肿形成或其他的化脓性并发症。若本次发热又伴有上呼吸道卡他症状，而且仔细搜索其他解释无果时，考虑伴发感冒的依据才比较充分。应当说明：

（1）"一元论"与完整的临床诊断不矛盾。事实上，我们特别提倡受过正规医学教育的医师养成作出"完整"的临床诊断的习惯。例如，心脏病的诊断应该包括：病因诊断、解剖诊断、心功能诊断和心律诊断。

（2）"一元论"原则是最灵活的一个原则。因为客观上确实有不少临床情况需要用两个以上的病因来解释。例如，先天性心脏病长期发热，就要考虑继发感染性心内膜炎的可能，结核性脑膜炎并发化脓性脑膜炎也是十分常见的现象。在某些情况下不适当地坚持用"一元论"来解释复杂的临床现象还有可能造成重大失误。

总之，病因一元论在具体的临床实践中既需要优先地给予关注，也需要结合实际灵活应用。当我们意欲采用单一病因解释比较复杂的临床表现时，需要将病例的资料或临床特点与诊断假设所代表的那种疾病的已知表现做一番深入的比较，若有不符之处而又难以用该病表现的一种容许的变异来解释时，我们要认真考虑采用两个甚或更多的病因来解释临床所见。

**3. 伦理学原则的运用**

临床思维中经常需要运用医学伦理学的原则。比如：

（1）当两个或多个可能诊断均无法排除也无法肯定时，如一个是可治之症，另一个是不治之症，一般应把前者作为"暂时诊断"并开始治疗，边治疗边观察；如一个是急症，发展下去有性命之忧或其他严重后果，另一个是可以等待、观察之症，原则上应把前者作为"暂时诊断"并立即处理。

（2）当某种疾病的诊断似是而非，这种疾病本身（尤其是其"轻型"，或存在"亚临床状态"）的"病"与"非病"界限并不太容易划分的时候，医师应当把"诊断"为此病和"不诊断"为此病对患者的利与弊加以仔细权衡，作出选择。"临界"状态算不算"病"，主要应看今后发展为严重疾病的危险因素的高低。比如，糖耐量异常（IGT）虽然属于正常人和 2 型糖尿病的一种中间状态，但具有多重心血管疾病危险因素，如不加干预，1/3 将发展为 2 型糖尿病。显然，在这种情况下再告诉患者"无病"就不合适了。反之，单纯表现为"期前收缩（过早搏动）"的轻型"病毒性心肌炎"，如果心脏损害的其他证据尚不足，科学上目前也无证据说明这类状况伴有显著的严重疾病危险性增高，考虑到诊断"扩大化"可能给患者（尤其儿童）及其家庭带来心理问题和经济负荷，宁可暂不下这样的诊断，嘱其定期检查即可。综上所述，可以把这类原则统称为"保护患者最大利益原则"，我们认为这也是医师社会责任心的体现。医学伦理学的考虑，有时还会与严格的"科学"思维相冲突，这种情况下我们可能会看到后者对前者的让步。

**4. 试验性治疗的诊断价值**

试验性治疗有时可以是确定诊断的最后手段。例如，全身型幼年类风湿关节炎（Still病）以长期发热为主要表现，无特异诊断方法，但对皮质激素退热反应十分敏感，在充分排除其他诊断尤其是感染性疾病的基础上，使用皮质激素试验治疗不失为一个可行的选择。在进一步的确诊手段比较繁复或受条件限制而不易实施的时候，若存在一种简单而无害，治疗反应确切的疗法，自然可以一试。例如在基层条件下，临床拟诊为营养性巨幼红细胞性贫血，可以用叶酸、维生素 $B_{12}$ 试验治疗。但试验性治疗切不可滥用，如肿瘤性疾病在尚未确诊以前，是不可以用抗癌药物进行"试验治疗"的；前述 Still 病案例，在没有充分排除其他疾病前贸然使用激素，可能造成结核扩散或细菌感染恶化，甚至掩盖淋巴性白血病，这样的教训在临床上屡见不鲜。采用试验性治疗前，必须对这样做可能的后果仔细权衡利弊，从患者的最根本利益出发，并且必须取得患者的知情同意。

**5. 常　识**

最后，当各种临床思维手段都不足以解决问题时，作为一个有科学思维习惯的人，不要忘记可以运用的武器还有常识（common sense）。

一个 4 岁小儿水肿半月，肝大，X 线检查显示心脏显著扩大，超声心动图检查"未见"心包积液而有心搏无力、心排血量减低等征象，超声诊断为充血性心肌病。临床医师在仔细阅读检查报告以后仍坚持其是一例心包炎、心包填塞。

医师在这里使用的仅仅是他的常识：X 线检查显示心影显著扩大，而超声检查报告的心室腔径大小在正常范围，唯一合理的解释是心室壁和心包壁层之间充盈液体。此例诊断后被 CT 检查证实，超声心动图检查误诊的可能解释是病程较长，心包渗出液已经变得十分黏稠。

## 五、诊断思维与医师职业的社会性

在追求正确的医学诊断的同时，千万不要忘记临床工作面对的是具有复杂社会属性的"人"。由于各种或明或暗的原因，患者或者其家庭有可能潜意识地提供给医师错误的信息，或者蓄意掩盖真正的病因，甚至还不能排除"诈病"的可能。这提醒我们的年轻医师，在遇到某些难以用常规的医学思维解释，看上去扑朔迷离的临床案例时，不要忘记在临床诊断后面可能还需要有"第二诊断（second diagnosis）"。

患者女性，17 岁，因持续腹泻、消瘦 3 个月到某医院求治，以"慢性腹泻、营养不良"收入住院。体格检查见苍白贫血貌，严重消瘦，头发稀疏。反复追问其父，后者坚称其月经史无异常。医师考虑其恶病质表现难以用一般腹泻解释，遂在检查是否有肠吸收不良的同时收集血液、内分泌紊乱的有关证据。住院过程中患者再度到门诊求治，并在门诊医师的劝导下吐露实情。原来该患者系非意愿怀孕，诊断为恶性葡萄胎，经一轮化疗后出现上述药物副作用，患者对此无认识而就诊，并有回避提供真实病因和病情的强烈愿望。

"医者仁术"，从患者的健康出发，追求科学的真相是我们提高诊断技能最根本的原动力。应当强调，即使在丰富的经验没有积累起来之前，深入、细致、准确地收集临床资料，加上扎实的理论知识仍然是发展正确临床思维的基础。对疾病病理过程和病理生理的深刻理解是一切正确临床思维的出发点和根本保证。正确的临床思维既是一种必须建立的职业习惯，更是一门需要日积月累、潜心揣摩的艺术。除了清醒地认识生物医学事件固有的复杂性与不确定性，善于评估事件概率的大小，坚持科学思辨的方法学的应用外，还特别需要多思考多总结。善于从经历的（不一定是亲自诊治的）每一例病例中总结出属于你自己的经验，同时虚心向前辈求教，像海绵吸水一样吸取优秀的前辈老师、专家的经验，就一定会在这方面迅速成长和成熟起来。

（周同甫　姚　巡）

# 第八章　行为与医学

**学习目标**

1. 了解常见的危害身心健康的行为。
2. 掌握行为与健康的关系。

## 第一节　行为与健康

基于现代医学模式的改变，WHO 于 1948 年在其章程中提出健康的定义："健康不仅是指没有疾病，而且包括躯体、心理和社会适应处于良好状态。"影响健康的因素随经济、生活水平的改变也在变化。越来越多的研究表明人类行为与健康的关系密不可分。医疗卫生领域的革命已经消灭了许多感染性疾病，在降低疾病死亡率方面取得了巨大的成就，但是在另一个方面却呈现出一个更为复杂、更具挑战性的问题：心理和行为已经成为目前疾病和死亡的重要影响因素。例如，艾滋病的患病率会因为使用避孕套而大大降低。

### 一、与慢性病发病有关的行为因素

慢性病的发病除了遗传因素作用以外，还跟生活方式以及行为因素紧密相关。行为对健康的影响包括促进和危害两个方面。促进健康的行为有：①日常健康行为，如合理营养、平衡膳食、适量睡眠、积极锻炼等；②保健行为，如定期体检、接种疫苗等；③戒除不良嗜好，如吸烟、饮酒、滥用药物等。危害健康的行为有：①日常危害行为，如吸烟、饮酒、吸毒、性乱等；②致病行为模式，如 A 型行为（冠心病易发行为）和 C 型行为（肿瘤易发行为）等；③不良生活习惯，如饮食过度、不良进食习惯、高糖、高脂、低纤维饮食、偏食等；④不良疾病行为等。WHO 估计，全球 60％ 的死亡主要归因于不良行为和生活方式。我国人群死亡前十位疾病的病因和疾病危险因素中，行为、生活方式因素占 37.73％，人类生物学因素占 31.43％，环境因素占 20.04％，医疗卫生保健因素占 10.08％。国外流行病学、社会学和临床社会调查证明，制约人类健康的主要因素是：生活方式和生活条件（50％～55％），环境状况（20％～25％），遗传因素（15％～20％），医疗保健机构的工作（10％～15％）。这些数据表明，不良行为与生活方式在现代社会疾病的发生、发展中占有重要地位。

### 二、与行为方式关系密切的躯体疾病

#### （一）动脉粥样硬化病

近年来，冠状动脉粥样硬化性心脏病（简称冠心病）的发病人数急剧增加，并有持续增长趋势。据 WHO 2004 年统计，冠心病在全球人口死亡率中占首位，死亡率为 12.2％。

冠状动脉粥样硬化的形成是缓慢的，常始于幼年，发展成为冠心病需要多年的进展。主要的行为危险因素有：①过度肥胖或者超重、吸烟、饮酒等。这些因素都会增加血浆纤维蛋白酶原激活剂的水平，从而促进粥样硬化斑块的形成。②生活习惯（工作和闲暇时间）和体育锻炼与患病的危险之间有密切的关系。③抑郁症。目前已明确提出抑郁症是冠心病的危险因素。采取积极生活方式的人群患冠心病的风险明显低于不良生活方式人群。④人格因素。人格因素在冠心病的病因中起重要的作用，通常认为 A 型行为（敌对、愤怒）与冠心病关系密切。A 型行为或冠心病易患行为是由弗里德曼和罗森曼于 1959 年首先提出的。A 型行为者具有这些人格特征：持续的进攻性、进取心和经常的紧迫感、好急躁、专心致志追求事业目标，并且始终保持着警觉，易冲动，精力充沛等。在行动上常表现出迅速、性急、果断而不沉着等特点。A 型行为模式于 1977 年在国际心脏和血液病学术会议上被确认为冠心病的一个独立的危险因素。通过消除冠状动脉粥样硬化的危险因素，可以积极预防冠心病。对于临床治疗中，实施过经皮冠脉介入手术的患者采取良好的生活方式，如禁止吸烟、合适的饮食、适当的体育锻炼、减少应激等，可以明显减少冠心病相关事件的发生率。

## （二）高血压

高血压是各种心脑血管疾病的重要病因和危险因素，迄今仍是心血管疾病死亡的主要原因之一。原发性高血压的发病受多因素的影响，其中遗传因素占 40%，行为危险因素占 60%。高血压的行为危险因素包括：①生活方式，如高钠饮食、吸烟、饮酒、超重或者肥胖（体质指数>25%）、缺少运动。②心理应激。应激理论研究发现，持久的显著的心理应激与原发性高血压发病有关。即使是没有高血压的家族史，如果保持有不良的生活方式也会很快患上高血压，甚至比有高血压家族史，但改善了生活方式的人群的高血压更为严重。这些因素与遗传因素相互作用，从而诱发高血压。高血压还是冠心病、脑血管疾病的主要危险因素，所以预防和控制高血压可以显著降低患脑血管疾病的危险性。

## （三）肿瘤

肿瘤是当前严重威胁人类健康的疾病之一。我国的恶性肿瘤死亡率排名在前的依次是：胃癌、肝癌、肺癌、食管癌、结肠癌等。目前公认的肺癌危险因素除了吸烟、大气污染、职业接触以外，还有环境、呼吸系统疾病史、心理因素、饮食习惯和体质指数。胃部疾病是胃癌发病的主要因素，其次吸烟，酗酒，进食过快、过热等不良生活习惯都能促进胃癌的发生。肿瘤的行为危险因素：①不进行常规身体锻炼，会增加结肠癌、乳腺癌、前列腺癌等的发病风险；②复合维生素摄入不够，导致叶酸不足，从而增加结肠癌等的发病风险；③大量红色肉类食品的摄入同样会显著增加结肠癌的发病风险，并与前列腺癌的发病有关。

减少这些危险因素的暴露，可使肺癌、肝癌、胃癌、食管癌、大肠癌的发病率出现不同程度的下降。

行为因素影响恶性肿瘤发病的生物学基础：

（1）对神经内分泌的影响：人类处于紧张状态或不良行为影响时，下丘脑电活动增高并伴有生物胺的变化，导致一系列反应：①交感神经活动加强，儿茶酚胺分泌大量增加，引起血管收缩、血压上升，呼吸加速、过度，机体内部能量耗竭，产生持久而严重的自主神经功能紊乱，甚至引起内脏器质性病变。②下丘脑各种激素释放增加，影响内环境的稳定，导致饥渴、性驱力、睡眠、觉醒等活动控制障碍。③垂体的分泌受影响，特别是刺激下丘脑－垂体－肾上腺轴（HPA）活动。该轴兴奋促使腺垂体分泌促肾上腺皮质激素（ACTH），肾上腺分泌皮质激素（GCS），过多的 GCS 对 HPA 活动又起负反馈效应。

（2）对患者免疫系统的影响：不良情绪或行为，通过下丘脑及其分泌的激素影响免疫功能——使胸腺退化，T 淋巴细胞成熟障碍，抑制 γ 球蛋白的形成和抗体反应，降低巨噬细胞活动能力，干扰淋巴细胞的再循环等，从而使人体的免疫功能受到抑制。

### （四）糖尿病

糖尿病是危害人类健康的慢性疾病，临床表现以高血糖伴随的病理生理改变和综合征为特征。糖尿病的发生是遗传因素、生活方式与行为因素共同作用的结果，遗传因素决定了个体对糖尿病的易感性，而吸烟、肥胖、运动减少、饮食变化等行为因素是诱发糖尿病发生的外部原因。其中 2 型糖尿病约占 90%，已经成为继肿瘤、心脑血管疾病之后第三位严重危害人类健康的慢性疾病。国内的大量病例对照研究发现：糖尿病家族史、高血压史、冠心病、高脂血症、不良生活习惯（如喜食甜食）、腹型肥胖、吸烟是 2 型糖尿病的危险因素。而缺乏体育锻炼，膳食中高能量、高脂肪摄入也是 2 型糖尿病的主要危险因素。

### （五）艾滋病

艾滋病的行为危险因素包括不安全性行为、同性性行为、共用不洁针头吸毒等。

## 三、损害健康的行为

### （一）吸　烟

吸烟是严重危及人类身心健康的社会公共卫生问题。据 WHO 统计，吸烟是导致可预防的死亡和残疾的首要原因。全世界每年有四百万人死于与吸烟有关的疾病。预计到 2025 年，因吸烟引起的年死亡率将达到一千万人，超过由艾滋病、结核、车祸、自杀、他杀所致死亡的总和。而每年新增的吸烟致死的人数，70% 来自发展中国家。吸烟是引起肺癌的最主要病因，在美国 90% 男性死亡和 80% 女性死亡的肺癌患者是由于吸烟引起的。与吸烟有关的高危疾病包括：

**1. 慢性阻塞性肺疾病**

慢性阻塞性肺疾病是遗传与环境相互作用的复杂疾病，是呼吸系统的常见病和多发病。据 WHO 资料显示，慢性阻塞性肺疾病的死亡率居所有死因的第四位，造成巨大的社会和经济负担。除了遗传因素外，吸烟、病毒感染、职业性暴露、空气污染和儿童时期的呼吸道感染都属于环境决定因素。吸烟通过氧化应激，促进肺部炎性因子的聚集和激活，引起气管和肺泡上皮的炎性反应，促使慢性阻塞性肺疾病和肺气肿等呼吸道疾病的发生和进展，这种效应即使戒烟后仍然持续存在。

**2. 肿　瘤**

在工业化国家，由于过度的吸烟和饮酒，男性口咽部肿瘤的患病率比女性高 3 倍。各种形式的烟草是口腔癌危险因素的代表。90% 的头颈部肿瘤的发生是由于吸烟、酗酒和不良饮食造成的。

**3. 慢性胰腺炎**

吸烟是慢性胰腺炎重要的风险因素。在吸烟人群中胰腺癌的患病风险上升，并随着每天吸烟的支数、吸烟年龄及年支数的增加升高，但是随着开始吸烟的年龄和戒烟年数的上升而下降；经吸烟调整后，男性饮酒者胰腺癌的患病风险上升；男性饮酒和体质指数是胰腺癌的危险因素，但是只有吸烟是其独立危险因素。

## （二） 饮 酒

目前我国成人饮酒率为 52.8%，男性饮酒率达到 77.8%，酒精依赖、滥用率为 4.10%。我国交通事故死亡率中一半以上与饮酒有关，43% 的打架斗殴者体内酒精浓度过高。酗酒和慢性酒精依赖已经成为危害健康的主要问题。与饮酒有关的高危疾病包括：①慢性酒精中毒对脑的损害，主要是痴呆和认知功能损害，中年时期频繁饮酒会增加老年时期痴呆的发生率，削弱认知功能。②2 型糖尿病，饮酒与该病的关系呈现 U 形趋势。通过大量的前瞻性研究显示适度饮酒能降低患该病的风险，适度的饮酒（18~48 g/d）相对于偶尔饮酒的人具有最小患病风险。而对于男性，大量饮酒则会增加患此病的危险。③消化道炎症及溃疡，如急性胃黏膜病变、酒精性胃炎、胃十二指肠溃疡。流行病学资料提示：饮酒者发生消化道肿瘤的频率比不饮酒者高。

## （三） 肥胖或者超重

20 世纪 80 年代以来，全球肥胖人数已超过 10 亿。WHO 标准，体质指数超过 30 kg/m² 为肥胖；对于亚洲人群，超过 23 kg/m² 视为超重，超过 25 kg/m² 视为肥胖。与肥胖或者超重相关的行为因素有：饮酒、日主食量、睡眠、食盐习惯和生活规律。目前证实肥胖是遗传和各种外在因素（生活方式）综合作用的结果。行为方面，营养过剩和久坐少动是"全球肥胖流行病"的主要原因。肥胖和超重的发生，除了遗传和母亲孕期营养因素以外，经济文化因素也起到很大的作用，城市儿童和高收入家庭儿童超重的发生率更高。不良饮食习惯如喜食高热量的食物、不吃早餐、进食过快、不加细嚼等；长时间看电视、打游戏、户外运动减少，使得能量的消耗减少，也可造成脂肪堆积。肥胖不仅有碍美观，产生一系列的心理问题，而且与糖尿病、高血压、血脂紊乱、冠心病、肺通气不良、骨关节炎的发病密切相关。尤其腹型肥胖是心血管疾病的重要危险因素。体重的增加也显著增加三酰甘油（甘油三酯）、血糖、血压和降低高密度脂蛋白水平。故全方位地调整和改善生活方式，对肥胖和其他相关疾病的预防和治疗都大有裨益。

## （四） 缺乏锻炼

WHO 的资料表明，饮食和运动是促进健康的主要因素。规律的循序渐进的运动对机体的心血管、呼吸、运动等诸多系统都有积极的影响。研究发现，体育锻炼不仅与低水平的肥胖、血压、低密度脂蛋白胆固醇含量以及高水平的高密度脂蛋白胆固醇含量、胰岛素敏感性提高有关，还与 C-反应蛋白的含量反相关，从而降低冠心病的患病风险。体育锻炼还可能通过改善内皮功能、抗氧化、降低全身炎性反应甚至内分泌因子来发挥保护动脉血管的效应。体育锻炼对 2 型糖尿病患者或者肥胖的人，都能提高组织对胰岛素的敏感性，摄取利用胰岛素增加，从而降低血糖。因此，适度、持续的体育锻炼和饮食控制对 2 型糖尿病患者的血糖控制很重要。流行病学的系统评价发现：坚持体育锻炼的个体比静坐不动的人群，患 2 型糖尿病或者冠心病的风险低 30%~50%，主要机制如前。通过长期、规律的体育锻炼可以降低高血压患者的收缩压，研究表明每天 20~60 分钟的心肺锻炼在高血压的治疗中起积极作用，每天都进行一些如刈草、挖坑、快步行走等的活动都可以降低临界高血压或者高血压患者的收缩压，增加卡路里的消耗。

### （五）生活方式、生活环境和人格特征

不良的生活方式或者不良的行为，可能成为某些疾病的危险因素。对个体进行生活方式的干预，可以预防疾病的发生或者促进患病机体的康复。有学者对冠心病患者不良生活方式进行干预，结果发现干预后患者的情绪波动、肥胖、高脂饮食、吸烟、饮酒等不良行为下降，体育活动和遵医嘱的行为上升，患者高血脂、高血压、高血糖和心绞痛等病症明显下降，说明生活方式的干预可促进患者建立健康的生活方式，有利于冠心病的二级预防。大量的前瞻性研究表明：肥胖与结肠癌、女性绝经后乳腺癌、子宫内膜癌、食管癌的发病有关。

家庭是儿童成长和社会化的纽带。父母的行为模式对孩子的健康相关行为有很大的影响。父母在宴会或者家庭中的饮酒行为使得他们孩子的饮酒增加。青少年中，男孩容易效仿父亲的做法，女孩容易效仿母亲的做法。冠心病的危险因素除了高胆固醇、高血压、肥胖、缺乏运动、吸烟和特殊的饮食之外，人格因素也在冠心病的病因中起到重要的作用，通常认为 A 型行为与冠心病关系密切。

健康问题不仅是个人问题，也是全社会的重大问题。在生物、环境、社会、心理和行为方式等诸多致病因素中，行为方式高居榜首，直接或间接地参与其他致病因素的发病过程。健康的生活方式是以促进健康和延长寿命为目标的生活方式。社会经济状况、年龄、性别、种族、文化背景、宗教信仰等都会影响生活方式的选择，健康的信念、自我效能和自制力等心理社会因素也是其重要的影响因素。全方位地了解健康和行为方式之间的相互关系，对疾病的一级预防和疾病的控制都有重要的社会和临床意义。

## 四、增进健康的行为

对我国著名的长寿之乡——江苏如皋的百岁以上老人的调查指出，这些长寿老人拥有较为一致的生活方式：①精神生活充实；②戒烟限酒；③经常运动，生活有规律；④饮食清淡，以素为主；⑤情绪乐观。

促进健康的行为还包括：①日常健康行为，如合理营养、平衡膳食、适量睡眠、积极锻炼等；②保健行为，如定期体检、接种疫苗等；③戒除不良嗜好，如吸烟、饮酒、滥用药物等。

行为和健康之间的关系是十分密切的，不良行为可以使机体患病风险增加，良好的生活方式可以使机体保持更健康的状态。

（杨彦春）

# 第二节 人格与行为

人格在个体行为中起着最根本的作用。一个人的价值体系、动机、态度和知觉行为可看作是人格倾向性的组成部分，而一个人在社会生活中的学习、职业和家庭生活，以及互动、交往和集体行为则是人格支配下的外部行为。人格支配和影响着一个人如何看待自己、看待他人、看待周围事物之间的关系，以及自己如何作出反应。

## 一、人格概念

不同学科，如法律学、社会学、伦理学等对人格有不同的定义；在心理学的意义上，基于不同学派和学者的不同见解，人格也有不同定义。

我国心理学工作者将人格定义为：个体在适应社会生活的成长过程中，经遗传和环境的交互作用形成的、稳定而独特的身心结构或组织。

要完整理解该概念还须强调以下几点：

**1. 差异性**

人格概念本身的含义就是指人与人之间在心理方面的独特风格，严格地讲，世界上找不到两个人具有完全相同的人格。人与人之间确实在稳定的心理特征，如性格、气质、能力等方面很少相似，在兴趣、需要、动机等行为倾向及行为方式上也明显不同。个体间心理方面的差异不仅表现在人们是否具有某些方面特点，也表现在同一特点的不同水平上。

**2. 整合性**

人格概念强调其内在组织模式的机制，每个人显示出心理方面的独特风格，不能简单视为个体具有各种心理特征与行为倾向和方式的"叠加"，而是一个经"整合"而成的复杂的内在组织模式决定的，即人格本身具有自我组织力量，是一个组织经验有着高度适应性反应的系统，有的学者将这一系统称之为平衡系统，它影响及表现着一个人在不断变化中的全体与综合。

**3. 适应性**

形成个体间人格差异性的价值及实际过程在于适应社会。一个人的人格既不能由某种生物学因素的定势（通过遗传获得）所给定，也不是由环境所塑造的，人格的形成、确立到它的品质、特征、倾向和行为方式，从根本上讲是遗传素质与环境（特别是社会环境）的影响和要求，是二者交互作用的结果，这一过程的基本意义就是在特定环境中获得成为某个人的特性与品质。个人所处的社会生活中，一定的民族、地域变化、政治制度、生活方式及成长中的具体境遇（家庭、学校、社区、特殊经历等）都不同程度地影响和制约其人格的发展，决定其适应社会生活的特殊方式。人格的适应性不是被动生存顺应，而是体现着社会环境的要求与个体自身的系统中内在动力组织的发展的共同趋势的统一。

**4. 层次性**

人格是一个完整的、内外统一的动力系统，这个系统可分为不同的等级结构层次，每一层次又包含若干方面。总的来看，大体可划为人格的内在心理活动层次、人格的生物性层次、人格的外部表达层次。

（1）人格的心理活动层次：主要指人格中的身心结构——自我，它一方面执行着对人格主体的自身认知，另一方面又支配、调节着人在社会适应中的意识性和主动性。

（2）人格的生物性层次：包括神经生理、生化和内分泌等活动因素，反映人格的自然属性，但它已不同于动物的生物本能，而是人类在千百年的活动中得以再创造的产物。包括基因在内的生物学因素与外部环境的刺激构成一个信息、能量和代谢相互转化的复杂反馈系统，影响着个体活动动力方面（不以活动内容、动机和目标为转移）的独特性。

（3）人格的外部表达层次：人格是在复杂的社会生物关系系统中体现出来的个体对社会生活的适应以及人的主动过程。具体体现在政治、经济、道德、宗教、社会角色扮演中的一贯的、稳定的行为上的倾向性及表达方式。

**5. 稳定性**

稳定性指人格的内外统一的身心结构，决定了行为的一致性、一贯性、倾向性。在现实生活中，各种刺激因素、刺激情境对每个人的思想、情感和行为都会产生一定影响，虽然，每个人对刺激所作出的行为反应不可能是完全相同的，但对个体而言，又表现出相当程度的一贯性。在类似情境中，总是表现出类似的行为倾向和方式来。

## 二、人格结构所涉及的有关概念

关于人格结构，不同的心理学派别存在着不同的理论模式，但大多涉及气质、性格、能力、自我与自我意识等概念。

### （一）气　质

人格结构同人一贯的行为方式有联系，主要表现在气质特征上。气质是人格结构中最基本的成分，气质指个体所具有的典型而稳定的心理活动动力方面的特征，主要包括心理活动和外部行为活动的速度、语速、灵活性、稳定性及指向性等特征。具体而言，指感知的速度，观察事物的细微性、语速；思维的敏捷性、灵活性；情绪发生的快慢、情绪体验的深刻程度、情绪的强度及稳定性、基本心境；注意的集中程度与稳定性；行动的灵活性及心理活动的指向性等特点。以上特点在每个人心理活动中都会有着紧密联系并有规律地组合起来，构成了个人的气质类型特征。因此，每个人在不同的活动或情境中，都会以同样的动力方式表达出来，而很少以活动的内容、动机和目标为转移。例如，一个情绪易激动而外倾的人，说话不仅语速快，而且情绪上常使人感到迫不及待，争执时更显得激动，这在多种场合下都能让人感到其特点。气质正是从这些方面为人的心理活动以及外部行为染上了各自独特的色彩。

有关气质的论述，古今中外有不少理论，所有这些理论都表明，气质具有遗传获得性，它既反映人格的生物层次的自然属性，又是在现实生活实践中所形成的有关心理特征的综合。

气质通常被描述为胆汁质、多血质、黏液质和抑郁质四种典型心理特征。气质的这些类型，很少是绝对单一的，多数人表现为多种气质类型相结合。由于气质影响心理活动的动力表现方式，而不决定人格表现的内容和人格的社会定势。所以，不能单凭气质类型去评判人的行为方式的社会价值。不过从职业的适应性来看，对从事不同职业的人可以有不同的气质要求，在医护工作中，了解具有不同气质类型特点的患者，则有利于有针对性地做好医护及管理工作。

### （二）性　格

性格指个体对客观现实的一种稳定的态度及与之相应的习惯化行为方式所表现出来的心理特征。性格表现个体在对待所处环境中自己与他人和事物关系上的态度和行为，遇事怎么想、如何去行事等。

性格代表人格的社会层面，偏重于一个人有关道德、伦理和社会价值取向的心理、行为倾向的整合系统，反映一个人的社会精神面貌。

性格的形成过程具有很强的社会制约性，儿童出生后便来到社会，便与周围的人和事物发生关系，他的成长过程实际上是与父母、师长、朋友、其他社会成员交往和共同生活的过程，直接或间接地学习为人处世的方式，并通过模仿、认同、内化而形成自己的性格特征。

性格的一贯性和稳定性受性格结构特征的影响。通常人们从不同角度加以区分，如按理智、情绪、意志三种心理机能在性格结构中主导优势的作用划分为理智型、情绪型和意志型。理智型的人，通常以理智支配和调节自己的言行，处理问题深思熟虑；情绪型的人，言行举止易受情绪控制和支配，而不善于冷静思考；意志型的人则表现处理问题果断，自制力强，有主见，行动目标明确，勇于克服困难。

日常生活中，描述性格的词汇较多，如责任感、同情心、勇敢、勤奋、自信、谨慎、正直、俭朴、谦虚等，这些词汇的使用代表了一定社会文化的价值体系和道德含义对个体性格的评价。人的性格是通过各种活动及语言、表情、姿态、服饰、喜好中表现出来。

### （三）能　力

能力指成功地完成某种活动所必需的那些心理特征，它是人格特征的综合表现，在传统心理学中能力包含一般能力和特殊能力。一般能力即智力，包括观察力、注意力、记忆力、想象力和思维力。抽象思维能力是智力核心。传统的智力概念主要涉及语言和数学逻辑，而很少讲社会性智力，特别是与情绪有关的智力。但现在越来越多的心理学家认同美国心理学家嘉纳在《智力的架构》一书中的观点，认为智力是一种综合能力，包括：

(1) 逻辑性和数理性的智力（逻辑数学能力）；

(2) 言语能力；

(3) 身体－动觉智力；

(4) 空间智力；

(5) 音乐智力；

(6) 洞悉人性、善解人意、人际智力；

(7) 自我内省智力。

事实上，人格体现真实的个体，在人格结构中，能够认识他人的情绪、理解他人行为动因，都能对自己有准确的认识，有利于自控情绪，自我激励以及在人际交往中作出适当的反应。

### （四）自我与自我意识

人格心理学都十分强调人格结构中的自我和自我意识。

**1. 自　我**

自我是人格心理结构中的核心成分，指个体对自身主体的知觉、体验和意识，即"我是什么人"。"我是什么人"包含内容很广，涉及性别、种族、宗教、信仰、道德、政治和社会角色等范畴，也涉及认知、情感、意志行为活动及其他经验性成分。自我这种具有组织性、动力一致性和连续性的心理组织并非出生时就已经存在，相反，它是随个体心理成长，人格发展而逐步形成的。

**2. 自我意识**

自我中的意识部分，是人意识活动的一个方面，指个体对自己思想情感、行为及人际关系方面的认识、态度和评价，对自身心理活动及行为的控制与调整。由于人类能意识到自己意识的存在，不仅能认识自己、评价自己、反省自身存在价值和发展目标，也能进行自我发现、自我设计、自我确立、自我教育、自我发展等一系列能动性活动。自我意识是人类高级的心理反应形式，也是人类意识区别于动物意识的重要标志之一。

（马渝根）

# 第三节 躯体化、抑郁情绪和躯体形式症状之间的通路

躯体化是一个极常见的临床现象，与抑郁情绪的生理症状和躯体症状的心理因素密切联系。它能导致明显的社会功能受损和医疗资源的使用。常见的躯体症状，如疲劳或者腹部疼痛等，很有可能导致能力下降和寻求医疗救护，当合并有其他精神障碍时更多见。几乎所有的躯体化症状都可通过矫正行为和适当的抗精神病药物和心理治疗治愈。

## 一、躯体化的概念

虽然"躯体化"这个词语在医疗领域已经很普遍，但现在仍无确切定义。当前临床上常把躯体化用"功能性症状"或没有躯体疾病的症状代替。目前的定义是强调躯体化的体验性情绪、认知或者行为层面（求医行为）的问题。Lipowski 把这些特征概括为"一种倾向于把肉体的痛苦和没有病理发现的躯体症状体验表达成躯体疾病并且寻求医疗救护。"躯体化具有这些特点：①在医疗领域非常多见；②常与一些疾病共存；③疾病谱从急性到慢性；④大多数躯体化症状通过行为矫正和适当的心理和精神治疗都会消失。简言之躯体化是精神痛苦和症状的夸大。

症状夸大的心理学机制也已经被发现。症状归因的形式也可能导致夸大或者缩小，比如一名胸痛患者，他的父亲死于心肌梗死，他于是怀疑胸痛和遗传有关。症状认知的形式因个人、状态、社会支持而不同。在人群整体中对症状的敏感性曲线可能如同一个钟形，从耐受性强的人到表达型、夸大型的人。临床躯体化的产生是来自那些遭受着严重的精神痛苦的患者身上，精神的痛苦又被症状知觉和疾病行为而强化。

## 二、三种形式的躯体化障碍

精神痛苦和躯体化之间是高度相关的。当患者遭受精神痛苦时，他们就会产生大量的无法解释的医学症状。在初级保健医疗活动中常见三种躯体化形式：①急性躯体化障碍（与急性的精神刺激有关）；②亚急性躯体化障碍（与急性的精神障碍有关）；③慢性躯体化障碍（与慢性的精神障碍有关）。

### （一）急性躯体化障碍

当面临痛苦、绝望或者失落时就很容易体验到精神（如焦虑）和生理（如失眠）上的不舒适。虽然临床医生常感难以解释"躯体化"，但通过患者的病史和文化特点，又不得不大多采用躯体形式的概念而非心理学的概念来解释。生活的变化很早就与心理和生理障碍的发作相关。很常见的是当人们因一些生活事件而感受痛苦的时候，一些微小的生理症状就会出现，如头痛、胃痛等。大多数躯体化量表评定这些痛苦相关的症状发现有 0.5 的相关系数与焦虑情绪和抑郁症状相关。生活事件或紧张性刺激引起心理或躯体形式的症状都是相似的。严重危险的生活事件特别是涉及死亡的都会涉及精神和生理两种形式的症状。在大多数病例中，痛苦的情绪随着压力刺激的解决而解决，并且没有后遗症。

"社会支持"被公认能在刺激和痛苦情绪之间起缓冲作用。但当面临压力的时候，有些人会去寻求医生的帮助而不是向他们的"社会支持系统"寻求帮助。1/3 到 1/2 的人去到初级医疗所寻求治疗，但由于他们的这些症状（如头痛、疲劳、胃痛或头昏）都没有生物医学的原因，所以这些病例中最有可能的精神病学诊断是适应障碍。当然，一些抑郁性症状，如睡眠紊乱本身也会导致一些肌筋膜疼痛综合征（如纤维肌痛）等，所以初级保健医生会把这些症状归为躯体化障碍。

## （二）亚急性躯体化障碍

很多亚急性躯体化障碍都是与急性的精神障碍有关的，比如重度抑郁、焦虑障碍等。重度抑郁的发病率在 4.8%～9.2%，在初级治疗中它和高血压一样常见。在美国的急救医疗调查中，70% 的患者有轻中度精神障碍，而躯体不适感是其主要的主诉。

躯体症状是临床抑郁症的症状的一部分。最常见的症状包括失眠、疼痛、疲劳、精力不足、头晕、呼吸困难、心悸、胃肠功能紊乱。有临床研究发现超过半数的患者在被诊断为抑郁症的时候感到疼痛。女性患者特别是老年患者更容易感到疼痛。还有研究显示，有着慢性背部疼痛的男性患者比正常对照组报告出很多医学上难以解释的非疼痛性躯体症状。轻度、中度、重度三个水平的难以解释的症状都是在后背疼痛患者身上多见的。在躯体化障碍的主诉中都会涉及情绪低落而不是紧张性的剧烈疼痛。

研究人员证实一些医学上难以解释的躯体症状不仅与当前的重度抑郁发作有关，而且也与以前的抑郁症发作有关。在终身焦虑障碍和抑郁性障碍和当前的或者终身的难以解释的医学症状之间有一个很强烈的直线相关。据估计大概有 2/3 的患者有诸如慢性疲劳、慢性骨盆疼痛、头晕、耳鸣、慢性背部疼痛、肠易激惹综合征等症状，这些患者都有重度抑郁障碍。研究结果发现这些患者有神经质（艾森克人格问卷）、负性情感或者高回避伤害（三围人格问卷）的人格特征。这类患者对一些负性生活时间很敏感，特别容易产生心理和躯体化症状。

另有研究发现，高度关心身体健康的人群，疾病暗示、疾病恐惧与躯体化症状之间有明显的相关。短暂性的疑病和躯体化夸大症状都与情绪的不稳定有关系。疑病症在经过抑郁症或者焦虑障碍的治疗方案之后会得到缓解。

还有一些研究试图去找到一些因素来证实是否悲伤的情绪在心理或者躯体化症状方面存在。基本上，那些初次就诊存在着悲伤的躯体化症状的患者和有悲伤心理症状的患者很相似。但前者比那些心理问题者有较轻一点的抑郁和悲伤的情绪。综合一些临床初级医疗、社区和跨文化医疗研究，将悲伤归因于躯体化而不是心理社会方面的原因较为合理，它是患者和他的医疗环境、社会文化作用的结果而不是患者内在的一种表现。许多社会上的看法把心理疾病误解成一种精神上的、思想上的问题，相比之下，患者会更加倾向于寻求躯体方面的症状，以达到医疗救护的目的。有专家描述了这种适应的好处：是一种不把人当作是精神障碍患者的很好的方法。

## （三）慢性躯体化障碍

有一些患有精神障碍的患者长期存在一些难以解释的症状，对医学解释有抵触。这些患者符合美国精神疾病诊断手册第三版（DSM-Ⅲ）中躯体形式障碍的一到两项标准。最严重的、难以处理的是躯体化障碍。DSM-Ⅲ诊断躯体化障碍是来自 Perley 和 Guze 对癔症的一种形式的描述，他们称之为 Briquet's 综合征。诊断依据是在 30 岁前首次发病出现多种医学上难以解释的症状。美国的调查报道躯体化障碍的发病率是 0.5％，大部分都是女性。躯体化障碍好像在家族中有遗传倾向，在女性身上明显一些。有"寄养子"研究指出，遗传和环境因素是导致这种家族聚集性的原因。

初级医疗的观点强调广泛的躯体化是可以成功治愈的。躯体化提供了足够大的范围给心理治疗，心理治疗主要是在慢性疼痛治疗（如松弛训练）基础上，进行认知－行为治疗、抗抑郁治疗。当心理治疗主要关注的是对压力、痛苦情绪的易感性而不是当前的症状的时候，一个详细的对如何产生压力、痛苦情绪的心理学机制就显得很重要。

## 三、躯体化：开始和维持状态

因为临床医生只关注慢性疼痛的症状，所以维持或者强化躯体化症状因素的研究很多，但导致躯体化因素的研究却不多。慢性疼痛人群包括在工作中受伤的人群，导致他们症状发生的原因很明确，故注意应放在那些强化躯体化的因素，比如家庭和赔偿因素等，这些也许就是导致疼痛问题慢性化的原因。

在社区和初级医疗中，躯体化是一种常规而不是例外。每个人都存在一些不舒服的感觉。有研究发现，每个人都会每隔五至七天出现一种新的症状。压力或是苦闷的情绪在此过程中起着很重要的作用。因为不良情绪会导致自主节律性的唤醒，引起躯体化的失眠，改变人对这些躯体症状的理解，从而导致医疗资源的使用。

在临床上，有些患者可能通过几个方面扭曲我们对躯体化的理解，他们可能会让我们觉得：躯体化是个别的难以治疗的精神障碍。因为这些患者为了获得患者角色和这个角色所带来的利益，而努力让他们的症状贴近生理、躯体的症状来迷惑医生，这样的患者其躯体化就很明显。当然，适当的医疗，包括抗焦虑、抑郁治疗，能减轻一些躯体化的不良情绪，也能预防疾病所导致的行为随着慢性不良情绪的发展而发展。

## 四、躯体化在躯体感觉系统之外

有着慢性非严重性疼痛的患者一般都会有大量的非疼痛性躯体主诉，并伴随有多次的焦虑和抑郁发作。这些症状在急诊病例中占有 30％～40％。只有一小部分的症状有确切的病因学解释。这些非疼痛性主诉如疲劳、头晕或者耳鸣等，经常因为一些精神障碍和相关的明显功能损害而变得复杂。对于这些症状，拍拍这些患者的背，然后送给他们一句话"学会适应"，是最好的选择。

很多治疗策略对慢性疼痛的治疗都看起来很有效。抗抑郁治疗对有慢性耳鸣的患者有效，认知－行为治疗对慢性疲劳、纤维肌痛和其他躯体症状都有效，康复训练计划对有头晕的患者有效。

## 五、来自初级医疗对躯体化的观点

我们确认了三种躯体化形式：急性、亚急性、慢性。绝大部分的患者可以通过合适的精神病学诊断和治疗治愈。如果把躯体化看作是一些患者所特有的一种现象，因遗传方面的原因引起，那么医疗和文化环境在躯体化的发展中所起到的作用就被忽视了。躯体化最基本的相互作用的特点即它的作用在于表达心理社会因素导致的压力，不良情绪也会被忽视。如果不良情绪得到缓解，那么躯体症状也会减轻，心理社会功能也就能恢复。要治疗躯体化障碍，临床医师必须意识到不良情绪在症状的产生、症状的认知和疾病行为中的作用。

在社会中，如果患者要为心理方面的问题负责任，而不会为一些躯体的不适负责的话，那么躯体症状就显得很有威力。对一些在工作岗位、家庭或者社会并不具有影响力的人来说，成为一个患者能给他们解决很多问题。

因此，疼痛研究必须把注意转移到生理和心理上面来，这样才能很好地理解它们的作用形式。把慢性疼痛的研究和其他非疼痛的形式整合在一起就会减少对疼痛的过分关注，不会把疼痛看做是主要的问题。疼痛研究者需要理解躯体化在临床上是多么的常见，需要与初级治疗师多交流，这样才会明显改善对症状认知的心理学机制和不良情绪的生理学机制的相互作用关系。

（杨彦春）

# 第四节　进食障碍

进食行为是动物的本能行为，是个体生命得以存在的基本保证。无论是最低级的动物，还是智力高度发达的人类，从环境中获得养分都是个体和种族得以生存的必备条件。进食行为的基本作用在于维持体内的新陈代谢，使个体得以生存。

现代人类是食性最杂、最广泛的动物，上至天上的飞禽，下至地上的走兽，皆可成为人类的食物。在现代社会，人类的进食行为受生物、心理和社会等多种因素的影响。进食不仅仅是满足人类生理的需要，在某种程度上也是满足心理和社会等方面的需要。例如，有些人为了显示自己的经济实力和社会地位而大摆华宴；有些人为了缓解焦虑，虽明知吸烟有害健康，却不停吸烟。人类甚至发明了各种进食比赛，参赛者在这类比赛中一次吃下大量的食物，使观众从中得到娱乐和消遣。

养成健康的饮食习惯是人类良好的生活方式之一，也是预防疾病发生、保持身体健康的重要方法。据统计，饮食因素与美国前十位导致死亡的原因中的五类原因有关。吃得过多，或过度节食，都会影响机体的健康。

进食障碍包括神经性厌食症和神经性贪食症。虽然很多医生是近年来才越来越多地接触到这样的疾病，但进食障碍并不是新近才发现的病种。早在 1689 年就有人描述了厌食症的症状，到 1874 年有人又描述了厌食症和贪食症。与很多疾病不同之处在于，潜在的生物易感性与特定的文化压力交互作用被认为是进食障碍产生的主要原因。例如，虽然工业化社会的食物比农业化社会更为丰富，但在工业化的社会中神经性厌食症和神经性贪食症却更为普遍，其原因可能和在该社会中女性的魅力与其身体苗条有关。

## 一、神经性厌食症

神经性厌食症（anorexia nervosa）是指为获得异乎寻常的体重减轻而故意节食的一种异常进食行为，由于长期过度节食，患者可伴有严重的内科并发症。1868 年英国医生 William Gull 命名了该病，他强调了该疾病的心理因素，保持体重的需要以及患者在家庭中扮演的角色。美国精神疾病诊断手册第四版（DSM-Ⅳ）关于该病的诊断标准如下：

（1）拒绝保持与自己年龄及身高相适应的最低或较重的正常体重（例如，设法减轻体重至应有体重的 85％ 以下；在生长发育阶段不保持应该达到的体重，以致低于应有体重的 85％ 以下）。

（2）即使已在应有体重以下，仍强烈地害怕体重增加。

（3）患者对自己体重或体型的看法有问题，过分夸大自己对体重或体型的评价，或否认目前体重过低的严重性。

（4）如是已有月经的女性，出现停经，即至少已停止月经 3 个连续周期（如果月经靠应用性激素来维持的，也可视为停经）。

厌食症的最初含义是指食欲缺乏，实际上这是一个误称。因为患者通常存在对食物的渴望，但因过分担心长胖而拒绝进食，使自己处于饥饿状态，而非真正的食欲缺乏。

### （一）流行病学

神经性厌食症虽可见于男性，但 90％ 以上的患者是女性。在 15～40 岁的女性中患病率约为 1％。这一障碍最常见于一些欧美发达国家。

疾病多起病于青春期，其发生呈现出两个高峰，一个高峰出现在青春早期（12～15岁），另一个高峰在青春晚期和成年早期（17～21 岁）。平均发病年龄约 17 岁，在青春期前或 40 岁以后很少出现。对于部分患者，在神经性厌食症首次发作之前，常可找到一些特殊的生活事件，如移民至另一国家。通常患者开始只是普通的节食，后来就逐渐失去了控制，发展成为厌食症。

按控制体重的方式将厌食症分为两种亚型：通过节食禁食、过度锻炼等方法达到目的，称为限制型；另一种通过催吐、导泻等方法达到目的，称为清除型。

### （二）病因学

厌食症和社会文化、个性特征、家庭因素、遗传易感性等皆有关系。

近半个世纪以来，在西方发达国家，厌食症的发病率和患病率迅速地增加，其部分原因归咎于文化因素。社会过分强调苗条身材，以瘦为美，使得众多女性追求"骨感美"。另外，随着健康意识的增强，对肥胖的恐惧和社会角色的改变导致现在对苗条带有强迫性的追求，公众似乎更喜欢苗条的女性，导致大多数青春期的女性节食。

自我评价低、极端的完美主义，以及过度依赖的个性特点在患者起病前较为常见，并认为是该病的病因之一。患者为追求病态的苗条，不惜以牺牲自己的健康为代价，保持过低的体重，成为他们生活的主题。另外，家庭因素也在疾病的发病中扮演了一定角色。Bruch（1973 年）家庭系统理论认为，神经性厌食症的根源在于不良的家庭环境、家庭功能不良、父母亲可能存在某些精神病理性特征。厌食症患者的症状则表达了整个家庭的病理现象，病情的进展起到了避免家庭矛盾的作用。

神经性厌食症的病因还和生物学因素有关，而其表达程度则可能是由文化因素决定的。据报道，神经性厌食症的急性期，中枢神经系统单胺类递质，特别是去甲肾上腺素、5 - 羟色胺和某些神经肽分泌紊乱。这种异常很少持续到疾病的体重恢复阶段。持续存在异常者至少部分是与营养不良状态有关。另外，神经性厌食症的患者可能还有一定的遗传背景。研究发现，单卵双生子神经性厌食症的同病率高于二卵双生子，提示了遗传对该病的影响。在神经性厌食症患者的一级亲属中，患神经性厌食症和心境障碍的危险性增加，暴食 - 清除型患者亲属中后一种情况更明显。

### （三）临床表现

神经性厌食症女性患者常见，多起病于青春期（12~18 岁），病前可能存在一定的社会心理因素；1/3 的患者病前有轻度肥胖。

神经性厌食症患者主要的病理心理特征是对长胖过分的恐惧而采用各种手段使体重减轻。神经性厌食症患者过分看重体形和体重，热衷于用许多技术评估体型，包括频繁的称体重、测量身体各部位、照镜子以观察是否肥胖等。体重下降被视为超常自我约束的值得推崇的成就，而体重增加则被认为是难以接受的自我控制的失败。由于患者过度追求极低的体重，即使出现贫血、闭经等营养不良的征象，患者也置之不顾。典型的厌食症患者，常严格控制食物摄入的总量，排斥高能量食物，以致极端限制饮食，同时还通过过度运动、自我催吐、服泻药导泻等方式以减轻体重。一些患者在节食一段时间后，还可能出现暴食的行为。但在暴食之后，他们感到腹胀因而懊悔不已，因此又通过催吐、导泻等方法减轻体重。

部分神经性厌食症患者存在体像障碍，即使已经很瘦，但仍认为自己很胖。患者对身体的某些部位如大腿、腰部、面颊部、臀部等特别关注，总是认为这些部位太大了。

神经性厌食症的患者还可伴有其他精神症状：对体重、体形的先占观念；情绪的异常，表现为情绪的低落或不稳定；失眠；性欲减低；与食欲有关的强迫症状等。

营养不良的体征在神经性厌食症患者中非常常见，而且患者家属可能因为这些躯体症状而带患者就诊。这些症状包括：精神差，面容消瘦，手腿细长，皮肤灰暗和冰凉，低血压，双颊、颈后部、前臂和腿上有胎毛，严重者有肌肉萎缩、皮下淤斑，女性闭经，男性性欲减退或勃起功能障碍（阳痿）。

### （四）实验室检验

实验室检验也可发现异常，主要为多器官系统营养不良的表现：贫血；血尿素氮升高，表示同时存在脱水；如果诱发呕吐是临床特征的一部分，则可引起代谢性碱中毒；长期服泻药，可引起代谢性酸中毒和大便隐血阳性；神经内分泌的异常也很常见。

### （五）治 疗

神经性厌食症的患者很少主动求治于专科医生，常由家属劝说或强制来治疗。患者也很少述说其本质性的问题是怕胖而过度节食，而是描述其过分节食后的躯体或心理的痛苦，如头昏、无力、注意不能集中、闭经等。因此，医生需从患者家属或他人处收集信息，作出诊断。

一旦确诊后，需要包括内科医生、精神科医生、营养师、心理治疗师等组成的治疗团队共同工作。因患者由于长期节食，可能存在多种躯体问题。因此入院后，全面的体格检查和实验室检验是必要的。对严重的患者通常需要紧急而有力的医疗以纠正水、电解质紊乱，心脏问题和器官衰竭等问题。体重的恢复是重度消瘦患者的主要指标，需要住院治疗，通过行为疗法等鼓励患者增加进食。待患者躯体情况稳定后，个别的心理治疗和家庭治疗也是很有必要的。

各阶段患者的治疗详见表 8-1。

### （六）结 局

随访研究提示，约 45％的患者彻底缓解，约 30％的患者居中，约 25％的患者预后差且很少达到正常体重。5%~10%的患者最终死于并发症。由长期节食引起的内科并发症是神经性厌食症患者的常见死亡原因。

表 8－1 神经性厌食症各阶段患者的治疗

| 疾病阶段 | 治疗方式 | 治疗者 |
|---|---|---|
| 过度节制饮食者 | 教育、监测体重，必要时心理治疗 | 全科医生 |
| 符合诊断者 | 特殊心理治疗（教育、认知－行为治疗） | 临床心理学家、精神科医生 |
| 病程 1 年以上 | 门诊特殊心理治疗（家庭治疗、认知治疗） | 专科治疗机构 |
| 严重者 | 住院治疗 | 专科治疗机构 |

## 二、神经性贪食症

贪食症（bulimia）这一术语源于希腊，意为"公牛饥饿"，指个体反复吃掉大量食物。现代医学对神经性贪食症的描述可追溯到 1976 年，当时康奈尔大学的许多女生多次因一种特殊的行为模式来寻求咨询。它主要表现为：控制不住地暴食，然后通过催吐、导泻、利尿或节食等方式去掉自己不想要的多余的体重，这是首次提出"贪食症"这一术语。但当时医生认为这是一种非常少见的疾病，故没有引起多大的注意。直到 1979 年，Russell 才描述了这一症状。由于神经性贪食症和神经性厌食症的症状有部分重叠，一度使两者的诊断标准有些混乱。

虽然二者在病程中，都可出现贪食的行为，神经性贪食症和神经性厌食症主要区别在于，贪食症患者的体重通常在正常范围内，厌食症患者的体重往往明显低于正常标准体重；许多厌食症患者并不用清除的方法而贪食症患者常用；厌食症患者的食欲常常减退，而贪食症患者的食欲往往是增强的。DSM－Ⅳ关于神经性贪食症的诊断标准如下：

（1）反复多次狂进饮食。特点为以下二者：①在一定时间内（如 2 小时）吃了肯定比大多数人在相似时间内在相似场合能吃掉的食物数量；②发作时对进食缺乏控制的感觉（如感到不论吃什么或如何吃，都不能停止或控制自己进食）。

（2）反复出现不合适的补偿行为以预防体重增加，例如自己设法呕吐，滥用泻药、利尿药、灌肠或其他药物，绝食，过量运动。

（3）狂进饮食及不合适补偿行为，平均都约在 3 个月内至少每周有 2 次。

（4）对自己的体型及体重作出不正确的评价。

（5）此障碍不包括在神经性厌食发作中出现者。

### （一）流行病学

流行病学研究资料显示，1%~3%的青少年和青年女性有贪食症。女性患病率远远高于男性，男性贪食症的患病率仅为女性的 1/10。疾病开始的平均年龄是 18~20 岁，并且大多数患者在起病 3~5 年后会主动就诊。

### （二）病因学

贪食症的病因涉及生物学因素、家庭和社会因素。生物学因素认为：贪食症是一种对饮食行为失去控制的冲动行为。而这种冲动行为在本质上与药物依赖有些相似，可能是由于内源性阿片不正常引起了贪食症状。暴食－清除的循环模式可能使阿片释放增加，从而减轻了焦虑，提高了满足感。

心理学理论对贪食症患者的应激模式认为：贪食症患者意识到自己缺乏控制力，并体验到了极度的焦虑，但应对技能的缺乏使得贪食症出现并维持下来。以前存在的创伤如性或躯体虐待可能是贪食症的一个危险因素，但尚未有更多的证据支持。

### （三）临床表现

贪食症主要表现为反复发作的不可控制地大量进食，患者在发作中可一次性吃掉大量食物。这种贪食的发作可在一定的应激事件下诱发，如觉压力过大，或是由于自我强制性饮食规则打破所引起。贪食症患者常常独自进行这种暴食行为。虽然大量进食可以减轻患者的压力或焦虑，但随之患者会产生罪恶感和厌恶感，担心因大量进食后体重会增加，因此患者又采用引吐或服用泻药等方法清除食物，预防体重的增加。80%～90%的贪食症患者使用呕吐来清除食物，1/3 的神经性贪食症的患者滥用轻泻剂，而灌肠剂和利尿剂则很少使用。

由于长期不正常进食和清除食物，实验室检验可能有异常发现，包括：呕吐导致胃液丢失，引起低氯血症、碱中毒、血清碳酸氢盐升高、血清淀粉酶轻度升高、低镁血症等。滥用轻泻剂的贪食症患者，慢性腹泻可能导致代谢性酸中毒和低钠血症。

### （四）治疗

当前神经性贪食症的治疗采用多种不同的方法。主要表现为电解质紊乱的患者，有自杀意念的抑郁患者或对门诊处理没有反应的患者都要住院治疗。无并发症的神经性贪食症患者可门诊治疗。

对于心理治疗，当前多采用短期认知－行为治疗和个体间心理治疗；小组心理治疗也是一种比较好的治疗形式。

同时还可使用抗抑郁剂改善患者的抑郁情绪，有研究表明选择性 5－羟色胺再摄取抑制剂，如氟西汀，可减轻贪食症患者症状。

（张　岚）

## 第五节　自杀行为

珍惜生命是生物体，尤其是人类的本能。但从古至今就存在着一个人类尚未完全解开的谜——自杀。人类学家的研究证明原始社会就存在自杀。世界名著《圣经》中有 5 处提到自杀。若干世纪以来，关于自杀的推测和迷信，随着道德、宗教、哲学的谬误，以讹传讹。直到 19 世纪末、20 世纪初，Durkheim 和 Freud 才在自杀学领域中开创了较客观的科学研究途径。为了揭示出自杀的全貌，许多医学家、精神病学家、社会学家、心理学家、统计学家加入了研究自杀队伍的行列。

1910 年，自杀成为维也纳精神分析学会的会议主题。弗洛伊德提出："……尽管在我们讨论这个问题之前所有有价值的资料都带来了，但我们仍然不能对此作出结论……它怎么可能战胜非常强大的生活本能，这种现象的出现是否与性欲受挫有关，或者对自身的利己行为，自我能否放弃自我保存，我们对这种心理问题不能作出答案，因为我们没有研究这个问题的适当方法。我认为，我们能做的是……让我们中止我们的判断，直到经验已解决这个问题为止。"不过随着科学的发展，人们对自杀的认识已发生了相当大的变化。1948 年，奥地利建立了第一个现代形式的自杀学组织；1958 年，美国洛杉矶建立了第一个国家资助的自杀预防中心（SPC）；1960 年在瑞士举行了第一届国际自杀学会议。中国于 1994 年召开了全国危机干预和自杀预防学术会议，并成立中国心理卫生协会危机干预专业委员会。联合国发展社会福利和社会整合部与 WHO 精神卫生处均有高级官员负责自杀问题，说明自杀现象引起越来越多的人的关注。

## 一、自杀的概念和分类

在《中国精神障碍分类与诊断标准（第三版）》（2001 年）中，把自杀现象分为自杀死亡、自杀未遂、准自杀、自杀意念四种情况并加以描述。①自杀死亡：有充分依据可以断定死亡的结局系故意采取自我致死的行为所致。只有自杀意念而未实行者不采用此诊断；并无自杀意念，但由于误服剧毒药物，误受伤害等原因致死者不采用此诊断；伪装自杀亦不属此诊断。自杀者可无精神障碍，如自杀时已存在某种精神障碍，则并列诊断。②自杀未遂：有自杀动机和可能导致死亡的行为，但未造成死亡的结局。③准自杀：又称类自杀，可以是一种呼救行为或威胁行为，试图以此摆脱困境。有自我伤害的意愿，但并不真正想死，采取的行为导致死亡的可能性很小，通常不造成死亡。④自杀意念：只有自杀意念，未采取自杀行为。

Durkheim（1897 年）是最早从事自杀与文化模式的关系研究的学者，他把自杀区分为利己型、利他型和反常型三种类型。①利己型（egoistic）自杀：由于缺乏与社会（家庭、宗教组织、国家）的融合以自杀作为反抗社会压力（如负债、失恋等）的一种对策；②利他型（altruistic）自杀：这是个体在社会中体现出过分强烈的群体意识，如在武士道精神的影响下，日本军人的自杀现象；③反常型（anomic）自杀：由于精神创伤、自然灾害、巨大损失等导致的自杀（如经济危机时自杀大量增加）。

Dorpat 和 Boswell（1963 年）则根据故意的程度，将自杀分为：①自杀姿态（suicide gesture）；②矛盾的自杀未遂（ambivalent suicide attempt）；③严重的自杀未遂（serious suicide attempt）；④自杀成功（completed suicide）。

Porterfield（1963 年）将自杀区分为荣誉性自杀、悲惨性自杀、情感性自杀、好表现者的殉葬性或爱国性自杀。如自焚殉夫的"印度寡妇（suttee）"，日本的剖腹自杀（hara-kiri）等。

1970 年美国同立精神卫生研究院自杀预防研究中心在菲尼克斯举行了一次重要的会议，会议代表重温了 1910 年维也纳会议以来的有关文献，一致同意把自杀行为划分为自杀已遂、自杀未遂、自杀意念三大类。①自杀已遂（completed suicide，CS）：包括由于自我故意、自我伤害引起的各种死亡。②自杀未遂（suicide attempt，SA）：包括可能威胁生命的各种行为，或者实际上已实施了这种可能和这种故意的行为，但没有引起死亡。③自杀意念（suicide ideas，SI）：包括个体通过直接或间接方式表达自我终止生命的意愿，他可能计划如何结束自己的生命，语言或非语言交流能揭示自杀意念。比如写遗嘱，计数安定剂的数量，带枪外出都是推论自杀意念的证据。

此外，许多学者还从不同的角度对自杀进行描述分类，诸如：①慢性自杀，牺牲者通过滥用药物或酒精、多次要求不必要的外科手术而戴上死亡的面纱。②疏忽性自杀，牺牲者忽视现实因素，如糖尿病患者自己选择有害的食物，高血压患者忽视高钠禁忌。③不全故意性自杀（subintentional suicide），牺牲者从事危险活动，如驾车撞红灯，不管气候条件用小船或飞机冒险航行。④合理性自杀（rational suicide），1972 年由 Choron 提出，当个体认识到患有不治之症、遭受难以消除的痛苦时，决定理智地结束自己的生命。⑤精神病性自杀（psychotic suicide），1946 年由 Bergier 描述，试图解释有精神分裂观念的牺牲者，并不是故意死亡，而是企图切割、摘除他精神上的恶瘤。⑥局部性自杀（focal suicide），1938 年由 Menninger 提出，部分死亡的概念指杀伤身体有限的部分。自我伤残、重复的外科手术以及某些性无能都归入此类。⑦自动化自杀（automatization suicide），1959 年由 Long 定义，指像机器人那样摄入药物、酒精或其他物质直至死亡。⑧意外自杀（accidental suicide），可能是由于错误的信息或忽视而造成的，1960 年由 Datsun 和 Sakheim 描述。⑨存在性自杀（existential suicide），也被描述为"牺牲者促成的他杀"，1945 年由 Camus 提出，强调个体难以忍受虚伪的负担，生活的无意义，厌倦无聊，缺乏继续生活的动机而死亡。⑩谋杀性自杀（suicide by murder），这类自杀源于 wolfgang（1959 年）的研究。牺牲者认为自杀是没有男子汉气概的、胆怯的行为。为了促使自己死亡，他选择较强的对手，刺激对方，从而导致自己死亡。这种死亡很可能被认为是他杀。⑪测验性自杀（test suicide），1974 年由 Neuringer 提出，指个体在心理测验，特别是在投射性人格测验时反映出自杀或抑郁。

总之，由于自杀现象的原因复杂，目前有关自杀的概念和分类尚未统一。多学科、多角度的协同研究，可能是深刻认识自杀现象的最佳途径。

## 二、自杀的流行病学

WHO 统计资料显示：北欧和东欧国家自杀率较高，南欧的自杀率相对较低，美洲和亚洲国家的自杀率低于大部分欧洲国家。中国的自杀死亡率为 23.2/10 万，农村为 27.1/10 万，城市为 8.3/10 万；女性为 25.9/10 万，男性为 20.7/10 万。除中国外，其他国家的男性自杀率都远高于女性。为什么中国女性自杀死亡率高于男性自杀死亡率，目前仍是国内外有关专家学者关注的一个课题。

以下是一些分类统计数据：

（1）性别。除中国外，男性的自杀已遂是女性的 3 倍，在各个年龄组皆然。另一方面，女性的自杀未遂是男性的 3 倍。

（2）年龄。中年危机所致的自杀较多。男性自杀高峰在 45 岁以后，女性绝大多数自杀已遂发生在 55 岁以后。虽然老年人的自杀未遂少于年轻人，但自杀成功率较高，约为 25%。75～85 岁的男性自杀开始下降，男性的自杀危险高峰期是在 18 岁左右，自杀是青年的第三位死亡原因，是大学生的第二位死亡原因。

（3）种族。通常白种人的自杀率是非白种人的两倍，但黑种人自杀死亡率有逐步上升趋势。黑种人、犹太年轻人、某些土著美国人和阿拉斯加的印第安人，自杀率大大超过所在国水平。在美国，三个自杀者中，有两个是男性白种人。

（4）宗教。传统上，在天主教人口中的自杀率低于新教徒和犹太教徒。这可能是由于在正统和团结的宗教内比简单的宗教聚会，有更准确的危险性测定。

（5）婚姻状况。因小孩而增强的婚姻关系，似乎也使自杀的危险性明显减少。在结婚的人中，自杀率是 11/10 万。单身汉或未婚者的自杀率是已婚者的两倍。在丧偶而独居的人中有较高的自杀率，为 24/10 万。离婚者的自杀死亡率是 40/10 万。男性离婚者的自杀率是 69/10 万，高于女性离婚者的 18/10 万。

（6）健康。身体健康和疾病与自杀的关系，有时是可以预测的，有时是不一致的。自杀前的医疗状况与自杀呈正相关，42% 的自杀者在死前 6 个月有过医疗关注。70% 的自杀者在死时受一种或多种慢性疾病的折磨。在自杀未遂的研究中，1/3 以上的人在采取自杀行为时有活动性疾病，90% 以上自杀未遂者受疾病影响。在自杀已遂和自杀未遂者中，心身疾病是主要诊断。肾透析的患者具有较高自杀危险。

影响自杀的重要因素有：酒精中毒、药物滥用、抑郁症、精神分裂症和其他精神疾病。并不是所有疾病都与自杀相关，而是当疾病使患者的活动受限（特别是使职业和娱乐活动受限），女性的容貌损毁，以及慢性顽固性疼痛时可引发自杀。除了疾病的直接影响之外，还应注意到疾病的间接影响，例如人际关系破裂，失去职业都是预测因素。

（7）职业。虽然传统上把医生作为自杀危险性高的职业（特别是精神科医生，其次是眼科医生和麻醉科医生），但近年来的数据显示各专业的自杀危险性相近。自杀的高危人群包括音乐家、牙科医生、执法人员、律师和保险代理人。

（8）方式。吞食过量药物是女性最常采用的自杀方式，男性常采用开枪自杀（在不禁枪的国家）。中国农村，以服农药为最常见的自杀方式。

（9）医院里的自杀。Crammer（1983 年）报道在英格兰和威尔士的精神病院，每年有 100 个以上的住院患者死于自杀，占所有自杀的 5%。Copas 和 Robin（1982 年）报道精神科住院患者自杀率是正常人群的 5 倍，特别是在住院第一周，自杀率是正常人群的 15～60 倍。

（10）监狱里的自杀。20 世纪 80 年代末，英格兰和威尔士监狱的自杀率为（90～100)/10 万，大约是正常男性人群的 8 倍；Lester（1982 年）报告在美国联邦监狱里的男性囚犯自杀率仅为正常人群的 1.5 倍；但 Hayes（1983 年）报告地方监狱的自杀率却是正常人群的 16 倍。约 90% 的监狱自杀是采用上吊方式，发生时间多在午夜至早上八时，地点多是单人囚房。Dooley（1990 年）指出监狱自杀者多是单身男性，有精神病或酒精滥用的历史。

（11）精神障碍与自杀。研究发现，患有精神障碍者的自杀危险常是正常期望值的 5～50 倍。其中，精神活性物质（如鸦片、可卡因、镇静催眠剂等）所致的精神障碍、抑郁症、双相障碍、急性反应性精神病等自杀危险较高，通常是期望值的 15～50 倍。另外，患有精神分裂症者，其自杀未遂的危险是期望值的 80 倍。

### 三、有关自杀的误解与事实

（1）"谈论自杀的人，并不会自杀。"事实上，80% 的自杀未遂者在自杀前均有言语或行为方面的线索。应该认真对待这些线索。

（2）"自杀者想死。"事实上，大多数自杀者处于生与死的矛盾状态，是与死亡的一种赌博，希望其他人救他们。

（3）"只要有一次自杀，他总会自杀。"事实上，处于自杀危机期的时间是有限的，在此期间，人处于生与死的矛盾状态，并与死亡赌博，被拯救的人通常是很感激的。

（4）"一旦自杀未遂不成功，自杀危险就过去了。"事实上，自杀已遂通常发生在自杀危机改善后的 3 个月内，因那时已积蓄了能量把自杀想法变成行动。

（5）"自杀是遗传的。"事实上，至今还没有可靠证据支持这个错误概念。自杀是一种独特的行为模式。

（6）"自杀者都是精神病患者。"事实上，虽然自杀者很不愉快，但并非必然都是精神病患者。

## 四、自杀的理论解释

### 1. 社会学理论

自杀与个体的社会地位和社会结构的相互作用有关。Durkheim（1897 年）据此把自杀分为三类。利己型自杀是个体难以融入社会的结果，个体被迫融入社会的强度越高，自杀率越高。有时利己型自杀的个体不能融入家庭生活。而家庭的凝聚力越强，防御自杀的力量也越大。利他型自杀发生在个体的生活被习俗严厉地控制时，由于宗教的戒律或非理智的政治效忠而自杀。利己型和利他型自杀都是个体在融入社会过程中出现的症状，前者是适应不够，后者是过分适应。反常型自杀是个体失去了已习惯的秩序，平静的生活突然被搞乱，自杀增加。例如，突然暴富可能因为不能应付新的情况引发自杀。在 Durkheim 之后的社会学家认为自杀与年龄、性别、婚姻状况、社会经济状况、职业、都市生活有关。然而这些统计得出的解释的不足之处已被许多研究者指出。因为这种相关只是某种程度上的简单的机械的相关。自杀并不是一个能直接与其他简单变量相比较的变量。社会学解释忽略了个体的重要的内部冲突，不能合理解释为什么同样状况下只有部分人自杀。

### 2. 心理学理论

Freud（1917 年）认为自杀是由于不能把攻击性情感外化，反而指向自身的结果。他相信自杀是一种对失去矛盾的被爱客体的反应。Zilboorg（1935 年）认为自杀是反抗引起挫折的外力，获得不朽，并保存自我（Ego），而不是毁灭自我。Menninger（1958 年）认为自杀代表着想杀人转变成想被杀的过程，最终想死。在精神分析的理论中，自杀经常与抑郁症和精神分裂症联系在一起。虽然自杀经常伴有情感障碍，但不限于抑郁状况，也不是所有的抑郁患者都自杀。

### 3. 传播学理论

Farberowandshneidman（1961 年）认为自杀是为了传播求助信息。所有自杀都意味着是一种间接传播方式。Meer（1962 年）描述自杀为一种精神上的敲诈勒索，即个体无意识地企图惩罚一个失望的人。Karon（1964 年）也认为自杀的某些形式是通过幻想杀害自己是一种有效的攻击报复，来企图伤害其他人。

### 4. 社会心理学理论

自杀行为是不满意的人际关系或原有融洽关系破裂的结果。因此，自杀是社会交往的结果，而不是某种病态心理的结果。HaRem（1964 年）认为自杀未遂和自杀企图的传播是努力解决生活问题，他们通过自杀向其他人求助。自杀是否成功，取决于环境的反应。

### 5. 生物化学理论

自杀行为是与抑郁有关的 5 - 羟色胺（血清素）减少的结果。5 - 羟色胺是一种神经递质，与其他递质一起，控制大脑细胞的活动。研究表明，40% 的抑郁症患者 5 - 羟色胺水平低于正常，而出现自杀未遂。而在 5－羟色胺水平正常的抑郁症患者中，只有15％的自杀未遂。5－羟色胺水平低的抑郁症患者的自杀行为倾向于残酷和暴力，如跳楼、枪击等。也有研究人员探索其他生化指标与自杀的关系。

## 五、自杀的评估

自杀被认为是比其他死因更能预防的，这种观点是基于：假设所有自杀者都处于生与死的矛盾状态中，并不是100％都自杀成功。

在自杀评估时，要应用严密观察和倾听来取得自杀线索、自杀计划和致死程度。如前所述，80％的自杀者都给出某种线索。有下列线索者要高度警惕其自杀的可能性。

（1）有自杀未遂的历史。

（2）谈论死亡、自杀、想死。

（3）问一些可疑的问题，诸如"吃多少片××药可以致死？""窗户离地面有多高？""血要流多久才会死？""晚上巡视病房几次？"等。

（4）害怕不能入睡，害怕晚上。

（5）处于抑郁状态并经常哭泣。

（6）自己把自己锁在屋里或远离他人而独处。

（7）焦躁、紧张、无望、无助的态度。

（8）想象患有严重的躯体疾病，以至于想以死来结束对家庭的拖累。

（9）感到活着无价值。

（10）想到被迫害、处罚、虐待。

（11）听见声音告诉他结束自己的生命。

（12）在严重抑郁后，无明显原因，突然很高兴（可能是找到了一种自杀方法）。

（13）收集和保存绳索、玻璃片、水果刀，或其他任何可能伤害身体的锐器。

（14）很具攻击性和冲动性。

（15）对寻常事表现出极大兴趣。

（16）放弃个人财物。

在评定过程中，评定者要表现出接受、关注和支持其活下去的态度。重要的是鼓励求助者谈出负性情感，以及直接与自杀企图有关的问题。不能识别这类潜在自杀患者，通常是缺乏适当的评定技术，没有能力认识自杀行为，或者是在其价值系统中，自杀是一种禁忌，因此不能讨论。在评定中要注意求助者的抑郁症状，是原发性或是继发性抑郁。药物和酒精也可以引起抑郁。统计资料显示3％～25％服用处方药物自杀的人经历过抑郁。如果怀疑有物质滥用，应做血液和尿液检查。自杀患者一经确认，就要进一步评估其自杀计划、致死性，以及如何取得自杀工具。选择自杀方法通常是自杀成功的一个指标。男性通常选择暴力性较强的方式：如上吊、开枪；女性通常选择过量服药或割腕。从患者居住的环境中取走致死工具可以预防冲动性自杀企图。为了预防患者的自杀行为，有时住院是必需的措施，特别是当患者没有陪伴或没有支持系统时。

美国洛杉矶自杀预防中心采用评定工具来评价求助者的自杀可能性。它集中在年龄、性别、症状、应激程度、自杀计划、可用资源、以前的自杀行为、医学状态、交流以及对其他事情的反应。每个项目分为低、中、高，然后采用均数评定自杀企图或计划的致死性。虽然一些研究者在自杀评估或预测方面做了不少工作，但至今仍未制定出一个公认的自杀评定或预测工具。不过，这是一个很有实用价值的研究课题。

## 六、自杀的预防和干预

自杀的预防分为三级。一级预防的重点是消除引起疾病或障碍的原因。二级预防的重点是早期诊断、早期治疗躯体和精神障碍。三级预防的目的是减少病后的残疾。

如果自杀危机存在，就要进行危机干预。制定治疗性干预计划并实施干预：帮助求助者制订现实的未来计划，使用成功的应付机制来减轻焦虑和紧张。

为更好地了解自杀求助者的情况，请求助者自我评价是必要的。Haber（1987 年）列举出几个问题作为自评指南，它们是关于求助者的：①生与死的价值和信仰；②积极与消极的情感；③不能判断的能力；④精力、精神和躯体情况；⑤让求助者假设对其行为的责任。

采取何种防备自杀的措施，依据求助者自我毁灭的企图而有所不同。Bailey 和 Dreyer（1977 年）认为自杀企图量表（Suicidal intention rating scale，SIRS）可作为住院管理有自杀倾向者的指导。

（1）如果住院者既往和现在无自杀意念，评记为 0 分，适用常规住院护理。

（2）如果住院者仅是自杀意念，没有自杀未遂或威胁性自杀，评记为 1+，要注意观察和评估反复出现自杀想法的人。

（3）如果积极考虑自杀或有自杀未遂的证据，评记为 2+，应防范这类人的自杀冲动行为。个人用品应在工作人员的看护下使用，用后交给工作人员保管好。这些个人用品是：玻璃容器、锐器、皮带、领带、针、香水或除臭剂。

（4）如果有自杀威胁，诸如"留下我一个人或我想杀自己"，评记为 3+。入院时应检查行李，搜查其致死性工具。应在工作人员监护下使用剃刀、镜子、指甲锉。对其的保护性措施还包括：至少每 30 分钟查看一次，减少家庭成员探视，除非医生许可，不得离开住的病房，如要离开，需有工作人员陪同。

（5）有活跃的自杀未遂者，评记为 4+，对这类人的监护应特别小心，应向这类人解释将做什么和为什么要那样做，因为将涉及法律问题。对其的保护性措施包括：

1）限制在安全房间，以便观察其行为。锁上门，经常不定期查看，也可提供专人看护。"完全约束"，只能作为最后选择，适用于激越自杀者。隔离必须审慎使用，因为它可使人更加孤独，增加无用、无助、无望的感受。必须文字记录监护自杀的情况。

2）拿走可能对其造成伤害的东西。在搜查个人物品和身体时，要用尊重的方式。搜身时，要检查可能隐藏伤害物的任何部位，如身体的洞口和头发。

3）拿走街上买的衣物，发给特制隔离服。拿走床单，因为自杀未遂者可能采用床单、衣服上吊自杀。

4）为在隔离间的患者送食。在进餐时，如果工作人员不能同患者在一起，用纸餐具提供食物。锐利器具应从托盘中取走，以防自杀冲动行为。

5）直接监护从安全间出来的人，以防自杀冲动行为。

6）限制探视。探视要求需经主治医师同意。探视者离开后，应该检查探视者留下物品。

7）获得不自杀的语言承诺，而不是有自杀想法的时候，再来找工作人员。

8）给患者传递乐观的、充满希望的信息，有助于患者接受帮助，解决问题。

9）如果需要，应给予药物治疗。如果依从性不好，拒绝服药，通常可注射吸收快的药物。

如果自杀未遂者入住普通医院，在没有隔离间可用的情况下，可要求家属提供24小时监护。

只要患者能从精神上控制自我毁灭行为，他就应从隔离间或安全间移出。应该鼓励他参加日常活动和体育活动，缓解紧张和敌意。应有工作人员严密看护。

应监护患者服任何处方药物，因为有的患者为了今后自杀而收集药物。当抑郁症减轻时，患者可能获得能力去执行另外的自杀企图。

鼓励患者参加个人、小组或家庭心理治疗。在患者恢复、准备出院时，应鼓励他选择社区的支持系统，以减轻复发的自杀情绪。应告诉患者和家属有关抑郁的表现、自杀想法的征兆、药物的效果，以及特殊的防范措施。

### 七、自杀干预之后

自杀者的家属通常也是受害者。他们开始经历混乱、震惊或不信任的情感，当他们从爱人之死造成的心理影响恢复过来后，可出现愤怒、矛盾、内疚和悲伤。对自杀者家属的治疗性计划，应让其家属在遭遇这种精神创伤后发泄他们的情感，在24小时内同其家庭接触，帮助他们应付震惊和悲伤情感，这是后期干预的第一阶段。第二阶段是为自杀者的家属提供新的应付方式，预防不适应或毁灭行为的发生。其家属应学会应付自我评价过低、抑郁、害怕与他人建立关系等不良情感的方法。第三阶段是帮助其家庭把悲伤情感视为促进成熟的经历，约在死者去世一周年时结束计划。

对儿童应给予特别关注，因为他们对亲人的死亡很敏感，他们可能感到是由于"希望妈妈死"或"告诉妈妈我恨她"引起妈妈的死亡。这种感受可能使儿童不能渡过悲伤期，出现自杀的先占观念，进而产生自我毁灭行为。下面的干预对儿童是有帮助的：①让儿童表达他们的感受；②帮助儿童与他人建立一种有意义的关系；③鼓励建立积极的应付技巧；④让儿童建立积极的价值观；⑤教会儿童自信；⑥在教育过程中，让其按照心理学原理和人类行为规律去成长。

（胡泽卿）

## 第六节　睡眠问题

在早期的医学发展中，人们并不太重视睡眠问题。对睡眠问题的研究主要由精神病学家和心理学家进行，而且关注的重点不同。临床精神病学家主要关注睡眠问题在精神疾病中的表现形式和睡眠问题的生理机制以及它在精神疾病中所起的作用。心理学家则把睡眠问题，特别是与睡眠紧密联系的"梦"作为探索人的心理变化的窗口，弗洛伊德的《梦的解析》即为这一领域的代表著作。近年来，随着生活质量的提高，人们对睡眠问题的关注程度也越来越高。尤其是睡眠问题与躯体生理状况改变的关系，什么是健康的睡眠以及如何治疗睡眠障碍这三方面的问题。

在现代医学学科体系中，独立的睡眠医学从 1834 年《睡眠的哲学》开始萌芽，19 世纪 20 年代发现脑电活动与睡眠的关系后，睡眠医学得到了进一步的发展。到 19 世纪 60 年代，多导睡眠脑电图技术的运用，推动了睡眠科学的进步。现在，虽然睡眠医学的研究越来越多，但在许多方面的理论和实践仍有待丰富和完善。

## 一、了解睡眠

### （一）睡眠的定义

按照简单行为定义，睡眠是一个可以逆转的知觉与外界环境分离和无反应的行为状态，也是复杂的生理和行为过程。

### （二）睡眠发生的机制

目前有两方面的解释：一种认为睡眠是由于从脑干上升到大脑皮质的醒觉冲动受到抑制而引起的，认为由于外来刺激被隔断，不能使大脑皮质保持其醒觉的兴奋状态所造成，也就是说睡眠是一种被动现象；另一种认为睡眠是由某一特定部位所发生的特殊性中枢抑制作用产生的，这个特定部位就是所谓的"睡眠中枢"，认为睡眠是一种主动抑制现象。目前最主要的睡眠研究方法为多导睡眠脑电图描记和睡眠剥夺。

### （三）正常睡眠的特点

（1）感觉与反射的兴奋阈增高；

（2）意识不清晰，对外界事物不能认识；

（3）在强烈刺激下可唤醒。

### （四）睡眠的躯体生理变化

（1）在睡眠中，躯体的大多数生理活动和反应主要呈现一种惰性状态。例如，全身肌张力降低，肌腱反射减弱，血压下降，基础代谢率降低，心率变慢，呼吸节律慢而加深等。但是，在睡眠中副交感神经系统的活动却增加，如瞳孔缩小、胃液分泌量增加、多汗等。

（2）在整个睡眠过程中躯体的生理活动有着周期性变动。例如，人在睡眠中可见到周期性的脊髓反射的阻滞，心律和呼吸节律不均匀，血压突然升高，瞳孔散大，脑血流量增加，外阴充血以致阴茎勃起，出现短时期的眼球同向快速活动，肢体肌肉阵挛性跳跃以及血液中一些生化物质如 17 - 羟皮质酮、胆固醇的变化等。

### （五）基本睡眠周期

根据对睡眠时脑电图及眼震电图的研究，发现在脑电图与眼震电图上随着睡眠的由浅而深发生着周而复始的周期性变化，由此可将睡眠划分为不同的时期（睡眠期，图 8-1）。

快眼动睡眠期（rapid eye movement sleep，REM）又称异相睡眠，由正相睡眠进一步发展进入此期。此期持续 20～30 分

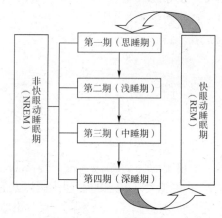

**图 8-1 睡眠周期**

（每隔约 90 分钟重复一次。一夜中的周期数取决于睡眠的长短，一般每夜 4～6 个周期。）

钟，即又转入 NREM 睡眠的第一期。在 REM 中可见到一系列的躯体生理变化，如呼吸由深慢、均匀而变得浅快、不规则，脉搏、血压出现波动，安静的躯体可出现弥散而频繁的肌肉抽动，尤以面部和手部为多见，特别是婴幼儿。由于此期只在哺乳动物及人类睡眠中出现，因而有人认为这是动物进化到一定阶段的生理现象。大多数人的梦境只是发生在 REM，眼球同向快速协同活动剧烈时，梦的景象也是丰富的。入睡的人如在 NREM 被唤醒，则醒后最初仍感倦怠欲睡；如在 REM 被唤醒，则醒后意识清晰。

## （六）影响睡眠的因素

### 1. 年 龄

年龄是影响睡眠的主要因素。睡眠时间随着年龄的增长而减少。一般而言，新生儿睡眠时间为 18～20 小时，儿童为 12～14 小时，成年人为 7～8 小时，老年人为 5～7 小时。但睡眠时间还存在个体差异。

睡眠入睡潜伏期在成年人各个年龄组是相当一致的，而老年人夜间醒觉次数和时间普遍增加。婴幼儿的睡眠在 24 小时内的分布呈多相性节律，因此，从 1 岁至学龄前的儿童趋于有一次午睡。稍大的儿童和成年人没有规律性的小睡或打盹，但随着年龄的继续增长，小睡的改变相当常见。

### 2. 以前的睡眠史

如果一个人有一个或更多的晚上睡眠损失，在其睡眠恢复的过程中通常其睡眠延长并加深，表现为比基础睡眠有更高的唤醒阈值。对夜间睡眠进行慢性限制、睡眠安排不规律或夜间睡眠频繁被干扰都可引致特别的睡眠阶段的分布改变，大多数情况是 REM 睡眠提前，即入睡潜伏期出现 REM 睡眠。这样的变化常有入睡前幻觉、睡眠瘫痪等症状。

### 3. 昼夜生物节律周期

在睡眠中出现的昼夜时相可以影响睡眠阶段分布。正常睡眠开始模式的反转通常见于经历倒班工作或者跨多时区旅行的正常人。

### 4. 温 度

睡眠环境中的温度处于极端状态也可以干扰睡眠。REM 睡眠比 NREM 睡眠对温度变化的影响更为敏感。

### 5. 服用的药物

睡眠状态和阶段的分布受许多常见药物的影响，其中包括治疗睡眠障碍的典型治疗药物和与治疗睡眠障碍无关的药物以及用于社交和娱乐的药物。

### 6. 病理状态

睡眠障碍与其他的非睡眠问题一样可以影响睡眠的结构和分布。这些影响对睡眠紊乱的诊断和治疗要大于由于睡眠某个阶段所产生的对身体健康的影响。

## （七）梦与睡眠

### 1. 梦出现时的表现

在一夜睡眠中相继出现的 REM 睡眠具有生理活动强度逐渐增加的特征，表现为快速眼运动、中耳肌的收缩、心跳呼吸的不规则性以及肌肉抽动等时相性事件发生的频率增高。对回想起的梦境内容进行分析，发现梦境的情调强度和视觉性影像活动随着相继出现的 REM 而增加。眼运动似乎与梦境影像有关：充满大事的梦境伴有比平淡无奇的梦境更为频发的快速眼运动。不过，眼运动与梦境的对应关系尚属有争议的问题。

**2. 梦境内容**

历史上，梦境一直都被看成预兆性的和重要的。古代的人认为梦境能够洞悉未来。早在公元二世纪时就有了记载梦境内容的书，其中所记载的梦境内容竟与当代的记录具有惊人的相似之处。

即使是正常情况下，许多梦境也是令人不快的。Calvin Hall 曾将 10 000 名正常人的梦境进行分类，他发现近 64％的梦境伴有悲哀、恐惧和愤怒，只有 18％是令人愉快与兴奋性的。梦境中，做梦者本人做出的或者针对做梦者的敌对行为如谋杀、攻击、恐吓等发生率是友好行为的两倍以上。只有 1％的梦境涉及性的感觉或行为，而且极少涉及性行为。

梦境一般为视觉性的，只有先天性失明者才有唯听觉性梦境。后天失明的人将逐渐失去视觉性梦境。

**3. REM 睡眠与 NREM 睡眠时的精神活动**

尽管做梦常出现在 REM 睡眠中，但在 NREM 睡眠中也有精神活动。一般说来，NREM 睡眠中的精神活动更难被回想起来，明晰度和视觉性更差，更加概念化和辞令性，更多地处于意志的控制之下，情绪特征较差。一个重要的例外是多数噩梦出现于 NREM 睡眠的第三和第四阶段。真正的噩梦的基本症状是呼吸受压抑状，肢体麻痹，情绪焦躁。不过，这种情况虽然是 NREM 睡眠精神活动的特点，但并不存在于整个梦境中；相反，往往只有单个压抑状态被回想起来，例如有人可能想起梦中曾被锁在一座坟墓里等。

**4. 做梦是为满足某种重要的需求而必不可少的**

1900 年，弗洛伊德曾提出，做梦可能为睡眠者提供发泄心理不满的机会。这些不满可能由睡眠的环境所引起，也可与白天的事有关，还可由未被充分抑制的神经冲动所造成。所有这些因素若不通过做梦来发泄，睡眠将难以为继。弗洛伊德说，做梦的过程产生一举两得之效果：不但通过无害的幻觉性经历得到了自我宣泄，而且由此保障了睡眠的连续性。因为梦境被认为是清醒时深藏不露的思想的显露，精神分析学家已将梦境解释用于治疗之中。

## 二、失　眠

失眠是一种症状，但也可单独构成一种疾病。

失眠是临床各科患者中一个非常普遍的主诉，美国的一项调查发现，19％来医院就诊的门诊患者有失眠主诉。而只有 5％的患者曾经因睡眠问题看过保健医生，28％的患者承认曾经在看其他病时告诉过医务人员自己有睡眠问题。另外一个调查发现，在由普通门诊介绍到精神科门诊看病的 100 名患者中，有 72 名患者被诊断为失眠。

失眠是一个非常普遍的问题，每个人在其一生的某一个时期都经历过失眠。失眠是所有睡眠障碍中最常见的障碍。北美和欧洲的一些调查发现，由于所用失眠定义和诊断标准以及调查方法的不同，失眠发生率相差很大。从保守的 2％到过多的 42.5％。

### （一）失眠的诊断

患者对自己的睡眠持续性、效率、质量不满意。患者通常表现为上床睡觉时不能入睡、睡到晚上醒来后难以再入睡以及清早醒来太早。以上情况分别称之为"睡眠起始失眠"、"睡眠中间失眠"和"睡眠末期失眠"。这几个失眠不一定是单一存在，患者可以单一有一种失眠，也可以有两种或三种失眠同时存在。伴随失眠主诉外，患者白天症状十分普遍，如疲劳、疲倦、心境紊乱、社会交往不适应、工作和生活能力受到损害。失眠主诉是相对过度睡眠来定义的，过度睡眠是指在白天难以保持清醒、在睡眠期间有异常的行为。

每个人的睡眠数量是不完全相同的。大量研究报告显示，约 2/3 的成人认为每晚所需睡眠时间为 7~8.5 小时。有些人认为每晚只要睡 4~5 小时，这类人是天生睡眠短者，不应诊断为失眠；而有些人认为每晚要睡 9~10 小时，这类人是天生睡眠长者，可能还有失眠主诉。所以，失眠不应该仅认为是睡眠减少，单独的睡眠总时间并不能反映失眠严重程度。衡量睡眠质量的重要指标是经过一夜睡眠后，要达到白天工作能力良好。

失眠是一种主观体验现象，往往与客观证据不符。失眠患者或睡眠不好的人常过度夸大自己入睡后醒来次数或时间，低估自己睡眠实际时间，而且睡眠好的人、失眠患者和睡眠不好的人都有以上趋向。

美国睡眠医学研究学会的睡眠障碍国际分类标准规定：失眠指持续存在睡眠困难 1 个月以上。失眠持续时间在 1~6 个月被认为是短期失眠或亚急性失眠，失眠持续超过 6 个月以上被认为是慢性失眠。在临床各科就诊的患者中，多数患者的失眠病史超过数年。

在失眠诊断中，睡眠紊乱应同时伴有白天疲劳和生活、工作能力受到损害，患者的社会和职业功能受到严重影响。

根据美国睡眠医学研究学会的睡眠障碍国际分类和美国精神科协会制定的美国精神障碍诊断和统计手册对失眠诊断标准的规定，以下是持续失眠的临床诊断标准：

（1）主观感觉睡眠不好；

（2）睡眠时入睡困难和睡眠维持困难，患者入睡时间和夜间醒来后再入睡时间超过 30 分钟，睡眠效率低于 85%；

（3）每周睡眠困难超过 3 个晚上或更多；

（4）失眠持续超过 6 个月；

（5）患者以下白天症状至少有一种是由于睡眠不好所致：疲劳、活动能力受到损害、心境紊乱；

（6）睡眠紊乱引起明显的社交和职业能力损害，或有非常明显的苦恼。

## （二）导致失眠的原因

根据引起失眠的原因可将失眠分为外因性失眠障碍和内因性失眠障碍。导致外因性失眠障碍的原因有：旅行时差、适应性睡眠障碍、不良的睡眠卫生、使用药物和饮酒、身体疾病。导致内因性失眠障碍的原因有：心理生理性失眠、周期性肢体运动障碍和不宁腿综合征、睡眠呼吸暂停综合征、精神疾病。

## （三）失眠对人的影响

失眠对人的生活有非常严重的影响，可明显损害患者的社会心理、职业和健康状态。

### 1. 心理方面

患失眠的人比没有失眠的人更容易出现精神和心理障碍。每个晚上都有睡眠紊乱的人通常也会心境紊乱，如出现激惹、焦虑、紧张、感到无能为力或心境恶劣。失眠常由于患者遇到生活应激事件后出现焦虑，过度焦虑或持续焦虑则引致失眠，长时间失眠又最终导致抑郁。有少数人遇到生活应激事件后则开始触发抑郁，抑郁之后又引致失眠。

**2. 认知和行为方面**

失眠患者会出现警觉性和注意力受损，学习成绩或工作能力下降，而且受损程度早上比下午严重，可能是因为患者在早上情绪更加紊乱。失眠患者通常会主诉有疲劳、困倦、疲倦等症状。白天思睡是睡眠剥夺的最常见的结果。

**3. 躯体方面**

失眠患者常伴有躯体各种症状。许多研究证实睡眠紊乱与躯体症状有密切关系。失眠是某些患者心肌梗死复发的诱因之一。老年人躯体健康较差会导致睡眠紊乱加重。

失眠患者的躯体症状主要表现为情绪心理症状，如紧张性头痛、胃肠问题、非特异性疼痛和变态反应，同时患者易有疑病倾向。

**4. 失眠患者寻求治疗的特征**

到医院就医的患者通常都是失眠几年以后才看病。大部分有睡眠问题的人都试过用各种方法自己改善睡眠，如洗热水澡、听自我安眠的磁带、喝酒和服用各种自己可以在药店买到的药物。在以上的措施失败后，才到医院各科就诊看病。然而，由于各种原因，临床医生往往忽视患者的睡眠问题或简单理解为焦虑或抑郁症状。原因是医生本身不知道如何处理睡眠问题。而且一开始治疗睡眠问题，医生通常都是给患者安眠药物，而不采用其他非药物治疗手段。

**（四）失眠的治疗**

临床工作中，绝大多数医生会对有失眠主诉的患者给予处方药物，而往往忽视了心理治疗、睡眠卫生教育在治疗中的重要作用。即便是处方药物，医生也往往欠缺对这些治疗失眠的药物的全面了解。

**1. 药物治疗**

最常用的治疗失眠的药物是苯二氮䓬类药物，也就是俗称的安定类药物。对于这类药物的使用存在一些误区。首先，这类药物并不是专门的助眠药物，他们在临床上的主要用途是抗焦虑作用。但许多医生仅仅把它作为一类安眠药加以运用，有时，这些药物所起到的助眠效应实际是因为它们缓解了患者因为睡眠问题所引发的焦虑症状而达到帮助睡眠的目的；其次，苯二氮䓬类药物均不同程度存在出现药物依赖的可能，这一部分是因为药物本身所造成的，但有相当一部分患者，他们对苯二氮䓬类药物的依赖，与其说是对药物本身的依赖，不如说是对睡眠的焦虑促使他们寻求心理上的安慰，也就是心理依赖。再次，由于全科医生对苯二氮䓬类药物的认识不足，使用方法不规范，造成了患者医源性的药物依赖。正确的使用方法包括交替换药，药物假期等，均可有效地避免出现药物依赖。最后，由于心理学知识和公共卫生宣传的不足，很多医生和患者出现睡眠问题后首先想到的就是药物治疗，而不去寻求其他可能有效的治疗手段。

**2. 心理治疗**

失眠的心理治疗主要包括行为治疗和认知治疗两个方面。

（1）行为治疗：是心理干预失眠的最重要的组成部分，包括刺激控制和睡眠限制程序。行为治疗设计用来改变使失眠持续存在的适应不良的行为活动。在治疗期间，治疗师的作用是确保患者理解治疗，通过不断的支持、指导，解决患者所遇到的困难，使者严格依从治疗方案。

不管引起失眠的触发因素是什么，直接改变目前的适应不良的行为模式是有效控制慢性失眠的主要中心点。

（2）认知治疗：相对其他的精神和心理障碍来讲，认知治疗失眠较少受到注意。睡眠医学临床和研究主要集中在改变失眠患者外在的适应不良的行为，忽视了信念和态度在失眠中的作用。认知治疗干预针对对失眠错误的评价、不现实的期望、对失眠原因和后果的错误认识，目标是引导患者重新评估自己对失眠、失眠原因和可能的后果的看法的准确性。

### 三、其他形式的睡眠问题

虽然失眠是临床最常见的睡眠问题，但睡眠问题并非仅仅是失眠，在临床工作中还可见到的睡眠问题包括：

（1）非器质性嗜睡症（原发性过度的白日睡眠）：患者的主观体验是精神萎靡不振，表现为白天不可抑制的思睡、睡眠过多或睡后不能解除疲劳。

（2）睡眠觉醒节律的障碍：包括睡眠延迟性障碍，睡眠提前性障碍，睡眠节律变换综合征。

（3）睡行症（夜游症）。

（4）夜惊。

（5）梦魇。

（6）发作性睡病。

（7）与呼吸相关的睡眠障碍。

（8）Kleine-Levin综合征。

（张　波）

## 第七节　成瘾行为

人们常责怪酗酒者没有意志力，赌咒发誓不再喝酒但转身就走进了酒馆；一个笑话说："烟最好戒了，因为我已经戒了不少于10次"；吸毒者的话常常令人怀疑，因为一旦毒瘾发作，他/她可以编出无数谎言去获得毒品。

他们为什么这样不能自控？因为，他们是具有成瘾行为的患者！

成瘾行为（addictive behavior）是指人们强制性地反复去使用某些物质或体验某种活动，此种压倒一切、优先考虑的行为的目的，是为了取得或维持某种特殊的心理快感，或避免停用时的痛苦，为此用量有逐渐增加的趋势。成瘾行为的基本特点表现为三方面：①行为失控，明知有害欲罢不能；不断追求使用药物的快感；为了戒除戒断而不断用药；药物使用带有冲动性，不择手段；控制不了使用的剂量与频度；反复戒断，屡屡失败；惩罚对他们收效甚微。②耐受性增加，即用量不断增加的趋势。③戒断症状，一旦减少或停止使用将出现轻重不一的各种身体和心理方面的痛苦症状，甚至危及生命。

成瘾行为分为化学物质成瘾和非化学物质成瘾，前者包括海洛因、苯丙胺类兴奋剂（摇头丸、冰毒、减肥药等）、大麻、酒精、烟草等；后者包括电脑、网络、病理性赌博、购物狂、工作狂、运动狂、拔毛癖等。

有害物质滥用和成瘾，不但严重危害个体的心身健康，而且带来许多家庭与社会问题，各国政府、许多社会团体和卫生组织都很重视。成瘾行为对社会的危害甚为明显，交通事故，暴力活动和强奸、卖淫等犯罪现象在成瘾者中发生率高。美国交通事故中丧生的司机，40%血液中酒精浓度超过 10 g/L（重度中毒水平）。近半数犯重罪（如杀人、抢劫）者是酒精中毒患者。贩毒和吸毒，尤其是国际性的贩毒活动十分猖獗，贩毒与禁毒之争曾导致国家之间的战争，造成国内政局动荡不安。与贩毒有关的凶杀和叛乱事件更为多见。

## 一、为什么会有成瘾行为

### （一）与成瘾物质的精神活性作用有关

易于成瘾的物质大都作用于中枢神经系统，能改变用药者自身知觉和对周围世界的感受，产生特殊的，甚至是高潮性的精神欣快作用，带来特殊的快乐感受，即物质的犒赏效应。在行为学中，与欢乐有关的事件称为"犒赏（reward）"，犒赏被认为是管理行为的最基本要素。人类的两个本能活动"进食、性行为"在其发生、发展中起着决定性的作用，在生物进化中，行使与本能有关的行为能得到快感，满足就产生"犒赏"，未能满足则出现行为上的"渴求（craving）"，激活个体趋向这些目标。目前认为犒赏中枢位于中脑边缘通路中的腹侧被盖区和伏隔核，主要通过多巴胺来传递。现有研究发现几乎所有成瘾性物质的最后通路都在"犒赏中枢"，这就是这些物质能让人产生依赖的基本生物学机制。

对人类有犒赏作用的物质，均能造成实验动物自我给药模型（self-administration）。如图 8-2 所示，用外科手术植入静脉插管，在计算机的控制下，动物能够通过按压踏板，自我获得药物。这种实验能较好模拟人类的成瘾药物使用。

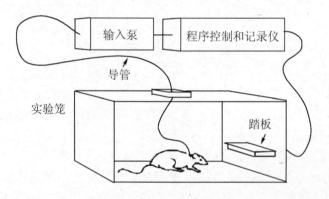

**图 8-2　动物自我给药示意图**

根据药理特性，可将常见的易于成瘾的精神活性物质分为五大类。①鸦片类。②镇静催眠类，包括巴比妥类和苯二氮䓬类。其主要药理作用是中枢抑制，临床上主要用于镇静催眠和抗焦虑。处方应用范围甚广，极易形成滥用。③兴奋剂，包括可卡因、咖啡因、苯丙胺及哌甲酯（利他林）等中枢神经系统兴奋药物。临床主要用于振奋精神，可致欣快感。美国在第二次世界大战中让士兵服用苯丙胺，以提高战斗力，故有"大力丸"之称。此类药物反复使用很易形成心理依赖。④致幻剂，也称拟精神病药。顾名思义，使用此类药物后能产生类似精神病患者的表现，如生动的幻觉、片断的妄想及相应情绪、行为的改变。包括大麻、麦角酰二乙胺（LSD）等。⑤烟酒类，也称社会性药物，为公众所接受，在社交活动中充当"媒介"。众习难改，禁止极难，但也不能因此而忽略其危害。

### （二）与个体生物学因素有关

**1. 遗传因素**

有家族史的人较无家族史的人易致成瘾。酒瘾者子女与非酒瘾者子女比较，前者发展成为酒瘾或药瘾者的机会约高于后者 4 倍。寄养子研究发现，酒瘾者子女成瘾的可能性仍高于非酒瘾者子女。其遗传机制目前还不清楚，因为亲子两代除共有酒瘾外，都可能合并有人格异常及其他情况。

**2. 其他生物学因素**

男性较女性多见，酒瘾发生率男：女为 3：1，吸烟的男女差别亦很明显；年龄以青少年多见，尤其有多动症，品行障碍者。这些差别也受社会文化因素的影响。

### （三）与个体心理及社会环境因素有关

部分人接触成瘾物质显然是从满足好奇心或寻求刺激开始，特别是年轻人，他们往往把抽烟喝酒作为成年的标志；另一些人则是因社交需要而开始的；还有一些人是想利用成瘾物质来应付各种精神刺激，以逃避现实，解除烦恼。尽管大多数人都接触过成瘾物质，但最终成瘾的人却不多。什么样的人易于成瘾，是心理学家极感兴趣的问题。

**1. 人格因素**

追溯成瘾者，特别是年轻的吸毒者成瘾前的经历，很可能找到某种品行障碍的迹象。如逃学、偷窃、斗殴和少年犯罪等，他们的成绩差，情绪不稳定，与社会格格不入，无法适应正常的社会生活。虽然人格障碍者易于成瘾，但人们至今仍无法确定是否存在易成瘾人格，因为人们很难从回顾性研究中获得可靠的结论。

**2. 学习理论**

学习理论认为，人们首次使用成瘾物质后，就可能因体验到其作用而再次使用，此即操作条件反射理论。物质的效应是一种阳性强化因子，可通过奖赏机制诱使人们再次使用，直至成瘾。成瘾之后，停用成瘾物质引起的戒断症状又是一种阴性强化因子，戒断症状的出现是一种"惩罚"，为了避免这种"惩罚"，成瘾者只好继续使用成瘾药物。

成瘾行为从此陷入两个恶性循环：使用成瘾物质→心身损害和家庭社会问题→烦恼→使用成瘾物质；使用成瘾物质→成瘾→戒断症状→使用成瘾物质。即使成瘾者清楚地知道自己的结局，也难从中自拔。

从旧中国鸦片成瘾者泛滥成灾，到新中国鸦片成瘾者基本绝迹的事实，可以看到，社会环境因素在物质成瘾的形成与消除过程中，起着决定性的作用。处于成瘾家庭的成员及成瘾者的同伴、同事和社会团体之中的成员，通过观察、模仿、劝诱、学习，价值观念颠倒，易于形成而难于戒除成瘾行为。

## 二、成瘾行为的临床进程

虽然各成瘾物质的药理作用不同，成瘾者临床表现不尽一致，但成瘾过程一般可划分为以下几个阶段：

（1）早期：指从第一次用药到依赖现象开始产生。主要表现为药物的即时药理效应，也可因过量使用致急性中毒；

（2）中期：成瘾开始，产生了依赖性，可能同时产生了耐受性。由于随时可能出现戒断症状，成瘾者不得不逐步增加每日用药次数和/或剂量（一次超剂量使用可能致死）。依赖意味着慢性中毒，成瘾者可出现神经症，记忆障碍和人格改变。

（3）晚期：长期与大量用药引起了大脑器质性病变，形成脑器质性精神障碍，主要表现包括人格障碍、遗忘综合征和痴呆。此时患者已失去工作能力，生活自理差，成为家庭和社会的严重负担。

## 三、成瘾行为的控制

### （一）社会控制

强制性的法律和行政手段，对成瘾行为的控制无疑具有良好的效果。我国 20 世纪 50 年代扫除鸦片烟害有很成功的经验，注意了综合治理与区别对待，如对种植、贩运和设馆销售鸦片的从严惩罚，对成瘾者则集中进行强制治疗，同时进行思想教育、就业安排和群众监督，预防恶习重染。达到全社会根除烟祸的效果，可作为世界各国之模范。我国对麻醉剂与镇静催眠类药物处方、药政管理较严，成瘾者人数较少，但麻黄碱、索米痛（去痛片）成瘾在我国则颇常见。

### （二）药物治疗

完整的药物治疗方案应包括：①成瘾者原有疾病的治疗；②物质依赖，急、慢性中毒的治疗；③各种并发症的治疗。本文仅介绍几种常见戒除药瘾的方法。

**1. 逐步减量法**

在医疗监护下，逐步减少成瘾物质的用量，直至最后戒除。本法成功的关键是严防患者私下加服成瘾物质，门诊患者应做尿药浓度监测。成瘾性强的物质，可用药理作用相似但成瘾性较小、使用方便的物质逐步代替和减量，称为代替疗法。如用美沙酮代替吗啡或海洛因，一般 2~4 周可完全戒除后者。门诊患者可适当延期，以避免患者因不适而放弃治疗。但不应无限制地延期，又产生美沙酮依赖。这种疗法也适应于其他物质成瘾的戒除，如用含尼古丁戒烟糖戒烟。

**2. 拮抗剂治疗**

利用成瘾物质的拮抗剂，改变机体的内环境，使之恢复到正常状态，直至不用成瘾物质也不出现戒断症状。

**3. 其他药物治疗方法**

戒酒硫本身对饮酒无抑制作用，但可抑制乙醛脱氢酶，结果使体内乙醛蓄积，引起严重的恶心、呕吐等反应。使患者见酒生畏而达到戒除的目的。

可乐定（可乐宁）为 $\alpha_2$ 受体兴奋剂，但亦能如内啡肽及吗啡类物质一样作用于蓝斑核，减少蓝斑核的冲动发放。从而代替吗啡类物质在体内的作用，减少戒断症状。有研究证明，可乐定也可抑制烟瘾，提高戒烟率。

### （三）心理治疗

任何药物治疗，如不配合各种社会支持、心理治疗来重建人格与行为模式，都难以维持长久疗效。作为综合治疗措施的一部分，心理治疗的配合对每个成瘾者都十分必要。

认知治疗旨在帮助患者对自己存在的问题有一个正确的认识。通常，成瘾者会对已出现的成瘾加以掩饰、否认，或尚未充分认识远期后果的严重性。此外，积极的社会宣传，各种戒瘾组织的活动，都包含有认知治疗的因素。

学习理论认为，成瘾行为是一种习得的不良行为，因反复地企求"犒赏"和避免"惩罚"而形成的条件反射。因而可用行为矫正的方法来治疗。厌恶疗法的目的是将"犒赏"变为"惩罚"，使成瘾物质不但不能产生成瘾者企求的欣快效应，而且产生令人痛苦的体验。给酒瘾者注射阿扑吗啡后，立即让其喝酒，使阿扑吗啡产生的恶心、呕吐效应与饮酒联系起来，最后形成阴性条件反射。另外，系统脱敏、生物反馈及气功等疗法作为辅助治疗手段也有一定作用。

应当指出，虽然物质成瘾的治疗手段相当多，但无论单独使用哪一种方法，其效果都不理想，复发率相当高，说明医疗介入任务的长期性与艰巨性。

### 四、成瘾行为的自我诊断

虽然成瘾行为是指付出的代价大于成瘾的愉快，但有时难以准确定义。因为对每一个人来讲，付出和获益都不一样。下面是自我诊断的技术，可以这样向自己提问：

我喜欢那些带给自己痛苦的活动或物质吗？我是否准备控制或停止上述活动，我不能体验其他更高的愉快吗？（与家庭、朋友、同事和健康工作者讨论这些问题。）有时很难对自己的行为有利弊分析，有些成瘾者否认或把成瘾带来的消极后果降到最小。我是否是这样的人？大部分消极成瘾（不管是哪一类），共同的症状是对成瘾活动或物质的偏见，丧失自尊，长时期忽视成瘾带来的问题。下面描述的技术可帮助这类个体解决这些问题。

在开始解决成瘾行为以前，对自己可能的成瘾行为进行一个代价与收获的评估，成瘾者应该列出两张清单。

第一个清单是成瘾行为带来的好处，以这样的一般问题开始，自己为什么喜欢这种活动或这种物质？这些活动、物质带给自己什么好处？如果自己不从事这些活动或喜欢这些物质，生活将会怎么样？

更特定的问题：这种活动或物质帮助自己应付哪一种情绪或心境（挫折、抱怨、愤怒、易激惹、害怕、厌倦、抑郁、焦虑、紧张、孤独、应激、悲伤等）？这些活动如何帮助自己应付这些问题？这些活动或物质使自己产生哪些愉快的心境和情感？在哪些情况下这些活动更明显？戒断这些物质或活动将使自己十分痛苦吗？这些行为能减轻躯体的痛苦吗？自己害怕体验对这些活动或物质的冲动吗？自己是否经常努力去试着控制这种行为？自己控制不住想体验这种活动带来的良好感觉吗？这些感觉真的让自己感到满意吗？为了让自己处于正常状态，自己需要反复进行这种行为或使用这些物质吗？自己所体验到的正常状态是什么意思？自己经常使用这种行为来解决与他人的冲突吗？

请评价自己从这种行为中获得满足和愉快的程度。

戒断成瘾行为并不是意味着放弃这些愉快的体验，而只是找到其他的获得这种愉快的方式，当戒断成瘾是以上的目标时，应付成瘾就变得容易得多。

下一步评价成瘾行为付出的代价及戒断成瘾行为的好处是什么？从这样的一般问题开始，如果自己不再喜欢这种行为或物质将会是什么情景？这样对自己有伤害吗？

下面是一些特殊的问题：如果自己不再对这些活动和物质成瘾，自己的生活将会更有成就吗？自己将有更多的时间吗？自己将获得更多的精力和自尊吗？自己的健康将有更多的改善吗？自己将有更多的经济收入吗？自己的自尊、自信、自我控制力将会明显增强吗？自己控制情绪的能力增强了吗？自己将更真实、坦诚吗？自己的思维和记忆会有更大改善吗？自己将避免更多法律纠纷吗？自己不再为此感到自责、内疚吗？自己的睡眠将有改善吗？自己早晨将感到清醒吗？自己的外表也将得到改善吗？爱人、父母、朋友、同事等将对自己更好吗？自己将体验现在体验不到的愉快吗？如果戒断成瘾行为自己就会获得这些益处，如果继续成瘾行为自己就不可能得到这些益处吗？

比较两张清单，自己会得出什么样的结论，戒断成瘾行为的代价与收获是什么？

假设自己打算戒断瘾癖，但现在面临以下这些问题：

- 如何通过循序渐进的自我改善，维持自己消除成瘾的动机？
- 如何应付冲动？
- 如何应付采用其他方法而不是成瘾的方法所带来的问题？
- 如果既获得成瘾的有利的方面而消除成瘾带来的坏处？
- 如何打断无意识的习惯方式（如不知不觉点燃香烟）？
- 如何解决以前的成瘾行为带来的问题？
- 如何发展新的生活方式？

下面是对这些问题的指导：

（1）动机是基础，如果成瘾者维持这种动机，成瘾者就可以克服各种障碍，大多数成瘾者最简单和最有效的建立和维持动机的方法就是列出精确完整的戒断成瘾而带来利弊评估。再从这一清单中列出较简短的主要的获益条目。这些利益是你戒断成瘾行为的主要理由，这些简单的条目较易记住，并定期复习以维持你的动机，正如学习新的技术一样，也可产生挫折感，但不要由此而动摇你的动机，任何技术、技巧都能随着时间不断地练习和获得好的结果而得到改善。

（2）应付成瘾行动前的冲动对许多人来说是关键问题。为了很好地应付成瘾行为，需要精确地去理解成瘾者对冲动的不正确的理解即冲动是一种折磨或不能忍受的，迫使成瘾者使用该物质或从事该活动，如果成瘾者不用便会产生渴望甚至使其变得疯狂。实际上虽然这种冲动是不愉快的，但不是不可忍受的，有许多情景中成瘾者可能有冲动而并不行动，也不会使其发疯。如果能坚持不采取行动并持续一定的时间，这些冲动便会消失，特别是在戒断成瘾的开始阶段，成瘾者可能会体验到很强的渴望的冲动，许多研究表明冲动的频率和强度，持续的时间在开始的阶段达到高峰，然后渐渐消退，冲动达到高峰的时间或消退的速度的快慢依赖于许多因素，包括特定的成瘾活动，成瘾的时间长短，戒断成瘾的成功性如何，在6个月到一年的训练，许多成瘾行为只是微弱的冲动。

很重要的是成瘾者对冲动的产生并不能控制，而是控制对冲动的反应。任何成瘾者，体验冲动是正常的，冲动的产生并不意味着成瘾者的动机的削弱，而表明你的成瘾程度较重，因为所有的习惯都有无意识的成分，冲动就是这种成分，需要时间让这种冲动消退，然而，你能控制的是你如何对这种冲动作出反应。应付冲动程度的技术包括，当冲动产生时，接受它，但不理会它，把它体验成成瘾者正在经历的一种想法，即一只耳朵进另一只耳朵出，把它作为一种客观现象观察、研究它，然后将成瘾者的注意集中在其正在做的事情上，如果这种冲动很强烈，去回忆戒断成瘾获益的条目（装在其口袋里），把成瘾行为从头到尾想一遍，当冲动出现时，不能只想成瘾行为的好的方面，同时想到不好的一面。当冲动非常强烈，可采用特殊的分散注意的技术，如计数树上的树叶，书架上的书，从

100 减 7 的计算，快速进行任何活动，都将占据成瘾者的注意，而不注意冲动的存在，因为对冲动不再注意，冲动将消失，虽然可能产生其他的冲动，以同样的方式去应对，渐渐地冲动的频率将减少。

总之，对所有的冲动不论强烈程度如何，对冲动只是保持观察并不行动，重新将注意指向自己正在做的事，强烈的冲动可以用某种方式对抗它，非常强烈的冲动可以用注意分散的方法。在需要时可重复使用直到冲动消退。

做应付冲动的记录对控制成瘾者的行为反应是有帮助的。成瘾者应记下所有冲动的日期、时间、高峰、强度、持续时间，什么因素导致冲动（如负性情绪引起等）。如果成瘾者屈从于成瘾行为，记下自己做的程度如何，对此的反应如何（如恨自己，开始好，后来不好）。经常看这样的日记是早期心理治疗中很重要的部分，导致冲动产生的刺激被认为是高危刺激。

不断让自己练习应付冲动的练习，可以通过回忆过去成瘾行为带来的好的方面。故意引发冲动而不是只是等待冲动的产生，接受那些引发冲动的人、地、事件情景，然后练习应付它。开始阶段自己引发的较小的冲动，虽然回避一些地点、人或情景在开始是重要的，但随着成瘾者应付冲动中能力的增强，回避不再是有用的策略，虽然成瘾者可以回避各种自己认为是引发冲动的危险的情景，但无论如何，当其心境不好时，这些冲动会再出现，所以回避只是暂时的方法。

同样，有些成瘾者企图寻找一种方式来克服每一项的冲动，虽然替代品可以较原来的成瘾行为产生的成瘾性较低，但仍然强化了成瘾的冲动。

（3）解决高危因素，从成瘾中康复过来的另一个重要的问题是解决以前用成瘾行为来应付的问题，这些问题本身就值得心理治疗。列出所有的问题，大多数成瘾者一旦列出代价/获益分析清单，也就开始了应付冲动的过程。许多情况下，在成瘾前有一些问题本身就是发生成瘾的危险因素，这些可能是比成瘾更大的问题。

确定这些问题的方法是找出成瘾者的高危因素，哪些情景、地点、人物、心境、活动、地点是成瘾者难于摆脱成瘾的因素，大多数成瘾者是能确定这些因素的。

（4）纠正歪曲的认知，临床经验证明认知歪曲是成瘾行为发展的主要因素，特别是认为成瘾行为是唯一解决自己的问题的方法，这是一种认知的歪曲，实际上成瘾行为并不是克服其问题的唯一有效手段。

（5）成瘾带来的问题可能不会马上随着成瘾的戒断而消失，这些问题是继续心理治疗的焦点。

（6）最终发展一种积极的成瘾行为方式是有效地对抗强烈的消极成瘾的方法。例如，成瘾者想让自己更健美，可以考虑发展一套健美的行动计划，来达到目标。总之，成瘾者向健康的生活方式和行为习惯迈进一步，消极的成瘾行为反复的可能性就减少一分。如果成瘾者真正在追求自己最重要的目标，消极成瘾问题如何能再死灰复燃呢？

（李 静）

# 第九章　临床医学概论

## 学习目标

1. 临床医学的主要专业构成。
2. 各个专业主要解决什么问题，有什么特点？
3. 各个专业间的联系如何？如何分工、合作？
4. 思考你最感兴趣的专业是什么？

## 第一节　基础医学与临床医学

临床医学专业的医学生有很大一部分课程是学习基础医学。基础医学与临床医学的关系是什么；学习基础医学对临床医学专业的医学生有什么重要性和必要性；临床医学专业的医学生应当如何学习基础医学课程，这些可能都是你没思考过而我们将在本节中进行解答的问题。

### 一、学科分类

我们首先了解一下我国现行的学科分类情况，我国在高中阶段进行过文、理分科，同学们报考大学时也讨论过文、理、工、医，但实际上我国现行的学科划分不止分为文科、理科或文、理、工、医学科，而是划分了 13 个学科门类：哲学、经济学、法学、教育学、文学、历史学、理学、工学、农学、医学、军事学、管理学和艺术学。医学学科门类下包括有 11 个一级学科，即基础医学、临床医学、口腔医学、公共卫生与预防医学、中医学、中西医结合医学、药学、中药学、特种医学、医学技术和护理学。由此可见，基础医学和临床医学都是医学门类下的一级学科。

我们已经学习过基础医学的一部分课程，基础医学包含了人体解剖与组织胚胎学、免疫学、病原生物学、病理学与病理生理学、法医学、放射医学、航空航天与航海医学共 7 个二级学科。放射医学、航空航天与航海医学属于特种医学，普通医学院校的学生一般不学这两门课程。由于历史的原因，在许多医学院校，人体解剖与组织胚胎学仍分为解剖学和组织胚胎学两门课程，病理学与病理生理学也分为病理学和病理生理学两门课程，病原生物学也有少数院校仍分为医学微生物学和医学寄生虫学的情况，这说明学科的划分是人为和动态可变的。

临床医学专业的同学们还不太熟悉的临床医学包括内科学、儿科学、老年医学、神经病学、精神病与精神卫生学、皮肤病与性病学、影像医学与核医学、临床检验诊断学、护理学、外科学、妇产科学、眼科学、耳鼻喉科学、肿瘤学、康复医学与理疗学、运动医学、麻醉学和急诊医学共 18 个二级学科。在内科、外科等二级学科下，还进一步分出了一些三级学科，比如消化内科、呼吸内科、肾脏内科和普通外科、泌尿外科、脑外科、骨科等。三级学科以下更细的划分常被称为专业方向，如骨科可再细分为脊柱外科、关节外科等。了解这些学科分类情况有利于我们了解正在和将要学习的知识系统，有利于今后我们从事临床和基础医学研究工作，也有利于大家今后报考研究生和择业、就业等。

## 二、基础医学

基础医学有广义和狭义之分。广义的基础医学包括了理学门类部分一级学科的内容，主要是数学、物理、化学和生物学，尤其是生物学下面的生理学、细胞生物学、生物化学与分子生物学和遗传学等多门二级学科的课程，我们学习的这些课程内容多与正常人体和人类疾病相关，所以又称为医学生理学、医学遗传学等。

基础医学是其他七个医学一级学科，尤其是现代医学的理论和科学基础，也是所有医学生必修的课程。医学经典著作《希氏内科学》就指出医学之所以能作为一门科学，就在于有基础医学。基础医学的重要性可见一斑。

基础医学源于医学的不断发展与进步。在人类寻求解除病痛的过程中，最初的方式是来自于巫师的实践。原始时期人们认识自然的力量非常有限，巫师的实践使他们有可能在医学上不断地探索，也使他们成为最能辨认有害植物和善于摹仿动物自疗或使用草药治病的智者，这也促使了原始人类对其符咒法力的崇拜。因此，原始医学始终弥漫着浓郁的巫术气息，这样素朴的医学还很少能有科学而言。到了16世纪，比利时人安德鲁斯·维萨里（1514—1563年）向解剖学权威克劳丢斯·盖伦挑战，通过对人尸体的系统解剖，获得大量人体结构的知识，推翻了盖伦以动物解剖为依据的解剖学理论，建立了人体解剖学。17世纪威廉·哈维（1578—1657年）创立了血液循环理论，使生理学成为独立的学科。18世纪乔瓦里·巴蒂斯塔·莫尔加尼（1682—1771年）出版了《疾病原理和病因》，创建了病理解剖学。17世纪显微镜技术问世后逐步形成的微生物学和组织学等的出现才有了近代医学的开端，也有了基础医学的发展。所以我们说现代医学始于人体解剖学，并逐步派生出组织胚胎学、生理学、病理解剖学等，而免疫学、病理生理学、医学生物化学、分子生物学、细胞生物学和医学遗传学等学科则形成较晚。社会科学的发展又促成了法医学的诞生，最终形成了今天这样完整和广义的基础医学骨干课程体系。

现在基础医学已成为医学与理学、工学乃至社会科学成果在医学的生长点和着陆地，是医学作为一门现代科学技术的根本体现，也是医学发展和进步的动力。医学是一门最年轻的科学，是现代科学技术深化和应用最广阔的天地，也是学科交叉产出最丰厚的领域。

## 三、临床医学

临床医学是医学科学中研究疾病的诊断、治疗和预防的各专业学科的总称。临床医学是一门实践性很强的应用学科，重点在诊断和治疗疾病。临床医学植根于基础医学，应用各项现代科学技术，同时也应用一些社会科学知识，根据患者的临床表现和一些现代科学技术检测结果，从整体出发来综合认识疾病的病因、发病机制和病理过程，进而确定诊断，进行治疗。早期的临床医学是建立在经验和判断之上的，但这种经验和判断常常可能是不准确的。基础医学的迅猛发展，为临床医学提供了越来越多的科学手段，使临床医学的诊断和治疗水平不断得到提高。但诊断和鉴别诊断并非是数学计算，需要不断的假设和寻求证据，利用不合格的统计资料和从概率角度做出的决定，常常会犯错误。最好的判断也常常是源于判断的逐渐趋进，不总是一蹴而就的。这就是在临床医学工作中我们常常会有"发热待查"，并在其下列出可能性从大到小的若干种疾病，并通过不断地搜寻证据和治疗效果的验证来逐步排除一些疾病，最终做出更趋准确的诊断。临床医学工作中常有一句话，"要是你做不出诊断那也要做个决定。"这既表现出临床医学处理问题的特点，也更加说明了临床医学不同于理学等纯自然科学，其与数学、物理、化学，乃至生物学都有很大不同。目前临床医学还不能与基础医学的科学性相比。

临床医学既有很强的自然科学属性，也有很强的社会科学属性，既是一门技术，也是一门艺术。临床医学实践远不止于运用科学理论处理特定的生物学异常，而始终应以患者的健康和快乐为其最终目标。疾病可能源于基因组编码，也可能源于贫穷和无知。因此，临床医学不仅要重视异常的分子事件，也要注意异常的社会事件和个人经历。

### 四、基础医学与临床医学的关系

前面我们提到了基础医学是临床医学应用的重要基础和根据，也是临床医学的自然科学性所在，而临床医学实践中所发现的问题及诊断和治疗工作中的需求又是基础医学研究的命题和目标，是基础医学创新的源泉，二者始终有着密不可分的关系。在过去，一名好的外科医师，可能也是一名著名的解剖学教授；一名优秀的血液科医师可能同时也是一名好的血液病理学专家；一名好的病理生理学教师转做了内科医师，他的查房和治疗方案也常是人们所赞许的；一名优秀的临床医学学科带头人，常常也是一名优秀的基础医学研究者。没有基础医学支撑的临床医学谈不上科学，不面向临床医学问题而进行的基础医学研究也不是好的基础医学研究工作。我认识一名优秀的消化内科医师，他就因为擅长诊断和治疗炎性肠病而专注于炎性肠病的病理学研究，而正因为他从事了大量和深入的炎性肠病的病理学研究，也使他对炎性肠病的有关问题认识得更深入、更科学，他的诊断和治疗水平也有了更大的提高，并因此而成为我国这一领域的权威。这些都足以让我们理解基础医学与临床医学相辅相成的紧密关系。

### 五、学习基础医学的重要性

当你成为一名外科医师后，手术中你可能会熟练地切开皮肤和皮下的组织，你会熟练地分离组织和止血，也许你早已忘了这些都是因为你学习过人体解剖学和组织学，你学习过生理学，你知道凝血和止血的原理和过程，你知道肌肉的分布，血管的走向……是基础医学课程给你带来了知识和勇气，而此时你只是在应用和实践你所学到的基础医学知识。临床医学工作正是我们自觉和不自觉地应用基础医学知识来解决疾病的诊断和治疗问题的过程。没有足够的基础医学知识，你不可能成为一名合格的临床医师。

我们学习的基础医学知识是否太多太深，是不是有必要背那么多的名词和记住那么多的形态和机制？我愿意用《希氏内科学》的一句话来回答这个问题，"关键的问题不在于基础医学对学医是否必要，而是在医师的培养教育中基础医学所占比重是否真正足够，因为基础医学几乎代表了医学是一门科学的全部。"

这里我还想用临床医学课程的特点来说明学习基础医学的重要性。以后你要学习的临床医学课程，将以某一具体疾病的诊断和治疗为线索。一般首先会讲这一疾病的概念，然后会讲病因、病理改变、临床表现、诊断原则和治疗原则。你会发现，病因、病理改变等都会是你在基础医学课程中已学过的内容的一次复习和应用，而此后的临床表现和诊断原则也需要与前面的病因和病理改变紧密联系，治疗问题也离不开你学过的基础医学知识，只是一次对特定疾病的深入认识。有良好的基础医学知识，临床医学课程会觉得轻松；没有必要的基础医学知识，你在学习临床医学课程时将寸步难行。

疾病的形态和机能的变化，分子事件的异常都是相对正常人体而言的，是通过比较来进行研究和学习的。只有充分掌握了正常，才能认识和发现异常。基础医学为我们提供了详尽的正常形态、正常机制、正常表现和正常分子事件，只有掌握了这些基础医学知识，我们才能够进行临床医学的学习和实践。

今天的临床医学已有了很大的进步，更多的现代科学技术得到了广泛的应用。不论是帮助诊断的各种计算机技术、影像学技术和分子生物学及免疫学技术等，还是用于治疗的免疫学、细胞生物学和生物医学工程技术都在日新月异的发展，掌握这些基础医学知识既是今后临床医学实践的需要，也是发展和提高临床医学诊断和治疗水平的需要。

## 六、如何学好基础医学

在基础医学学习阶段，由于我们缺少临床医学诊断和治疗的感性认识，大量的基础医学知识的死记硬背让我们茫然不知其意义何在，就像人走进了森林，分不清东西南北。而多向老师、长者请教，多接触临床工作可能就是你走出森林的指南针。

学习过程中，一定要注意联系自己已了解的知识，注意结合自己对人体和疾病已有的点滴感性认识，如中学学过的生物学知识和科普读物中学到的东西，自己及家人、朋友患病的感受。注意把自己的点滴感性认识整理和上升为理性知识，学习基础医学若能有一定的对疾病的感性认识，可能会有事半功倍的效果。

医学是应用学科，植根于自然科学的许多领域。学习中注意结合和联系自然科学知识，既可以帮助我们学好基础医学，又会养成学科交叉融通的习惯，更能培养自己的创新思维和能力。

在基础医学的学习阶段，也要清醒地认识到我们最终的目标是一名合格的临床医师，随时注意培养自己作为一个医师应有的知识和能力。这包括良好的人文修养、职业素质、交流和沟通的技能、与人交往的能力、群体卫生观、信息获取和管理的能力、批判性思维和探索研究的习惯等。学到的每点知识和需要熟记的每个内容都注意联系以后临床医学应用的可能需要，提高自己学习的目的感和兴趣。不要过深地陷入具体的基础医学知识和技能，因为我们多数人的目的并不是成为一个解剖学家、组织学家或病理学家。例如，我们并不一定需要画好每一幅显微镜下组织学改变的图像，但我们应该能熟练地用语言和文字来清楚描述一个事物和病变，争取做到能将一段描述准确的文字转换成头脑中的一个图像。同时我们也要学会用 PPT 讲述问题、进行学术讨论等基本的学术交流能力。

学习基础医学是我们进入医学殿堂的开端，也是建立获取医学知识的逻辑思维和方法的启蒙，这一阶段的学习很重要，建立正确的学习习惯和方法更为重要。医学是一个活到老、学到老的领域，是需要终身继续教育的行道，学会正确的学习方法和掌握获取知识的多种手段与渠道也是这一阶段的重要任务。

**思考题**

1. 基础医学怎样推动了临床医学的发展？临床医学又如何促进了基础医学的发展？
2. 临床医学与基础医学最大的不同点是什么？

（步　宏）

# 第二节　内科学概论

内科学是研究成人疾病的诊断和非外科治疗的医学分支。

## 一、内科学的历史

早在希波克拉底时代，原始的医学就已经具有了现代内科学的意味——医师通过询问病史，查看患者生命体征和症状来诊断和治疗疾病。但在此后很长一段时间，由于历史和宗教原因及种种客观条件的限制，生理学、病理学、药理学等学科发展几乎为空白，医师缺少对疾病病因、器官病变和病理生理过程的认识，对疾病的认识只能浮于对疾病表面现象的观察和个人经验的总结，医师对疾病发生的原因知之甚少，真正有效的治疗也无从谈起。直到文艺复兴后，自然科学的蓬勃发展才一步步为近代内科学的发展奠定了坚实的基础。17 世纪前后，生物学、化学等自然科学在欧洲兴起，英国在这个时代成为科学文化的中心之一，临床医学逐渐获得了发展的动力。英国医师薛登汗（Sydenham）重新恢复了希波克拉底对疾病观察的方法，提出了对疾病新的认识。他认为医学的基础并非生理学和解剖学研究，而应当是医师的临床经验。到了 19 世纪，病理学在德国兴起，为 20 世纪医学的发展奠定了基础。内科学（internal medicine）的概念在这个时代应运而生。它最早见于德文的 "Inneren medizin"，其本意是指研究疾病状态下生理和化学的异常改变，以区别于当时临床医学着重于疾病的临床表现和发展变化过程。但随后的医学发展证明，这种区分只是一厢情愿，或者说只是迎合科学发展需要而采取的一种暂时划分。同一时代的德国医师魏尔啸（Virchow）提出强调对正常和异常组织大体和显微结构的比较，以阐明疾病发生的基础，其卓越的成就奠定了现代病理学的基础。法国人巴斯德（Pasteur）和科克（Kock）致力于微生物研究，成为近现代感染病学的奠基人。与此同时，西方科学家开始从植物中提取出那可丁、吗啡、奎宁、烟碱、阿托品、可卡因和毒扁豆碱等有效成分，为内科医师治疗疾病创造了物质条件，也使得更加严密地观察药物的疗效和副作用成为可能。19 世纪末，随着基础和临床医学知识的不断丰富，对疾病诊断和治疗经验的不断积累，外科和内科这两个针对不同的疾病并采取迥然不同的治疗方法的学科最终分家。

到了 20 世纪，随着对生命本质、生理过程的认识深化到了细胞、分子水平，以及对某一器官系统疾病知识的不断积累，内科学大致根据不同的系统进一步细分为目前的三级学科，这也成为目前内科学研究和临床实践的基本架构。美国内科学协会（American Board of Internal Medicine，ABIM）对内科学主要 10 个亚专业的划分如下：

（1）心脏病学：研究心脏和（大）血管疾病，如冠心病、高血压。

（2）内分泌学：研究与内分泌系统和激素有关的疾病，如糖尿病、甲状腺功能亢进症。

（3）胃肠病学：研究消化系统的疾病，如胃、十二指肠溃疡，肝硬化。

（4）血液病学：研究造血系统疾病，如白血病、淋巴瘤。

（5）感染性疾病学：研究各种微生物（如病毒、细菌）和寄生虫等所导致的疾病，如病毒性肝炎、艾滋病。

（6）肿瘤学：研究各种肿瘤的诊断和治疗，如乳腺癌、前列腺癌。

（7）肾脏病学：研究肾脏的功能和疾病，如慢性肾衰竭、肾病综合征。

（8）神经病学：研究中枢神经系统和外周神经的疾病，如帕金森病、癫痫。

（9）肺科学：研究肺和呼吸道的疾病，如肺心病、肺纤维化。

（10）风湿病学：研究肌肉和关节等的结缔组织疾病，如类风湿关节炎、系统性红斑狼疮。

我国职业医师协会将内科学划分为 8 个专科，包括心血管、内分泌、消化、血液、感染、肾脏病、呼吸和风湿病。当然这种划分方式并非十分详尽，也并非一成不变。随着一个领域知识和经验的不断积累，就会有新的亚专业不断从内科学中分化出来，甚至成为与内科学比肩的新兴学科，老年病学便是近年来方兴未艾的新兴三级学科。我国并未将神经病学和肿瘤学作为内科学的一个分支，而是作为与内科学平行的二级学科。血液学经常涉及白血病、淋巴瘤等肿瘤性疾病，因此国外经常将其与肿瘤学合并为肿瘤/血液病学。

我们不妨回顾对糖尿病（diabetes mellitus）的诊断和治疗认识的发展历史，由此或许能够更容易把握内科学发展的脉搏。糖尿病最早的记载见于公元前 1500 年左右古印度的纸草文字。公元前 2 世纪，古希腊医学家卡帕多西亚（Cappadocia）最先在其医学专著中记载了糖尿病，并以患者多尿的特点将其命名为 diabetes（希腊文本意为"排出"）。类似的记载也见于其他地区的古代医学典籍。中国传统医学称之为"消渴"症，恰当地描述了患者多饮、乏渴的症状。而古印度医学家发现患这种病患者的尿液能够吸引蚂蚁，因此将其命名为"甜尿病"。古代的医学，无论中外或多或少都能够从一个侧面反映糖尿病的特征，但囿于对其疾病之根本不得而知，虽在历史中提出过各种治疗方法，但疗效都不确切。17 世纪英国医师威利斯（Willis）发现糖尿病患者的尿液有甜味，故将 Mellitus（意为蜜糖）缀于其后，以兹与同样具有多饮、多尿症状的另外一种疾病——尿崩症（diabetes insipidus）相鉴别。一个世纪以后，英国医师杜布森（Dobson）发现糖尿病患者的尿液有甜味是因为其中含有糖分。1869 年，在胰腺中发现了胰岛组织；1889 年，切除狗的胰腺后，发现狗出现了所有糖尿病的症状并迅速死亡，这才真正触到了糖尿病病理生理的实质。1921 年，加拿大生理学家班廷（Banting）从狗的胰腺组织中发现了胰岛素，并成功挽救了一名 14 岁糖尿病患者的生命，这才最终使这一困扰人类长达 3 000 年的疾病真相大白于天下，也使得治疗糖尿病最终成为可能。班廷也因此在 1923 年成为第一位获得诺贝尔生理学及医学奖的加拿大人。

脊椎动物的胰岛素结构均十分类似，人与牛胰岛素仅相差 3 个氨基酸，而人与猪胰岛素仅相差 1 个氨基酸。因此，早期用于临床的胰岛素虽均为动物胰岛素，但具有相同的生理功能。

在随后不到百年的岁月里，糖尿病的历史中写下了一页页辉煌的篇章。1955 年英国生物化学学家桑格（Sanger）阐明了牛胰岛素的蛋白质本质，并弄清了其肽链的一级结构。1965 年，我国科学家成功地合成了牛胰岛素，却因为历史原因未能受到国际科学界的重视。1977 年，美国加州大学将鼠的胰岛素基因转入大肠埃希菌，成功制造出胰岛素，使大批量生产胰岛素成为可能。1978 年，人类通过转基因技术成功合成出人胰岛素。1982 年，重组人胰岛素被美国 FDA 批准用于治疗糖尿病，并于次年大规模进入临床，给数以万计的患者带来了巨大的福音。

在胰岛素不断给患者带来福音的同时，治疗糖尿病的药物也在欣欣向荣地发展。1942 年，药理学家偶然发现磺脲类药物具有降低血糖的功能。药理学家与病理生理学家一同进一步研究胰岛 B 细胞的功能和糖尿病发病机制之间的关系，并针对不同患者存在胰岛素分泌不足和胰岛素抵抗两种不同的病理生理机制，在不断更新磺脲类药物的基础上，又相继开发出二甲双胍类、葡萄糖苷酶抑制剂、噻唑烷二酮类等降糖药，分别针对糖代谢的不同环节发挥作用，使得糖尿病的药物治疗更具针对性，也使不同药物搭配获得更好的疗效。

回顾糖尿病的历史，可以发现在 20 世纪以前将近两千年的时间中，我们都只了解到糖尿病的表面现象，随着现代自然科学的发展为科学研究不断提供有力技术支持以后，我们才逐渐认识到这种疾病的本质，并根据其发病机制提出行之有效的治疗办法。现在自然科学的发展，特别是生物学技术的发展，帮助内科医师从疾病的表象深入到疾病的病理生理基础，既建立了对疾病更深刻的理解，也使得进一步的治疗更加合理有效。

## 二、内科学的内涵

内科学涉及大量慢性疾病，承担重大的医疗保健任务。从成年（16 岁以后）到死亡，除了生殖系统以外几乎所有内脏系统的健康问题，都包含在内科学庞大的疾病系统里。根据对国际疾病分类系统（ICD - 10，International Classification of Diseases）的统计，内科学涉及的疾病总数至少在 4 000 种以上（表 9 - 1），且疾病的种类还在不断增加。以糖尿病为例，根据病因就分为 18 种之多，而糖尿病的并发症则多达 48 种。我们从开始认识糖尿病的不到两百年时间内，糖尿病就由笼统的 1 种增加到了 66 种。内科学涉及的疾病林林总总，但大部分疾病具有慢性起病、反复发病、终身患病等一系列特点，并因此可能对个体的生活造成巨大的影响，甚至也影响到其他疾病的治疗。一名 50 岁的男性患者，可能因胆囊结石求助于外科医师，并因此住院接受胆囊切除治疗。住院后常规术前检查发现他血压和血糖均明显升高。此时则需要足够的内科学知识，才能确保该患者安全地度过手术期，防止糖尿病可能在围术期造成的感染风险，避免高血压在手术中可能的危害。治愈这个患者的胆囊结石或许仅需一周，但高血压和糖尿病治疗却会陪伴他终身。

ICD 疾病分类系统是 WHO 组织全世界专家对所有疾病制定的完整的分类系统，是目前国际公认的用于流行病学统计的疾病分类系统。

表 9 - 1   ICD - 10 中涉及内科学各个亚专业的病种数

| 疾病分类 | 心血管疾病 | 内分泌疾病 | 消化系统疾病 | 血液系统疾病 | 感染性疾病 | 呼吸系统疾病 | 肾脏病 | 风湿性疾病 |
|---|---|---|---|---|---|---|---|---|
| 病种数 | 496 | 813 | 663 | 463 | 1 068 | 419 | 155 | 398 |

从 WHO 2004 年公布的数据看，2002 年全世界有 5 700 万人死于各种各样的疾病，心血管疾病、感染性疾病、呼吸系统疾病等内科性质的疾病，占死亡原因的 68%，其中仅糖尿病全球患病人数就约 2 亿，一年就导致近 99 万人死亡。

新中国成立以来，随着卫生条件的改善，感染及寄生虫病已经被大量消灭，不再是我国主要的死亡原因。随着经济发展，"富贵病"正逐渐成为目前我国人民健康的主要威胁。根据卫生部公布的数字，心血管疾病、糖尿病、呼吸系统疾病等内科疾病已经成为主要的"杀手"，与 WHO 公布的数据很接近（表 9－2）。

表 9－2　2005 年部分市县前十位疾病死亡专率及死亡原因构成（合计）

| 顺位 | 市 | | | 县 | | |
|---|---|---|---|---|---|---|
| | 死亡原因 | 死亡专率<br>（1/10 万） | 构成<br>（％） | 死亡原因 | 死亡专率<br>（1/10 万） | 构成<br>（％） |
| 1 | 恶性肿瘤 | 125.98 | 22.94 | 呼吸系统疾病 | 123.79 | 23.45 |
| 2 | 脑血管疾病 | 116.63 | 21.23 | 脑血管疾病 | 111.74 | 21.17 |
| 3 | 心脏病 | 98.22 | 17.89 | 恶性肿瘤 | 107.11 | 20.29 |
| 4 | 呼吸系统疾病 | 69.00 | 12.57 | 心脏病 | 62.13 | 11.77 |
| 5 | 损伤及中毒 | 45.28 | 8.25 | 损伤及中毒 | 44.71 | 8.47 |
| 6 | 消化系统疾病 | 18.10 | 3.30 | 消化系统疾病 | 17.11 | 3.24 |
| 7 | 内分泌营养和代谢疾病 | 13.75 | 2.50 | 泌尿生殖系统疾病 | 6.98 | 1.32 |
| 8 | 泌尿生殖系统疾病 | 8.58 | 1.56 | 内分泌营养和代谢疾病 | 6.19 | 1.17 |
| 9 | 精神障碍 | 5.19 | 0.95 | 肺结核 | 2.89 | 0.55 |
| 10 | 神经系统疾病 | 4.60 | 0.84 | 精神障碍 | 2.34 | 0.44 |
| | 十种死因合计 | | 88.68 | 十种死因合计 | | 89.71 |

我国目前的人群患病的疾病谱已较为接近西方发达国家，以心血管疾病、糖尿病等慢性疾病为主要的疾病，但呼吸系统疾病明显高于西方发达国家（表 9－3）。在近年来卫生部公布的数据中，位列患病率前十的疾病中，至少有 8 种疾病都属于内科疾病，在人口中总的患病率超过了 10％（表 9－3）。

表 9－3　2003 年卫生部公布我国居民慢性病患病率

| | 合计 | 城市 | 农村 |
|---|---|---|---|
| 慢性病患病率（‰） | | | |
| 　按人数计算 | 123.3 | 177.3 | 104.7 |
| 　按例数计算 | 151.1 | 239.6 | 120.5 |
| 居民前十种慢性疾病患病率（‰） | | | |
| 　高血压 | 26.2 | 54.7 | 16.4 |
| 　胃肠炎 | 10.3 | 9.8 | 10.5 |
| 　类风湿关节炎 | 8.6 | 8.4 | 8.7 |
| 　慢性阻塞性肺疾病 | 7.5 | 8.2 | 7.3 |
| 　脑血管疾病 | 6.6 | 13.0 | 4.4 |
| 　胆结石胆囊炎 | 5.7 | 8.5 | 4.7 |
| 　糖尿病 | 5.6 | 16.3 | 1.9 |
| 　椎间盘疾病 | 5.0 | 8.1 | 4.0 |
| 　缺血性心脏病 | 4.6 | 12.4 | 2.0 |
| 　消化性溃疡 | 3.7 | 3.4 | 3.8 |

## 三、内科学的现状

### （一）内科学的发展趋势

**1. 新兴材料和技术的推广使内科的治疗手段得以延伸**

传统意义上的内科治疗以药物为基础，进入 20 世纪 80 年代以后，生物材料技术、仿生技术、生物工程技术等一系列高科技技术迅猛地发展，正在逐步改变内科学的治疗方法和治疗理念。"内科医师不做手术"已经成为了过时的概念。心血管系统疾病的诊断和治疗水平在最近 20 年内飞速地发展，很大程度上得益于心导管技术的发明。1977 年，Gruentzig 成功地完成了第一例经皮冠状动脉成形术。1986 年，Puel 首次在患者冠状动脉中植入了金属支架。心导管技术在随后的 20 年中得到广泛应用。该技术目前不仅已经成为诊断冠心病的"金标准"，还使得冠心病和先天性心脏病的治疗出现质的飞跃。原来需要通过开胸实施的冠状动脉搭桥和先天性房、室间隔缺损修补术，现在内科医师都可以在 X 线引导下通过介入手术完成治疗。这样减少了患者的痛苦，也降低了手术的风险。在冠状动脉成形术的基础上，再安置药物洗脱支架，能够大大降低术后血管再狭窄的发生。糖尿病的治疗技术也沿着振奋人心的轨道不断前进。在人工胰岛素和胰岛素泵的基础上，科学家们大胆提出了人工胰腺构想，即以微电子技术为基础，通过实时监测血糖，并调整胰岛素泵入血液的速度，达到完美控制血糖的目的。2006 年，FDA 批准了世界上第一个整合实时血糖探头的胰岛素泵。植入式的血糖探头通过实时检测血糖浓度，整合胰岛素泵系统允许患者及时做出糖尿病治疗决定，这标志着向人工胰腺又迈出了关键的一步。

**2. 高质量临床证据的不断涌现，使越来越多的治疗"标准化"**

随着临床流行病学的发展，诞生了循证医学的理念（参见循证医学章节）。循证医学将临床证据分为不同级别，认为大样本多中心的随机对照试验和基于临床试验的系统评价是最佳的临床证据，而专家意见是级别最低的证据。以此为临床医师诊治疾病提供最佳的依据。循证医学还提倡将生存时间、生存质量等终点指标而非临床的症状改善和检查结果趋于正常等中间指标作为判断临床疗效的指标。1991 年，CAST（The cardiac arrhythmia suppression trial）试验的结果发表于新英格兰医学杂志，其令人震惊的结果一直被教科书反复引用。该研究原拟定比较氟卡尼、恩卡尼、莫雷西嗪三种药物治疗心肌梗死后心律失常的效果。CAST 试验于 1987 年开始实施，到 1989 年就被迫终止，原因是氟卡尼和恩卡尼这两种药物虽然从理论上和临床实践上确实可以改善心律失常，但患者的死亡率却明显高于使用安慰剂的患者。优秀的临床试验不仅可以破除我们对看似合理的基础理论和动物实验结果的迷信，同样也为正确地治疗疾病指明方向。英国的 UKPDS 试验（United kingdom prospective diabetes study），联合了英格兰、苏格兰和北爱尔兰共计 23 个医学中心，历时 20 年，为 2 型糖尿病治疗提供了大量流行病学有力证据，阐明了 2 型糖尿病总的治疗原则：在严格控制血糖的基础上，尽量保护胰岛 B 细胞的功能，全面治疗慢性并发症和代谢异常。

越来越多的高质量临床证据正在内科学的各个领域不断涌现，循证临床实践正在成为对内科医师和全科医师的内在要求。具体到患者个体身上，公认的治疗原则并非都有效。氢氯噻嗪和血管紧张素抑制剂都是欧洲和北美指南中推荐的用于高血压治疗的药物，但前者可以引起低血钾和痛风，后者又有可能导致服用者顽固性的干咳。如何结合患者个体情况以及内科医师的个人经验，将这些证据所提供的"标准化"治疗原则融入到临床实践"个体化"的治疗中，将是未来内科医师所面临的重大挑战。

**3. 生物医学推动着内科治疗水平的不断提高**

分子生物学的发展，不仅帮助内科医师更深入地了解疾病的过程，也促进了治疗水平不断地提高。分子靶向治疗正在成为药物研究和临床试验的热点。2010 年王振义院士被授予国家最高科学技术奖。王振义院士在急性早幼粒细胞白血病领域，开创了全反式维 A 酸分子靶向治疗方法，使原本九死一生的疾病一跃成为各种急性白血病中预后最好的疾病。1997 年，美国 FDA 批准了人类历史上第一个用于人体的单克隆抗体——CD20 单克隆抗体，用于难治性 B 细胞淋巴瘤的治疗。CD20 单克隆抗体的使用，显著地改善了淋巴瘤患者的预后。时至今日，短短十多年的时间，已有众多的分子靶向药物，如 CD3 单克隆抗体、酪氨酸激酶抑制剂、蛋白酶体抑制剂、肿瘤坏死因子单克隆抗体等，业已悄然进入临床实践，成为内科医师手中犀利的武器。

**（二）内科学面临的挑战**

辅助诊断的技术越来越发达，作为刚刚接触到内科的医师会有一种错觉，认为只要有这些手段做出诊断会越来越容易。但事实却是更多的临床信息和检测结果，会使病情表现得更加扑朔迷离。医学是一门"不确定性"的科学和"概率"的艺术。临床实践具有不确定性的本质是在任何技术条件下都无法改变的。在不确定的情况下做出正确的决断，是内科医师最需要修炼的技能。当今医学实践中普遍存在的一种现象：刚刚学习完诊断学的医学生，可能花去两个小时的时间完成问诊、体格检查。当他成为实习生后，这样的时间会缩短为一个小时。而他真正成为对患者的诊断和治疗负责的住院医师时，他或许仅仅只会花不到半个小时的时间就把一切搞定了。也许他认为即使十分熟练地掌握体格检查技巧，也难以准确诊断器官的病变，但患者或许会因为"搜索性"的实验室检验和影像学检查而多花费成百上千的经费；也许这些检查技术能比问诊、体格检查给他更多的信心，甚至能直接告诉他疾病的诊断；也许他讨厌阳性的症状和体征所具有的不确定性给他带来的不安。但这个时候，他忘记了医师特别是内科医师的特质之一正是如何去应对不确定性。试问若再有如同 SARS 一样从未出现过的瘟疫来袭，当无人知晓究竟是何种疾病，医师们当如何应对呢？广为流传的 Loeb 医学原则说得好：当你所做的有效则继续，无效则停止。当面临复杂的情况，内科医师不知所措时，唯一能够依赖的不是其他的诊断技术，而是对当时情况的综合分析和判断。

对医疗技术过分依赖的医师会出现这样一些看似可笑甚至是荒谬的现象：他在记录患者肝、脾是否长大时，会先看看近期腹部 B 超检查是否发现肝大和脾大；他在记录患者心脏是否有杂音时，会先看看心脏彩超是否发现了二尖瓣的狭窄和返流；他在记录患者是否有肺部啰音时，会先看看胸片；他在记录患者直肠指检结果时，会先看看肠镜的报告。他信赖机器超过他信赖自己的双手、双眼，是因为他忘记了疾病的诊断治疗是不可能建立在一堆实验室检验和特殊检查结果上，患者的症状、体征才是推断疾病最根本的依据，医学技术不过是证实各种推断的证据而已。科学技术的作用在任何时候都不应被过分强调，因为临床医学的本质不是科学，而是建立在相关科学知识和技能基础上的实践。生命科学研究很难接受不确定的结果，但这一点在内科临床实践中却无可避免。虽然发达的科技使我们甚至可以借助 Google 检索出疑难疾病的诊断，但无论检索策略的提出，还是最终确立诊断都需要内科医师精明的头脑，而疾病的治疗以及诊疗过程中医患之间所必须建立的信赖更是科学技术无法替代的。

*内科医师成熟的标志之一是应对事物不确定性的能力，也许这在科学家中十分罕见。*

——William Bennett Bean，*美国肝病学家*

医学知识爆炸式的增长和新兴医疗技术几何级数式的进步，促进了各个医学专科不断的细分，一方面使某一种类疾病的诊疗水平不断提高，满足了内科学各个亚专业发展的需要；另一方面却忽视了患者可能是多种疾病的共同体。我国的医疗体系中看重的是专科医师，而全科医师的缺乏将进一步加剧上述的矛盾，降低医疗系统的效率。精通冠心病的专科医师可以熟练地给患者的冠状动脉安装上价值不菲的支架，却可能因为皮肤过敏请求皮肤科医师的帮助；精通白血病的专科医师可以通过骨髓移植使白血病患者重获新生，却可能因为需要给患者气管插管而请耳鼻喉科大夫会诊。而更令人担忧的是，一方面由于医疗信息分布的不均衡，患者知道自己患了哪种病要寻求一名专家的帮助也许还不那么困难，但在那之前他为了搞清自己究竟患了什么病，咨询过很多专家后得到的结论却只能是：自己没有得这种病或那种病；另一方面过度精专的医师虽擅长自己的领域，却可能完全忽视患者身上潜在的问题。社会分工意味着社会的不断进步。而医学分工的不断细化，医师功能的不断细分，一方面带来的是医学和医师更加专业化，研究某一疾病更加深入；但另一方面也导致了很多医师一些普遍技能的退化。这究竟是医学的进步还是倒退？对患者是福利还是隐忧？对整个医疗卫生体系又将产生何种影响呢？

*必须亲自到床旁去，只有在那里你才能了解疾病。*

——Thomas Sydenham，*英国医师*

医疗技术日新月异的发展，给患者带来了福音，也使其背负上了沉重的经济负担。全世界范围内，面对日益飙升的医疗费用，很多国家都一筹莫展。执世界医学之牛耳的美国，看似欣欣向荣的医疗系统同样背负着巨大的经济负担。进入 20 世纪 80 年代以后美国国民的医疗费用就已经悄然攀升，1980 年为人均 1 055 美元，占人均国民生产总值的8.7%；到 1999 年就已经激增至 4 295 美元，占到人均国民生产总值的 13%，这时美国政府和卫生行政部门就已不堪重负，并大声疾呼要有效地抑制医疗费用的增长，然而这些措施并没有有效遏制医疗费用上涨；到 2004 年，其人均医疗费用增至 6 240 美元，占到人均国民生产总值的 16%；时至今日，美国的医疗费用仍在不断增长，遗憾的是，与此同时美国医疗服务的质量并没有显著提高，这也迫使奥巴马政府对本国高能低效的医疗体系采取全面的改革。我国进入 20 世纪 80 年代以后，面临同样医疗费用不断攀升的挑战。这一时期，我国 2005 年的人均医疗费用较 1980 年上涨了 45 倍。尽管这一数字与同期人均国民生产总值的增加程度相当，但城乡发展不平衡，医疗资源分配不均匀，特别是我国医疗服务的公平性等诸多因素，仍然直接影响到我国医疗卫生服务的质量。随着人民群众对卫生服务质量要求的不断提高，内科医师在面对一个如此巨大的患者群体不断提升的医疗诉求时，需要考虑的将不仅是如何治疗疾病，同时必须考虑治疗疾病的成本。诚然新技术的应用、新药物的开发能给患者带来福音，然而以商业利益为根本的研发，追求的并非是医疗效果最优，或是医疗资源的合理分配和使用，其最终目标直指利益最大化。面对每一项新技术、每一种新药物时，一个好的内科医师都应审慎回答这样的问题："我的患者是否负担得起？这些治疗又是否物有所值？"

**思考题**

1. 作为未来的医师，如何应对医疗专科的飞速发展和医疗需求急剧增长带来的挑战？
2. 你心目中理想的内科医师所应具有的素质是什么？

（邝　璞）

# 第三节　外科学概论

最早期的外科只能处理一些身体外部的疾病，比如说一些常见的疖、痈、皮肤的肿块，还有一些简单的外科处理。因此，在古代中国就称外科。

## 一、外科学的定义和范畴

### （一）外科学的定义

英语中"外科学"一词——Surgery 来源于拉丁文"Chirurgia"，是由希腊文的"Cheir"（手）和"Ergon"（工作）组合而成。因此，Surgery 意思就是"手的技术"。英文的"外科医师"是"Surgeon"，意思是"善用手的技术的人"，说明了外科的一个重要特点就是动手操作。所以西医的"外科"是指通过手术作为主要手段来治疗疾病的科学，以与主要通过药物来治疗疾病的内科相区别。当然，在现代医学高度发达的今天，内科与外科之间的界限已经越来越模糊了，其中出现了许多的交叉。

### （二）外科学的范畴

在古代，外科学仅仅限于一些体表的疾病，比如一些常见的疖、痈、皮肤的肿块和外伤。但随着医学科学的发展，对人体各系统、各器官的疾病在病因和病理方面获得了比较明确的认识，加之诊断方法和手术技术的不断改进，现代外科学的范畴已经包括许多内部的疾病。目前基本上是这样划分的，凡是需要外科手术来解决的疾病划归为外科学的范畴，凡是不需要外科手术来治疗的疾病划归到内科学范畴。当然其中也有许多疾病在不同的时期需要根据患者的不同情况而由不同的学科来诊治。比如说冠心病，有的人通过内科服药即可解决问题，有的人需要接受介入治疗，有的则需要施行外科手术搭桥。不仅如此，由于医学科学的进展，许多原来认为需要手术才能治疗的疾病，现在可以改用非手术疗法治疗。例如，大部分的泌尿系统结石可以采用体外震波，将结石粉碎后排出。有的原来不能施行手术的疾病，现在已经创造了有效的手术疗法。例如，大多数的先天性心脏病，应用了低温麻醉或体外循环，可以通过手术方法来纠正。近年来由于介入放射学的迅速进展，使外科与内科以及其他专科更趋于交叉和融合。一些以前必须通过开放手术来治疗的疾病，例如心脏二尖瓣狭窄现在多数是在心脏内科接受球囊扩张进行治疗。所以，随着医学科学的发展和诊疗方法不断创新和进步，外科的范畴也将会不断地更新和变化。

现代外科学的疾病按照病因分类，大致可以分为以下五类：

(1) 损伤：由于暴力或其他致伤因子引起的人体组织、器官的损伤和破坏，如内脏破裂、骨折、烧伤等。这类疾病大多需要手术或其他外科性处理，以修复组织、器官的损伤和恢复其功能。

（2）感染：由于各种致病微生物或寄生虫侵袭人体，导致组织、器官的损害、破坏，发生坏死和脓肿等病理和临床改变。对于这类局限的感染性病灶适宜于手术治疗，如坏疽阑尾的切除、肝脓肿的切开引流等。

（3）肿瘤：绝大多数的肿瘤需要手术处理。手术切除良性肿瘤可以根治疾病，并且具有良好的预后；对处于不同阶段的恶性肿瘤，外科手术分别能够达到根治疾病、延长生存时间或者缓解症状、提高生存质量的效果。

（4）畸形：各种先天性畸形，例如唇裂、腭裂、先天性心脏病、肛管直肠闭锁等，均需要施行手术治疗来矫正。对于各种后天因素导致的畸形，如烧伤后瘢痕挛缩，多数也需要通过手术来整复，以恢复其功能和改善外观。

（5）其他性质的疾病：常见的有器官梗阻，如肠梗阻、泌尿道梗阻等；血液循环障碍，如下肢静脉曲张、门静脉高压症等；结石形成，如胆石症、泌尿道结石等；内分泌功能失常，如甲状腺功能亢进症、肾上腺嗜铬细胞瘤等，也常需要施行手术予以纠正和去除。

## 二、外科学的发展历史

### （一）中医外科学的发展沿革

中医外科是中医学的重要组成部分，其内容包括了肛肠外科、骨伤科、眼科、耳鼻喉科、口腔科、皮肤科等学科的内容，具有悠久的历史和丰富的经验，在世界外科史上占有重要的地位。早在公元前 14 世纪商代的甲骨文中就有"疥""疮"等字的记载，并且出现了最早的外科手术器械"砭针"。目前发现最早的医学文献《五十二病方》中记载了感染、创伤、冻疮、毒虫咬伤、痔漏、肿瘤等多种外科病症，并且还介绍了割治、外敷治疗痔疮，用探针检查痔疮的方法。在周朝（公元前 1066—公元前 249 年），外科已经独成一门，外科医师被称为"疡医"。秦汉时代的医学名著《内经》中已有"疽篇"的外科专章。在汉唐时代，中医外科走在了世界的前列。例如，汉代杰出的医学家华佗（141—203 年）擅长外科技术，创制"麻沸散"用于麻醉，施行了死骨剔除术和剖腹术。我国的第一部外科专著是《金创瘈疭方》。晋朝龚庆宣所著《刘涓子鬼遗方》（483 年）是中国现存最早的外科学专著，其中有"金疮专论"，反映当时处理创伤的情况。隋朝的巢元方在《诸病源候论》（610 年）中"金疮肠断候"一节中叙及断肠缝连、腹疝脱出等手术，以及采用丝线结扎血管等腹部外科手术的经验，并首次记载了人工流产和拔牙等手术疗法。唐朝的孙思邈在《千金方》（652 年）中介绍的采用葱管导尿，则比 1860 年法国发明橡皮管导尿早1 200 多年。他还应用手法整复下颌关节脱位，与现代医学采用的手法相类似。宋代王怀隐著《太平圣惠方》（992 年）记载用砒剂治疗痔核。金元时代危亦林著《世医得效方》（1337 年）已有正骨经验，如在骨折或脱位的整复前用乌头、曼陀罗等药物先行麻醉；用悬吊复位法治疗脊柱骨折。明代是我国中医外科学的兴旺时代，精通外科的著名医师如薛己、汪机、王肯堂、申斗垣、陈实功和孙志宏等，均遗留下不少著作。陈实功著的《外科正宗》中，记述对刎颈切断气管者应急使用丝线缝合刀口；对急性乳房炎（乳痈）和乳腺癌（乳岩）也有较确切的描述。孙志宏著的《简明医彀》中，已载有先天性肛管闭锁的治疗方法。清初设有专治骨折和脱位者；《医宗金鉴》中有"正骨心法"专篇，总结了传统的正骨疗法。清末高文晋著《外科图说》（1856 年），是一本以图释为主的中医外科学。但到了鸦片战争以后，由于清政府闭关自守、财力枯竭，致使中医外科整体水平明显落后。回顾外科学的发展历史，虽然当今的现代外科学已经发展到了一个登峰造极的地步，但是我们不得不佩服中医外科学悠久的历史和对世界外科学所作出的贡献。

### （二）国外外科学的发展沿革

在国外，早期外科学的发展历程也是类似的。大约在公元前五世纪，古印度就已经有了较完善的医学系统，就有了关于解剖和外科手术的记录。古印度的医圣——外科医师苏斯拉塔（Susruta，中国古代译名"妙闻"）即强调外科医师应该使用专用的外科器械。他的医术经验被后人汇集成《妙闻集》，是印度阿输吠陀系医学的外科代表著作。书中详细记载了外科手术器械一百多种，其中刀类有剃刀、剪子、百合叶式刀、柳叶刀（现代外科手术刀的名称），还有各类镊、钳、导管、探子（针）等。该书对适用手术的疾病一一进行了列举和分类，更有详细的手术方法和步骤，包括血管结扎方法的记录。另外，该书还记载了三种缝合针（包括弯针）和四种缝合线，并且介绍了采用烧灼、沸油、压迫和结扎方法进行术中止血。

西方国家早在希波克拉底时代（Hippocrates，公元前 460—370 年）的原始医学中就有了关于外科的零星记载。希波克拉底在其所著的《希氏文集》中，对外科疾病的治疗，如骨折、脱位、头部损伤都留有详细的记载。该书还记载了当时盛行的穿颅术和有关复杂骨折的治疗方法和绷带的使用，并且提到在外科治疗过程中应注意保持清洁和干燥。此外，该书还对丹毒、破伤风、坏疽等感染性疾病有记载。希波克拉底死后 500 年左右，古罗马名医、西方古代医学之集大成者盖仑（Claurissimus Galen，公元 130—200 年）在解剖生理学领域的建树颇丰，他被后人尊称为"解剖学之王"。盖仑的去世，宣告西方医学史上以古希腊罗马为中心的第一个辉煌白昼的结束，随之而来的是西方文化、科学和医学长达 1 000 多年的漫漫长夜——黑暗的中世纪。以至于在距今四五百年前的西方，外科根本就不是一个专门的职业，而是由理发师来代理。因此，在公元 5～15 世纪的封建社会中，外科医师又被称为"长袍外科医师"、"理发员外科医师"，只能处理一些简单的皮肤表面的问题。进入文艺复兴时期以后，随着西方的解剖学、麻醉学、化学和微生物学的发展，外科学在西方医学中渐渐发展成熟。1800 年英国成立了"伦敦皇家外科学院"，1843年成立了"英国皇家外科学院"，带来了现代外科学兴起的曙光。

### （三）现代外科学的发展史

现代外科学奠基于 19 世纪 40 年代（鸦片战争年代），尤其是在 1840 年前后。在此期间，现代外科先后解决了手术疼痛、伤口感染和止血、输血等问题，使得困扰外科医师多年的手术禁区获得了突破，外科治疗发生了革命性的变化。手术部位由体表进入体内，手术种类由单一走向多样，手术难度由简单变为复杂，手术范围由局部扩展至器官或器官以外。外科学逐渐形成了理论与实践并重的局面，从而进入了史无前例的飞速发展时期。

在这个时期中，具有标志性意义的时间和人物包括：1846 年美国牙科医师莫顿（Morton）首先使用乙醚作为全身麻醉剂；1836 年法国的巴斯德（Pasteur）发现微生物；1846 年匈牙利的舍蒙尔威斯（Semmelweis）首先在产科检查中使用含氯石灰（漂白粉）洗手，使产妇死亡率从 10％降低至 1％，开创了抗菌技术的先河；1867 年英国的李斯特

（Lister）采用苯酚（石碳酸）冲洗手术器械，并用苯酚溶液浸湿的纱布覆盖伤口，使截肢手术的死亡率从46％降低至15％，确立了抗菌术的基本原则；1872年英国的威尔斯（Wells）介绍了止血钳；同年瑞士的科克尔（Kocher）使用血管钳，将甲状腺手术的死亡率由50％以上降至1％以下，并因此获得1909年诺贝尔医学奖；同年美国的哈斯特（Halster）设计蚊式止血钳，并采用细丝线结扎血管，成为现代手术止血的基本模式；1873年德国埃斯马赫（Esmarch）在截肢时应用止血带；1877年德国贝格曼（Bergmann）采用蒸汽灭菌，建立了现代外科的无菌术；1889年德国的福伯林格（Furbringer）提出了手臂消毒法；1890年美国的哈斯特（Halsted）倡议戴橡皮手套，使无菌术臻于完善。1901年美国兰德斯坦因（Landsteiner）发现血型，并因此于1930年获得诺贝尔医学奖；1902年法国的卡瑞尔（Carrel）创立现代血管吻合法，他不仅是动物器官移植的开创者，而且还是最早把兰德斯坦因的血型理论用于指导临床输血的人；1915年德国的李维生（Lewisohn）提出了混加枸橼酸钠溶液，使血不凝固的间接输血法；以后又有血库的建立，才使输血变得简便易行。1929年英国的弗莱明（Fleming）发现了青霉素，使无菌切口的感染率降至1％；1935年德国的杜马克（Domagk）倡用白浪多息（磺胺类药）；此后一系列抗菌药物相继被研发应用，为外科学的发展开辟了一个崭新的时代。

到了20世纪中期即第二次世界大战后，随着现代科技的发展和实验手段的进步，不断开拓新的外科领域和萌发新的外科学分支。原有的大外科逐渐按照人体的部位，或是按患者年龄的特点，或是按手术的方式，还有的是按疾病的性质演变成为不同的专科。此外，危重医学的兴起，外科重症监护治疗室的普及，重视外科患者的代谢生理变化和营养支持，更成为外科日常工作的核心内容之一。许多外科医师更加重视对患者发病机制和手术对患者的生理功能的干扰的阐述，从而使外科医师从最初的手术匠人转变成为"拿手术刀的外科理论家"，创造了一批更符合人体生理功能的手术方式和治疗手段，改善了疾病的治疗效果，从而使外科学的发展之路出现了第二次飞跃。20世纪50年代初期，低温麻醉和体外循环的研究成功，为心脏直视手术开辟了发展道路。20世纪60年代开始，由于显微外科技术的进展，推动了创伤、整形和移植外科的前进。20世纪70年代以来，各种纤维光束内镜的出现，加之影像医学的迅速发展（从B超、CT、MRI、DSA到SPECT、PET）大大提高了外科疾病的诊治水平。特别是介入放射学的开展，应用显微导管进行超选择性血管插管、造影、注药、栓堵等操作，不但将诊断，同时也将治疗深入到病变器官的内部结构。进入21世纪以后，微创技术的广泛应用又使外科学的诊治水平前进了一大步。此外，各种与外科学相关的交叉学科，例如生物工程技术、仿生学、克隆技术日新月异的发展和进步正在对外科学起着巨大的影响，而医学分子生物学、遗传学、基因技术的进展，特别是对癌基因的研究，已深入到外科学领域中。毫无疑问，在21世纪，外科学必将出现无可比拟的巨大变化。

## 三、外科学的分科

现代外科学的分科有不同的方式，主要包括以下几种类型：

（1）根据专业发展过程和亚专业划分：普通外科、各亚专业外科（如泌尿外科）、实验外科、中医外科。

（2）根据人体的解剖部位划分：腹部外科，胸心外科、颌面外科、头颈外科、颅脑外科、手外科。

（3）根据人体的系统划分：骨科、泌尿外科、神经外科、血管外科、胃肠外科、肝胆外科。

（4）根据人体的器官划分：乳腺外科、甲状腺外科、肾脏外科、肝胆外科、胰腺外科、胃肠外科、肛肠外科。

（5）根据手术的方式划分：整形（修复、美容）外科、显微外科、微创外科、腔镜外科、移植外科。

（6）根据疾病的性质划分：肿瘤外科、急症外科、创伤外科、烧伤外科。

（7）根据患者的年龄特点划分：小儿外科、老年外科。

普通外科（general surgery）也叫基本外科，是外科学的鼻祖，至今仍然是包括疾病种类最多的外科学的亚专科。其主要诊治的疾病包括：颈部外科疾病、腹部外科疾病、乳腺疾病、外周血管疾病以及各种炎症、皮肤浅表肿瘤等。其中腹部外科又包括：胰腺外科、肝胆外科、胃肠外科、肛肠外科等亚专业。

## 四、外科学的专业特点和发展趋势

### （一）外科的工作方式、治疗手段以及对医师的素质要求与内科不同

虽然从本质上讲，内科和外科都属于医学的范畴。即使二者有如此多的共同之处，但二者的工作性质以及内、外科医师的思维方式其实是大相径庭的。内科学作为一门系统的学科，虽然有其实践性，但是它具有一整套完整的理论体系，它更多地把人体当作一个独立的、封闭的系统来进行研究。而外科学由于存在更多的人为因素的介入，因此，它在更多的时候要求把人体当作一个开放的系统来进行思考。

也许是工作性质和方法的不同，内、外科医师的气质也存在一些差别。外科工作对医师的总体要求是雷厉风行、胆大心细、干脆果断，而对于具体事件则应该沉着冷静、有条不紊。而内科工作则要求医师知识渊博、思维缜密、细致入微、一丝不苟。因此，医学院毕业的女同学一般向往从事内科工作，因为内科工作需要更多的细致和耐心；而男同学更多地向往成为外科医师，因为外科工作更具有挑战性，更有成就感。

当然，对外科医师的身体和心理素质也有着很高的要求。众所周知，一般的外科手术，尤其是显微外科手术，常常需要八九个小时或十几甚至二十几个小时的时间，如果没有顽强的毅力和持久的耐力是难以完成的。因此，外科医师平时都非常注意锻炼身体，增强体质。同时，外科医师还十分注重对自身心理素质的训练。作为成熟的、训练有素的外科医师，大都具有"任凭风浪起，稳坐钓鱼台"的沉着与冷静。只有具备这样的身体和心理素质，才能应对日常工作中随时可能出现的任何艰难险境。

外科工作是这样的，一旦有了手术，哪怕是夜半三更，哪怕是周末假日，大家都会争着去做。即使手术的过程很长、很累，还要承担很大的风险，但是大家都希望能够更多地上台参与。可以设想，当一位身患严重冠心病，成天被心绞痛折磨而卧床不起的患者通过胸腔镜成功地施行心脏搭桥手术而重获新生的时候；当一位患有腹膜后包块，内、外科医

师对包块性质争论得面红耳赤、各不相让，而通过腹腔镜微创手术将包块完整切除，不仅明确了诊断，而且还根治了疾病的时候；当一位患者的断肢在低温缺血长达 56 个小时后，被外科医师应用显微外科技术将一根根细到 1 mm 的微血管或细到 0.5 mm 的神经重新缝合而再植成功时；当一位身患肾衰竭、尿毒症的患者接受肾移植手术，术中开放血液循环以后，新肾形成的尿液从输尿管流出的时候，作为外科医师的欣慰和满足感是其他人难以体会的。

### （二）外科诊治从宏观向微观发展

回顾整个外科学的发展历程，是一个从宏观世界向微观世界不断深入发展的过程。显微外科的不断发展和壮大就是这一过程的最好体现。

由荷兰眼镜商詹森（Hans Janssen）于 1604 年发明的显微镜极大地提高了医学家观察和探索微观世界的能力。生物学、组织学和病理学家虽然早已应用显微镜对人体的细微结构进行解剖或观察，但将显微镜应用在外科手术操作上，最早要算耳鼻喉科医师了。早在 20 世纪 20 年代，耳鼻喉科医师就借助了显微镜来进行手术。但是，一直到 20 世纪 70 年代初期，外科医师才对显微外科有了较为深入的了解和应用。

显微外科是指利用光学放大设备和显微外科器材进行精细手术的学科。因为显微外科的术野小、组织结构细微，所用器械、材料精细，因而对术者的解剖学知识和显微手术技巧的要求很高。显微外科不仅仅是一门操作技术，它还需要能够不断满足临床医疗、教学、科研发展需要的光学设备以及层出不穷的、日新月异的显微器械。显微外科正是在原有解剖学、组织学、生理学的基础上进行了更为深入的研究，从而创立了其独有的理论体系，并在与临床实践相结合，相互促进的基础上，脱颖而出成为一个涉及多个学科的外科学分支。

按照目前应用显微外科技术进行的手术类别，显微外科大致可以分为下列五种类型：①吻合小血管的显微外科手术；②显微神经外科手术；③吻合淋巴管的显微外科手术；④吻合小管道的显微外科手术；⑤吻合血管的小器官移植手术。

此外，在小儿的器官移植，如对小儿胆道闭锁进行肝移植，小儿晚期肾炎进行肾移植，不仅要吻合管腔很细的血管，还要吻合很细的胆道和输尿管，若采用显微外科技术进行吻合，吻合效果当然会好得多。即使在成人肝移植中，亦往往需要吻合细小的肝动脉；肾移植时遇到畸形的肾血管极动脉等，其口径也比较小，均应该采用显微外科技术去吻合。至于肾脏的体外工作台手术，更宜用显微外科技术进行。

显微外科专家们除了在上述常规外科领域内积极推动和应用显微技术诊治疾病外，还在不断拓宽显微外科的应用领域。例如，对既往被认为是不可修复的神经进行修复也许是显微外科中最激动人心的新发展。在这方面，美国国立卫生研究院的德麦迪纳切利博士领导的一个研究小组工作尤为出色。他们把神经末端冰冻，用细胞内部的同样化学物质使它们保持湿润，在它们覆盖着这些化学物质时将它们连接起来。在一次实验中，研究人员切断了 13 只老鼠的大腿神经，然后用新方法把神经重新连接起来，这些老鼠在一个月内便可以重新爬行，修复的神经也看不出被切割的痕迹。又例如，2003 年 10 月底，法国波尔多大学医疗中心由多米尼克·马丁教授领导的科研小组，在法国国家空间研究中心（CNES）和欧洲空间局（ESA）的协助下，利用特殊装置和设备在一架空客 A300 飞机上模拟失重环境，成功实施了世界首例"太空"手术——在失重状态下，对老鼠进行非常精确的神经和血管网络显微外科手术。成功地对直径只有 0.5 mm 的老鼠动脉进行了缝合手术，这是在通常条件下可以标记的最细小的动脉。作为全世界首例在失重状态下成功完成的显微外科手术，其成功经验不仅打开了今后在长期太空遨游途中进行外科手术的研究道路，而且提供了通过地面外科医师的遥控指令，运用机器人或是遥控机械装置在太空为宇航员进行手术的可能。

随着现代科技的发展，电子计算机在显微外科的应用也层出不穷，应用内容主要是图像识别、手术设计、手术预测等。各种医疗机器人系统的研制也促进了显微外科技术的不断发展和进步。由天津大学机械学院王树新教授主持研发的"妙手"医疗机器人系统（英文名"Microhand"），可以完成直径为 1 mm 以下的微细血管的剥离、剪切、修整、缝合和打结等各种手术操作。"妙手"机器人系统采用双手臂结构形式，具有两个由人操作的主操作臂（主手）和两个由计算机控制的从操作臂（从手），可以完成显微手术缝合等复杂操作功能，并且首次实现从操作臂（从手）具有力检测功能，主操作臂（主手）具有力感觉功能。使得医师在手术操作中能够通过机器人系统感受到手术对象对机器手所持器械的反作用力，可以有效避免机器手手术操作中的误创伤问题，在设计理念与技术水平上均超越了国外同类机器人。该系统采用主从遥操作控制方式，主从运动具有可以调节的比例映射关系，系统配备的准三维立体图像系统还可获得手术显微镜下物体的深度信息。运用该机器人系统，手术医师可以明显减轻手术疲劳，对直径为 1 mm 的血管缝合质量明显提高。

21世纪显微外科将会得到进一步的全面发展，应用显微外科技术开展实验外科、胎儿外科并与高新技术紧密结合必将继续改变整个医学格局和结果。

### （三）外科治疗从微观继续向"纳米技术医学"深入发展

如果说显微外科还是局限在对创伤和疾病的组织学层面的治疗，其所采用的治疗理论、方法和技术还是与传统外科学一脉相承，只是更为精细罢了。那么"纳米技术医学"的迅速发展则是从根本上颠覆了传统外科学的诊断和治疗的概念、方法与手段，将外科诊治引入了一个更为微妙和出神入化的崭新境界。

纳米（nanometer，nm）一词源于希腊语，意为"侏儒"，其是一种长度单位。1 纳米等于 10 亿分之一米、千分之一微米，大约是三四个碳原子的宽度，DNA 链的直径就是 1 nm 左右。美国物理学家、两次诺贝尔奖得主费恩曼（Feynman）教授早在 20 世纪 50 年代末就指出，人类若能控制物体微小规模上的排序，将可获得许多具有特殊性能的物质。这是对纳米技术最早的构想。纳米技术一词则始见于 1974 年，出自科学家谷口纪南（Norio Taniguchi）对精密机械加工的描述。1990 年，在美国巴尔的摩召开的第一届纳米科学技术（NST）会议，标志着纳米技术的正式诞生。从此，微米/纳米科学及纳米技术（nanotechnology）进入高速发展阶段。

纳米生物技术是纳米技术与生物技术的有机结合体，纳米医学则是利用纳米技术和人体的分子知识和分子工具，进行诊断、医疗和保健，从而改善身体状况的新兴学科。纳米生物技术在外科学领域的渗透和发展也从根本上改变了传统外科诊断、治疗的观点和手段，促使外科的临床检测、诊断和治疗向微型、微量、微创或无创、快速、实时、遥距、动态、功能性和智能化的方向发展。

**1. 纳米生物技术在外科疾病诊断中的应用**

（1）采用纳米生物技术进行病理检查。现在广泛应用于肿瘤细胞学检查的免疫组化技术是建立在组织细胞水平上，仅能定性而不能定量，且常常不能准确地判断肿瘤的良恶性及其来源。而纳米仪器——扫描隧道显微镜（scanning tunneling microscope，SIM）、原子力显微镜（atomic force microscope，AFM）则具有空前高的空间分辨率，不但能够直接观察物质表面的原子结构，还可以作为一种表面加工工具在纳米尺度上对各种表象进行刻蚀和修饰，实现纳米加工，甚至可以移动或固定单个原子或分子，使诊断更为精确。此外，还可以采用纳米生物传感器给肿瘤贴标签的方法来提高对肿瘤的诊断水平。有学者报告，采用二氧化硅（$SiO_2$）纳米微粒细胞分离技术能够精确显示胰腺癌患者血清中目前公认的在胰腺癌诊断和术后检测具有重要意义的肿瘤标志物 CA19-9，可为准确检测和预测胰腺癌预后提供强有力的证据。

（2）运用纳米生物芯片进行多功能生物检测。芯片一般多用于电子计算机或机器人的设计，但科学家正在研发以纳米技术为基础的芯片作为界面来进行生物检测。纳米生物芯片是一门融汇分子生物学、化学、医学、计算机、自动化等多学科交叉的产物。利用一颗米粒大小的纳米芯片，附着或植入人体皮肤表层，通过纳米机电技术进行人体呼吸、心跳、血液等感应及检测功能，甚至还可以通过无线传输等系统整合，将患者的监测资料传输至远端的手机或电脑资料平台上，一旦患者心跳不正常或血液出现异常而有危险时，便可以提早诊断并提出预警。

（3）利用纳米生物技术进行影像学诊断。近年来，许多纳米技术工具已使临床医师检测出早期肿瘤成为可能。这些纳米级工具能够进入单个肿瘤细胞，从而显著提高影像学的诊断水平。例如，由清华大学研制成功、被科学家誉为"分子雷达"的分子雷达光学相干层析术（optical coherence tomography，OCT），这种先进的纳米成像技术，每秒钟能对生物体内活细胞动态成像 2 000 次，从而动态观察活细胞的形态和功能变化。可在发现单个细胞病变的同时不伤及正常细胞，其分辨率可达 1 μm 级，精密度较计算机体层摄影（CT）或磁共振（MRI）高上千倍；而运用超顺磁性氧化铁纳米粒子脂质体，则可以诊断在直径 3 mm 以下的肝肿瘤；又如采用纳米技术诊断乳腺癌，仅需 100 个肿瘤细胞，而使用目前临床上常用的钼靶 X 线摄影（radiography with molybdenum target tube）或者干板照相（xeroradiography）显像则至少需要 $10^6$ 个细胞。Hisataka 等用纳米级顺磁造影剂（9 nm/240 kDa）微磁共振淋巴管造影术，通过三维成像可以清楚地显示引流至淋巴管和淋巴结的乳腺肿瘤细胞，从而可以无创伤地精确评价是否存在淋巴结受累，并且比传统的MRI 造影剂钆喷酸萄胺注射液（马根维显溶液，GD-DTPA）对乳腺淋巴管引流的显影能力显著增强。Winter 等用 1.5T MRI 扫描兔 Vx-2 移植性肿瘤，发现整合素靶向纳米粒聚集于肿瘤新生血管内皮细胞，可以早期发现微小原发或转移性肿瘤。中国医科大学陈丽英教授采用超顺磁性氧化铁超微颗粒脂质体造影可以发现直径小于 3 mm 的肿瘤。

**2. 纳米生物技术在外科治疗中的应用**

（1）纳米药物。将常规治疗药物进行纳米化处理，可大大增加药物颗粒的表面积，使之与组织的接触面积增大，从而提高药效，并能减少药物用量及降低副作用。若将不易吸收或难溶性的药物制成纳米粉粒或悬浮液，则可使其变得容易吸收，从而提高药物的生物利用度。若把纳米药物制成膏药贴在患处，则有可能通过皮肤直接吸收而无需注射。另外，纳米化药物容易透过血管和组织屏障，易被巨噬细胞吞噬，故亦能增强药物的靶向性。中国科学家已成功开发出一种直径只有 25 nm 的广谱速效抗菌颗粒，对大肠埃希菌（大肠杆菌）、金黄色葡萄球菌等致病微生物有强烈抑制和杀灭作用。这种纯天然抗感染原料药的性能远远优于现有的抗感染药，将广泛用于人体皮肤和黏膜组织的抗菌治疗。目前以这种抗菌颗粒为原料药的创伤贴、溃疡贴和烧烫伤敷料等纳米医药产品，已进入规模化生产阶段，并开始陆续投放市场。

（2）纳米药物载体。药物纳米载体技术是以纳米颗粒作为药物的转移载体，将药物包裹在纳米颗粒之中或吸附在其表面，同时也可在纳米颗粒表面耦联特异性的靶向分子，如特异性配体、单克隆抗体等，通过靶向分子与细胞表面特异性受体结合，借助细胞摄取作用而进入细胞内，实现安全、有效的靶向性药物治疗。纳米药物载体具有高度靶向性、药物的可控制释放、提高难溶药物的溶解率和吸收率等优点，可以达到提高药物疗效和降低毒副作用的目的。

已有学者采用无毒并能与血管活性因子特异性结合的新型金纳米颗粒抑制血管的发生，从而抑制肿瘤的生长和转移。纳米载药系统还为肝癌化疗开辟了新途径，纳米微粒药物复合物仅在肝脏中聚集，可减少对其他器官的副作用。Brigger 等已证实载药纳米粒可以从血液循环中选择性地渗透到肿瘤组织中。

聚合药物递送系统（drug delivery systems，DDS）的研究也有了新的突破，例如可将载有光敏药物的纳米微粒滴注到患者体内，纳米微粒可随血流到达肿瘤组织，并在肿瘤组织中蓄积。采用特定波长的激光照射，激活肿瘤组织中的光敏剂，就能显著提高癌细胞中的药物毒性。此项技术具有高选择性、微创性、疗效确切、毒性低等优点，已成功用于各种体表、口腔颌面部及腔内肿瘤，例如膀胱肿瘤的治疗。

药物纳米载体（纳米微粒药物输送）技术一直都是纳米生物技术的重要发展方向之一，将给恶性肿瘤、糖尿病和老年性痴呆等疾病的治疗带来变革。

（3）纳米基因载体。恶性肿瘤的基因治疗是如今外科学领域的研究重点，但目前的基因治疗尚缺乏靶向性强、转染率高的基因载体，因此临床疗效并不理想。而纳米颗粒基因转移技术是以纳米颗粒作为基因转移载体，将 DNA 和 RNA 等基因治疗分子包裹在纳米颗粒之中或吸附在其表面，也可采用与上述纳米药物载体同样的方法在纳米颗粒表面耦联特异性的靶向分子，通过靶向分子与细胞表面特异性受体结合，在细胞摄取作用下进入细胞内，实现安全有效的靶向性基因治疗。

（4）纳米疫苗。将作为疫苗的 DNA、RNA 或多肽与纳米微粒相结合具有明显增强免疫效应的作用，可用于对肿瘤的定向治疗。常规的 DNA、RNA 疫苗不稳定，易被核酸酶降解；而纳米粒可保护核苷酸，使其免遭核酸酶的降解，故利用此特性应用于对肝炎病毒的预防已经成为新的研究课题。

（5）纳米磁疗体热疗。由纳米技术与热疗相结合而形成的新疗法——纳米磁疗体热疗（magnetic fluid hyperthermia，MFH）近年来也迅速发展。在外加磁场条件下磁体可以有效地、选择性地进入靶器官，从而达到提高药效、增强治疗的作用。在交变磁场的作用下，进入癌细胞中的纳米磁性颗粒能够升温达到热疗效果，其优点为靶向定位升温，无磁颗粒的组织不受损伤。该疗法对包括乳腺癌在内的浅层肿瘤的效果尤为显著。

（6）纳米材料。纳米材料由于其结构的特殊性，表现出许多不同于传统材料的物理、化学性能。①制作人体生物医学材料，如人工肾脏、人工关节等。②在纳米铁微粒表面覆盖一层聚合物后，就可以固定蛋白质或酶，从而控制和减少生物反应。③纳米银抗菌医用敷料。经过纳米技术处理后的银杀菌力提高了 200 倍，纳米银抗菌敷料对临床常见的因金黄色葡萄球菌、大肠埃希菌和铜绿假单胞菌（绿脓杆菌）等 40 余种致病菌所引起的切口、烧伤创面感染都有良好的抑制和杀灭作用。④纳米肽纤维，用其止血仅需 15 秒。纳米肽纤维被制作成液体状态，其主要由缩氨酸组成，当与伤口接触以后，会自行聚合形成保护性的透明凝胶，像一道屏障封闭伤口，从而达到止血的效果。纳米肽蛋白纤维几周后在生物体内会自动降解为普通的氨基酸，被周边的细胞吸收，无毒副作用，也不会引起体内通常会有的排异反应。

（7）纳米机器人。纳米机器人由特制的纳米材料制成，能够进入人体的血管、心脏、气管、支气管、肺、食管、胃肠以及胸腔、腹腔等管道和体腔，遨游于人体微观世界，随时清除人体中的一切有害物质，激活细胞能量，使人保持健康，延长寿命。

目前能够设想并且已在积极研发中的用于外科学领域的纳米机器人包括：治疗动脉粥样硬化的纳米机器人，能够从动脉壁上清除粥样沉积物，从而提高动脉壁的弹性，改善动脉的血液流动状况；治疗肾结石的纳米机器人，可以通过插入导管的方式将机器人引入到尿道内，直接到达肾结石所在的部位，通过应用超声波的方法来完成治疗，也可以应用激光或者其他高强度的局部加热的方法来击碎结石；治疗胆道结石的纳米机器人也可以进入胆管，采用不同的能量方式来击碎胆结石；治疗痛风的纳米机器人可以将血流中的痛风结晶物击碎，再让血流把碎片清除；清除寄生虫的纳米机器人还可以清除人体内的其他微生物；清除吸烟者肺脏焦油的纳米机器人对治疗因吸烟所导致的肺脏病损十分有用；构建和修复自身组织的纳米机器人可以重建和加强血管的结构、修复关节、加强骨组织、去除瘢痕组织，还可以用天然牙本质和釉质填充牙齿。

瑞典科学家最近发明一种纳米级的微机器人，高 0.067 cm，宽 0.017~0.024 cm。这种机器人有望成为新式显微手术工具和生物医学检测工具。南开大学研制的微机器人可以为细胞"打针"，使细胞在 1 分钟内完成基因转化。美国贝尔实验室与英国牛津大学的研究小组已研究出世界第一台 DNA "发动机"。该"发动机"主要应用 DNA 自我组合原理，由 3 条 DNA 单链组合而成，其形状像一把电动镊子，臂长 7 nm，其开与合的状态相当于计算机最基本的 0 与 1 状态。应用这种 DNA 发动机，将开发出由分子开关与其他元件组成的微电子系统，这预示着在不久将来可以制造出分子大小的电子电路，预示着微创外科进入分子时代已不是梦想。

当前，各国的实验室正在进行着艰难的探索，旨在克服纳米机器人研究中的两大障碍——操控性和移动性。专家预测，经过几年的努力，可以制造出一批纳米机器人，它们能够自身产生能量，具备原子尺度上的分子操作能力，携带可分离单个 DNA 分子的纳米尺度器械，随血流周游人体，"巡回医疗"，进行微小病灶诊断、细胞修复、消除阻塞、攻击病毒、投放药物等诊疗项目。这一技术的迅速发展，必将为微创外科带来更为强大的技术支持，将现有的人体器官、组织水平上的操作延伸到细胞操作、基因操作和分子操作水平，从而使"微创"更加深化，乃至达到"无创"的境界。

纳米生物技术在医学领域的应用潜力巨大，将会带来新一轮医学技术的革命。目前，美、德、日、英、法和我国均已将纳米技术列入国家重点发展的领域，相信纳米生物技术在全人类的共同努力下将在疾病的诊断、治疗和保健等方面发挥更加巨大的作用，也将进一步改变外科学诊断、治疗的范畴和格局。

## （四）微创外科成为 21 世纪外科学的发展方向

### 1. 微创外科的发展简史

1980 年 9 月 12 日，德国妇产科专家 Kurt Semm 在基尔成功地施行了世界首例腹腔镜阑尾切除术，从而成为"腹腔镜外科之父"。1987 年 3 月，法国医师 Philipe Mouret 在里昂利用腹腔镜技术施行盆腔粘连松解术的同时，成功地切除了患者患有慢性炎症和结石的胆囊，从而标志着腹腔镜外科技术的成熟并成为微创外科历史发展的里程碑。近 20 年来，由于微创外科技术在遵循传统外科原则的前提下，不仅疗效满意，且因其切口小、创伤轻、痛苦少、恢复快而深受广大患者和临床医师的欢迎，并迅速得到推广应用。微创外科如同一股浪潮席卷全球的外科学界，并且已经广泛渗透到普通外科、心脏外科、胸外科、泌尿外科、脑外科、骨科等各临床专科，动摇着并逐渐取代着已沿用百余年之久的经典的传统外科手术方式。今天，微创外科不仅引发了外科学领域的一场新技术革命，而且正在结合自动机械技术，远程通讯和计算机技术开创一个机器人外科的新时代！

### 2. 微创外科的定义和意义

微创外科（minimally invasive surgery，MIS/minimal access surgery，MAS）是通过微小创伤或入路将特殊的器械、物理能量或化学药剂送入人体内部，完成对人体内病变、畸形、创伤的灭活、切除、修复或重建等外科手术操作，从而达到治疗目的的医学科学分支。微创外科是对传统外科学从观念到方法的革命性改变，具体表现在以下几个方面：

（1）"微创"是外科医师应有的基本素质和追求的目标。"微创"一直是传统外科的一个基本观念，如同无菌观念一样，是对外科医师的基本要求，也是作为一名外科医师应该具备的基本素质之一。"微创"乃至"无创"一直以来也是外科学追求的理想境界。例如，美国约翰霍普金斯医院的外科医师 Halsted，曾以手术时爱护组织、减少创伤、操作细致著称而备受尊敬。"微创"并不仅仅是小切口，它的核心是将"以人为本"的理念贯穿在整个医疗活动的始终，目的是努力保持患者最佳的内环境稳定状态，以最小的组织器官创伤，最轻的全身炎性反应，最理想的瘢痕愈合，达到最好的医疗效果。微创外科本身并不是一门新兴的、独立的学科，它不能脱离传统外科而独立存在，传统外科也需要引入微创观念和微创技术。二者是统一的，而不是对立的。

（2）微创外科是新的医学模式的体现。现代微创外科是一种先进的生物医学技术，它的兴起源于 20 世纪 70 年代以来出现的整体治疗概念。即认为患者经治疗后，在心理和生理上得到最大限度的康复应是外科治疗的终极目标。中国科学院裘法祖院士指出："微创外科属于生物技术，以现代生命科学为基础，结合先进的工程技术而发展起来，它融合了信息科学、生命科学、材料科学和医学工程学，使外科手术能达到微创化、功能化、智能化和数字化的程度。微创外科代表了以人为本的人文主义文化，是生物－心理－社会医学模式的一种具体体现。"

微创外科理论尚处于起始阶段，有待于在医疗实践中去进一步完善。微创不仅仅"生理上"的微创，还要尽量达到患者"心理上"的微创。应将微创理念融入到生物－心理－社会医学模式中，使微创外科不仅更加信息化、数字化，而且更加人性化。微创外科理论系统是一个开放系统，不是一成不变的，微创外科的概念、定义、内涵、范畴、特点等都将在临床实践、研究、探索中不断得到发展和进一步完善。

（3）微创外科是高新科技高速发展的结果。微创外科的问世绝非偶然，它是人类物质文明和精神文明高度发展的必然结果，是未来外科学发展的方向。微创外科是一项重大的技术革新和革命，它的发展有赖于现代工业和科学技术的发展。当前，世界新技术革命浪潮席卷全球，信息技术、生物技术、新材料和新能源等高新技术日新月异的发展，已给所有传统应用科学领域带来巨大冲击，并注入新的活力。微创外科利用高清晰的图像传输系统及微型、仿生、智能化的器械和设备，将传统开放手术造成的创伤减少到最低程度，同时还极大地改善和扩展了外科医师灵巧的双手。因此，它与麻醉、无菌技术、肠外营养、器官移植等技术一起，被称为 20 世纪外科学发展的里程碑。可以预测，随着新技术、信息化浪潮的不断前进，微创外科在 21 世纪将会有更大的升华和飞速发展。

**3. 微创外科的范畴**

微创外科是一个广义的名词，它包括两个主要的手术方面：一方面是 20 世纪 80 年代兴起的腔镜手术，另一方面是运用微小创伤的方式进行传统手术。在微创治疗概念形成之后，随着光导纤维、医学激光、微电子学的出现和不断进步，才有了以各种内镜和腔镜技术为代表的微创治疗手段。

（1）用于体内疾病诊断和治疗的窥镜：可分为以下两大类。

1）凡是通过人体表面的自然孔道，如口腔、鼻喉、气管、肛门、尿道、阴道等插入的内镜曾称为内窥镜，通称内镜，如食管镜、胃镜、十二指肠镜、直肠镜、纤维结肠镜、喉镜、支气管镜、尿道镜、输尿管－肾盂镜、阴道镜、宫腔镜等；

2）凡通过人工建立的体表通道，如腹壁切开、胸壁切开、关节囊切开、头皮及颅骨切开等插入的窥镜称为腔镜，如腹腔镜、胸腔镜、关节镜、脑室镜、肾镜等。

（2）腔镜手术的特点（以腹腔镜手术为例）：

1）手术创伤小，腹腔不被打开，腹腔内的器官不暴露在空气中。

2）借助高清晰的图像传输系统及微型、仿生、智能化的器械和设备，使手术视野的暴露更加清楚，手术操作更加精准和细致，因而对正常器官、组织的损伤极小。

3）由于对腹腔内器官干扰小，术后肠粘连、肠梗阻等并发症发生率少。

4）患者术后痛苦小、恢复快。术后切口疼痛轻微，24～48 小时患者即可下床活动和进食，切口感染等并发症很少，切口不需拆线，一般术后 5～7 天就可以恢复正常生活或工作。

5）住院时间短，节省费用。2～4 天即可出院，因住院时间短，用药量少，医疗费用明显降低。

6）腹壁上的切口小，瘢痕不明显，不影响美观。

目前被广泛使用的各种电视腔镜和小切口手术都还只是初步意义上的微创手术，要达到真正意义上的微创，必须将机器人技术引入外科，直至使用纳米机器人来治疗外科疾病。

**4. 新的微创外科技术不断发展**

（1）新的腔镜技术不断涌现。近 20 年来，传统的内镜技术与现代计算机技术、自动控制技术等高新技术不断融合，推动了微创外科的发展。新的腔镜技术和手术入路也应运而生。用于进入腹腔的 10 mm 套管可以被称为"针头镜"技术的 2 mm 套管所代替，其好处在于进一步减轻术后疼痛以及改善美容效果。该技术的可行性、安全性和有效性均已被证实。手助腹腔镜技术是术者将非优势手经手助装置伸入腹腔协助操作的技术。在活体供肾切除、脾切除或胃手术等需要取出较大的标本，或手术过于复杂，需要时间太长，不适宜完全采用腹腔镜技术来完成时，这种技术有其独特的优越性，并起到连接开放手术与完全腹腔镜手术桥梁的作用。

（2）机器人辅助手术日趋完善。机器人臂成为连接患者和医师之间的计算机化的界面，使医师能够进行更为精细的操作或施行远程控制。外科手术用机器人的研制已经取得重大突破，已形成产品的应首推位于美国加州的 Computer Motion 公司和 Intuitive Surgical 公司。前者于 1994 年研制出了第一台协助微创手术的内镜自动定位系统，取名伊索（Aesop）。尽管它还不是能执行指令独自进行手术操作的"机器人"，而只是一只"扶镜"的电子机械手，但却迈出了机器人技术介入外科手术的关键一步。至今，外科医师应用"伊索"已在全球做了超过 10 万例次的微创手术。

1999 年，由 Intuitive Surgical 公司制造的"达·芬奇（DA - Vinci）"和由 Computer Motion 公司制造的"宙斯（Zeus）"机器人手术系统分别获得欧洲 CE 市场认证，标志着真正"手术机器人"的产生。这两套医用机器人的计算机系统可以提供增强的、动作可以缩放的精细的三维视野，能翻译和传送外科医师手部动作的网络以及支撑移动该系统机械臂的活动支架，并具备进行远程手术的能力。在手术中，医师都是坐在控制台上，观察患者体腔内三维图像，利用操作手柄分别控制"扶镜"和执行手术操作的三只机械臂完成外科手术。只不过"宙斯"的"扶镜"手是声控的，而"达·芬奇"的手术器械头端增加了"手腕关节"，扩大了活动范围和灵活性。消化道无创全向蠕动的微型诊疗机器人已经研制成功，并已被用于临床诊疗工作。该机器人用消化道的黏液作递质，利用在运动过程中由驱动器产生的动压效应使微型机器人悬浮在内腔中，同时利用黏液在运动过程中形成的摩擦牵引力带动微型机器人在胃肠道内前进。机器人在体内运行过程中能与肠道内腔壁之间形成动压黏液润滑膜，从而避免微型机器人在体内运动时对胃肠造成损伤。该微型机器人能够携带光学成像、体内照明、微诊疗器械等装置进入体腔，以取代当前传统的医用内镜，完成体腔内观察、活检和微细手术操作，这一前瞻性研究计划正在实施和完善之中。

手术机器人的最大优点是能消除外科医师不同程度存在的在手术操作时手的颤抖，从而使手术中的解剖更加精细和平稳。这对高精度的手术，如心脏和脑部手术以及长时间的复杂手术尤其重要，从而使得外科介入对患者的创伤再次微小化。

机器人腹腔镜系统与常规腹腔镜手术的不同之处在于：①手术者无需站在手术台上，而是坐在远离手术台的机器人控制台上，实现了外科医师们"坐在沙发上开刀"的梦想；②手术器械不是由手术者直接操作，而是由机器人的机械手臂，按手术者遥控的指令实施切割、分离、止血、结扎、缝合等外科操作动作；③通过计算机处理提供给手术者的不再是电视屏幕那样的二维图像，而是清晰明亮、放大了 20 倍的三维空间图像，使手术者感觉好像置身于患者的腹腔，几乎没有视野死角；④智能化器械比常规的腹腔镜器械的关节更加灵活，可以提供几乎可与人手相媲美的旋转、弯曲等动作，从而在对重要器官和血管、神经进行分离和处理时提供精确性的保证。

（3）远程遥控手术逐渐兴起。外科机器人的初始概念是为了施行远程手术，将外科医师或技术专家的操作转移到遥远的地区（如援助发展中国家或边远区域），外科医师可以应用实时远程观察或监测来控制或者指导异地医师实施高难度手术或新技术。

早在 1993 年 7 月 7 日，一位意大利医师就成功地在美国加州通过远程遥控对位于意大利米兰的模型猪进行了世界上首例远程手术试验。1997 年 9 月，一名日本医师利用远程控制的血管缝合机器人，在东京大学和冈山大学医学部之间成功地对直径 1 mm 血管实施了远程缝合手术。2001 年 9 月 7 日，如同美国著名飞行家查尔斯·林德伯格于 1927 年只身飞越大西洋的壮举一样，位于美国纽约的外科医师看着电视屏幕操纵机械手，通过横跨大西洋的高速光纤电缆，远程遥控位于法国斯特拉斯堡医院手术室里的"宙斯"机器人为一位 68 岁的女性患者成功地施行了腹腔镜胆囊切除术。这次被命名为"林德·伯格手术"的成功意味着：随着现代远程通讯技术和智能化工程技术的发展，世界上任何一个角落的患者欲得到世界上任何一位顶尖专家亲自操作的手术治疗的梦想将成为可能。最近还有关于远程心脏旁路搭桥术、前列腺根治术等成功的报道。

尽管在目前，远程遥控手术在临床中的广泛应用仍存在诸多困难，主要的制约因素是价格昂贵、图像/声音传输技术的限制以及一些医学－法律问题。不过，我们仍期待其在临床中得到广泛的应用。

如果说微创外科是人们将光、电技术，生物工程技术和材料科学等现代高科技成果融入传统的外科手术技巧之中的成功典范，机器人手术则是现代远程信息技术和智能化工程技术与微创外科技术结合的精美之作。前者缩小了外科介入对患者的创伤，而后者则缩小了整个世界！

### 5. 外科学从"现实"向"虚拟"发展

计算机技术彻底改变了 20 世纪后期整个人类的生活和工作方式，同样它也改变了现代外科学的思维模式，计算机辅助外科就是这种改变的最好例证。计算机辅助外科（computer-assisted surgery，CAS）是一种基于计算机对大量数据信息的高速处理及控制能力，通过虚拟的手术环境为外科医师从技术上提供支援，使手术更安全、更准确的一门新技术。CAS 的不断发展得益于近年来计算机虚拟现实技术在医学中应用的飞速发展。

虚拟现实（virtual reality，VR）技术是一门涉及众多新兴学科的实用技术，它利用先进的计算机技术、信息技术、微电子技术、人工智能技术及传感与测量技术等，通过对信息的获取、传递与加工处理，逼真地模拟某种环境，通过多种传感设备，允许参与者使用人的自然技能对虚拟世界中的物体进行交互操作，同时提供直观实时的感知，使参与者"沉浸"于模拟环境中，从而实现预定目标的一种操作方法和技能。这种虚拟的环境可以是对实际存在的场景的模拟和重现，也可以是实际根本就不存在而完全由计算机虚拟而成的。虚拟技术在外科学领域的应用日益受到关注，其拓展了外科学的应用范围，促进了外科学的快速发展，具有广阔的发展前景。

计算机辅助外科在外科学的应用范围正在不断拓展，主要包括以下几个方面：

（1）利用计算机辅助成像技术提高诊断水平。采用计算机技术可以将通过 X 线、CT、MRI、DSA、PET 等获取的人体组织器官的各种原始图像信息，进行初期的三维容积重建，获得组织表面的三维实体模型，即三维虚拟成像。

通过对三维或四维图像加工构建的三维虚拟结构，不仅可以显著提高对疾病的诊断效能，还能更为直观、形象地展示病变及其相关组织的大体形态和复杂的空间结构，有助于在术前设计手术径路、实施模拟手术，术中进行手术导航，从而提高手术的成功率、降低并发症，而且可以研究疾病的隐藏、发展规律，正确评估预后。

（2）数字化虚拟人为外科学的发展奠定了坚实的解剖学基础。近年来，数字化虚拟人的研究引起了广泛的关注。早在1987年，美国国立医学图书馆（NLM）就提出了建立虚拟人的倡议，其目的是建立一个完整的人体解剖图像数据库，从而达到精确直观反映人体组织结构的目的，称之为"可视人计划（visible human project，VHP）"。虚拟人的研究包括"虚拟可视人"、"虚拟物理人"、"虚拟生理人"和"虚拟智能人"四个阶段。目前已有包括"虚拟美国人"、"虚拟韩国人"、"虚拟中国人"等9个"虚拟可视人数据集"制作完成，其中我国提供了6个。

虚拟人将人体结构信息数字化与可视化，使人们能够通过计算机操作以三维形式动态观察人体整个解剖结构的大小、形状、位置及器官间相互的空间关系，通过虚拟反馈装置，进行各种外科手术设计，模拟外科手术操作或指导医师进行手术。随着人类基因组计划的完成和数字化虚拟人研究的深入，利用信息化技术实现人体的结构和功能从微观到宏观的数字化、可视化，达到对人体结构的精确模拟，最终实现对人体功能和思维智能的模拟，将对外科学的发展起到巨大的推动作用，并将极大地充实和更新外科学的理念。

（3）具有生物学功能的虚拟器官为外科学的发展拓展了新的空间。在虚拟人研究取得可喜成绩的同时，虚拟器官的研究也捷报频传。虚拟器官实际上是人体器官的"数字化克隆"，是一个包罗了真实器官结构与功能的完整模型，可以对各种内外刺激做出反应，并能模拟人体器官的生理、病理过程。例如，Maronen公司利用流体力学原理开发的虚拟肺具有2 000万个气道，可用于研究和预报多种肺部疾病，其已经在英国和加拿大进行临床试验。德国研制的"虚拟髋关节"，可以根据患者的不同情况来选用适宜的人工关节，以实现在"关节替换手术"前个体化地预制人工关节。"虚拟关节"还能够模拟人工关节材料的老化过程，预测所移植人工关节的寿命。美国已经研制出含有肾脏活细胞的"仿生肾"，其有望代替50%人体自然肾脏的功能，从而使晚期肾病患者5年生存率明显提高。此外，"虚拟骨髓"、"虚拟心脏瓣膜"、"虚拟眼皮"等研究也已初见成效。

将虚拟细胞与分子影像学技术结合，不仅可用于探讨病变组织细胞内生物过程的变化、代谢活性的高低和生理调节机制，而且还可以从细胞与分子水平了解和揭示疾病发病过程，对疾病进行预警诊断和实施超早期微创治疗。可以预测，虚拟具有生物学结构与功能的组织和器官，无疑将对外科学的技能训练、手术设计、疾病诊断、手术导航、术后评估和康复治疗等产生深远的影响。

（4）虚拟手术颠覆和更新了传统外科手术的观念和方式。虚拟手术（virtual surgery，VS）是指利用各种医学影像数据，运用虚拟现实技术在计算机中建立一个模拟环境，外科医师借助该虚拟环境中的信息制订手术方案，进行手术模拟（surgery simulation）、手术导航（navigator）、手术定位、手术操作训练，以及在实际手术过程中引导手术的新兴技术。

1）制订手术方案。通常每个外科医师都会于手术之前在自己的大脑中进行术前的手术模拟，以确定手术方案，然后再根据在大脑中形成的三维印象进行手术。但这种手术方案质量的高低，往往依赖于医师个体的外科临床经验与技能，并且整个手术组的每一位成员很难共享这种手术方案的构思信息。而采用计算机辅助图像数据代替外科医师进行手术方案的三维构思，可以更加合理、定量地制订手术方案，对选择最佳手术路径、减小手术损伤、减少对邻近组织损害、提高定位精度、执行复杂外科手术和提高手术成功率等都具有十分重要的意义。这是因为利用虚拟技术所取得的数据是从所有方位对身体进行扫描的结果，因此，不仅可以准确透视人体内部，对骨骼、血管、神经和病变组织进行虚拟浏览；还可以利用"虚拟器官"，在复杂的手术中，帮助医师模拟各种手术方案，定量或定性地分析和比较其疗效，选择最佳手术方案，预防手术后可能出现的并发症，甚至可根据专家系统的知识对若干年后的手术效果进行预测，并且其信息可供整个手术组成员共享。

2）进行手术模拟。在实际施行重大、复杂的手术之前，对手术过程和操作进行模拟，可以帮助手术医师预先判断不同手术入路、手术方案以及治疗方法对组织器官功能的影响和治疗后的效果，甚至可以突破传统手术的禁区，帮助开展以前不能做的高难度手术，或者不直接接触患者，通过计算机控制开展远程遥控手术，极大地拓展了外科手术的适应证范围。

目前，由于内镜、腔镜和关节镜的手术视角有限，操作缺少灵活性，不能进行内脏器官的透壁检查，医师与患者在物理空间上被隔开，从而影响了操作的准确性和柔软性。此外，目前尚缺少对可能引起微创手术区域脆弱组织的大出血、器官穿透等严重并发症进行直接、快速的控制手段。因此，目前其应用范围尚受到一些限制。而虚拟内镜、腔镜，关节镜可供使用者在虚拟环境中围绕某一解剖结构取任意角度进行观察、诊断，具有非侵入性、重复使用、动态病理分析、无检查死区等独特优点。因此，在使用传统的内镜、腔镜和关节镜进行检查或手术之前，如能先进行虚拟手术模拟，不仅有利于医师对病变组织周围的三维结构进行实时观察和跟踪，还可大大方便手术操作，避免使用传统方法可能带来的危险。

3）手术导航和机器人辅助手术。近年来，在虚拟技术和计算机技术基础上发展起来的影像导航系统、图像引导手术（image guided surgery，IGS）和机器人辅助手术系统，在手术中可以引导术者对病变进行精确定位，可以滤过手术者的手指颤动和对运动器官进行移动追踪；并且可以替代手术者进行实际操作，使外科医师从繁重的体力和脑力劳动中解放出来，在大大提高手术安全性的同时，创造出高质量、高精度的手术。例如，Amiot等采用手术导航系统辅助置入 $T_2 \sim S_1$ 椎弓根钉，准确固定者达 95％（294/278），明显优于采用传统方法的 85％（461/544），并且可以大大减少神经根的损伤。Gunkel 等在颞骨手术中使用了导航系统，成功地进行了乳突根治术、中耳胆脂瘤切除术、侧颅窝肿瘤切除术。应用于人工关节置换的 Robodoc 机器人系统已获美国 FDA 批准应用于临床。该系统可在术前通过软件 Orthodoc 建立相应尺寸和形状的假体模型，并与基于 CT 图像建立起的患者髋部三维虚拟模型进行匹配，在利用 Robodoc 手术时通过计算机控制对股骨断面的切割，并调整假体的位置和方向，可以纠正一些潜在的人为错误，提高股骨与假体吻合的精确程度，防止术中发生股骨骨折。因此，利用虚拟技术、机器人辅助导航和手术系统可以实现手术模拟与导航，以较小的创伤获得较高的手术成功率，比单纯外科医师实施的手术更为轻松和准确，具有良好的发展前景。

4）便捷技能培训。外科学，尤其是显微外科、微创外科的发展突飞猛进，要求临床医师不断更新知识结构和操作技能。而传统的外科手术训练方法是在临床实践中学习，可能是以患者的鲜血甚至是生命作为代价。计算机虚拟现实系统为培训手术医师提供了理想的平台。利用计算机辅助外科技术，医师可在虚拟系统上观察专家的手术过程，也可自己操作和重复练习，使手术培训的时间大为缩短。实时外科手术模拟器（virtual reality surgical simulator）能为操作者提供极具真实感和临场感的训练环境。它可使受训者观察高分辨率的三维人体图像，使术者操作的感觉就像在人体上真实手术一样。触觉工作台能模拟触觉，手术者会感觉到并且可看到虚拟的对象，在"手术"期间，通过对切口的压力与角度、组织损害及其他指标的准确性测定，可监测受训者手术操作技术的进步，进行手术练习的评价。在虚拟环境中进行手术，不会发生严重的意外，能够提高医师的协作能力。这项技术的推广将使手术操作训练产生一场革命。

**6. 外科学从单纯重视实践向理论与实践相结合的道路发展**

（1）提倡循证外科学的理由：现代外科许多疾病在治疗手段上仍存在分歧，例如肿瘤的淋巴结清扫问题，门脉高压的断流和分流问题，胰腺炎的手术问题等。此外，采用外科学领域善用的传统病案报告、回顾性病例参照研究已被证明不能充分适应和反馈不同患者之间病情的千变万化，以及外科学诊断和治疗领域日新月异的飞速发展。即使采用现代外科学的前瞻性随机性研究的经验结果来指导临床工作也是有局限性的，原因在于其通常样本量较少，主观性较强，人为因素导致的系统误差较大，试验设计缺乏严格性，统计学处理不规范。因此，外科医师再也不能单靠其个人的点滴经验了。

作为21世纪临床医学新思维的循证医学（evidence based medicine，EBM）则有望解决这些问题。EBM的基本原则是要求临床医务工作者在进行医疗决策时应该建立在新近取得的最佳临床科学研究证据基础上，为医治对象提供最佳的医疗方案。EBM的核心是遵循证据，其中大样本的随机对照试验（randomized control trail，RCT）和基于RCT的系统评价（systemic review，SR）的结果被认为是最高质量的证据，而基于专家和基础研究的证据级别最低。

（2）外科学领域运用循证医学指导临床实践的例证：冠心病是导致西方国家患者死亡的主要原因，在我国其发病率亦呈明显上升趋势。冠状动脉旁路移植术（coronary artery bypass grafting，CABG），即通常被称为"冠状动脉搭桥术"被公认为是治疗严重冠心病最有效的方法之一，已在全球范围内挽救了数十万名患者的生命。但在体外循环条件下施行CABG有可能出现神经损伤以及认知功能损害等。通常认为手术中体外循环的温度可能与这些不良后果有关，低温可作为神经保护措施。Rees等评价了CABG术中低温对减轻神经损害和继发的认知缺陷方面的作用。通过对相关RCT进行综合分析发现，与常温相比，低温对于临床结果并无明显优势。低温虽然与降低脑卒中（中风）的发生率有关，但由于其有增加围术期死亡率和心肌损伤的风险（与中风无关），因而其优点被抵消。

施行人工心脏瓣膜置换（尤其是机械瓣）的患者发生瓣膜血栓和动脉血栓栓塞的风险较高。多数研究认为，应用抗凝剂或抗凝剂加抗血小板药物可以降低这种风险。也有报道认为后一措施更为有效。然而一项纳入11个RCT（2 428名患者的系统评价）发现：与单用抗凝剂相比，抗凝剂加抗血小板药物，如双嘧达莫（潘生丁）或小剂量阿司匹林可以降低安置人工心脏瓣膜患者全身栓塞或死亡的风险，但增加了大出血的风险，故该疗法仅适于应用机械瓣、生物瓣、心房颤动或出现过血栓栓塞的高风险患者。小剂量阿司匹林（100 mg/d）与大剂量阿司匹林和双嘧达莫相比，其有效性与安全性相似。

鉴于EBM应用于外科尚属起步阶段，还远远不能满足外科学临床实践的需要。这就需要有余力的外科医师在临床实践中要善于运用循证思维，针对具体的外科临床问题，广泛收集相关方面的研究资料、成果进行系统评价，并结合专业知识，得出真实、可靠的结论，用于指导临床实践，获得最佳疗效。并最终实现将外科学临床实践由经验医学向循证医学的转变。

（3）目前外科开展循证医学所存在的困难：循证医学源于强烈的临床医学及伦理学共同发展的需要，虽然它可以更新临床医师的知识，改善医患间的交流和有效地利用资源。但由于临床决策过程的复杂性，医疗决策的制定涉及广泛的知识系统：科学证据、个人经验与偏见、伦理价值观、经济和政治状况以及哲学原则（如对公平、公正的关注）等，要将这些因素综合在一起做出最终决定绝非易事。即使存在着可靠证据也并不一定能做出最好的决定。此外，在外科学领域还存在着诸多影响循证医学开展和最佳应用的障碍。

循证医学是一个人性化的医学实践过程，它"以患者为中心"，注重治疗的有效性。但临床试验的结果是通过群体做出的，代表的是该群体的平均水平，即使受试群体中某些患者的改善程度显著高于平均水平，但也不能代表对少数患者就是没有害处的。如果草率地将试验结果应用于非试验群体的治疗，即使平均好处比害处多，也并不意味着某些患者受到的损害就比较少。

综上所述，循证医学虽然较传统经验主义具有众多的优越性，但其并不能完全取代外科医师的临床经验，而是应该通过使两者有机结合来指导临床工作。因此，作为一名合格的现代外科医师除应具备丰富的临床实践经验外，还应具有利用最佳临床科学研究证据来指导临床实际工作的能力与素质。现代外科医师在医疗活动中切忌单一的依靠临床经验或者死搬硬套文献结论，而应该是善于运用循证医学的思维方法并结合临床经验，既注重普遍原理，也要强调个体化差异，制定最佳的治疗手段，使患者获得最好的治疗效果。

**思考题**

1. 外科哪一门专业或哪一种技术最吸引你？
2. 成为一名优秀的外科医师需要迎接哪些挑战？

（卢一平）

# 第四节　妇产科学概论

## 一、妇产科学的定义和主要内容

妇产科学是专门研究妇女特有的生理和病理的一门学科。

妇产科学专门研究女性一生中不同时期生殖系统的生理和病理变化，是医学中具有特殊性的一门学科。研究对象主要从青春期跨越了整个生育期，直至绝经后期的妇女。一般分为产科学和妇科学两大部分。随着学科的发展，目前已衍生出许多亚专业。

### （一）产科学

产科学（obstetrics）是一门关系到妇女妊娠、分娩、产褥全过程，并对该过程中所发生的一切生理、心理、病理改变进行诊断、处理的医学科学。产科学可进一步细分为普通产科学和母胎医学。

（1）普通产科学（general obstetrics）：主要对妊娠生理、正常分娩和产褥生理进行研究，提供产前、产时和产后保健。对于多数妇女，怀孕、生产是一个生理过程，因此普通产科学涵盖了产科临床的最基本要求。

（2）母胎医学（maternal fetal medicine）：又称围生医学（perinatology），是近年来西方医学对现代产科学的新定义，是研究从孕前至分娩后一切影响母亲和/或胎儿健康因素的学科。其主要内容是提供对高危妊娠母亲的专业化管理，对各种胎儿并发症的预防和处理，以及产前诊断和咨询。母胎医学实际上是病理产科学与胎儿医学的结合，是将旧的以母亲为中心的产科学体系，发展为包括基础学科与临床多学科有机结合并密切协作的母胎统一管理体系。

## （二）妇科学

妇科学（gynecology）是一门研究妇女非妊娠期生殖系统的一切病理改变并对其进行诊断、处理的医学科学。妇科学可进一步细分为普通妇科学、妇科肿瘤学、女性生殖内分泌学及不孕症、计划生育。

（1）普通妇科学（general gynecology）：主要诊治女性生殖器炎症、女性生殖器畸形、盆腔疼痛、盆底疾病、子宫内膜异位症及其他有关生殖器的疾病。近年来从中又分出妇科泌尿学、女性盆底重建外科及妇科感染性疾病等亚专业。

（2）妇科肿瘤学（gynecologic oncology）：研究女性生殖器良性和恶性肿瘤的病因、预防、诊断及处理的学科。

（3）女性生殖内分泌学及不孕症（reproductive endocrinology and infertility）：研究月经生理和病理以及早期胚胎形成的生理，诊断、治疗各种内分泌异常疾病及生殖异常疾病，包括月经紊乱、闭经、绝经、排卵异常、不孕症、流产等。

（4）计划生育（family planning）：主要研究各种避孕措施、避孕原理及其临床应用，以及各种计划生育手术的适应证、禁忌证和并发症的防治。

## （三）妇女保健学

妇女保健学（female health care）：是在妇产科学基础上，根据女性生殖生理的特征，以保健为中心，群体为对象，研究女性一生各个时期的生理、心理、病理、适应社会能力的保健。妇女保健包括：①女童保健；②青春期保健；③围婚期保健；④围生期保健；⑤节育保健；⑥职业妇女保健和劳动保护；⑦妇女常见病防治；⑧围绝经期保健和老年保健等。

## 二、妇产科学的发展简史及重大进展

"生老病死"是人一生的概括，其中以生为首要。据记载，产科可能是医学中一门最古老的学科。祖国医学现存最古的一部医书——《黄帝内经》即详述了女子发育、衰老、妊娠过程及妊娠诊断方法、用药治疗原则等。公元 8 世纪中叶，昝殷著《产宝》更是产科第一部专著，自此妇产科学与内科分立。希波克拉底（Hippocrates）也对一些妇科疾病做了详细的观察和记载。西方文艺复兴时期，医学方面有了显著的飞跃，逐步形成了解剖学科。随后子宫、卵巢和输卵管的构造和生理变化被描述。在此期间，也开始了各种妇科手术，发现了母亲和胎儿血液循环的关系，提出了产科无菌手术和无菌接生概念等。这些都为近代妇产科学奠定了基础。从 1916—1924 年 Hendrick van Roonhyze 所著的《现代妇产科学》开始，妇产科学成为一门专业学科。在第二次世界大战结束后，随着医学基础学科如胚胎学、细胞病理学、内分泌学、细菌免疫学等专科学科的发展，以及许多检测新技术和激素、抗菌药物的发明和应用，终于使妇产科学成为现代医学中内、外、妇、儿四大临床医学学科之一。

在妇产科学发展的历史中，有以下几个重要的里程碑：

### （一）分娩方式的演变

怀胎十月，一朝分娩。但是，中国有句俗话："生儿如进鬼门关。"短短的几个字就表达出了母亲所经历的痛苦与危险。

"I will increase your troubles in pregnancy and pain in giving birth."

——《旧约·创世纪》中记载，上帝惩罚夏娃偷吃"禁果"，增加了她怀孕的烦恼和分娩的痛苦。

#### 1. 从家中分娩到住院分娩，回归家庭化分娩

旧时延续了几千年由无医学知识的妇女接生，在家中分娩的传统习惯，这些"助产人员"从来没有受过教育，更没有受过专业训练，所用的器械全是居家用品，而且不消毒，所以产妇和婴儿的死亡率都比较高。现代医学提倡住院分娩，产妇分娩时，一般由经过正规训练的产科医师或助产士在场做医疗辅助；在必要时使用镇静剂、催产药，或者施行产科手术；产妇一般在隔离的接生室中分娩，这对减少产妇和婴儿感染的机会有一定的作用。但是，这种常规容易使产妇觉得孤立无援。研究表明，产妇分娩时如果有丈夫在旁边鼓励，对顺利分娩有积极的意义。因此，在20世纪70年代以来，欧美一些国家提倡以家庭为中心的生产方式，即提倡主要以自然的方式分娩；一体化的产房给产妇提供像家一样的环境，待产、分娩、产后观察和新生儿护理都在同一个房间；鼓励产妇的伴侣积极参与到待产、分娩、产后护理的全过程中去。有些国家还鼓励产妇在家里分娩，如果发生紧急情况，急救车能随时赶到。荷兰的医疗机构就发展出一套紧急救助系统，当产妇出现危急情况时能立即赶到，该国的产妇在家里分娩非常普遍。

#### 2. 分娩体位的选择

产妇的分娩习俗也因不同的社会文化而异，并随着历史的发展而发生变化。在17世纪以前，世界各国的产妇们大多采用蹲、坐、立等垂直体位分娩。这些体位分娩可借助地心吸引力减轻产妇的体力消耗，使胎儿容易娩出。为了协助产妇分娩，人们还发明了分娩椅。例如，我国瑶族的妇女过去一般都是站在床边，采用立姿分娩。目前常用的产妇仰卧在床上，两脚放在蹬上的分娩方式最早出现于法国。据说，路易十四国王为了亲眼目睹自己的孩子出生，命令他的妻子仰卧着分娩。后来，这种分娩方式便逐渐传播开去，成为正规医院的常规分娩姿势。产妇以这种姿势分娩使得助产士的接生较容易操作。但从解剖学的观点，仰卧位不符合人体的结构，因此，现在一些国家的医院允许产妇采用自己觉得舒适的姿势，如跪、蹲和站立等姿势分娩，还允许产妇在水中分娩。

经过几千年的演变，大众及医学专家对分娩方式（包括地点、体位）的认同又回到了最初的自然状态。不同的是，在现代医学的帮助下，母婴的安全性得到了极大的提高。

#### 3. 剖宫产术

据传说因为首例剖宫分娩是为古罗马大帝恺撒（Caesar）妻子所做，因而以此命名为

"cesarean section"（旧译为"帝王切开术"）。古罗马王朝曾规定孕妇死后未经剖宫取出胎儿禁止入葬，所以剖宫取胎术最初施术于孕妇尸体。自16世纪初剖宫产开始施用于活孕妇，但当时剖宫产术不缝合子宫之切口，仅依赖子宫肌肉之自然收缩力止血，产妇死亡率很高，死亡原因主要是出血和感染。1892年Swan在我国广东省施行了第一例剖宫产，但产妇因感染死亡。1882年Sanger发表缝合子宫必要性的报告，他首创了子宫底纵切口剖宫产术（即古典式剖宫产术），将子宫切口精细缝合减少出血，促进了伤口愈合，并保留子宫。自施用此种手术后剖宫产死亡率大减，波动于$50\%\sim85\%$。此后，经过近100年的变迁，1912年Kronig开创了现代广泛应用的子宫下段剖宫产术。

剖宫产术的诞生是现代医学带给广大妇女的福音。在现代产科临床上，剖宫产已成为解决难产的重要手段之一。它明显地降低了孕产妇和围生儿死亡率。随着产科操作水平、监护手段的提高及现代麻醉技术的完善，剖宫产术已具有较高的安全性，使之成为人群中发生率最高的大中型手术。但任何技术都具有双重性，目前全球范围内剖宫产率逐年升高，而中国的剖宫产率在世界范围内是最高的，其中社会因素占据了一定的比率。由此造成产后并发症及再次妊娠并发症的增加，危害妇女的健康。

### （二）围生医学的诞生及发展

1974年，诞生了作为妇产科学分支的围生医学。但早在20世纪五六十年代，现代医学的迅猛发展已孕育了这一新兴的学科。医学超声学的进步为产科医师打开了一扇观察胎儿行为和发育的窗口。产前诊断技术（如羊膜腔穿刺术、绒毛活检、胎儿血取样等），结合细胞遗传学及分子生物学技术，使早期诊断各种胎儿异常成为可能。胎儿监护技术极大程度地帮助产科医师监测妊娠晚期及分娩期胎儿的宫内状况。将穿刺针安全置入宫腔内的技术以及各种新设备的应用拓宽了产前诊断的手段，并使宫内治疗成为可能。20世纪70年代初，胎儿已成为拥有自己权力的"患者"。此后围生医学专家的职责除了治疗孕期母体的内、外科合并症外，还致力于为各种胎儿并发症提供诊断及治疗，以及出生后的监护和处理。1974年美国妇产科委员会开始颁发围生医学职业许可证，1977年美国成立围生医学产科医师协会（现更名为母胎医学协会）。

### （三）产前诊断技术的发展

每年全球有约790万名儿童出生时患有严重的遗传性或非遗传性因素相关的出生缺陷，占出生儿童总数的$6\%$。中国是世界上出生缺陷率最高的国家之一，我国每年有30万~40万名婴儿出生时可发现患有严重的、肉眼可见的出生缺陷，其中占第一位的是神经管缺陷，有8万~10万，给家庭和社会增加了很大负担。产前诊断（prenatal diagnosis）是一个迅速发展，技术不断完善的新领域，是围生医学的重要组成部分。随着医学遗传学的发展和各种新技术的出现，目前通过产前一些特殊的检查，即可在妊娠早期或中期明确诊断，及时终止妊娠，以减少这些疾病儿的出生，提高出生人口的素质。

Tjio和Levan在1956年首次确定了人类染色体核型，Steele和Breg于20世纪60年代中期首次报道了羊膜腔穿刺结果，1972年作为主要的产前诊断影像学技术——超声检查才被用来诊断胎儿畸形。近十年产前诊断技术得到了迅猛的发展，有关人类胎儿解剖和代谢状态的知识也迅速增长。现代分子生物技术的进展（如PCR、荧光原位杂交、基因芯片等）以及非侵入性产前诊断技术的发展（如高分辨率超声波转换器的应用、母血中胎儿游离细胞或游离DNA的获取等）极大地提高了产前诊断的质量，甚至达到了种植前遗传学诊断水平。但对待胚胎和胚胎前期的研究有不同的观点，由现代技术设计婴儿引起的道德问题遭到了激烈的争论。

### （四）女性生殖内分泌学的进展

女性内分泌学（female endocrinology）始于对月经病的治疗。随着生化、生理、神经内分泌、免疫学等的发展，先后发现了女性激素和促性腺激素。从而开始了机制的研究，逐步明确了大脑皮质－下丘脑－垂体－性腺－靶器官为轴心的体内，系列神经内分泌周期性变化和互为调控的作用，为促进妇科内分泌学的发展，打下了良好的基础。许多新技术（放射免疫、酶联免疫测定，内镜检查，超声、CT、磁共振等检查，染色体分析、免疫抗体检查、PCR 等）广泛应用于临床，许多新药的相继问世［如氯米芬、溴隐亭、促性腺激素释放激素（GnRH）及其长效增效剂（GnRHa）、FSH、GH、米非司酮等］使女性月经和生殖功能失调的临床诊治效果大为改观。这一系列的进展，不仅使女性内分泌学发展成为妇产科中一门专科学科，也促进了计划生育、产科学以及生殖医学的发展。由于研究内容扩展至生殖医学，故改名为"女性生殖内分泌学（reproductive endocrinology）"。

### （五）辅助生育技术的成果

20 世纪 80 年代末期 WHO 的调查结果发现，发达国家有 5%～8% 的夫妇受到不孕症的影响，发展中国家一些地区不孕症的患病率可高达 30%，我国的统计为 6%～10%。全世界的不孕患者人数为 8 000 万～1.1 亿。由于学习及就业的压力使生育年龄有所提高，以及性传播疾病的增加、环境污染的加重，不孕症的发病率有上升的趋势。长期以来，不孕症的治疗以将精子在排卵期直接注入宫腔的人工授精为主。随着人类辅助生殖技术的发展，可在试管液体培养基中使卵子体外受精（intro-vitro fertilization，IVF），受精卵发育至一定程度后再移植至宫腔（embryo transfer，ET）使胚胎发育成熟。这样所生的孩子称为"试管婴儿（tube baby）"。自 1978 年世界第一例试管婴儿布朗·路易丝（Louies Brown）在英国诞生后，体外受精－胚胎移植（IVF－ET）技术在世界范围内迅速发展。我国第一例试管婴儿于 1988 年在北京获得成功。助孕技术的开发，解决了许多不孕夫妇的问题，保证了家庭幸福（全世界通过助孕技术怀孕生育的产妇已有数万名）。更重要的是，它促进了生殖生理的发展，同时也为将来基因治疗各种遗传性疾病打下了良好的基础。试管婴儿之父也因此获得了 2010 年诺贝尔医学奖。但辅助生育技术（assisted reproduction technique）也带来了一些伦理学的争论，"试管婴儿"增加了多胎妊娠、早产、低出生体重儿等的发生率。而有关助孕技术是否增加新生儿出生缺陷还存在争议。

辅助生育技术（assisted reproduction technique，ART）的发展经历了第一代试管婴儿技术（in vitro fertilization pre-embryo transfer，IVF－ET），解决因女性因素引致的不孕问题；第二代试管婴儿技术（单精子胞浆内显微注射，ICSI），解决因男性因素引致的不育问题；而第三代试管婴儿进一步提高到优生优育的植入前遗传学诊断技术，它从生物遗传学的角度，帮助人类选择生育最健康的后代。

20 世纪 90 年代有两项重大生物技术突破与试管婴儿技术有关。一项是 1997 年 2 月，英国科学家维尔穆特实现了体细胞克隆，制造出克隆羊多莉。这一成就意味着，一个新生命的诞生不用雄性的生殖细胞（精子）就可以完成。这一进展一经报道，即引发了激烈争论。另一项引起广泛争议的技术突破是，1998 年，美国威斯康星大学的汤姆森研究小组成功地获得了5株人胚胎干细胞系，他们可以在体外培养的条件下持续生长（永生化），并保持不分化状态（全能性）。上述两项技术的结合，使得以下事情成为可能：既不要特定的女性卵细胞，也不要男性的精细胞，就可以制造新生命。这无疑对生命伦理观提出了前所未有的挑战。

### （六）植入前遗传学诊断技术的出现

植入前遗传学诊断（preimplantation genetic diagnosis，PGD）是指通过体外受精获得的胚胎在送入母体宫腔前取1个或几个胚胎细胞进行遗传学分析。据估计，人群中有1/5到1/4的人患某种遗传病，平均每人携带5个或6个致病基因。这将对未来的人类造成巨大的遗传负荷（genetic load）。因此，PGD技术的产生与完善使试管婴儿技术不再局限于治疗不孕症，它在阻断遗传病传播、降低人类遗传负荷上都具有重要意义。PGD在20世纪80年代末期开始应用于临床，1990年世界首例采用PGD技术的试管婴儿诞生。2000年我国成功分娩了因α海洋性贫血及血友病行PGD的两例试管婴儿。随后，PGD一直在辅助生育技术和临床优生学中占有重要的一席之地，为控制遗传病患儿的出生、降低遗传病率及探讨出生缺陷等的发病机制提供了新的途径。但这项技术的应用与发展中也存在一系列伦理、法律和社会学问题，如人类性别的选择和HLA配型等。

### （七）妇科肿瘤学的创造性成就

妇科肿瘤的诊断和治疗是妇产科领域最富成效的研究领域。特别是进入20世纪90年代之后，妇科肿瘤的临床诊治已越来越趋于系统化与规范化。

**1. 妇科肿瘤的筛查及早期诊断**

自Papanicolou（1943年）发明阴道细胞涂片特殊染色后，为大面积宫颈癌普查提供了一个可行的方法，成为一门妇产科新兴的学科——阴道细胞学。最早发现的孕妇血液或尿液标本中存在的绒毛促性腺激素（HCG），不仅有利于早孕的诊断，还可应用于绒毛膜癌的诊断和指导治疗，取得了良好的效果，成为一种肿瘤的标志物。CEA、CA-125和α-FP等自然存在的某些肿瘤的标志物随后被发现。寻找特异性肿瘤标志物成为当前肿瘤学家一个关注的重点。作为筛查手段，血清CA-125检测和阴道超声检查（TVS）已经被广泛应用于所有大规模的卵巢癌筛查研究中。

**2. 妇科肿瘤的治疗**

早期宫颈癌的手术和/或放射治疗，在20世纪50年代已取得良好的效果。但最突出的成就是恶性滋养细胞肿瘤——绒毛膜癌（简称"绒癌"）首次使用化学药物治疗，取得了根治效果。这一成就，在恶性肿瘤治疗史上树立了第一个化疗成功的先例，改变了过去认为化疗只有缓解作用而无根治效果的旧观念。目前，多种治疗手段相结合，使妇科恶性肿瘤的生存率明显提高。综合治疗是未来肿瘤治疗的发展方向，免疫治疗和生物治疗均为综合治疗的重要组成部分。

**3. 妇科恶性肿瘤的预防**

2006年6月8日，美国食品药品管理局（FDA）正式批准美国默克公司生产的宫颈癌疫苗上市。测试的结果显示该疫苗可以有效地对抗两类主要的人乳头状病毒（HPV），大约70%的子宫颈癌病例都是由此类病毒引起的。此外，该疫苗还可以对抗导致生殖器疣类病变的病毒。此后女性只需接种该疫苗就可以免于这类疾病的困扰，宫颈癌将成为人类通过多种方法来全面预防和根除的第一个妇科恶性肿瘤。预计该疫苗的使用每年将挽救数千人的生命。

## （八）新技术的应用

### 1. 微创技术

到 2025 年，世界范围内大部分传统妇科手术将被宫腹腔镜手术取代。

以腹腔镜为代表的微创手术是现代妇科手术演变的一种必然趋势。随着科学技术的发展以及人们对"微创技术"的进一步认识，应用内镜技术诊断、治疗妇产科疾病已越来越普遍，并已成为许多疾病的首选治疗方法。妇产科常用内镜包括宫腔镜、输卵管镜、腹腔镜、阴道镜、胎儿镜以及羊膜镜。此技术的应用使传统的开放性、创伤大的诊疗手段转变为非开放性、创伤小的内镜诊疗手段，为广大妇产科疾病患者带来了福音。

宫腔镜的历史有近 120 年，而腹腔镜以 1989 年 Reich 首次进行腹腔镜下子宫切除为重要里程碑，之后发展迅猛。目前发达国家有将近 95％的妇科疾病使用宫腹腔镜技术进行诊断和治疗。例如，应用电视宫腔镜技术诊断多种宫腔内病变，或者应用电视宫腔镜电切技术治疗以往需要开腹手术方能完成的诸如纵隔子宫、子宫黏膜下肌瘤等疾病。而宫腔镜下子宫内膜切除手术的实施，使众多的对药物或刮宫等保守治疗无效的功能失调性子宫出血患者免于子宫切除。腹腔镜技术对许多盆腔内疾病除具有诊断作用外，尚能治疗异位妊娠、卵巢囊肿、输卵管积水、子宫内膜异位症以及浆膜下肌瘤等。同时随着新的手术设备、器械的完善，新的复杂手术不断开展，使得腹腔镜手术在妇科恶性肿瘤中的应用进一步深入。腹腔镜手术范围的扩大而并发症减少是总的趋势。

### 2. 介入技术在妇产科的应用

介入放射学经过近 40 年的发展，已广泛地应用于各种疾病的诊断和治疗，取得较好的临床效果。1979 年 Herston 首次将血管栓塞技术应用于产后出血治疗获得成功。20 世纪 90 年代法国学者应用介入栓塞技术治疗子宫肌瘤获得成功，从此血管介入放射学开始在妇产科领域得到应用。目前血管介入放射学主要用于妇科恶性肿瘤、妇科良性疾病及产后出血的治疗，尤其是后两者，保留了妇女的子宫，符合以人为本的伦理学观念。另外，非血管性介入技术在妇产科的应用包括：①输卵管异位妊娠的介入治疗；②输卵管堵塞绝育术；③盆腔病变的穿刺、引流及硬化治疗；④输卵管阻塞性不孕症的治疗；⑤羊膜腔内治疗羊水过少、宫内发育迟缓等产科疾病。随着数字减影血管造影术的应用以及介入器械的不断研制，介入治疗变得更为方便和安全有效。

## （九）计划生育技术进步

据推测全世界每天有 90 万人受孕，其中半数为非计划的，约 1/4 是完全非意愿的。1972 年 WHO 成立"人类生殖特别规划处"，专门负责组织国际范围内人类生殖和计划生育的研究、服务和技术指导工作。

避孕的历史发展非常奇特。在古代，妇女通过某些剧烈运动使精子能够排出。一位 2 世纪的希腊医师建议希腊妇女同房后反复跳跃 7 次以避孕。欧洲的妇女则采用"更可靠的方法"，医师鼓励她们半夜里来回推 4 次磨。经过几个世纪的发展，一些新的节育技术和药物相继问世，如短效和长效口服避孕药、皮下埋植缓释类固醇激素、各种类型的宫内节育器（包括含铜和含激素者）、输卵管和输精管结扎粘堵术、抗早孕药物以及房事后用药物等，均取得了一定的效果。

**1. 屏障避孕的发展**

4000年前古埃及人就用纸莎草、蜂蜜、碱和鳄鱼粪等制成栓剂，置于子宫颈口和阴道内进行避孕，目的是阻止精子与卵子"碰面"，开创了屏障避孕的先河。之后发展为现在使用的避孕套（condom）和各种宫内节育器（intro-uterine device，IUD）。

从公元前2 000多年开始，避孕套即已出现在人们生活中。1492年，哥伦布的水手们把梅毒从美洲带回了西班牙，一年后又传至欧洲。凭着爱情的翅膀，10年后这种病毒便征服了整个世界。对此，意大利帕多瓦大学的解剖学教授加布里瓦·法卢拜（1523—1562年）发明了一种用亚麻布套制成的避孕套。法卢拜声称这项发明的目的，是为了预防性病，其次是用来避孕。早期的避孕套大多是用亚麻布或羊肠制作的，进入19世纪后，逐渐为乳胶质避孕套替代。近20年来，性传播疾病猖獗，尤以艾滋病令人毛骨悚然。因而具有避孕和部分预防性传播疾病双重功能的避孕套得到世人的"青睐"，并有所发展，增添了不少新功能。如有的女性对精子会产生抗体，从而导致不孕。如果男方用一个时期的避孕套后，让女方体内的抗体逐渐消失，再脱去"外套"，就可能受孕得嗣。避孕套在这些人中，却成了"促孕套"。据报道，使用避孕套的夫妇，女方宫颈癌的发生率明显减少，其防癌作用已在医学界被肯定。这时的避孕套又成了"防癌套"。美国一些厂商又陆续推出含磺胺嘧啶银或碘剂，以及含其他抗生素的避孕套，借以抑制人类免疫缺陷病毒（HIV）、梅毒螺旋体、淋病奈瑟菌（淋球菌）和疱疹病毒。

IUD已有2 500多年的历史。以前，阿拉伯的骆驼队远征一次往往费时两年，中途还要停好几站让骆驼卸下货物。由于母骆驼负荷量大，耐力比较久，所以骆驼队商都喜欢用母骆驼。但怀了孕的母骆驼无论如何也不肯离开骆驼队，它们身上的货物只好转放到其他骆驼身上，这样就会带来很大的麻烦。有一天，一位不知名的阿拉伯天才忽然想到放一颗杏仁核在母骆驼的子宫里，这粒外来物有效地防止了怀孕。从此以后，每一头母骆驼（除用来繁种的）都各有一枚专用的杏仁核，这种方法成了骆驼最完美的避孕法。时至今日，骆驼队仍然用这种方法来保持队形完整。19世纪末控制生育的需求增加，各种类型的宫内节育器（包括含铜和含激素者）应运而生，这些节育器均取得了一定的效果。

**2. 避孕药物的发展历史**

*避孕药——一个改变世界的药物传奇。*

口服避孕药占现代避孕方式的14％。世界上许多妇女认为避孕药是最有效的、可逆的、使用方便的避孕方式。1921年，Ludwig Haberlandt（1885—1932年）证实了月经的存在和发生是由大脑和卵巢共同产生的性激素控制。基于这一原理变化，数十年后第一种抑制排卵（即避孕）药产生了。美国药剂师Russel Marker被认为是避孕药之父，20世纪30年代，他从一种被妇女用来减轻痛经的墨西哥植物的根提取出黄体酮，成为避孕药的一个里程碑。1960年，美国公司Searle推出了Enovid，是世界上最早一款获得批准上市的避孕药。之后的40年，避孕药的发展主要是在降低雌激素、孕激素的量以减少不良反应，同时发展新的孕激素制剂以提高安全性。目前避孕药的发展已经转入如何适合妇女个体需求，如改善出血模式、改善皮肤状况等。避孕药开始成为女性独立的一个标志，现代避孕方式使得女性完全能够控制生育。

*200位著名历史学家公认：避孕药的影响力甚至大于爱因斯坦的相对论和原子弹。*

**3. 抗早孕药物的出现**

20世纪80年代抗早孕药米非司酮（Ru-486）的问世，具有划时代的意义。20世纪90年代人们又发现用治疗胃溃疡的药物——米索前列醇（misoprostol）和前者合用，应用于终止早期妊娠效果更佳，完全流产率达95%，是目前应用最广泛的药物流产方法。这大大避免了器械性人工流产所导致的并发症。但药物流产仅为避孕失败的补救措施，也有其不足之处，不能作为主要的节育方法。古希腊人在几千年前就已经了解到"避孕"与"堕胎"的分别。而惭愧的是很多现代人并不知道如何预先避孕，只能事后堕胎。

妈妈给了我们足够的卵子，却只有一个子宫。

## 三、妇产科学的特点

（1）妇产科学是一个整体，不可分割。妇产科虽可以分成妇科学和产科学两大部分，但它们具有共同的基础，均面对妇女的特殊生理和病理，且两科的疾病多是互为因果关系。

（2）妇产科学和整体医学密切相关。妇产科虽是一门独立学科，但由于人的整体性，女性生殖器官只是整体的一部分，它虽有女性独特的生理和病理，但和其他器官或系统都有密切的相关性。

（3）妇产科学既是临床医学，又是预防医学。许多妇女疾病，通过预防措施可避免发生或减轻其对健康的损失。

（4）妇产科学不仅涉及个人健康也和人类繁衍、民族兴旺有极为重要的关系，因此该学科的每一个进步都会在人类历史上书写出新的篇章。

## 四、妇产科医师的职业要求

### （一）关注心理精神因素对疾病的影响

女性生殖系统功能受下丘脑－垂体－卵巢轴的直接控制，心理、社会因素及情绪因素容易影响此神经内分泌轴的功能，甚至导致病理改变。大量资料表明，女性心理发育不成熟、情绪不稳、性格内向、拘谨、固执、易感性社会心理因素等，可导致闭经、经前期紧张综合征、不孕、产后抑郁、围绝经期综合征等身心疾病的发生。因此，妇产科是应用医学心理学较多的学科之一。

### （二）多学科相关知识的融合

Today's Ob/Gyns are not supposed to be just surgeons and specialists but "women's healthcare physicians".

—— 摘自美国妇产科联盟（ACOG）会标

好的妇产科医师既是外科医师又是内科医师。妇产科学起源于外科学，但涉及内科学的许多知识。如女性生殖内分泌学的研究、临床诊疗技术均与内科内分泌学的发展密切相关；随着医学各学科的发展，各种疾病稳定状态的妇女都会有生育要求（如肝移植术后、心脏病矫形术后、SLE恢复期等），或妊娠期合并各种内外科疾病，这就要求产科医师不断迎接挑战，掌握相关学科的知识。

## （三）果敢、正确的判断力

妇产科工作头绪较多，特别是产科具有急诊科室的性质。需要医师在较短的时间内作出准确的诊断并及时处理。另外，与一般外科医师相比，妇产科医师的工作中常常面临更多的选择：输卵管修复术或输卵管切除术？卵巢肿瘤挖出术或卵巢切除术？子宫肌瘤剥除术或子宫切除术？腹腔镜手术或开腹手术？

## （四）吃苦耐劳的精神

俗话说，"金眼科，银外科，吃苦受累妇产科。"一句话道出了妇产科医师的艰辛与风险。一个好的妇产科医师要有奉献精神及吃苦耐劳的准备。但我们的工作不仅是承担着占人口 1/4 多妇女的健康，也关系到她们后代的健康及整个家庭的幸福。工作赋予妇产科医师的回报远远多于金钱！

"看着一个个新生命的坠地，这种欣喜不仅是产妇的，也是医生的。"

——摘自著名妇产科专家郎景和教授著《一个医生的哲学》

**思考题**

1. 妇产科医师和其他外科医师比较有何异同？
2. 如何保护未来母亲的子宫？

（邢爱耘）

# 第五节 儿科学概论

儿科学（pediatrics）是医学科学的一个特殊分支，其研究对象是处于不断变化中的人体，是研究从胎儿到青少年时期生长发育、身心健康和疾病防治的科学。

对于儿童期（childhood）的定义和儿科学服务的范围，不同的国家或地区有着不同的认识。中国香港、台湾地区为 15 岁，印度等国家为 12~13 岁，欧美国家儿科学的服务对象一般至 18 岁。WHO 曾经提出：儿科学的照顾对象为 18 岁以下的儿童，这一观念已逐渐被大多数国家所接受。目前我国也采用该年龄标准。

## 一、儿科学的范畴

儿科学是临床医学下属的一个二级学科。根据研究内容和工作特点可分为发育儿科学、预防儿科学和临床儿科学。

（1）发育儿科学（developmental pediatrics）：主要研究儿童正常体格与心理行为发育的规律及其影响因素，认识和干预异常，促进儿童身心健康发展。

（2）预防儿科学（preventive pediatrics）：主要研究各种器质性、心理性疾病的预防，是儿科学与预防医学的交叉学科。

（3）临床儿科学（clinical pediatrics）：主要研究各种疾病的临床诊断、治疗，降低疾病死亡率，改善疾病预后。随着研究的不断深入和细化，又派生出新生儿、呼吸、消化、心血管、血液、神经、肾脏（泌尿系统）、内分泌、感染、急救、儿童保健等专业分支。

近年来，因某些特殊年龄阶段医疗保健的需要，催生了以年龄划分为特征的三级学科，如胎儿医学（fetal medicine）、围生医学（perinatology）、新生儿学（neonatology）和青春期医学（adolescent medicine）。

医学科学的迅速发展越来越依赖不同学科之间的交叉与融合。多科协作是儿科学的必然发展趋势。社会学、教育学、心理学、护理学、流行病学、循证医学、遗传学、免疫学、分子生物学、营养学、内科学、外科学及统计学等学科的发展也促进其与儿科学的进一步交叉和渗透，不仅有力地促进了儿科学的进步，同时还将给儿科学带来巨大变革。

## 二、儿科学的历史

尽管早在希波克拉底时代（公元前400年前）就有关于幼儿头颅血肿、脑积水、寄生虫、腹泻、哮喘和腮腺炎等疾病的描述，但儿科真正成为一门学科至今仅有200多年的历史。早期的关于儿童的研究都包含在内科或产科的范围。随着医学的发展，人们逐渐意识到儿童时期与成人在健康需求、生长发育以及疾病的病理生理、临床经过、治疗和预后等诸多方面存在差异。最早在法国和德国出现了儿科专业的医护人员。1802年，世界上第一家儿童医院在巴黎落成。它拥有300张床位，为2岁到13岁儿童提供医疗服务。被誉为现代儿科学的摇篮，吸引了世界各地有志于儿科专业的学者。此后，俄国、德国相继开设了儿童医院，从此结束了儿科患儿由产科和内科医师诊治的历史，儿科学由此迈出了向独立学科发展的第一步。1883年，在德国成立的"婴幼儿治疗学协会（Society for Infant Therapeutics）"是最早的儿科专业协会。1896年，美国人Holt出版了第一部较为完整的西方儿科学教科书——《儿科学》。

从19世纪到20世纪末，西方的儿科学针对危害儿童的两大病因——传染病和营养不良进行了卓有成效的研究和积极的预防治疗，使多种儿童常见传染病的发病率逐渐下降，婴儿死亡率逐年降低。20世纪开始，儿科工作者将目光转向营养性疾病及感染并发的营养问题，在能量供给、维生素、蛋白质、矿物质、水电解质平衡等方面进行了深入研究。1915年美国的Gerstenberger和Ruh成功地推出了"G-R"奶，这是第一种模拟母乳的配方奶粉，同时也公布了其配方。在儿童诊疗医院进行了大量的临床试验后，于1918年"G-R"奶被重新命名为SMA（synthetic milk adapted，适用合成奶），并作为非母乳喂养婴儿的喂养替代品，拯救了大量儿童的生命。随后，陆续推出了满足不同临床需要的配方奶、营养强化剂和适合特殊疾病状态下的完全肠外营养（TPN）制剂，保障了特殊儿童的营养要求，大大降低了营养不良的发生率，减少了疾病时由于营养紊乱所导致的死亡。

我国传统的儿科医学历史悠久，远在战国时代（公元前五世纪）名医扁鹊即有小儿医之称。东汉巢元方的《诸病源候论》，孙思邈的《千金方》中也有关于儿科病的记载。唐朝的太医署设立了"少小科"，这是第一次对中医儿科学的明确记载。宋朝钱乙所著《小儿药证直诀》不仅是我国现存最早的第一部系统完整的儿科专著，也是世界上最早的儿科专著。它第一次系统地总结了对小儿的辨证施治法。钱乙还创立了我国最早的儿科病历。由于其突出的贡献，钱乙被后人尊称为"儿科之圣"。

西医儿科学，随着教会传入我国并从20世纪30年代开始逐渐为国人所重视。1942年，诸福棠教授创建了我国首家儿童医院——北平私立儿童医院。并于1952年捐献给国家，是现在北京儿童医院的前身。1943年，由诸福棠教授主持编写的国内第一部大型儿科学参考书《实用儿科学》出版。这部书多次再版，至今仍是我国儿科学界公认的第一参考书。诸福棠教授在我国儿科学发展史上成就卓越，被誉为我国现代儿科学的奠基人。

新中国成立后，逐步建立并完善了符合国情的儿科卫生服务体系和遍布于城乡的三级医疗保健网，为有效开展儿童保健工作提供了重要保障。特别是农村三级医疗保健网的建立和农村基层保健人员培养，对提高农村儿童的健康水平起到了卓有成效的作用。通过推广新法接生，大大降低了孕产妇和新生儿死亡率。广泛开展了各种形式的健康教育，使家长掌握育儿知识，采取各种措施促进儿童健康成长。在全国范围内推广计划免疫，此举大大降低了结核病、脊髓灰质炎、百日咳、白喉、破伤风和麻疹的发病率，使严重威胁生命的感染性疾病得到了有效的控制和治疗。20世纪80年代初卫生部制定了儿童四病（佝偻病、营养性缺铁性贫血、肺炎、婴儿腹泻）的防治方案；20世纪90年代制定了全国儿童呼吸道感染和腹泻控制规划。通过推广适宜技术、逐级培训、健康教育、管理监测等综合性措施，有效控制了这两种疾病对儿童健康造成的威胁。

进入20世纪90年代，妇女儿童问题日益受到国际社会的普遍重视。"儿童优先"、"母亲安全"已成为维护人类健康发展的行动准则。1990年9月，在纽约召开了首届世界儿童问题首脑会议。会上通过了"儿童生存保护和发展世界宣言"和"执行90年代儿童生存、保护和发展世界宣言行动计划"。我国政府也先后制定了"九十年代中国儿童发展规划纲要"、"中国儿童发展纲要"和"中华人民共和国母婴保健法实施办法"，以法律的形式保障了母婴保健工作的实施。儿科学的进步不仅关乎于医学的发展，同时与社会、国家的发展息息相关。儿科学的任务也已经从单纯降低儿童发病率和死亡率向着保障儿童健康，提高生命质量的远大目标迈进。

### 三、儿科学的特点

儿童占总人口的1/3，儿童的身心健康直接关系到人类的未来。国际上通常将婴儿死亡率、孕产妇死亡率和人均期望寿命作为评价一个国家政治、经济、卫生和文化教育的综合指标。

婴儿死亡率（infant mortality rate，IMR）是指婴儿出生后第一周岁以内的死亡率，即未满周岁前死亡数与活产婴儿数的比率。一般以年度为时间计算单位，以千分数表示。婴儿死亡率的计算公式为

$$婴儿死亡率 = \frac{D_0}{B} \times 1000‰$$

式中，$D_0$ 为本年内不满周岁死亡人数，$B$ 为同年出生人数。

婴儿期，由于机体功能发育尚未成熟，且对外界环境的适应能力较差，容易患病死亡。因此，IMR是反映居民健康水平、社会经济及卫生服务水平，特别是妇幼卫生服务质量的敏感性指标。不同国家和地区婴儿死亡率不同。发达国家已低于20‰，有时甚至降到10‰以下，而许多发展中国家仍在100‰以上。

我国在新中国成立前婴儿死亡率很高。据1928—1933年全国101个地区的调查资料显示，婴儿死亡率平均为156‰。新中国建立后，随着社会经济和文化水平的逐步提高，医疗卫生条件得到极大改善，婴儿死亡率也显著降低。婴儿死亡率逐渐下降到1980年的42.76‰，到1995年的36.40‰。1950—1980年中国婴儿死亡率的年平均下降速度为5%

以上，此下降速度既快于同期发展中国家平均婴儿死亡率下降速度（2.5%），也快于发达国家年平均下降速度（4.6%）。20世纪90年代以来，中国的婴儿死亡率的年平均下降速度为6.50%。目前，没有一个年平均收入和中国相近的国家能达到如此水平。我国幅员辽阔，各地区经济发展水平和卫生状况差异较大，体现在婴儿死亡率上，有的城市接近发达国家水平，而有的地区仍然较高。

随着医学科学的不断发展，预防工作的深入以及人们生活水平和健康意识的提高，儿童的疾病谱也已经发生了显著变化。尽管目前威胁儿童的主要健康问题仍在感染性疾病和营养性疾病方面，但我们有理由相信，生物－社会－心理医学模式的转变以及生物医学的进展，都将对儿童疾病乃至儿科学的发展产生深远的影响。

预防为主也是儿科学的特点之一，疾病的预防在儿科学中占有举足轻重的地位。其中计划免疫是预防工作的重点。先天性遗传疾病的筛查是另一个重点。先天性遗传疾病包括许多种疾病，尽管其中单一病种的发生率较低，但群体患病率高，常引起新生儿死亡，存活者多遗留神经系统后遗症，如智力障碍等，严重影响人口质量，因此早诊断、早治疗尤为重要。根据国家"母婴保健法"规定，目前已对先天性甲状腺功能减低症、苯丙酮尿症展开新生儿期筛查。有的国家和地区筛查的范围更大。

## 四、儿科学的现状

（1）新技术的推广使儿科疾病的治疗手段更加丰富和多样，使某些疾病的预后大为改观。

1）机械通气：呼吸机机械通气治疗是开展对儿童危重症救治的关键技术和必要手段。自20世纪50年代，机械通气技术逐渐应用于临床以来，明显提高了儿科呼吸衰竭抢救的成功率，同时也使早产儿的存活率大大提高。

2）造血干细胞移植：包括骨髓移植、外周血造血干细胞移植和脐带血造血干细胞移植三种，是能达到根治恶性肿瘤疾病（如白血病），以及重建血液系统和免疫功能的有效治疗手段。在儿科中主要用于以下疾病的治疗：再生障碍性贫血、白血病、血红蛋白病、实体瘤、先天性免疫缺陷病等。

3）静脉营养：当儿童由于疾病或其他原因不能耐受经肠道营养时，由静脉输入人体所需的各种营养素以满足机体代谢和生长发育的需要，即为静脉营养，又称为全肠道外营养（total parenteral nutrition，TPN）。根据输入途径分为周围静脉TPN和中心静脉TPN。1968年，美国Stanley Dudrick等首次报道采用中心静脉TPN成功救治1名先天性肠闭锁儿童。多年的临床实践证明，静脉营养对提高危重患儿的救治成功率、提高早产儿和低出生体重儿的存活率、减少术后并发症以及提高生存质量有明显作用。

（2）高质量的临床证据使越来越多的治疗"标准化"。参见《Evidence-Based Pediatrics and Child Health》等专著。

## 五、儿科学面临的挑战

### 1. 出生缺陷和先天性畸形的防治

中国是出生缺陷高发国家。最新资料显示主要畸形发生率顺位：先天性心脏病（18.53/万）、总唇裂（14.85/万）、多指（趾）（14.61/万）、神经管缺陷（9.44/万）、脑积水（7.92/万）。有效预防出生缺陷和先天性畸形，有赖于遗传咨询和产前诊断。早期发现和干预能最大限度减少对儿童健康的影响。如何将现代生物技术、基因组学、蛋白质组学等的研究成果和进展应用于出生缺陷和先天性畸形的防治是我们今后努力的方向。

**2. 精神卫生和心理发育问题**

重视精神卫生和心理发育是医学模式转变的需要，也是社会发展的需要。现代社会儿童所承受的压力越来越大，表现在临床上的心理行为问题也越来越多。如何在新的不断变化的环境下，保证儿童心理行为的正常发育也是不容忽视的问题。

**3. 新的感染性疾病**

尽管感染性疾病已经不再是影响儿童健康的最主要问题，但是感染性疾病的威胁始终存在。原来已经控制的感染性疾病如结核病等有死灰复燃的现象，同时还出现了一些新的感染性疾病，如严重急性呼吸综合征（severe acute respiratory syndrome，SARS）、H5N1禽流感病毒感染和致病性大肠埃希菌 $O_{157}$ 感染等。据 WHO 在 2000 年的统计，幸存的 HIV/AIDS 感染者或患者达 3 610 万人，在 2000 年内新感染人数就达 530 万人，其中包括 60 万 5 岁以下的儿童。因此，HIV/AIDS 感染也是儿童健康的重要威胁因素。

**4. 非传染性疾病**

随着生态环境的恶化、工业和生活污染、温室效应导致的气候恶化等对儿童健康带来的负面影响正逐渐受到关注。生活方式和行为的改变、生活和学习的压力、饮食方式和习惯的改变等，也影响着儿童的健康。有研究认为，生命早期的营养与成年期的疾病如心血管疾病、糖尿病等有密切联系，即所谓的"营养规划"（nutritional programming）。怎样避免不利因素，采取综合措施保障儿童的健康，任重而道远。

**思考题**

有医学生认为儿科工作压力大、风险高，不愿选择这个专业。对此你如何看待？

（杨 凡）

# 第六节 急诊医学概论

急诊医学（emergency medicine）是一门古老而年轻的学科。说它古老，是因为急诊医学最早处理的多为创伤、中毒等，其很多急救概念的灵感都来自战争中前线救护，而战争这一门人类最古老的艺术已经存在了几千年。说它年轻，是因为急诊医学在 20 世纪 70 年代以前一直归属于其他临床医学，在外科、内科、儿科、妇产科之间的模糊地带摇摆不定，直到 1979 年才根据其完整的理论体系、独特的运作模式、特别的患者来源、有自身特点的临床思维方式等根本特性，从内、外、妇、儿等学科中独立出来，成为一个全新的医学二级学科。

## 一、急诊医学及相关概念

急诊医学是一个新兴的综合学科，正确理解其基本概念，对急诊医学的发展十分重要。急诊医学所涵盖的范围在它的名字中已有充分的诠释。

## （一）什么是急诊？什么是急救？

同一疾病按照不同的分类方法可以分为不同类型。例如，按照患者年龄可以划分为老年病、儿童病，按照患者性别可以分为男性病、妇女病，按照受害器官系统可以划分为呼吸系统疾病、心血管系统疾病、神经精神疾病等，按照病情轻重可以分为轻症、重症，按照是否有危及患者生命的情况可以分为非危险病症和危险病症……当然，按照发病缓急情况就可以划分为急性病症和慢性病症。

急性病症（emergency illness）以下简称急症，是具备"急"特征的疾病，包括起病急骤、发展急速、必须紧急诊断和治疗的病症。但是还要认识到"急"不一定与病情相平行，"急症"并非是危、重症的代名词。急症包含了不立即治疗就会出现不良后果或者危及生命的病症，轻微的病症，甚至是"无病"。急症可以是危及生命的情况，也可能仅仅是皮肤的轻微擦伤。只要患者有紧急上医院的需要，就是急症的范畴。

由医务人员对各种急症患者给予紧急的或便捷的、及时的医学检查、鉴别诊断、治疗和挽救生命措施，这一医疗过程被称为紧急诊治，简称为"急诊（emergency treatment，或者 emergency）"。急诊包括对所有带有"急"特征病症的处理，无论轻与重。

通常将抢救患者生命、改善危重病况和预防严重后果时所采取的紧急医疗救护措施称为紧急救治，简称为"急救（first-aid，rescue）"。它既包括对严重、危及生命急症的紧急抢救，也包括对其他各种需要的病症（如慢性病、疑难病、危重症等）进行紧急救护。也就是说，急救措施可以应用于急诊的急症患者、发病现场的患者，也可以用于医院其他病房、门诊、手术室、治疗室等内的各种情况的患者，并非为"急诊"和"急症"专有。研究发现，通常在医院"急诊"的患者仅仅只有5%～15%是需要实施急救措施以挽救生命的危、重症患者。

## （二）什么是急诊医学？

急诊医学是研究急症、急性创伤和慢性病急性发作的专门学科，包括研究与处理急、危、重患者（包括伤员）的救护、安全转运、转运途中监护治疗，急症在医院急诊部门的紧急诊治，危及生命情况的急救，及其相关组织和管理等问题。急诊医学是以"时间维度"为标准的一种医学体系，只是强调"急"的特性。只要是具备"急"特征的医学现象都是急诊医学的范畴。

在英文中急诊医学为 Emergency Medicine，直译的概念是与紧急情况有关的医学，也就是说需要紧急看医生的情况都是急诊医学的范畴。过去曾译为"急救医学"，很可能是"紧急救治"的简化形式，似乎突出了"急"、"危"、"重"的特点，但是对于英文名词的翻译，并未能完全体现其内涵。中文中的"急诊医学"相对于其他分类方法（年龄划分、系统划分、功能划分等），更加强调从时间维度去探讨急症。急诊医学不单是研究急症，还应包括危重病、慢性病、疑难病等在某些方面的所有"急"问题。当然，笔者和一些专家认为该单词翻译为"急症医学"可能更贴切。

急诊医学要求具有高效率、高速度和高度的责任感，把最好的、最有效的治疗和措施以最快的速度送至急性病患者的身边，目标是力争挽救患者生命、器官、肢体，争取尽快解除患者正在遭受的痛苦。

急诊医学是从传统学科中蜕变而出，与内、外科等传统医学学科的区别难以明确界定。简要地说，其区别可能主要在于急诊医学临床服务对象是各种急症，其诊疗过程和思维模式强调"优先分拣"原则，处理程序更为重视快速便捷。

## 二、急诊医疗体系的构成与运作

当人们出现急性病、创伤和慢性病急性发作等时，即使是轻症，第一需要也是获得紧急的医疗服务。在现代社会，获得这种紧急医疗服务的方法有若干。例如，可以立即致电医院、社区私人医生，立即到医院，请亲朋好友帮助等，当然更好的是拨打电话呼叫城市急救中心以获得紧急医疗救助，然后通过救护车转运到医院。

实践证明，建立通畅的紧急医疗服务体系是实施紧急医疗救助工作的最佳形式。这个体系包括院前救护系统、医院急诊部门、医院其他技术支撑部门，这就是通常说的急症"绿色通道"。从目前情况看来，要实现这个体系的一体化非常困难，但是形成"无缝连接"是目标。

### （一）院前救护医疗系统

英文单词"Emergency"曾经被译为"急救"，因此"Emergency Medical Service System，EMSS"被译为了"急救医疗服务体系"，导致很多概念混淆。实质上 EMSS 是指"院前救护医疗系统"，仅仅包含了接受患者呼救、派遣救护车和救护人员前往、现场紧急医疗或其他检查和处理、快速转运患者到医院，这样一个为患者提供紧急呼救和现场救护的院前工作系统。

院前救护医疗系统（EMSS）是负责实施有效的现场救助的机构，是一个集接受患者呼救、协调、指挥和完成院前救护工作的单位。它配备有完善的通讯联络设备、救护车及急救员，将若干合格的急救站组结成急救网。其主要职责是从急症患者发病、受伤之初就开始有组织地指挥、协调现场抢救，合理分流、转运和途中监护治疗，以及根据具体情况将患者转送到有关医院的急诊科。

各国各地的 EMSS 组织形式根据其当地具体条件各有不同，但其职责、任务、行动准则等却基本相同。在中国，政府规定一个城市由政府主办城市急救中心，通过不同的组合和模式达到提供院前救护的目的。

院前救护包括 3 个方面的任务。

第一方面为对患者需求的紧急回应和行动，接受到呼救后立即根据需要派出救护车、救护员等前往现场。为了便于记忆及尽快传递信息、协调院前救护工作，许多国家规定了专用电话号码。例如，美国为 911，法国为 15，中国为 120。

第二方面为现场急救和救助。现场急救多为心脑系统疾病或严重创伤患者，对危及生命的情况应立即给予准确的救治，解除危机；对并非危及生命的情况进行快速判断和评估后，给予恰当的便捷处理。

第三方面为转送途中监护及抢救。医院是患者急救医疗的主要实施地，对危险、病重和病情复杂的患者应该尽快转运到医院进一步诊治。目前已改变了"救护车的任务只是把患者转运到医院"的概念，强调运送过程中应边监护、边抢救、边与急救中心或接受医院联系，报告患者情况并接受指导。设备完善的加强监护机动车及小型救护飞机或直升机的使用，有力地提高了抢救成功率。

需要注意的是，统计发现大约只有 5% 的急症患者是接受院前救护系统服务而进入医院急诊科，绝大部分急症患者是自己到达医院的。

院前救护医疗系统的宗旨是快速、高效，尤其是在西方发达国家更是如此。在 2001 年"9·11"恐怖事件、2005 年的伦敦系列爆炸案中，其院前救护系统都发挥了重要作用，拯救了许多生命。但目前 EMSS 尚在不断完善，现在还仅仅是患者可以接受、医务人员认为可行、政府基本满意的急救体系。

## （二）医院急诊部门的设置与工作

近年来，随着社会和医学科学的进展，各种急症的及时、准确诊治越来越受到重视，急症患者接踵而至不断涌入医院急诊部门。急症患者到达医院后，首先由急诊科医护人员进行诊治、抢救，其后按患者具体情况决定其去向（出院、入院或者继续短暂观察）。

由于急诊和急救质量体现了医院的综合水平及文明程度，且往往是医院形象的"窗口"，所以，急诊部门的发展模式和建设备受医院管理者和社会的关注。然而，急诊医学毕竟是一门年轻的医学学科，虽历经二十余年发展，其专业内涵和发展模式尚未统一。为此，仅就急诊医学的发展模式和运作机制进行如下初步介绍。

### 1. 急诊部门的设置与设备

按照卫生部的规定，综合性医院应该设置急诊部门并提供紧急医疗服务，二级以下医院（即县以下医院）设立独立工作的急诊室（emergency room，ER），二、三级医院需设立成建制的急诊科（或称急诊部、急诊中心，emergency department，ED）。"室"与"科"在医疗责任、服务规范、质量要求等方面并非绝对区别，仅仅可能是环境大小和就诊人数、管理方法不同而已。

通常急诊部门与医院其他部门一样，需要设置患者诊室、治疗室、医护人员办公室等。每家医院情况不同，设置可能完全不同。一般急诊科分设诊室、治疗室、抢救室、紧急手术室及留观察病室等，有条件者可以设立重症监护室、药房、检验室、影像学检查室等。

在设备方面，根据具体情况可繁可简。但较好的医院的急诊科至少须配备抢救车、心电图机、心脏除颤起搏器、供氧设备（中心供氧接口或氧气筒）、吸引器、推床、各种急用药品、间接喉镜、气管插管用具、球囊面罩、人工呼吸机、多功能监护仪、洗胃机、手术床、手术灯等，其他专用的及标准医疗设备（如器械柜、读片灯等）也应力求以便进行多种医疗操作。按照目前的规定急诊应该具备提供及时的检验、放射和超声等影像学检查条件。

急诊医学是服务于具备"急"特征的医学对象，急诊科通常设立专线电话，通常应 24 小时应诊，随时接受呼救和紧急救助。制定可能比医院其他部门更为严格的各种有关工作制度及常用规范。急诊医护人员是急诊科的基本力量，应具备较高技术水平和技能，能熟练掌握抢救及监测设备的性能及操作。

### 2. 急诊部门的工作流程

现代急诊医学的核心精髓是分拣（TRIAGE）和紧急快速的诊治。

（1）关于分拣和优先处理：开篇说过，急诊医学的很多概念来自战争，分拣就是脱胎于战场救护的一个重要概念。在很多战争题材的影视作品中都有这样的场景：战地医院里，一批批的伤员源源不断地从前线运送过来，忙碌的医务人员做的第一件事情是什么呢？他们在初步评估伤员的伤情后，会在其显眼的位置系上一张颜色各异的牌子。这个牌子代表什么意思呢？原来，这些牌子的颜色就代表了伤员的伤情等级、救护的优先级别以及相应的处理措施。比如，绿色代表伤情很轻，无需特殊处理或只需简单处理；黄色代表伤情较轻，可以稍后就地处置或转运；而红色则表示伤情严重，需要立即采取措施，优先处理，如立即手术或者马上送到条件更好的医院进行救治。这样，战地医护人员就能在层出不穷的伤员中找出有效工作的方法——评估，确定优先顺序，通过明显的标志保证严重伤员得到优先处理。

一个忙碌的急诊科就像一个战场，各种各样的患者——摔伤的、车祸的、腹痛的、发热的、腹泻的、浑身是血的……不断涌入，面对这么多呼天喊地的患者，你必须确定谁才是最需要立即抢救的，而谁又是可以稍后处置的。如果你按照患者就诊的先后顺序进行诊治的话，你就很有可能耽误重症患者的病情，甚至赔上患者的性命；如果你根据患者叫唤声的大小来确定救治的先后顺序，可能那些奄奄一息的患者就会在沉默中死亡。因此，分拣原则就隆重登场了！

分拣，简言之就是分出患者的病情轻重，让危重的患者优先得到救治。例如，有 3 名患者（甲、乙、丙）同时到急诊科就诊，甲患者大汗淋漓、面色苍白、心跳快、血压低；乙患者高举右手大叫"医生，我被刀割伤了手，还在流血"；丙患者打着喷嚏、流着鼻涕说："我的两个鼻孔都塞着，不能呼吸了。"此时，甲患者处于休克状态，可能无力多言，非常危重，此时分拣者绝不能让大叫的乙患者和嚷嚷着不能呼吸的丙患者混淆了视听，一定要让甲患者在第一时间得到救治。安排了甲患者之后，乙和丙孰先孰后？乙患者虽然就诊时生命状态较平稳，但若血流不止，也会因为失血过多而出现严重并发症，因此此时应安排为乙患者止血。最后才轮到病情轻的丙患者。如果安排了乙患者后，另一个类似于甲的危重患者或类似于乙的中等患者来就诊，那么丙患者可能就会等待更长的时间。当然，分出患者的病情轻重并非总是像上述情况那样一目了然，并且往往需要在短时间内作出判断，因此它是需要技巧的。临床上制定了各种各样简单易行的评估原则，帮助分拣人员快速准确地安排患者救护的先后顺序。

（2）普通急症的急诊科诊疗流程：原则上首先是挂号、病情评估及分诊，随后是医师的诊治，最后是决定患者归属（住院或回家、短暂留观、转专科门诊等），原则核心是体现便捷和快速。

到医院急诊的急症患者到达医院主要分为自行来院和救护车运送两类。自行前往的患者多为轻微外伤或轻中度急症，其通道是直接进入候诊区。在急诊候诊区，其流程为首先到挂号处由专门人员登记患者的一般资料，包括姓名、性别、住址、电话、主要症状、发生地、如何来院等资料，有条件者可以系统、全面地录入电脑急诊数据库。然后由专门的护士对患者病情进行评估，这个评估主要是通过简单的快速紧急评估方法（如 ABBCS 评估方法），给出一个首次紧急病情评估的结果。护士根据评估结果将患者分流到不同的急诊工作区，有危及生命情况的危急患者分流到抢救室、轻微患者到普通诊断室、较重的患者到重症诊断室。在不同的诊疗区，急诊医师先根据急诊病历上护士记载的患者一般资料及紧急评估结果，重新询问病史（包括主诉、现病史、既往史、药物史，对急诊患者应特别注重药物史及过敏史的询问）和进行全身体格检查，根据需要做出相应的实验室和影像学的检查、必要的诊断试验，分析结果后作出诊断，然后决定治疗措施和患者的进一步去向。需要住院治疗的患者收住院，其他患者带药回家或到社区医院，对暂时难以作出决定者，送入急诊科留观室短暂留院观察（简称为留观）。对任何到急诊科就诊的患者，急诊科医务人员通常应该在 2 小时内决定其去向。普通急症急诊流程与门诊、专科诊治比较，除分拣外，在流程、思维与决策方面并无更大的区别。

（3）情况危急患者的急诊科诊疗流程：有危及生命情况的并非一定都是重症患者，但这往往是最有救治前途的。情况危急的患者可以先抢救再挂号、先急救再检查、先救命再确诊，这也是优先分拣原则的体现之一。一般来说救护车送来的患者多为危急或重症患者，救护车通道是直接进入抢救室或重症区。对救护车或直升机送来的危、重患者，救护车通过车载无线电话通知医院急诊部门，通报相关病情和诊断，急诊抢救室医务人员应做好相应急救准备，包括电击除颤、插管、呼吸机，并在病床旁等候救护车的到来。如病情特殊，需要其他专科医师，也由急诊科通知其他医师到急诊科待命。总之，一句话，做好充分准备，全力以赴等待患者到来。

到达急诊部门的危急患者的救治基本原则是与时间赛跑，努力挽救患者生命和避免伤残。本着"生命第一"的精神，依据"优先分拣"的原则，首先解决各类问题中最要命、最痛苦、影响最大的问题。对危急患者的通用规则是：紧急评估有无危及生命的情况——如有，迅速去除危及生命的情况——快速二次评估，了解患者有无危重和次紧急情况——快速处理危重和次紧急情况——仔细评估和检查患者的其他异常情况——处理这些一般情况、完成医疗文件、检查、满足患者愿望并完成医疗过程。该六步法简便、易记、易用，并且非常适合急症医疗工作的具体实践，是笔者参考了大量文献和总结既往工作、教学经验的结果。危及生命急症的急救通则流程详见图9-1。

### 三、急诊医学的有关探索性理念思考

急诊医学是一门如同八九点钟初升太阳的新兴学科。随着社会的进步，急诊医学的概念和模式也在不断地完善。了解这些新的理念对提高急诊医学水平和改善急诊服务质量有一定的指导意义。

### （一）急诊医师的工作范围与专业化问题

急诊医学是一个综合学科，是对医学以时间维度为标准划分的产物，其涵盖面非常广。急诊医师要分拣、接诊所有急症患者，包括原来传统概念的内科、外科、妇产科、眼科、儿科等所管辖的患者。急诊人群的疾病谱非常广泛，流行率低是其特点。因此，急诊医师要求知识比较全面，尤其是对常见急症处理要非常熟练，不仅要掌握传统内、外、妇、儿、传染科的诊疗技能，还要拥有B超、X线片、CT片、心电图的判读技能；急诊医师还承担着急诊危重患者的院内外转运；还必须有使用除颤器、监护仪、呼吸机、抢救包、供氧设备的能力；任何时候患者发生危及生命的紧急情况，能够就地立即展开有效抢救……急诊医师是否应该是"万能医师"，然而要真正培养出这样的万能医师十分困难，甚至无法完成。更可行的方法是面向急症，以分拣和优先处理为基本理念，立足于提供便捷快速的医疗服务为患者解除生命危机和痛苦，并充分依赖急诊医院内的工作伙伴提供技术支撑。急诊医师的工作范围应该就是"各种急症"，专业就是急症救治。

急诊患者可能病情危重，甚至伴有生命危险或有并发器官衰竭和肢体伤残的可能性，存活与死亡之间的时间宽限度狭小，极易失去抢救时机。来诊患者还具有突发性、艰巨性和不可预见性，故急诊患者有较高的病死率。仅靠抢救措施，难以挽救这些伤病患者的生命，需从根本上阻断威胁生命保障系统的病理生理过程。这就要求急诊工作人员不仅要全面掌握高超的医术，同时需具备较好的应变能力、感悟和理性思维能力。

```
┌─────────────────────────────────────────────────────┐
│          一个需要进行抢救或者可能需要抢救的患者          │
└─────────────────────────────────────────────────────┘
                          │
                          ▼
┌─────────────────────────────────────────────────────┐
│   第一步  紧急评估——判断是否有危及生命的情况             │
│     ● 有无气道阻塞                                      │
│     ● 有无呼吸，呼吸的频率和深度                          │
│     ● 有无脉搏，循环是否充分                             │
│     ● 意识是否清楚                                       │
│     ● 是否有明显大出血                                   │
└─────────────────────────────────────────────────────┘
                          │
                          ▼
┌─────────────────────────────────────────────────────────────┐
│         第二步  立即解除危及生命的情况                          │
│  ┌──────────────┐   ● 清除气道血块和异物                       │
│  │   气道阻塞     │ → ● 开放并保持气道通畅（用大管径管吸痰）       │
│  └──────────────┘                                            │
│  ┌──────────────┐                                            │
│  │   呼吸异常     │ → ● 气管切开或者插管                         │
│  └──────────────┘                                            │
│  ┌──────────────┐                                            │
│  │ 呼之无反应、无脉搏│ → 心肺复苏                                 │
│  └──────────────┘                                            │
│  ┌──────────────┐                                            │
│  │   重要大出血   │ → 立即对外表能控制的大出血进行止血（压迫、结扎等）│
│  └──────────────┘                                            │
└─────────────────────────────────────────────────────────────┘
                          │
                          ▼
┌─────────────────────────────────────────────────────┐
│   第三步  次紧急评估——判断是否有严重或者其他紧急的情况     │
│     ● 较为全面、系统的病史了解和体格检查                  │
│     ● 必要和主要的诊断性治疗试验和辅助检查                │
└─────────────────────────────────────────────────────┘
                          │
                          ▼
┌─────────────────────────────────────────────────────┐
│       第四步  优先处理患者当前最为严重的或者其他紧急问题    │
│  A 固定重要部位的骨折、闭合胸部伤口                       │
│  B 抗休克                                              │
│  C 纠正呼吸、循环、代谢、内分泌紊乱                       │
│  D 恢复并保持正常体温                                    │
│  E 如为感染性疾病，治疗严重的感染                         │
│  F 处理广泛的软组织损伤                                  │
│  G 治疗其他的特殊急诊问题                                │
└─────────────────────────────────────────────────────┘
                          │
                          ▼
┌─────────────────────────────────────────────────────────────────┐
│         第五步  主要的一般性处理                                     │
│  ● 体位：通常需要卧床休息，侧卧位，面向一侧可以防止误吸和窒息           │
│  ● 通道：建立静脉通道或者骨通道，对危重或90秒钟无法建立静脉通道者则需要建立骨通道│
│  ● 监护：进一步监护心电、血压、脉搏和呼吸，必要时检测出入量            │
│  ● 生命征:力争保持在理想状态——血压90~160/60~100 mmHg，心率50~100次/分，呼吸12~25次/分│
│  ● 吸氧：通常需要大流量，目标是保持血氧饱和度在95%以上               │
│  ● 保温：保持正常体温                                              │
└─────────────────────────────────────────────────────────────────┘
                          │
                          ▼
┌─────────────────────────────────────────────────────┐
│       第六步  解决上述问题之后进行以下工作                 │
│  ● 寻求完整、全面的资料（包括病史等）                     │
│  ● 选择适当的进一步诊断性治疗试验和辅助检查以明确诊断       │
│  ● 正确确定去向（例如，是否住院、去ICU、留院短暂观察或回家）│
│  ● 完整记录，充分反映患者抢救、治疗和检查情况              │
│  ● 尽可能满足患者的愿望和要求                            │
└─────────────────────────────────────────────────────┘
```

**图 9-1 危及生命急症的急救通则**

探索、明确急诊医学专业方向和学科目标是急诊医学重要工作之一。急诊医学专业化有两层含义，一层是急诊医学相对于其他学科的专业化，此方面已成共识。另一层是急诊医学本身的专业化，使急诊医师的知识结构合理化，做到博中有专，争取在某些方面较传统专科医师有一定的优势。急诊的跨专科、综合性强的优势点在某一专业领域深度上可能变弱，但是综合学科的相对专业化将会给急诊医学的发展注入新的活力，急诊专业领域的拓展，如近来出现的胸痛中心、卒中中心、中毒中心、创伤救治中心等，使急诊医学这一综合学科向纵深方向发展，专业化水平会进一步提高，同时也可能促进急诊医学的整体进步。

## （二）急诊医学的关键是快速解除危机和痛苦

医院急诊科常常是患者到达医院后接触医务人员的第一窗口，患者从中体验的既有医疗技术、服务水平，还有就诊流程、救治速度。

由于急诊科具有接受任务的随机性、突发性及执行任务时的应急性、机动性、协作性和社会性等特点，要求医师在有限时间内迅速评估、采取措施。

过去认为，在急诊工作中正确诊断是正确治疗的前提，是抢救成功的基础。不可否认，对普通急症患者快速诊断是必要的，符合"急诊"二字的表面含义，"快速诊断"也是急诊的内容之一。但是在紧急情况下难以完成诸多的检查、检验，形成准确诊断。因此，对危及生命的患者评估并非一定需要准确诊断，目前推崇优先分拣的理念，采用紧急评估和次级评估方式来解决这个矛盾。强调对紧急的危重患者应立即采用快速简便方法评估是否有危及生命的紧急情况，在去除危及生命紧急情况时才开始着手危重和次紧急情况的处理、明确诊断及进一步治疗。可见，紧急患者急诊的关键是快速解除危机，准确诊断不是危急情况所选，但仍然是急诊工作的中心之一，只是需要分清主次和时间。

## （三）急诊更应该重视人文关怀思想

目前，由于我国国情限制，很多医院急诊科的设置、设备、服务等方面和国际先进水平还有一定差距。但是在以后的发展中，不仅要注意改善急诊物理环境、提高诊疗水平，更要注意在医疗工作中充分体现对患者的人文关怀。从急诊医疗建筑的设计、医疗流程设置到医务人员服务均要体现出人文关怀。首先医务人员要对患者十分尊重和关心，医院要求医师在与患者见面时，首先介绍自己的姓名和职务，然后将门帘放下，医师与患者的谈话是属于隐私，因此患者与医师在一个相对安静和不受干扰的环境中进行。如果有其他医师想参与，必须征得患者的同意。对于检查结果或诊疗用药，医师应该非常耐心细致地给患者解释。在急诊科专门设置患者家属谈话和会客休息室，备有开水，可以免费享受。患者的卫生间应该装有扶手、应急报警器，以便患者发生意外时能及时呼救。在急诊大厅备有手推车，为行走有困难的人提供方便。如果患者行走不便，有专人护送患者就诊。如果要在急诊区以外的地方做相关检查，重症患者应有医师和护士陪送，轻患者有专门的人护送，做完检查后再把患者接回来。如果本医院病床已满不能及时住院，则由医院负责联系转送到其他医院。总之，医院急诊的工作是"一切以患者为中心"，所有工作都要尽量满足患者，减轻是患者的痛苦。

综上所述，各种急诊问题的研究和技术发展，是促进人类健康的有力保障。急诊医学是一门年轻的、充满活力的学科，新世纪急诊医学已经初显金光大道前景和黎明前的曙光。欢迎您投身到急诊医学中来，成为一名光荣的急诊先锋！

**思考题**

结合你个人经历，思考急诊医学最大的特点是什么？

（何　庆）

# 第七节　临床药学概论

在临床医学导论中出现临床药学（clinical pharmacy）的章节，可能会使临床医学生产生一丝困惑和不解，大家会想"有这个必要吗？"要回答这个问题，不妨先看一看下列触目惊心的 20 世纪发生在全世界的重大药源性疾病事件。

WHO 于 20 世纪 70 年代指出，全球死亡患者中有三分之一并不是死于自然疾病本身，而是死于不合理用药。从此，药源性疾病的严重性与普遍性开始公之于世。

从 1922 年至 1979 年，国外报道的重大药源性疾病事件就有 20 起左右，累计死亡万余人，伤残数万人。以下列出的即是 20 世纪发生的一些典型药源性疾病事件：

氨基比林与白细胞减少症：1922—1934 年，氨基比林作为一种新型的解热镇痛药物流行于欧洲、美国，常被人们用于退热、止痛。服用氨基比林的患者有许多出现了口腔炎、发热、咽喉疼痛等表现，血常规检查发现粒细胞大量减少，然而并未引起人们重视。结果到 1934 年，欧美有超过 2 000 人死于与使用该药相关的药源性疾病。

氯磺羟喹与亚急性脊髓视神经病：氯磺羟喹于 1933 年上市，主要用于治疗阿米巴痢疾并能预防旅行者腹泻，因此很快流行到许多国家。大约在 30 年以后首先在日本发现许多人出现双足麻木、刺痛、寒冷、全身无力等症状，约半数的患者伴有不同程度的瘫痪，大约有 1/4 的患者出现视力减退。流行病学调查发现这是由于服用氯磺羟喹而引起的亚急性脊髓视神经病。由于使用此药而造成的残疾人有 1 万多人，死亡约 500 人。

孕激素与女婴外生殖器男性化畸形：黄体酮等孕激素是 20 世纪三四十年代治疗习惯性流产等妇科疾病的常用药物，在 20 世纪 50 年代美国约翰·霍普金斯大学医院的医师发现大约有 600 名女婴出现外生殖器男性化畸形，并对此进行了大量的调查，结果发现这种异常现象与女婴的母亲在孕期曾服用孕激素有关。此后经过多种动物实验证实孕激素能引起动物雌性幼仔发生外生殖器雄性化现象。

己烯雌酚与少女阴道癌：少女阴道癌的发病率非常低，但在 1966—1969 年，美国波士顿妇产医院的医师们竟发现了 8 名少女患有阴道癌，其比例远远超过了自然发病率。随后的研究发现，这些病例的发生与其母亲在孕期服用己烯雌酚有密切的关系。

真正引起全世界震惊的是著名的"反应停事件"。反应停即沙利度胺，最早由德国格仑南苏制药厂开发，1956 年在原西德上市，1957 年首次被用作处方药。该药能在妇女妊娠期控制精神紧张，防止孕妇恶心，并且有安眠作用，主要用于治疗妊娠呕吐反应。由于临床疗效明显，因此迅速流行于欧洲、亚洲（以日本为主）、北美、拉丁美洲的 17 个国家，美国由于种种原因并未批准该药在美国上市，只有少数患者从国外自己购买了少量药品。20 世纪 60 年代前后，欧美至少 15 个国家的医师都在使用反应停治疗妇女妊娠反应，很多人恶心的症状得到了明显的改善，于是它成了"孕妇的理想选择"（当时的广告用语）。当时反应停被大量生产、销售，仅在联邦德国就有近 100 万人服用过，每月的销量达到了 1 吨。1959 年，西德各地出生了一些手脚异常的畸形婴儿，伦兹博士对这种怪胎进行了调查，于 1961 年发表了"畸形的原因是催眠剂反应停"的论文，使人们大为震惊。到 1960 年左右，上述国家均发现许多新生儿的上肢、下肢特别短小，甚至没有臂部和腿部，手脚直接连在身体上，其形状酷似"海豹"，部分新生儿还伴有心脏和消化道畸形、多发性神经炎等。以后大量的动物实验和进一步的流行病学调查证明这种"海豹肢畸形"是由于患儿的母亲在妊娠期间服用反应停所引起。截至 1963 年，"海豹肢畸形"患儿在日本大约有 1 000 名，在西德大约有 8 000 名，全世界超过 1 万人！这次被美国科学杂志《月球》列为 20 世纪十大科学错误之一的重大药源性疾病事件震惊了世界，引起了公众的极大愤怒，并最终迫使反应停的销售者支付了赔偿。

"反应停事件"是一件可怕的丑闻，更是一次惨痛的教训，它以高昂的代价促成了著名的"赫尔辛基宣言"——这一国际医学界的基本道德标准的诞生。

人类发明的化学药物，既给人类带来了极大的益处，但也造成了意想不到的伤害，对化学药物的盲目依赖和滥用，已造成了许多不应有的悲剧。除去药物设计和研制过程的原因，如何在药物早期临床应用时及时发现潜在的严重不良反应，是临床医师义不容辞的责任。另一方面，要想成为未来治病救人的优秀医师，在大学求学期间，既要熟练掌握丰富的临床知识和精湛的临床技能，还要学习药物治疗的精要。了解和掌握临床药学的基本知识、基本理论和基本技能，将会使各位受益匪浅。本章将对临床药学作概要的介绍。

## 一、临床药学的内涵及其发展简史

临床药学是药师联系临床，探讨药物应用规律，促进临床用药合理化，随着药剂学、药理学和治疗学等新理论、新技术的发展而形成的一门新兴的药学综合性交叉学科。其主要任务是保证患者用药的安全、有效、经济。研究和指导合理用药是其核心。

### （一）国内外临床药学的发展简史

20 世纪我国医院药学的发展步骤和国外类似，大体经历了药品调配、临床药学和药学服务（pharmaceutical care）3 个阶段。20 世纪 80 年代以前基本上是药品调配阶段，当时药品研制、生产和供应远远不能满足临床的需要，药品属于稀缺资源，医院药房的中心工作是保障药品供应，满足临床需要。20 世纪 80 年代以后，医院药师开始走出药房进入病房，以临床药师的身份，开展治疗药物监测、药物情报咨询、药物不良反应（abnormal drug reaction，ADR）监测与报告、参与临床药物治疗工作、协助医师选用药物、制订合理的给药方案等，临床药学逐渐成为医院药学工作的中心。

"临床药学"的专用名词始于 20 世纪 60 年代的美国，但在 18 世纪法国的一些医院中，药师就和医师一起巡视患者，参与药物治疗。1966 年，Herfindal 教授等在美国南加州大学药学院率先创立了临床药学专业，除药学课程外，还增设了和治疗有关的课程及其临床训练项目。1970 年美国对全国药学院的学生实行强制性的临床药学教育。1975 年美国出版了第一部临床药学教科书。通过近 10 年药学教育的改革和实践，为美国医院培养了一大批能协助医师做好药物治疗、胜任临床实践工作的临床药师。

国内于 1964 年由汪国芬、张楠森、钱漪等药师在全国药剂学研究工作经验交流会上首先提出在国内医院开展临床药学的建议；1982 年卫生部在《全国医院工作条例及医院药剂工作条例》中列入临床药学的内容；1983 年原上海医科大学、中国药科大学等分别举办了临床药学培训班，为全国医院培训临床药学骨干；同年，中国药学会在黄山召开了全国临床药学学术论文交流和专题讨论会；1987 年卫生部批准 12 家重点医院作为全国临床药学工作的试点单位；1989 年国家教委在原华西医科大学试办 5 年制临床药学专业，培养正规的临床药师；原湖北医科大学也在第一附属医院药学部设立了临床药师专业；1991 年卫生部进一步将是否开展临床药学工作列为医院的等级考核标准之一（表9-4）。

表9-4　三级医院必须开展的临床药学工作和临床药理学研究

| 项目 | 内　容 |
| --- | --- |
| 人员 | 从有专职药师，逐步过渡到临床药师以上人员参与临床查房、会诊和咨询，有专职药师以上人员开展临床药学、临床药理、制剂开发及药物剂型等研究工作。 |
| 项目 | 应开展治疗药物监测（TDM）：特级 9 种以上，甲级 6 种以上，乙级 3 种以上，丙级 2 种以上。 |
| 仪器 | 必备紫外分光光度计、高效液相色谱仪、十万分之一分析天平、冷藏柜、药物溶出仪、高速离心机、净化工作台、计算机等仪器及辅助设备。仪器应有专人负责，定期鉴定校正，有使用操作规程和记录。 |
| 资料 | 定期出《药迅》资料（每2~3个月一期） |

20 世纪 90 年代以后，医药科技进步对传统医院药学工作的冲击越来越明显，首先是医药工业制剂在质量保证、资源、经济效益和环境保护等方面都比医院制剂优越；其次是随着医疗改革深入，以药养医局面的彻底改变，医院药学也面临着如何生存的机遇和挑战。新的医疗制度的实施，使患者有更多的机会选择就医的医院，这种体制的变化促使药学服务意识增强，以适应公众的卫生服务需求在内容和质量上的重大变化，医院药学只有提供"全程化药学服务（integrated pharmaceutical care）"才能真正体现"以患者为中心"的服务宗旨。

从医院药学的发展历程可以看出，临床药学的出现和发展，标志着医院药学工作者意识到传统医院药学的局限性和医院药师的职业面临的危机。尽管药学服务是医院药学发展的高级阶段，但现实的医院药学仍然面临着三个阶段并存的局面，而且目前国内临床药学工作的开展正面临爬坡攻坚的处境，现状不容乐观。由于药学服务最终体现了"以患者为中心"的服务宗旨，可以有效地协助临床医学为患者服务，决定了这种服务模式不但可以被临床医师接受，而且应该得到临床医师的热情支持。因此，如何积极发展医院临床药学工作，使之逐步过渡到药学服务的高级阶段，不仅是医院药学工作者肩负的重任，也离不开临床医师的理解和支持。作为未来的临床医师，充分学习临床药学的内涵，了解临床药学和临床医学的有机联系，将来借助临床药学的理论和技术手段更有针对性地进行疾病的预防、诊断和治疗，对自己临床医学的职业生涯一定会大有裨益。

（二）临床药学与临床药理学的关系

除了临床药学以外，医学生在学习中还会接触到临床药理学（clinical pharmacology）

的知识，由此会自然产生这样的疑问：两者之间有异同吗？要解决这样的问题，首先应该了解临床药理学的概念和内涵。

临床药理学是研究药物在人体内作用规律和人体与药物之间相互作用过程，以药理学和临床医学为基础，将基础药理和其他基础学科的理论与研究方法直接用于临床，指导临床合理用药的一门交叉边缘学科。

临床药理学也是促进医药结合，基础与临床结合，提高治疗学水平，推动医学和药学共同发展的桥梁学科。其主要任务是通过临床药理研究，对新药的有效性与安全性作出科学评价；对安全范围窄的药物，进行血药浓度监测，调整给药方案，使药物安全有效地发挥作用；监测上市后药物不良反应，保障公众用药安全；通过医疗与会诊，合理使用治疗药物，改善患者治疗；通过教学与培训，培养造就既有临床医学基础，又掌握药理学与临床药理学理论和研究方法的专业人才，促使临床医师知识更新，适应现代临床医学的医疗、教学与科研的需要。临床药理学创造性地发展了在人体内进行药物动力学研究的方法；血药浓度与药效相互关系的研究方法；临床试验设计的科学方法；评价药物不良反应的流行病学研究方法；检测体内微量化学物质的方法；处理人体内药物作用规律研究结果的数学模型、生物统计方法、电脑编程与运算方法等，使药物临床研究与治疗效果评价更加科学、更为严谨、更趋合理。

在众多的疾病治疗手段中，药物治疗无疑是临床医师治病的基本手段，也是应用最广泛的治疗方法。

药物从开始进入人体到发挥治疗作用，大致可分为几个阶段：药物以不同制剂、不同给药途径被生物体利用的生物药剂学（biopharmaceutics）阶段；药物在体内的吸收、分布、代谢和排泄的药物动力学（pharmacokinetics）阶段；药物在靶器官的受体发挥其药理作用的药物效应动力学（pharmacodynamics，简称药效学）阶段；药物的药理作用对疾病的病理生理过程产生影响，从而转变成治疗效应的治疗学（therapeutics）阶段。上述四个药物治疗学阶段都与临床药理学的理论和研究方法密切相关，说明临床药理学和药物治疗学之间存在着相互依存、相互促进的辩证关系。药物治疗成功的案例，不断补充和丰富着临床药理学的内容；临床治疗中所面临的新问题，则向临床药理学提出了进一步研究的课题，以探索出更好的治疗方案。没有药物治疗的实践，就不会出现临床药理学，而临床药理学的兴起与发展又极大地推动了临床治疗学的发展和医疗水平的提高。所以，临床医师掌握了临床药理学的理论和研究方法，就会在临床医师个人宝贵的临床经验基础上，摆脱经验式照章处理的习惯，在个体化药物治疗实践中获得更好的治疗效果。

综上所述，从学科领域的研究任务和内涵分析，临床药学和临床药理学有不少相通之处，但侧重点又有所不同。比如，都要开展治疗药物监测（therapeutic drug monitoring，TDM）和不良反应监测，但临床药理学更侧重于新药的临床试验和作用机制研究，临床药学则更关注于临床用药咨询和全程药学服务。以笔者之见，从工作内容和研究任务看，两者没有本质的差别，都与临床药物治疗学相互依存和共同发展，仅仅是由于学科梯队人员的知识背景不同，逐渐形成了各自的学科特点和工作风格，如在欧洲，多由临床医师背景的临床药理学家开展临床药理学的研究和临床咨询；在北美特别是美国，多由临床药师背景的临床药学家开展临床药学的研究和药学服务。两者与临床医学关系紧密，构成了为患者服务的药物治疗学体系，着力于思考和解决如下问题：

（1）患者是否确实需要药物治疗？

（2）预期的治疗结果是什么？

（3）选择什么药物具有这种治疗作用？

（4）制订何种治疗方案（剂量？给药途径？疗程？）才能达到这种治疗作用？

（5）药物的安全范围多大？有效浓度与中毒浓度是多少？是否需要实行治疗药物监测？

（6）药物可能产生何种不良反应，如何防治？

（7）判断药效与不良反应的主要指标是什么？正常值与波动范围？

（8）权衡给药后的利与弊。

（9）确认利大于弊后，实施药物治疗方案。

总之，临床药学和临床药理学从不同的侧重点协助临床医学制订和实施安全、有效、合理的药物治疗学方案，其理论基础和科学研究方法已成为临床药物治疗学的基本原则和科学基础，其目的是使药物治疗真正有可能达到"使患者从药物治疗中获得最大的治疗效益，只冒最小的风险"的最基本原则。

## 二、临床药学的主要工作领域

目前医院临床药学开展的主要工作有以下几个方面：①新药信息和临床用药咨询；②治疗药物监测与临床个体化合理用药；③药物不良反应监测；④人体药物代谢动力学（以下简称药动学）和生物利用度研究；⑤药物综合评价。以下将就这些领域与临床医学的关系作扼要介绍。

### （一）药学信息服务

近年来，药学信息学作为一门新的药学分支学科备受重视，一大批药学信息网站在国际互联网上相继建立，随着医院信息网的逐步建设，药学信息的收集和利用在医院内也逐步网络化，医院已成为药学信息产生与利用的重要场所，药学信息服务被提高到"药学服务的精髓"的高度。

医院的药学信息服务，以信息的提供为主，信息的收集为次。按照信息服务的对象，又可分为面向患者或大众和面向医护人员。面向患者的信息服务分为门诊服务（如窗口咨询和专家咨询）、社区服务（面向大众）和病房服务（药师深入临床面对患者服务）；面向医护人员的信息服务包括药品处方手册和药讯编辑、疑难问题电话咨询、网络信息咨询服务以及药师深入临床参加查房及会诊等方式。目前，国内医院较为普遍采用药品处方手册、药讯等方式的服务，网络服务的手段也在兴起和完善，但直接面对患者或医护人员的信息服务，还不能全面深入地开展。其原因一方面药师所拥有的信息不够全面和及时，仅能提供非在线或事后的服务；另一方面，药师在充分利用所拥有的信息快速解答具体问题方面的能力尚有待提高。

在医院从事临床工作的医护人员通过药品处方手册、药讯甚至药学信息网站，获得了大量有益的新药和其他药物信息，对疾病的预防、诊断和治疗起到了积极的促进作用。可以设想，如果临床医师积极响应甚至联合参与医院的药学信息建设，一定会将对患者的全程服务提升到新的高度。

## （二）治疗药物监测

治疗药物监测（TDM）为近 30 年在治疗医学领域内崛起的一门新的边缘学科。

TDM 应用现代先进的体内药物分析技术，测定血液或其他体液中的药物浓度，利用计算机手段，在临床药动学原理的指导下，使临床给药方案个体化，以提高疗效、避免或减少不良反应。

TDM 对临床药物治疗的指导，主要是指设计或调整合理的给药方案，同时为药物过量中毒的诊断和处理提供有价值的实验依据。近年来国外又将其统称为临床药动学监测（clinical pharmacokinetic monitoring，CPM）。

近年来 TDM 在体液药物浓度测定方法学及临床药动学的应用方面的研究，取得了具有临床应用价值的成果，促进了遗传药理学和受体药理学的发展。对临床医师而言，在临床应用治疗药物监测技术时，临床药动学是应该掌握的理论基础。由于血药浓度随着药物的吸收、分布、生物转化和排泄等过程不断发生变化，而治疗药物监测只能通过有限次数的特定时间的血药浓度测定实施，就必须在临床药动学理论的指导下，利用群体的药动学公式，求得个体的药动学参数，才能制定出合理的个体化给药方案。因此，对于治疗药物监测的客观依据——血药浓度的正确评价和合理利用，必须建立在临床药动学和药效学的基础上，并结合患者的实际情况合理应用，才具有真正的临床意义。

开展治疗药物监测，同样离不开临床实践，所以临床医学应该起到主导作用。虽然血药浓度监测和临床药动学是治疗药物监测的两个重要组成部分，但若将其孤立于通过经验丰富的临床医师实施的临床实践，治疗药物监测即失去了应有的临床应用价值。另一方面，临床医师必须具备临床药动学和药效学的知识，才能比较娴熟地将治疗药物监测结果应用于临床实践。大量的治疗药物监测实践证明，只有将准确可靠的血药浓度监测结果，临床药理学家的专业指导，基于患者的生理、病理状况及个体对药物反应的临床实践这三者有机地结合起来，治疗药物监测才具有生命力。

开展治疗药物监测旨在达到如下目的：①治疗药物监测的核心目的是实现合理的给药方案个体化。②协助诊断和处理药物过量中毒。包括明确诊断，筛选出中毒药物；判断中毒程度并为制订治疗方案提供依据；同时可进行药物过量时的临床药理学研究。③了解患者是否遵医嘱用药，提高用药依从性。

### 1. 治疗药物监测与临床给药方案个体化

给药方案个体化，是指根据不同患者的生理、病理状况，调整适合的剂量及给药间隔，使临床用药更安全有效。

临床给药方案通常包括确定药物的剂型、给药途径、剂量、给药间隔、给药时间及疗程等。在确定给药方案时，虽然有些医师习惯于用群体给药方案来处置个体，但大多数临床医师在临床实践中都下意识地实施着个体化给药方案，只不过其特点是通过监视患者的疗效和不良反应来调整剂量和给药间隔。例如，对于心脏换瓣手术患者，术后常需通过反复测定凝血酶原时间，以调整每个患者服用华法林的剂量，这即是以药效学指证作为个体化用药监测指标；再如用水杨酸治疗风湿病，一般先将剂量递增到出现耳鸣、恶心，然后采用略低于此的剂量进行治疗，则是以毒性症状作为个体化用药的监测指标。利用临床药效学指标的观察实施个体化给药方案，是临床上最习惯采用且行之有效的方法，如监测血压来控制抗高血压药物剂量，测定血糖以调节降血糖药的用量等。

但是，对于体内代谢呈零级动力学或饱和动力学的药物，却难以通过上述药效学指标来确定最佳剂量。如苯妥英钠用药个体差异较大，常规处方是 300 mg/d，该剂量下有些患者尚不能有效控制癫痫发作，而另一些患者则已出现神经系统的副作用。与此相似，在采用地高辛治疗心力衰竭、奎尼丁治疗心律失常和三环类抗抑郁药治疗抑郁症时，单凭临床表现都难以判断所用剂量是否恰当。基于血药浓度与药理作用具有更好的相关性的事实，通过监测血药浓度来实现用药个体化的设想，即应运而生。大量治疗药物监测的实践证明，有效地结合血药浓度监测、临床药效学指标及不良反应的观察，才能使临床给药方案个体化得到有效保证。个体化给药方案的步骤如图 9-2 所示。

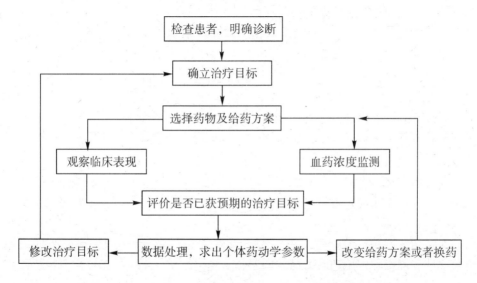

**图 9-2　给药方案个体化的一般步骤**

### 2. 血药浓度监测在给药方案个体化中的地位

许多药物的血药浓度与药理作用之间的关系，比剂量与药效之间的关系更为密切。当讨论临床具体患者的处方剂量和药效之间的关系时，必须考虑到下面 5 个问题（Koch-Weser，1981）：

（1）医师开了处方，但患者是否按医嘱中的给药方案用药？

（2）会不会使用了不同厂家和不同批号的产品，由于产品的生物利用度不同而影响疗效？

（3）是否由于每个患者的药动学特点存在个体差异，造成血药浓度的个体差异，从而影响疗效？

（4）虽已按医师的愿望调整并建立了一定的血浆药物浓度，但能否反映作用部位的药物浓度？

（5）是否考虑了由于其他药物的存在而出现药效协同或拮抗作用？

对上述 5 个环节进行透彻地分析，可以明确血药浓度在给药方案个体化中的地位。第

1、2 两个环节，在一定程度上能通过监测血药浓度，发现患者是否按医嘱用药或制剂质量问题而造成处方剂量和药效关系的不一致，并予以纠正。对第 3 个环节的药动学的个体差异造成药效的个体差异，正好在血药浓度上得以充分反映，可以监测血药浓度予以发现和调整。由于大多数药物的血药浓度能间接地反映作用部位的药物浓度，血药浓度监测在解决第 4 个环节方面常常给临床提供有价值的参考依据。至于发生在第 5 个环节的药物相互作用方面的问题，我们可以测定合并药物血药浓度的变化以及游离药物浓度，对药酶诱导或抑制及竞争，血浆蛋白结合反应所造成的药理作用强度的差异进行监控。因此，测定血药浓度已成为指导制订合理给药方案和监测某些药物疗效的重要手段。

**3. 血药浓度监测实现给药方案个体化的要素**

实现给药方案个体化，需要血药浓度监测实验室与临床医师的密切配合，应当重视下面两方面的工作。

（1）获得正确的血药浓度监测数据。

1）为了获得正确的血药浓度测定数据，首先要求实验室应用的测定方法在特异性、灵敏度和准确度等方面达到规定的水平。

2）血药浓度监测实验室还必须注意及时测定，及时出报告，使有关血药浓度的信息具有最大的利用价值。

3）掌握正确的采样时间和采样方法对获得正确的血药浓度测定结果极其重要。可以根据下列原则掌握采样时间：①多剂量服药达到稳态血药浓度（即多次服相同剂量超过 6.64 个半衰期）后采血。②达到稳态血药浓度后，若评价疗效，采集谷值血样；若判断中毒，采集峰值血样。③对于急症患者，可以首剂给负荷剂量后再采峰值血样。④口服给药在消除相取样，血浆药物浓度可以反映作用部位的药物浓度。⑤当怀疑患者出现中毒反应或急救时，可以随时采血。

（2）对血药浓度测定数据作出正确的解释和合理的评价。当根据血药浓度调整剂量时，首先要密切联系临床用药各方面的因素，对测定结果作出合理解释后方可决策。一般建议从以下各方面加以分析：

1）给药途径：如静脉给药途径较血管外给药途径省去了吸收因素的影响，在剂量调整时要有别于口服、肌内注射等血管外给药途径。

2）药物剂型：口服制剂通常有普通剂型、速溶剂型和缓释（或控释）剂型三类，其药动学曲线存在显著性差异。在调整剂量时，应当充分考虑三种剂型的药动学特点，才能对药效及安全性作出判断。

3）患者的依从性：患者不按医嘱用药（"非依从性"，non-compliance）是临床常见的现象。有报道称，国外 50% 以上的患者不按医嘱用药，从而导致治疗失败。在对血药浓度进行分析时考虑到患者依从性的问题，不但可以防止得出错误结论，而且使测定结果成为判断患者依从性的依据。因此，当血药浓度结果难以得到合理解释时，应当考虑询问患者是否遵医嘱用药。

4）采血样时间：如前所述。

5）患者生理和病理因素对药物处置的影响：生理因素应重视年龄的影响，一些重要的药动学参数如 $V_d$、$t_{1/2}$ 等均表现出年龄相关性。对于特殊患者群体，如老年人、婴儿、新生儿、孕妇等，均有其特殊的药动学变异，更需加以注意。病理因素则应着重考虑对药物体内处置起重要作用的器官病变的影响，如胃肠道疾病影响药物的吸收，肝脏疾病影响药物的代谢，肾脏疾病影响药物的消除。这些因素有时对血药浓度测定结果影响巨大，在调整剂量时不容忽视。

6）食物或合并用药的影响：食物可以通过影响胃排空、胃肠蠕动或血流速率而改变药物的吸收。药物间的相互作用则通过改变药动学性质及竞争血浆蛋白结合反应，使血药浓度，甚至游离药物浓度的变化"异常"。在依据血药浓度调整剂量时，应当重视这方面的影响。

**4. 进行治疗药物监测的原则**

用于临床的药物种类繁多，成千上万，并非所有的药物或任何情况下都需要进行TDM。首先，当药物本身具有客观而简便的效应指标时，就不必进行血药浓度监测。血药浓度虽然是药效的间接指标，但良好的临床指标显然优于TDM。如血压监控相对于抗高血压药，血糖测定相对于降血糖药，监测凝血酶原时间相对于抗凝血药等均不需测定血药浓度。其次，血药浓度不能预测药理作用强度时，TDM便毫无临床意义。如前所述，TDM是建立在血药浓度与药理效应之间存在相关性的基础上的，如果没有这一基础，血药浓度就不能成为评价指标。其三，有些药物的有效血药浓度范围宽，可以允许的治疗范围亦很大，凭临床医师的经验给药即可达到安全有效的治疗目的，也不需要TDM。

实施TDM的药物必须符合以下一些基础条件：①血药浓度变化可以反映药物作用部位的浓度变化；②药效与药物浓度的相关性超过与剂量的相关性；③药理效应不能用临床间接指标评价的药物；④有效血药浓度范围已知；⑤血药浓度监测方法的特异性、敏感性及精确性高，简便快速。在血药浓度与药理效应关系已经确立的前提下，下列情况通常需要进行TDM：

（1）药物有效血药浓度范围狭窄，血药浓度稍高则出现毒副作用，稍低则无疗效。代表性药物有地高辛、奎尼丁等。

（2）药物剂量小、毒性大。代表性药物有利多卡因、地高辛等。

（3）药物体内过程个体差异大，具有非线性药动学特性，难于通过剂量控制来估计给药后的血药浓度。代表性药物有苯妥英钠、茶碱、水杨酸等。

（4）某些疾病，如胃肠疾病影响药物的吸收，肝脏疾病影响药物的代谢，肾脏疾病影响药物的排泄，在上述病理状况下应用药物治疗时，有必要监测血药浓度。

（5）合并用药有相互作用而影响疗效或有中毒危险时，要监测血药浓度。

（6）一些药物的毒副作用表现与某些疾病本身的症状相似，怀疑患者药物中毒而临床又不能明确辨别时，应当监测血药浓度。代表性药物如地高辛、呋塞米（速尿）等。

（7）长期用药的患者，依从性差；或者长期使用某些药物后产生耐药性；或诱导和抑制肝药酶的活性而引起药效降低和升高，以及原因不明的药效变化时，可考虑监测血药浓度。

（8）常规剂量下出现严重毒性反应；诊断和处理药物过量中毒；为药物引起的医疗事故提供法律依据时，需要监测血药浓度。

**5. 监测的药物种类**

经过TDM工作在临床治疗中的大量应用，国内外已筛选出明确需要进行TDM的药物，按其作用类别分类，有强心苷类、抗心律失常药、抗癫痫药、三环类抗抑郁药、抗躁狂药、抗哮喘药、氨基糖苷类及其他抗生素、抗肿瘤药、免疫抑制剂及抗风湿药等，相关的 TDM 手册对这些药物进行监测的采血时间、相关药动学参数、有效血药浓度范围、潜在的中毒浓度、不良反应等，均有详尽的描述，可供 TDM 实践时参考。

### （三）药物不良反应监测

20 世纪以来，本节引言所列举的著名药物不良事件在全世界的医药工作者范围内引起了高度重视，近年来药物流行病学的研究进展和知识的推广更理性地加深了公众对药物不良反应的认识。目前，国家以及各省、市卫生部门相继成立不良反应监测中心，促进了对该项工作的管理和指导；我国已成为国际不良反应监测网成员国，更拓宽了药物不良反应监测信息交流的渠道。1998 年首次发行了关于药物不良反应的光盘检索系统，2000 年首次因药品安全性问题在全国范围内暂停了一批药品的流通使用，表明我国卫生行政管理部门和药监部门对药物不良反应的监管已进入到制度化和法制化的阶段。

目前药物不良反应监测存在的不足是信息来源主要为历年的中文期刊，一方面信息量不能满足临床需求；另一方面某些文献报道尚欠准确，很难作为临床判断和处理不良反应的依据。例如，关于药物体外不良相互作用（配伍禁忌）及体内不良反应的判断，除了《药典注释》所注明的具有法律效力外，其他多数都不能及时判断，相关的文献报道因为结果各异而不足为凭，国外的资料又不能简单照搬，许多试图通过计算机手段自动监测不良反应或配伍禁忌的工作缺乏高质量证据。

此外，药物不良反应呈报制度的落实情况也不尽如人意，其上报率仍然不高。不良反应的漏报情况不易发现和监督机制不健全是造成这种局面的主要原因。医护人员临床工作过忙，对药物不良反应监测抱有成见，也是阻碍其及时上报的原因。很多已经发生的不良反应，只要未对患者造成很严重的损害，都很难被记录于病历上，因而难于在病历文书考核中检查出来。要解决上述问题，除了建立一定的物质奖励制度，有些医院还对临床科室规定相应的指标，并与科室的综合考评和经济效益挂钩，对提高上报率起到了一定的效果。但更重要的是，要从保障公众健康的法律高度来认识和体现及时、准确地呈报药物不良反应的重要性，新修订的《药品管理法》已就这方面作了具体规定。

作为临床医师，除了增强药物不良反应呈报的法律意识、及时准确地记录临床观察到的不良反应、严格执行申报程序外，更关心的是出现不良反应怎样鉴别和处理，哪些不良反应可以事先预防。这就要求临床药师要尽量体现出自身的专业特长，为临床医师提供及时充分的信息服务，作好彼此的沟通和交流。

### （四）医院药学科研

结合临床开展相关临床药学科学研究的目的，重点在于解释临床合理用药中所发现问题的理论机制。例如，关于临床药动学和生物利用度的研究、关于临床用药配伍禁忌的研究、关于临床药物不良反应的研究等，这类研究多与临床药理学的研究内容交叉。

临床药动学和生物利用度的研究结果，对临床用药的剂量调节和疗程设计具有指导意义。临床医师应该掌握常用的药动学参数的临床意义，学会应用峰浓度（concentration of maximum，$C_{max}$）、达峰时间（the time reaching concentration of maximum，$T_{max}$）、药-时曲线下面积（area under the curve，AUC）和消除半衰期（half life，$t_{1/2}$）等参数估计和计算血药浓度的变化，从而实施在剂量调节基础上的个体化给药方案。

本节只是临床药理学简介，有志将临床药理学作为将来职业发展方向之一的临床医师，应该系统学习临床药理学的理论和技术，在药物临床科研和新药临床研究中施展才华，成为称职的临床药理学家。

### 三、循证医学在临床药学中的地位

如前所述，从事临床药学工作的临床药师应该具备丰富的药学经验和一定的临床实践经历。在实际工作中，也应该充分利用一些方法，如利用网络药学资源的方法、治疗药物监测的方法、合理用药调研的方法、药物经济学的方法、药物流行病学的方法、循证医学（evidence-based medicine，EBM）的方法等来弥补经验的不足。EBM 近十年来已广泛应用于包括临床医疗、护理、预防、卫生经济、卫生决策、医疗质量管理、医疗保险、医学教育在内的医疗卫生领域，其在临床药学上的应用也正在兴起。

遵循证据是 EBM 的本质所在，尊重患者的利益是 EBM 的基本要求。

EBM 的应用过程实际上是临床医师或药师将个人的临床经验与外部所能获得的最佳证据相结合，提出最佳治疗方案的过程，它改变了以往的"根据基础研究结果、动物实验的结果、个人临床经验和零散的研究报告等制订治疗方案"的传统医疗模式。

选择临床治疗方案三要素："临床医师的工作经验和能力、有说服力的临床试验证据、患者自身的价值和期望。"

EBM 在临床药学中的地位如同基础医学中的人类基因组学，已成为开展临床药学工作的重要工具。所以，临床药师或临床医师应该及时地掌握 EBM 的思想和方法，充分利用世界各国在医药卫生领域多年来所投入的大量人力、物力、经费所建立的循证医学证据，在临床药学工作中积极实践，提升我国临床药学服务的水平。

**思考题**

作为未来的医师，你已经具有哪些药理学知识，对哪些药学知识还有所欠缺？

（梁茂植）

# 第八节　护理学概论

## 一、护理学的形成和发展

护理实践与人类社会发展紧紧相连。护理学是在人类祖先自我防护本能的基础上，通过长期的抗病害斗争和劳动实践而逐渐发展起来的，其起源可以追溯到原始人类。也可以说，自从有了人类就有了护理活动。从护理内容及形式来看，护理学的发展主要经历了自我护理（远古时代）、家庭护理（古代）、宗教护理（中世纪）、近代护理（19 世纪中叶）和现代护理（20 世纪）几个阶段。

19 世纪中叶，英国的南丁格尔（Florence Nightingale）首创了科学的护理专业，距今已有 140 多年的历史。这是护理工作的转折点，也是护理专业化的开端。现代护理从护理学的临床实践与理论研究来看，主要经历了以疾病为中心、以患者为中心和以人的健康为中心的三个主要发展阶段。

### （一）以疾病为中心的阶段

护理概念的演变与社会其他科学的发展以及所引发的人们在某一特定时期对健康和疾病的认识程度息息相关。17 世纪以来，自然科学不断发展，使医学科学逐渐脱离了宗教和神学的影响，各种科学学说被揭示和建立。在解释健康与疾病的关系上，人们认为疾病是由于细菌和外伤等侵害人体后所致的损害和功能异常，而有病就是不健康，一切医疗行为都着眼于疾病，从而形成以疾病为中心的医学指导思想。这一思想也成为指导和支配医疗、护理实践的基本理论观点。

以疾病为中心的护理特点是：护理从属于医疗，护士是医生的助手，护理方法是执行医嘱和护理常规，忽视人的整体性。护理教育类同于医学教育课程，不突出护理内容，以致很多人误认为护理学是医学的从属专业。

### （二）以患者为中心的阶段

1948 年 WHO 提出健康的定义。1955 年美国的护理学者海尔（Hall）首次提出"责任制护理"的概念。1977 年美国医学家恩格尔（Engel）提出"生物－社会－心理"这一新的医学模式。1978 年 WHO 提出的战略目标是："2000 年人人享有卫生保健。"在这些思想指导下，护理工作发生了根本性的变革。从以疾病为中心的护理转向了以患者为中心的整体护理。以患者为中心的护理特点是：医护双方是合作伙伴。按护理程序的工作方法对患者实施整体护理，强调护理是一门独立的专业。护理教育开始摆脱类同高等医学教育课程设置的模式，建立了以患者为中心的护理教育和护理临床实践。

### （三）以人的健康为中心的阶段

20 世纪传统的疾病谱发生了很大的变化，由细菌引起的疾病得到了较好的控制，但与人的行为和生活方式相关的疾病如心脏病、肿瘤、脑血管疾病、创伤、糖尿病以及艾滋病等逐渐成为威胁人类健康的主要问题。

护理的定义："护理是诊断与处理人类对现存的或潜在的健康问题的反应。"

American Nurse Association，美国护士协会

美国护士协会对护理的定义，其内涵就是体现了以人的健康为中心的整体护理职能。此阶段的护理特点是：强调"整体人"的概念，人被视为是一个具备生物－心理－社会属性的结合体。在医疗护理实践中，应该把个体与其家庭、社区看作是一个整体，护士工作的范围包括为个体提供护理服务，也需要为群体、家庭和社区提供护理服务。护士自身的行为可以影响个体和社区的健康，因为护士具有诊断和处理人类对现存的或潜在的健康问题的反应的能力，在临床护理和护理管理中，系统化地贯彻"护理程序"。护理教育趋于重视继续教育和发展高等护理教育。强调护理学是现代科学体系中的一门综合性、独立性的应用科学。

## 二、南丁格尔对现代护理的贡献

南丁格尔是现代护理学的奠基人，她的伟大成就在于建立了护理实践必须基于正规培

训的概念。她的环境概念构成了环境理论的核心思想。她认为环境是影响机体生存和发展，并能预防、抑制或加重疾病和死亡的所有外在因素。护理的目的是将患者置于有利于发挥机体本能从而自然恢复到最佳健康状况的环境中。护理有改变环境的作用，环境理论是现代护理理论形成和发展的基础，对护理专业发展有重要意义。

## （一）个人背景

南丁格尔，英国人，1820 年 5 月 12 日出生于意大利佛罗伦萨。为了纪念她出生的这个城市，其父母给她取名为佛罗伦萨·南丁格尔。南丁格尔生长在一个维多利亚式的家庭，从小受到良好的教育。她天资聪明、活泼，从小学阶段开始，其父亲教她学习数学、哲学和宗教，同时还学习了法语、德语、意大利语等多种语言，并能流畅地交流。随着年龄的增长，南丁格尔逐渐活跃于英国贵族上流社会。受基督教宗教思想的影响，南丁格尔乐于助人，尤其关心那些需要救助的贫苦人。她时常觉得自己的生活应该更有意义，17岁时她在自己的日记中写道："上帝在召唤我，作为一个仆人去帮助那些受苦难的人。"在她的内心世界，关心和帮助别人成为生活的重要内容。

在 19 世纪中叶，医院患者的护理照顾通常由贫民、社会最低层的人或因犯错误而接受惩罚的人来承担。医院里设备简单、卫生条件差，患者所遭受的由环境带来的痛苦一点不比因他们的疾病带来的痛苦少。然而，南丁格尔愿意做一名护士，经常到医院去照顾患者。她的言行遭到了家人和朋友的极力反对，其父母为了让她淡忘当护士的意念，频繁带她到欧洲旅游，有意让其接受西方艺术和美学的熏陶。但南丁格尔当护士的决心依然坚定。1851 年，南丁格尔来到德国的开塞维慈，开始了她早期的护理培训。培训结束后，她随访了欧洲各大医院、教养院及慈善机构，关心医院的布局和设备。1853 年，南丁格尔成为伦敦贵族妇女医院的负责人，她将学到的护理知识应用于护理实践活动中。从此，有组织的护理服务在她的领导下开展起来。

## （二）对现代护理的贡献

1854 年，克里米亚战争爆发，南丁格尔带领 38 名具有献身精神的妇女志愿者来到土耳其战场。在亲眼目睹了战地医院因排污不畅而造成的污浊环境，以及病房里昏暗的光线和通风不良的状况后，她首先从改造医院的环境入手，建立病房的排泄引流系统及通风设备，提供清洁的饮水和食物，将伤员按照病情轻重分隔管理。鼓励轻型伤员到室外进行活动，接受自然光线。作为一名熟练的临床护士，南丁格尔怀着极大的爱心时刻守护着伤员们。夜间，她提着油灯巡视病房，关心他们的伤痛和需要。她的形象深受战士的爱戴，被喻为"提灯女郎"和"克里米亚天使"。经过南丁格尔和其他护士的努力工作，一年后伤员的死亡率由当初的 50％下降到 2.2％。

南丁格尔在克里米亚战争中对伤员的精心护理和所取得的成绩，使她的名声迅速传播。"提灯女神"的美名流传至今，并且成为了当代护士的专业形象标志。鉴于她在战争中的杰出贡献，战后南丁格尔得到了英国政府 44 000 英镑的嘉奖。克里米亚战地医院的护理实践，使南丁格尔深信护理是具有科学性的事业，护士必须接受严格而科学的护理训练。1860 年，南丁格尔用获奖的基金在伦敦圣托马斯医院（St. Thamas' Hospital）创建了第一所正式护士学校，她提出需要培训脱离宗教而基于人类博爱精神的、在任何困难条件下都能护理患者的训练有素的护士。由此，标志着近代护理专业化的开始。护理转变为接受过教育的人来从事的一种职业。

南丁格尔一生著有 100 多篇论文，其中最著名的是《护理札记（Notes on nursing）》，这本书曾经作为南丁格尔护士学校的教科书而广泛使用。其中，最能体现南丁格尔著作核心思想的是对环境概念以及环境对健康影响的阐述。环境理论主要源于此原著，是后人对南丁格尔护理经验和思想的总结和提炼。此外，她的论著《医院札记（Notes on hospitals）》及《印度军队的卫生状况调查报告（Notes on the sanitary state of the army in India）》对社会福利、卫生统计、社会学方面的研究，至今仍具有指导意义。

南丁格尔过世于 1910 年，两年后国际护士会将她的生日定为"5·12 国际护士节"。在南丁格尔 100 周年诞辰之际，由国际红十字会首次颁发南丁格尔奖，旨在表彰由各国推荐的忠诚于护理事业，并为之作出贡献的优秀护士。南丁格尔奖由 WHO 每两年颁发一次，继续传播和弘扬南丁格尔精神。截至 2007 年第 41 届南丁格尔奖，我国已有 43 位有突出贡献的护士获此殊荣。

## 三、我国护理学的发展

### （一）中国的传统医学与护理

在几千年漫长的封建社会里，中国一直保持着医、药、护不分的状况。古代护理寓于医学之中，随着古代文化的发展，医学上的基本理论也随之形成。《内经》是我国现存最早的医学经典著作，《内经》在护理方面有许多论述。春秋时代名医扁鹊提出的"切脉、望色、听声、写形，言病之所在"，就是护理观察病情的具体方法；秦汉三国时期外科鼻祖华佗，医术高明，医护兼任；唐代孙思邈所著的《备急千金药方》一书，宣传了隔离知识，如传染性疾病患者的衣服、巾、栉、镜不宜与人同之，还首创了导尿术；宋朝陈自明著《妇人十全良方》中对孕妇产前、产后护理提供了很多资料；明代巨著《本草纲目》作者李时珍是我国著名医药学家，他看病，还给患者煎药、送药、喂药。长期以来中医理论"三分治，七分养"中的七分养，实质上就是指护理。

### （二）中国的护理事业发展概括

我国护理事业的兴起是在鸦片战争前后，随着各国的军队、宗教和西方医学进入中国而开始的。我国第一所护士学校于 1888 年成立，1895 年起北京、苏州、上海、南京等地的医院陆续由英、美、德、日、法等国开办了护训班；护士学校和医院附设护士学校招收初中、高中毕业生，学制 3~4 年，逐渐形成了我国护理专业队伍。1934 年成立的护士教育专门委员会，曾将护理教育改为高级护士职业教育，招收高中毕业生，护士教育被纳入国家正式教育系统。当时北京协和医学院与全国其他五所大学医院，曾合办了高等护士专修科，学制五年，毕业后授予学士学位。1921—1952 年协和高等护士专科学校曾为国家培养了一批水平较高的护理师资和护理管理人才。

中华护理学会是中国护理界的群众性学术团体，于 1909 年成立，早年称中华护士会，1936 年改称中华护士学会，1964 年改为中华护理学会。抗日战争期间，我国许多医护人员奔赴革命圣地，在解放区开办了医院，在江西开设了中央红色护士学校，造就了大批护理工作者。护理工作受到了党中央的重视与关怀，毛泽东同志曾亲笔题词"护士工作有很大的政治重要性"和"尊重护士，爱护护士"。新中国成立前，虽然护理界前辈百折不挠地艰苦创业，但是由于国内外连年战争，使得我国护理事业发展缓慢。据不完全统计，至 1949 年，全国仅有护校约 180 所，护士约 3 万名。

新中国诞生以后，护理事业迅速发展。1950 年第一届全国卫生工作会议将护士教育列为中等专业教育之一，纳入正规教育系统，并由卫生部统一教学计划，编写各门课程的统一教材。新中国成立后 17 年中，护理事业有了很大的发展。但在"文化大革命"期间，护理事业受到了挫折和破坏。1976 年以后，我国护理工作进入恢复、整顿、加强和发展的新阶段，为了迅速改善护理工作状况，卫生部于 1979 年先后颁发了《关于加强护理工作的意见》和《关于加强护理教育工作的意见》两个通知，大力扶持了护理工作和护理教育事业。首先是加强和发展护理教育，恢复护士的中专教育，据 1995 年统计，全国有独立护士学校和设有护理专业的卫生学校共 556 所，护士约 112 万名。其次是恢复和发展高等护理教育，1984 年卫生部和教育部召开全国高等护理专业教育座谈会，要求逐步建立多层次、多规格的护理教育体系。到 2002 年，全国有 28 所医学院开设了护理系，培养护理专业本科生，学生毕业后获学士学位。1992 年从北京、上海开始，各地陆续设立护理硕士学位点，招收护理硕士研究生。

为了加强对护理工作的领导，完善护理管理体制，1982 年卫生部医政司设立了城市护理处，建立和健全了护理指挥系统和各项护理政策、法规和工作制度等，护理管理水平有了明显的提高。1980 年卫生部颁发了《卫生技术人员职称及晋升条例》（试行），通过考核评定和晋级，评出护理专业的高级、中级和初级技术职称。1995 年起在全国范围内举行"全国护士执业考试"，建立护士注册、执业管理制度，使护士上岗管理工作步入法规化，逐步与国际接轨。贯彻护理程序，以人的健康为中心的系统化整体护理的护理工作模式逐步被接受，并开始在临床推广运用。

随着我国对外开放政策日益深入，国际学术交流日益加强。中国护理学会多次与美国、加拿大、日本等国家的护士学会联合召开国际护理学术交流会，国外护理专家也来华举办各种护理讲习班；中国护理专家及护士被邀请或选派出国讲学、进修或学习。1985 年北京成立了全国护理中心，进一步取得了 WHO 对我国护理学科发展的支持。当前，我国护士与国际上的学术交往正在不断扩大，这种友好的交流活动，开阔了中国护士的眼界，活跃了学术氛围，增进和发展了我国护理界与世界各国护理界的友谊。目前，中国的护理学科是一门处于发展阶段的年轻学科，还有许多新的领域有待开拓，需要更多的护理理论和实践来促进它的发展，以形成现代护理学科的独立体系。

## 四、护理的内涵与性质

护理学是一门生命科学中综合自然、社会及人文科学的应用科学。护理学包含了自然科学，如生物学、物理学、化学、解剖学、生理学等知识，同时也包含了社会及人文科学，如心理学、伦理学、社会学、人类学、美学等知识。只有较全面地学习自然、社会及人文科学，才能观察与分辨个体生理与病理的变化，才能提供满足人的身心需要的护理，并能认识社会环境对人的健康影响。护理学是一门应用学科，实践性较强，它结合了自然科学与社会科学理论，形成了护理的理论体系与护理技能体系。

### （一）护理的基本概念及其相互关系

任何专业性学科的基础都是建立在应用于实践的知识体系上的，尤其是在行为和社会科学领域中这些知识称为概念和理论。护理作为一门年轻的、发展中的学科，正在建立一种可支持实践的、名为概念和理论的知识体系。护理有四个最基本的概念，对护理实践产生重要的影响并起决定性的作用。它们是：①人或个体；②社会或环境；③健康；④护理。这四个概念的核心是人，即护理实践是以人为中心的活动。缺少上述任何一个要素，护理就不可能成为一门独立的专业。

**1. 人的概念**

人是生理、心理、社会、精神、文化的统一整体，是动态的又是独特的。根据一般系统理论原则，人作为自然系统中的一个次系统，是一个开放系统，在不断与环境进行能量、物质、信息的交换。人的基本目标是保持机体的平衡，也就是机体内部各系统间和机体与环境间的平衡。所有有生命的系统都有内环境和外环境，保持内环境的稳定，使之能适应外环境的不断变化，只有这样，生命系统才能避免受伤、应对刺激并在失去平衡时恢复内在的平衡。

护理的主要功能就是帮助个人调节内环境，去适应外环境的不断变化，以获得或维持身心的平衡——健康状态。强调整体护理就是要把每一个人看成一个整体的系统，并且是开放的系统。

护理的对象是人，如果说护理的对象是从健康人到患者，从个体到群体，也就可以说，护理的对象是全体人类。考虑护理对象时，无论是面对一个婴儿或一个患者都要从他需要得到护理的角度来认识护理对象。

**2. 环境或社会的概念**

人类的一切活动都离不开环境，环境的质量与人类的健康有着密切关系。环境是指人类和一切生命活动有着密切关系的各种外界因素。即以人为中心的生存环境，包括自然环境和社会环境这两大类。

（1）自然环境：是指存在于人类周围自然界中的各种因素的总和，它是人类及其他一切生物赖以生存和发展的物质基础，如空气、水、土壤和食物等自然因素。

（2）社会环境：是人为的环境，是人们为了提高物质和文化生活而创造的环境。社会环境中同样有危害健康的各种因素，如人口的超负荷、文化教育落后、缺乏科学管理、社会上医疗卫生服务不完善等。

人类与环境是互相依存、互相影响、对立统一的整体。人类的疾病大部分是由环境中的致病因素所引起的。人体对环境的适应能力，因年龄、神经类型、健康状况的不同而有很大的差别，所以健康的体魄是保持机体与外界环境平衡的必要条件。人类不仅需要有适应环境的能力，更要有能够认识环境和改造环境的能力，使两者处于互相适应和互相协调的平衡关系之中，使环境向着对人类有利的方向发展。

**3. 健康的概念**

疾病与健康是一个历史的概念。历史条件不同，社会发展水平不同，人们对它的理解随之不同，因此健康是一个变化着的概念。不论从哪一角度讨论疾病与健康的概念，都会发现以下几点是共同的：

（1）只能把健康与疾病看作是相对的概念，而不是截然分开的；

（2）各人对健康与疾病都可能有独特的定义和理解；

（3）疾病与健康不仅是体内病态或平衡的过程，而且也包括人体与环境的关系；

（4）对疾病与健康下定义，都不能忽略人的精神与躯体两个方面，不能将精神上和躯体上的疾病截然分开来单独看待。

有些理论家认为不同文化、宗教信仰的群体对健康的理解和解释是不同价值观念的体现。每个人对健康有不同的理解和感知。健康程度取决于个人对健康、疾病的经历与个人对健康的认识。

### 4. 护理的概念

护理就是增进健康，预防疾病，有利于疾病的早期发现、早期诊断、早期治疗，通过护理、调养达到康复。护理的对象是人，人是一个整体，其疾病与健康受着躯体、精神和社会因素的影响。因此，在进行护理时，必须以患者为中心，为患者提供全面的、系统的、整体的身心护理。护理是护士与患者之间互动的过程。护理是人文科学（艺术科学）和自然科学的综合过程。护理通过应用护理程序进行实践，通过护理科研不断提高。总体说来护理是满足患者的各种需要，协助患者达到独立，教育患者，增进患者应对及适应的能力，使其寻求更健康的行为，达到完美的健康状态，是为个人、家庭、群体及社会提供的整体护理。

整体护理（holistic nursing care）是一种以患者为中心，视患者为生物、心理、社会多种因素构成的开放性有机整体，以满足患者身心需要、恢复健康为目标，运用护理程序的理论和方法，实施系统而全面的护理照顾的实践活动。

护理概念之间的关系详见图 9 - 3。

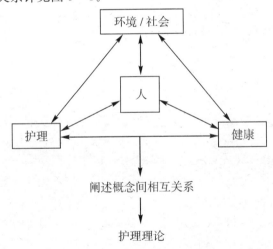

**图 9 - 3　护理概念之间的关系**

### （二）护理程序

护理程序（nursing process）是指导护理人员以满足护理对象的身心需要，恢复或增进护理对象的健康为目标，运用系统方法实施计划性、连续性、全面整体护理的一种理论和实践模式。护理程序是以需要理论、系统理论、沟通理论，以及压力与适应理论等为基础发展起来的。1955 年美国护理学者海尔（Hall）首先提出责任制护理（primary nursing），强调以患者为中心实施护理。1961 年奥兰多（Orlando）撰写了《护士与患者的关系》一书，首次使用了"护理程序"一词，并提出了 3 个步骤：患者的行为、护士的反映、护理行为有效计划。1967 年尤拉（Yura）和渥斯（Walsh）完成了第一本权威性的《护理程序》教科书，确定护理程序的 4 个步骤：评估、计划、实施和评价。1975 年罗伊（Roy）等护理专家提出护理诊断这一概念，从而将护理程序发展为 5 个步骤：评估、诊断、计划、实施和评价。

护理程序是一开放系统，其结构与功能以系统论为基础。构成系统的基本要素是患者、护士、其他医务人员、医疗仪器设备、药物及资料等。护理程序的系统运行过程由输入护理对象一切有关资料开始，通过系统的正常评估和科学决策，制订出最优选的护理方案；通过独立的、创造性解决问题的过程，改善护理对象的身心状态，提高其健康水平；然后对接受系统作用后的护理对象及其健康资料进行评价，并将评价结果反馈回系统，以确定该系统运行过程终止或继续。

**1. 护理评估**

护理评估（nursing assessment）是整个护理程序的基础，包括两个方面的工作：收集资料和整理分析资料。评估的目的是要找出患者需要解决的健康问题。

**2. 护理诊断**

护理诊断（nursing diagnosis）是根据收集的资料，确定护理诊断的过程。它是关于个人、家庭或社区对现存的或潜在的健康问题以及生命过程的反应的一种临床判断，是护士为达到预期结果选择护理措施的基础，这些结果是由护士负责的。护理诊断一般由健康问题及其相关因素组成。

**3. 护理计划**

护理计划（nursing plan）是依据确定的护理诊断制订护理计划的过程，即具体的决策过程。护理计划是对患者实施护理的行为指南。它以护理诊断为依据，以使护理对象尽快恢复健康为目标。

**4. 护理实施**

护理实施（nursing intervention）是将护理计划付诸行动，实现护理目标的过程。一般情况下，实施是在护理计划之后，但抢救患者时，实施往往先于护理计划。

**5. 护理评价**

护理评价（nursing evaluation）是将实施护理计划后得到的患者健康状况的信息与预定的护理目标进行对比，按照评价标准对护士执行护理程序的效果、质量作出评定的过程。如护理病历质量、护理实施情况等。

### （三）护理工作的范畴

**1. 临床护理**

临床护理一般指基础护理和专科护理，后者包括内科、外科、妇产科、儿科、耳鼻喉科、眼科、口腔科、神经科、精神科、中医科护理，以及重症监护、急诊护理、康复护理和临终关怀护理等。基础护理是临床各专科护理的基础，它应用护理的基本理论知识、基本实践技能和基本态度方法，满足患者的基本需要。专科护理则是应用专科知识，对患者提供帮助，满足其某些特殊需求。

**2. 护理管理**

护理管理主要指医院和病区的护理组织管理和技术管理，其目标是让患者得到优质护理服务，培养护理人员良好护理品质的过程。

**3. 护理教育**

护理教育是指学校教育和毕业后终身教育。护理教育与护理学的发展互为影响，出于对"护理"有了新的认识以及护士所担负的责任增加，因此护理教育的目标、内容、方法必须更新，必须适应现代医学模式的转变，以满足现代护理工作的需求。

**4. 护理研究**

护理学的发展必须依靠护理科学研究。护理科研包括对护理理论的研讨、护理技术的改进和提高，特别是运用可靠的科学依据来指导临床护理工作，如对专科护理新知识、新技术的研究，与医生合作进行有关课题的研究等。

**5. 社区保健护理**

医生和护士在医院等待患者上门，进行常规诊治与护理的现象已开始改变，医务人员要走出医院，步入社会开展预防保健、妇幼卫生、家庭护理和健康教育等工作。没有社区保健护理及个体的主动参与，就不可能真正达到 WHO 提出的"人人享有卫生保健"的战略目标。

**（四）护理的工作方法**

护理工作方法的基本形式有下列五种。

**1. 个案护理**

个案护理（case nursing）是指由专人负责实施的个体化护理，一名护士护理一名患者。个案护理适用于抢救患者或某些特殊患者，也适用于临床教学需要。这种护理方式，护士责任明确，能掌握患者全面情况，但耗费人力。

**2. 功能制护理**

功能制护理（functional nursing）以完成各项医嘱和常规的基础护理为主要工作内容，其工作分配以日常工作任务为中心。护士被分为"生活护理护士"、"治疗护士"、"办公室护士"、"药疗护士"等来完成护理服务。这是一种流水作业的工作方法，护士分工明确，易于组织管理，节省人力。但工作机械，缺少与患者交流机会，较少考虑患者的心理和社会需求，护士较难掌握患者的全面情况。

**3. 小组护理**

小组护理（team nursing）以分组护理的方式对患者进行整体护理。护士分为小组进行护理活动，每组分管 10~15 名患者。由小组长制订护理计划和措施，安排小组成员去完成任务及实现确定目标。小组成员由不同级别的护理人员组成，各司其职。这种护理方式能发挥各级护士的作用，能了解患者一般情况，但护士个人责任感相对较弱。

**4. 责任制护理**

责任制护理（primary nursing）由责任护士和辅助护士按护理程序对患者进行全面、系统和连续的整体护理。其结构是以患者为中心，要求从患者入院到出院均由责任护士对患者进行 8 小时在岗、24 小时负责制。由责任护士评估患者情况、制订护理计划和实施护理措施。责任护士的责任明确，能较全面地了解患者情况，但要求对患者 24 小时负责则难以实现，且文字记录书写任务较多，人员需要也较多。

**5. 系统化整体护理**

系统化整体护理（systematic approach to holistic nursing）是以现代护理观为指导，以护理程序为核心，将临床护理和护理管理的各个环节系统化的模式。这种护理方式的特点是在护理哲理、护士职责与评价、护理人员组成、标准护理计划、标准教育计划、临床护理表格书写，以及护理业务品质保证与评价等各个环节中，均以护理程序为框架，环环相扣、协调一致，确保以"服务对象为中心"的护理服务水平的全面提高。制定各种规范表格及标准护理计划要根据临床专科的特点，不能套用固定的格式，要体现专科护理的特点。

以上护理工作方法在不同的时期得到发展，具有时代的特征性，新的工作方法是原有基础上改进和提高。这几种护理工作方法，在护理学的发展中都起着重要作用，并在临床护理实践中交替使用。

### 五、21世纪护理发展的趋势

随着社会的发展和科学的进步，世界各国包括中国在内都日益重视人的价值，重视人的健康和生活的质量。人们不仅在生病时要求得到良好的医疗和护理，还希望在没有生病时得到健康指导。寻求保健的群体正在扩大，大大增加了医疗服务体系的服务范围和任务。这些变化不可避免地带来了卫生资源的重新分配，使原本已经十分紧张的卫生资源更加紧张。特别是"人人享有卫生保健"目标的提出，使面向少部分急、重症患者服务的政策受到挑战，迫使各个国家都重新考虑其卫生人力资源的分配问题。

**（一）护理人员将成为初级卫生保健的主力军**

由于世界性的老龄人口增多、慢性病患者增加，以及占人口2/3左右的妇女和儿童的特殊健康需求的增加，各国政府日益重视初级卫生保健工作。预计到2020年，中国65岁以上的老年人口将达到二亿五千万，这些变化大大增加了老年护理和慢性病护理的要求。这些护理将不可能集中在医院内进行，而主要是在社区和家庭中提供。世界银行在其1993年世界发展状况的报告中指出：大部分的初级卫生保健工作应该由护士和助产士承担。并且指出，每万人口中只要1名或2名医生就足够了，但是护士同医生的比例应该达到2∶1或4∶1。今天的社区保健中许多由医生承担的工作将逐步由护士来代替。目前在许多发达国家已经这样做了，在未来的一段时间内，这种趋势将很快扩大到目前还没有充分发挥护理人员在初级卫生保健中的重要作用的国家，特别是包括中国在内的一些发展中国家。

**（二）护士将成为健康教育的主要力量**

WHO关于健康的定义，使人们从新的角度审视健康和疾病的关系。近20年来大量研究证明了环境因素、生活方式、卫生服务和生物遗传因素对健康的影响。据统计，在所有疾病中，有10%是由生物学因素引起的，10%是遗传因素，30%是环境因素，而50%是由人们所采取的生活方式引起的。对中国死亡顺位前5位疾病的分析，也可看出约40%以上的因素与生活习惯和行为方式有关。随着烟草、酒精、药物滥用等有关的健康问题的增多，艾滋病的蔓延，吸毒、性传播疾病以及心理压力造成疾病的增加，逐步使人们降低了对药物和手术来控制现代疾病的依赖。健康教育才是帮助人们改变行为、提高全民健康水平有效而经济的手段。各国的护理人员正在成为这个领域的主要力量。

由于疾病谱和病理学方面的变化，"对自己的健康负有责任"正在成为普遍的共识。教会人们自理的知识和技术，将是对护理人员新的要求。护士要教给人们必要的健康知识，改变他们对健康的态度，帮助他们实现健康的生活方式和行为。尽管这种教育的效果远不如为急症患者提供直接护理那样显而易见，但是引起疾病原因的变化以及健康需求和健康服务资源之间的尖锐矛盾迫使我们必须对健康教育予以充分的重视。

（三）护士将成为医生和其他保健人员平等的合作者

由于护理人员在卫生保健队伍中的作用不断扩大及其受教育水平的相应提高，护士将日益成为医生的平等合作者。传统的护士仅是医生助手的形象将逐渐消失。保健已经成为每个公民的权利，每一个人都有权利要求得到安全、全面、可负担得起和可接受的服务。因此，大量人力物力集中在大医院的状况将会改变。医疗保健系统以医疗为主的情况也会随着对社会保健的重视而有所改变。护士将成为整个保健队伍的重要一员，并且和医生、营养师、药剂师等其他保健人员紧密合作。这就要求每一个护士都必须具备良好的人际沟通能力和与他人有效合作的能力。

（四）为危重症患者提供高质量、高技术的护理仍然是护士的重要任务

随着社区保健力量的加强，大量不需要复杂仪器检查和技术处理的患者将在家庭和社区得到护理和治疗。学校毕业的新护士将没有一个从容的过渡期而是立刻就要面对病情十分复杂和严重的患者，这种变化要求护士必须掌握更为高级和复杂仪器的使用，具备更好的处理紧急突发事件的能力。同时由于高科技和高情感相一致的趋势，更要求护士必须具备积极的稳定的心理状态和良好的人文修养。除此之外，大量先进技术的应用，将会对护理人员提出越来越多的伦理和法律的要求。

以上这些变化，要求护士不仅要有良好的自然科学知识，特别是生物医学方面的知识，而且要有足够的人文和社会科学方面的知识，这样才能真正认识人、理解人和帮助人。21世纪护理人员必须具备处理复杂临床问题的能力、健康指导的能力、与人有效合作的能力、沟通交流的能力、独立分析和解决问题的能力、批判性思维的能力、独立获取信息和自学的能力，以及一定的科学研究能力。WHO指出，各成员都必须高度重视护理教育并建议最基本的护理教育应在大学中进行，还必须重视护士的继续教育，逐渐形成该学科的终身教育体系。

**思考题**

医生和护士应如何合作？

（李晓玲）

# 第九节　临床实验室检验概论

临床实验室是指为提供诊断、预防、治疗疾病信息，或为评价人类健康，对源自人体的物质进行生物学、微生物学、血清学、化学、免疫血液学、血液学、生物物理学、细胞学、病理学或其他方面检查的机构。在我国通常将医院检验科等同于临床实验室，实质上检验科只是临床实验室中的一类，是检测项目较多、规模较大的临床实验室。

## 一、临床实验室的地位和作用

### （一）临床实验室的作用

除了提供健康或诊治信息外，临床实验室还提供咨询服务，包括结果解释和为进一步

检查提供建议。目前，作为一个现代化的临床实验室，已不仅仅是单纯分析来自于患者的各种样本并提供检验信息的医疗单元，还是配合医院为患者提供整体医疗服务的机构之一。临床实验室的服务范围日趋扩大，服务对象可包括：医师、患者、患者家属、健康人群，以及感染控制部门、疾病预防控制中心、社会福利机构等医疗管理部门。服务性质也从过去单纯地为临床科室提供技术支持，扩展到医疗信息的咨询、诠释，健康状况的筛查、跟踪，疾病或病原体的流行态势，药物、毒物的合理应用与监测等领域。

### （二） 临床实验室的发展

为了解人体结构和疾病产生的原因，早期的埃及人、罗马人和希腊人建立了病理实验室，并在尸体解剖的基础上逐渐形成了解剖病理学。那个时期尸体解剖等同于对疾病的诊断，但是它只能对生者和家属提供一些心理上的安慰，人们对疾病是如何发展、与病程相关的器官和细胞如何变化、疾病引起的人体功能的变化都无从知晓，这些未知数是形成现代实验医学的基础。

20 世纪 40 年代以前，临床实验室规模很小，只有显微镜、目测比色计、温箱等简单的仪器，如今一个现代化的实验室可以拥有近百台不同类型和型号的仪器，每年可以完成数百万甚至上千万个检测，为临床医师和患者提供了大量的信息，在疾病的预防、诊断、治疗、健康检查方面发挥着越来越重要的作用。

## 二、临床实验室的工作流程

临床实验室的工作流程包括检验前、检验中和检验后。检验前阶段是从临床医师开出检验医嘱开始，到分析检验程序启动时终止的步骤，包括检验申请、患者的准备、原始样品的采集、运送到实验室并在实验室进行传输等。可见该过程大部分工作都是医师、护士、卫生员在实验室以外完成，实验室工作人员很难控制。标本的质量是保证检验结果准确性的关键，有统计显示 60%～80% 的不合格检验报告最终可溯源到标本质量不符合要求。因此，检验前是最易出现问题、潜在因素最多、也是最难控制的环节。检验阶段是指在实验室完成的所有工作，由于实验室建立了全面的质量管理体系，检验阶段的质量得到了很好的保证。检验后阶段主要是指对患者的标本分析后，检验结果的发出到临床应用这一阶段，包括检验结果的正确审核和发出，检验人员对结果的合理解释及咨询服务的过程，临床医师对检验结果的正确认识和应用。

## 三、检验申请

检验申请（request of tests）是临床医师根据患者就诊时的主诉、症状或病情变化情况而提出的检验项目申请，是实验室检验的第一步。

### （一） 检验申请单

无论是纸质还是电子申请单，一份完整的申请单均应包含以下内容：条码号，门诊号，住院号；患者的姓名，性别，出生日期；病房，床位号；临床诊断，问题或特殊检验注意事项；申请检查项目；标本类型；采样时间，标本接收时间（年、月、日、时、分）；有关治疗情况（如用药情况）；医师姓名等。其中有关的临床和治疗信息，特别是用药信息是检验师评价结果的必要条件。药物可能在体外影响分析方法或在体内引起病理变化，因而要特别注意在申请单上提供此类信息。

## （二）检验项目的选择原则

### 1. 有　效

每个检验项目都有不同的灵敏度和特异性，因此，选择检验项目时应考虑到假阴性和假阳性的存在。用于筛查目的，选择敏感度较高的检验项目；为确诊目的，选择特异性较高的检验项目。例如，呼吸道感染伴有发热的患者，白细胞计数及分类是判断有无细菌感染的一个灵敏指标，但确诊何种细菌感染，需依靠细菌培养。在观察或监测疗效时，应选用对疗效有直接影响且比较灵敏的试验，如观察肿瘤患者术后或放疗、化疗疗效及病情转归时，监测肿瘤标志物的变化有较大意义。

### 2. 合　理

尽快确诊是临床医师和患者共同的愿望，检验工作应尽量满足这一要求，但有些检查难以做到这一点。例如，特殊检验项目不能每天做，细菌培养需要一定时间等。最常用的补救办法就是使用一些快速方法或筛查方法，但快速的方法和筛查方法不能完全代替传统经典的培养方法和定量方法。

### 3. 根据检验目的选择实验

（1）筛查实验：筛查实验就是选用某种检测方法在无症状人群中查找出患有某疾病的患者。一般选择操作简单、价廉、危害小、灵敏度高的实验作为筛查实验。

（2）诊断实验：诊断实验是指通过实验室的检查协助临床确诊是某一疾病的实验。如粪便检查发现有钩虫卵，即可诊断为钩虫病。临床上此类实验不多，一般需要多个检验指标的综合，再结合临床资料作出诊断。

（3）监测实验：监测实验主要用于监测疾病发展过程或监测并发症，一个有效的监测实验必须符合下列条件：①所选实验必须与疾病的病程或其并发症密切相关；②能够用于药物治疗效果的评价监测。

### 4. 检验组合

检测工作中有许多常规检验组合，如血常规、尿常规、大便常规，生化和免疫等组合。常用的组合一般有下列几种情况：

（1）提高敏感度而形成的组合：如两种或几种肿瘤标志物的联合应用，以提高发现某些肿瘤诊断的阳性率。

（2）多角度、多方位了解疾病的变化或某一器官的功能状态：常将几个检测联合应用。如肝功能试验综合了酶学、胆色素、蛋白质等方面的变化来了解肝、胆功能的状态；乙型肝炎血清标志物的多项组合可了解患者是否为携带者、病毒是否仍在复制、患者是否产生免疫力等。尿十项检查可了解肾病、泌尿道感染、肝胆疾病、糖尿病等。

（3）为正确、及时诊断而形成的组合：如对于急性冠状动脉综合征（ACS）检测，一些酶及肌钙蛋白 T 或 I，由于敏感度、特异度的不同，以及出现时间及延续时间的不同，可以形成不同的组合。

作为临床医师，在选择检验项目时，除了考虑满足获得诊断、治疗疾病以及预后监测所需要的依据外，要考虑符合循证实验医学与检验项目合理组合的要求，并要努力减轻患者经济负担，避免大包围的检查、资源浪费。

## 四、标本的采集、运送和保存

### （一）标本的采集

标本包括离体的组织、排泄物、血液和体液，是临床实验室检验的对象。标本能否反映机体真实情况与标本的采集、运送和保存密切相关。

#### 1. 标本采集前的准备

许多非疾病因素可能影响检验结果。因此，在标本采集前，要根据需要让患者做好准备。一般要求患者处于安静状态；晨起时受精神、体力、情绪等因素的影响较小，是大部分标本采集的最佳时间；如可能，患者最好停服干扰测定的药物；根据项目和标本类别选择相应的容器；许多试验对饮食、饮水和药物有特殊要求，需按照要求调整。

#### 2. 采集时间

（1）空腹标本：一般指空腹 8 小时后采集的标本，此时采集的标本受饮食、体力活动、生理活动等的影响较小，易于观察和发现病理情况，而且重复性较好。

（2）随时或急诊标本：随时和急诊标本主要用于体内代谢比较稳定以及受体内干扰少的物质的检查，或者是急诊或抢救患者必须做的检查。

（3）指定时间标本：即指定采集时间的标本，不同的实验有不同的指定时间，如24 小时尿蛋白定量、葡萄糖耐量试验、内分泌腺的兴奋或抑制试验、肾脏清除率试验等。

#### 3. 标本类别

（1）血标本：分为全血、血浆和血清等。全血标本主要用于临床血液学检查，如血细胞计数和分类、形态学检查等；血浆标本适合血栓和止血的测定；血清标本适用于多数临床化学和免疫学物质的检查。静脉血是最常用的实验室检验用标本，真空采血法是最好的静脉血采集技术。

（2）尿标本：人体绝大多数生化变化、细胞等有形成分的变化和受感染情况都能在尿中直接或间接反映出来。尿液检验结果是否准确，与标本是否正确收集直接相关，不同的检查项目要求不同的标本采集方法。随机尿适用门诊和急诊患者常规检验以及胆红素、酮体、尿胆原、尿淀粉酶、隐血等的测定；首次晨尿为浓缩尿，适合做各种有形成分的检查和尿蛋白、尿糖等项目的测定；24 小时尿，通常用于尿液成分的定量测定；空腹或餐后尿适用于糖尿病、尿胆原、蛋白尿等的检查。

（3）粪便：一般情况下采集自然排便的标本，尽量采集可疑有阳性的部分，标本应新鲜，盛于清洁容器内，立即送检以免干涸。

（4）脑脊液：脑脊液标本应由医师行腰椎穿刺术抽取，特殊情况下可从小脑延髓池或脑室穿刺。将标本分别收集在 3 个无菌小瓶中，每瓶 1～2 ml。第一瓶标本常混有血液，可做细菌培养；第二瓶做化学检查；第三瓶做细胞学检查。标本采集后应立即送检，以免细胞形态破坏、糖分解或形成凝块。

（5）痰液：留取痰标本的方法有自然咳痰、气管穿刺吸取、支气管镜抽取等，后两者操作复杂且有一定的痛苦。自然咳痰留取标本时，患者应先用清水漱口数次，然后用力咯出气管深处痰，留于玻璃、塑料小杯内或涂蜡的纸盒中。对于无痰或少痰患者可雾化吸入氯化钠水溶液，促使痰易于咳出。昏迷患者可于清理口腔后用负压吸引法吸取痰液。痰液要求新鲜，必须立即送检，以免细胞与细菌自溶破坏。

## （二）标本的保存

血液标本采集后应及时分离血清或血浆，否则可发生红细胞与血清之间成分的相互转移，或细胞中的某些酶分解待测物等，影响检验结果。若不能立刻分离血清或血浆，应将标本放置于室温，不能将血液标本直接放入 4 ℃冰箱，以免发生溶血。分离后的标本若不能及时检测或需保留以备复查时，一般应放于 4 ℃冰箱，某些检测项目的标本存放于－20 ℃冰箱更稳定。标本存放时需加塞，以免水分挥发而使标本浓缩。

尿液标本采集后，一般应在 2 小时内及时送检，最好在 30 分钟内完成检验。如不能及时检验者，或需要另行保存者，应进行适当处理。

## （三）标本的转运

标本采集后应尽快送实验室分析，运送过程中应避免剧烈震荡，否则标本溶血可能会影响检验结果。

## 五、实验室检验结果解释

检验单上出现的结果，不是一个简单的数据，而是为临床提供的大量信息。要作出正确的诊断或者改变患者的治疗方案，明白这些数据的含义是极为重要的。影响检验结果的因素有很多，包括生理因素、分析变异等。

### （一）生理因素

#### 1. 年　龄

不同的年龄段，一些体液成分有所不同。按新生儿期、儿童期、成年期和老年期四个阶段划分。例如，成熟的新生儿血红蛋白主要为成年型即血红蛋白 A，而未成熟的新生儿主要为胎儿型即血红蛋白 F。在婴儿出生后几分钟，肌酸激酶（creatine kinase，CK）、γ-谷氨酰转肽酶（gamma glutamyl transferase，GGT）、天冬氨酸转氨酶（aspartate aminotransferase，AST）等酶活性将升高，胆红素浓度也将升高，第 3~5 天达高峰。又如老年期，妇女绝经后血浆许多成分的浓度显著升高。老年人肾浓缩能力、肌酐清除率、肾糖阈下降，血尿素浓度升高，血浆三碘甲状腺原氨酸、甲状腺素浓度降低，醛固酮浓度降低 50％左右。基础胰岛素浓度不受年龄影响，但胰岛素对糖的反应减弱。男性 50 岁后血浆睾酮浓度降低，老年妇女血和尿中的促性腺激素浓度升高。

#### 2. 性　别

性别对许多检查项目有影响。青春期之前，男性与女性的检查结果几乎无差异。青春期之后，男性血清碱性磷酸酶、转氨酶、肌酸激酶、酸性磷酸酶活性高于女性。男性和女性的总乳酸脱氢酶（lactate dehydrogenase，LD）相同，但女性 LD-1 和 LD-3 高于男性，LD-2 则低于男性。女性生育期血清铁浓度只有男性的 1/3，与其月经血丢失有关。男性血浆氨基酸、肌酐、尿素及尿酸浓度，以及红细胞计数、血红蛋白、红细胞容积等高于女性，而高密度脂蛋白胆固醇、α-脂蛋白等浓度较低。

#### 3. 饮食和药物的影响

饮食对体液生化成分的影响取决于饮食的成分和进食时间。餐后血糖、铁、钾、三酰甘油、碱性磷酸酶的浓度或活性升高。高蛋白饮食可使血清尿素、磷、尿酸、胆固醇和血氨浓度增高，尿总氮排出增多。富含嘌呤的饮食，可使血和尿中尿酸增高。含咖啡因的饮料（如咖啡、茶、可乐等）可使儿茶酚胺释放增加，血浆皮质醇、葡萄糖浓度升高，糖耐量试验受影响，咖啡因还可增加血浆游离脂肪的浓度。饮酒可使血浆乳酸、尿酸及乙醇的代谢产物（乙醛及乙酸）立即增加，长期饮酒者三酰甘油和 γ-谷胺酰转肽酶明显升高。除了急诊或其他特殊原因外，一般主张空腹 12 小时以后取血。

**4. 昼夜节律的变化**

许多体液成分有昼夜节律的变化，促使其变化的因素有体位、活动、膳食、紧张、日照以及睡眠状态。比如，上午 8 时和下午 2 时的血清铁和皮质醇浓度可以相差 50％；血浆血管紧张素活性和醛固酮浓度在早晨睡眠时最高，而在下午最低；肾小球滤过率的昼夜节律变化则与血管紧张素活性的变化相反；上午 8 时 5.4 mmol/L 的血清钾可能在下午下降为 4.3 mmol/L；血浆促甲状腺激素在凌晨 2～4 时最高，下午 6～10 时最低；基础血浆胰岛素浓度上午较高，对葡萄糖的反应最大，因此，糖耐量试验上午的血糖浓度较下午的低。只有严格控制标本采集时间，才能获取可比较的检验结果。

**5. 体 位**

从卧位变为直立位，低部位静脉压升高，毛细血管压升高，部分血浆超滤至组织间质，血细胞、蛋白质等大分子成分如血红蛋白、红细胞、总蛋白、白蛋白、碱性磷酸酶、转氨酶、胆固醇等不易通过毛细血管内皮细胞，因浓缩而增加；卧位间质液返流回血，使血液稀释，因而大分子成分浓度降低。而容易弥散的物质，受体位影响则较小。

**（二）分析变异和质量控制**

任何分析方法都存在一定的误差，这些误差包括随机误差和系统误差。

**1. 系统误差**

系统误差（systematic error，SE）是指测定值与真值存在的同一倾向的偏差。系统误差或正或负，即具有单向性，一般由恒定的因素引起，并在一定条件下多次测定中重复出现。其产生的原因主要是仪器、方法或试剂的问题。

**2. 随机误差**

随机误差（random error，RE）是指多次重复测定某一物质时出现的误差，误差无一定的大小和方向，数据呈正态分布。随机误差反映了分析方法的不精密度，由不可避免和难以预测的测定仪器、试剂、环境等实验条件的改变，以及分析人员操作习惯等因素的变化而引起。严格按照标准化的操作规程进行实验及严格控制实验条件可减少随机误差。

**3. 室内质量控制**

室内质量控制是指在实验室内部对所有影响质量的每个环节进行系统控制。其目的是控制本实验室常规工作的精密度，提高常规工作前后的一致性。其内容包括分析程序的标准化、仪器的校准和维护、统计质量控制等。

**4. 室间质量评价**

室间质量评价是指多家实验室分析同一标本，由外部独立机构收集、分析和反馈实验室检测结果，评定实验室常规工作的质量，观察试验的准确性，建立起各实验室分析结果之间的可比性。室间质量评价主要目的有：①鉴定实验室的工作缺陷；②建立方法的可接受性；③鉴定方法的可信性；④为实验室执照评定或认可提供客观依据；⑤评价实验室工作人员的能力；⑥评价实验室结果的可比性。

**5. 分析后质量控制**

分析后质量控制主要包括数据的处理、检验结果的审核、检验报告单的发送、检验结果的临床评估与信息反馈。近年来在实验室中大量使用自动化分析仪以及实验室信息系统（laboratory information system，LIS），检验结果实现了自动化处理，包括对报告输出的适当组合结果的分析、异常结果的提示以及检验结果生成时的自动审核等，可进一步保证分析后结果的可靠性。

### （三）检验结果的诊断性能

通过诊断性试验的评价指标来评价某检验结果的临床应用价值。诊断性试验评价的标准方法是对"金标准"诊断结果的患者和非患者，采用某种试验方法所测得的阳性和阴性结果，列入如表 9-5 中，再进行各种分析。此表格中的 $a$ 为真阳性数（true positive，TP），$b$ 为假阳性数（false positive FP），$c$ 为假阴性数（false negative，FN），$d$ 为真阴性数（true negative，TN）。

**表 9-5　检验结果的诊断性能评估四格表**

| 检验结果 | "金标准"结果 | | 合 计 |
| --- | --- | --- | --- |
| | 有 病 | 无 病 | |
| 阳性 | $a$ 真阳性（TP） | $b$ 假阳性（FP） | $a+b$ |
| 阴性 | $c$ 假阴性（FN） | $d$ 真阴性（TN） | $c+d$ |
| 合计 | $a+c=n_1$ | $b+d=n_2$ | $N$ |

据此表格可计算出诊断性试验常用的评价指标。

**1. 敏感度、真阳性率**

在"金标准"诊断为"有病"的病例中，某诊断性试验检测为阳性例数的比例即真阳性率（true positive rate，TPR）。真阳性例数愈多，则敏感度（sensitivity，SEN）愈高，漏诊病例（漏诊率）愈少。1-敏感度（1-SEN）又称假阴性率（false negative rate，FNR）。

**2. 特异度、真阴性率**

在"金标准"诊断为"无病"的例数中，某诊断性试验结果为阴性的比例即真阴性率（true negative rate，TNR）。真阴性例数愈多，则特异度（specificity，SPE）愈高，误诊病例（误诊率）愈少。1-特异度（1-SPE）又称假阳性率（false positive rate，FPR）。

**3. 阳性似然比**

在诊断性试验中，真阳性率（TPR）与假阳性率（FPR）的比值即阳性似然比（positive likelihood ratio，+LR），可用以描述诊断性试验阳性时，患病与不患病的机会比。若该比值大于 1，则随比值的增大，患病的概率也增大；若其比值小于 1，则患病的概率较小。

**4. 阴性似然比**

在诊断性试验中，假阴性率（FNR）与真阴性率（TNR）的比值即阴性似然比（negative likelihood ratio，-LR）。可用以描述诊断性试验阴性时，患病与不患病的机会比。其比值愈大，则患病的概率愈小；比值愈小，则患病的概率愈大。

**5. 阳性预测值**

诊断性试验检测的全部阳性例数中，"有病"患者（真阳性）所占的比例即阳性预测值（positive predictive value，+PV）。

**6. 阴性预测值**

经诊断性试验检测的全部阴性的例数中，"无病"者（真阴性）所占的比例即阴性预测值（negative predictive value，−PV）。

**7. 准确度**

诊断性试验检测为真阳性和真阴性在总检例数中的比例即准确度（accuracy，ACC）。

**8. 患病率**

经诊断性试验检测的全部病例中，真正"有病"患者所占的比例即患病率（prevalence，PREV）。在级别不同的医院中，某种疾病的患者集中程度不同，故患病率差别大，从而影响阳性及阴性预测值的结果。

正确地认识实验室检验结果的分析性能和临床应用性能，对合理解释实验室检验结果有重要意义。

### （四）参考区间、医学决定水平和危急值

**1. 参考区间**

通常将检验结果与参考区间进行比较，以判断正常与否。通常参考区间的制定大多采用正态分布的原理，以 $\bar{x} \pm 2s$ 作为参考区间的上、下限，少数用百分位法来制定参考区间。但不论用什么方法，总有少数正常人的测定值落在异常值范围内，因此，假阴性或假阳性总是不可避免的。作临床咨询时，当检验值接近参考区间上、下限时，不要轻易下正常或有病的判断，最好过一段时间复查后，再作对比分析。此外，生物学属性主要是年龄、性别、民族、居住地域及妊娠等原因可引起差异，在解释参考区间时应予以考虑。

**2. 医学决定性水平**

医学决定性水平（medicine decide level，MDL）是指不同于参考区间的另一些限值，通过观察测定值是否高于或低于这些限值，可在疾病诊断中起排除或确认的作用；或对某些疾病进行分级或分类；或对预后作出估计，以提示医师在临床上应采取何种处理方式，如进一步进行某一方面的检查，或决定采取某种治疗措施等。

医学决定水平与参考区间的根本区别在于：它不仅对健康人的数值进行研究，以决定健康人的数值区间，同时还对有关疾病的不同病情的数据进行研究，以定出不同的决定性限值。如测定值在正常参考区间上下限以外，但处于与医学决定性水平之间，应结合临床或重复检查，以作出正确的临床判断。这里除考虑患者生物学变异、实验误差，还要考虑正常人群及患者测定之间重叠及交叉情况。

因此，医学决定性水平看来更合理、更客观、更有助于临床的应用。当然，真正建立起每一项试验的医学决定水平是一个十分复杂的问题，存在着许多实际困难。

**思考题**

检验结果与患者临床表现不符合时，你当如何处理？

（李　萍）

# 第十节　输血医学概论

输血作为一种特殊的临床治疗手段，已有一百多年历史。经过近一个世纪的发展，输血已由一种普通治疗手段逐渐发展成为医学科学中的一门独立学科——输血医学。输血医学是多学科的发展和交叉融合，涉及免疫学、遗传学、血液学、传染病学、移植生物学、病毒学以及生物工程学等有关学科，主要是研究如何获得合格的血液及血液制品，如何安全有效地给患者输注，如何防止输血传播性疾病及输血不良反应。

在输血发展历史上，经历了以下几个重要阶段：

（1）1900 年奥地利科学家 Karl Landsteiner 发现了 ABO 血型系统。这一伟大发现是输血发展史上的里程碑，为安全输血提供了科学依据。1940 年，Landsteiner 和 Wiener 发现了 Rh 血型，在以后几十年中，又有许多新的红细胞血型被发现，国际输血协会红细胞抗原命名专业组在 2007 年已确认有 29 个血型系统，302 个红细胞血型抗原。

（2）1914 年比利时人 Hustin 发现枸橼酸钠有抗凝作用，这一发现为血液能在体外保存找到了理论基础。1918 年 Robertson 提出葡萄糖－枸橼酸钠配方用于血液采集和保存，由于有了血液体外保存技术，1918 年出现战地血库，1937 年世界第一个医院血库在美国芝加哥建立。

（3）20 世纪 50 年代开始提出成分输血，到 70 年代临床输血进入成分输血时代。成分输血是最合理的输血方式，它已成为衡量一个国家和地区医疗技术水平高低的重要标志之一。

（4）20 世纪 60 年代开始，输血传播性疾病逐渐被人们认识。从 20 世纪 60 年代末开始至今，采供血机构对供者血液相继开展了乙型肝炎、转氨酶（如 ALT）、丙型肝炎、人类免疫缺陷病毒抗体等病毒标志物检测。这些检测项目的开展，有效减少了输血传播性疾病的危险，大大提高了输血安全性。

（5）20 世纪 80 年代，人们认识到输血传播性疾病的危害后，自身输血发展起来。同时，为减少不必要的输血，从 1988 年开始，输血指证逐渐严格，如红细胞输注指证从过去的血红蛋白（Hb）低于 100 g/L 降低到 80 g/L，甚至更低。

现代科技的发展，高新技术向输血领域渗透，使我国输血事业有了突飞猛进的发展。1998 年 10 月 1 日，《中华人民共和国献血法》正式实施，我国实行了无偿献血制度。各地采供血机构大力加强血源管理、血液制备和输血管理等方面的工作，以保证血液安全。由于输血可能引起输血传播性疾病和输血不良反应，应提倡临床合理输血和成分输血，尽可能做到供者和患者间的血型相同，做到配合性输血，减少输血反应，保证输血安全，提高输血疗效。

## 一、血液采集和供应

现代医学治疗手段，包括外科治疗和内科治疗，都离不开血液制品。如果血液制品缺乏，患者则得不到及时、有效的治疗。到目前为止，血液制品仍然主要来源于人体，人造血液（如血浆替代品、红细胞替代品等）作用还非常有限，不能替代来自人体的血液。

## （一）采集献血者血液

在采集献血者血液前必须对献血者进行以下几方面的检查：

### 1. 身份识别

献血者每次献血前要填写献血登记表，以便血液中心能对献血者身份进行识别，同时记录献血者该次献血情况。

### 2. 健康咨询

所有献血者要求填写健康咨询表。为了保护献血者的隐私，填写咨询表是在血液中心由医师进行个别咨询时进行的，通过健康咨询，医师可以决定是否接受献血者献血。

### 3. 体格检查

献血者的体格检查包括体重、血压、脉压差、脉搏、体温等项目，所有这些项目的检查指标必须符合我国献血者健康检查标准。

### 4. 血液检查

我国献血者的血液检查，包括 ABO 血型、Rh 血型、ALT、HBsAg、抗 - HCV、抗 - HIV - 1/2抗体、梅毒，共 7 项指标。

以上这些体格检查项目和血液检查指标必须在血液或血液制品输注前完成。当以上经血传播疾病的检测指标都是阴性时，血液才能送到血库贮存。如果以上传染病检测指标出现阳性，血液中心应将检查结果通知本人，告知其尽快就医，并禁止其再次献血。

献血者献血当天应身体健康，感觉良好，不能服用可能引起在献血时出现不适或受血者可能发生反应的药物。在我国，按照《中华人民共和国献血法》规定，两次献血时间必须间隔 180 天以上。

为了防止献血者感染 AIDS 和其他感染性疾病，采集血液的器材必须无菌、一次性使用，用后必须废弃。

## （二）自身输血

自身输血是指采集患者自身的血液供患者本人专用。自身血液不用于其他人，所以一般不需要做传染性疾病指标检测及意外抗体检测。然而，库存中的自体血由于书写笔误而存在潜在的危险，所以 HBsAg 阳性或 HIV 阳性的自身血液，禁止进入血库。如果已采集的自身血液未输注，则应销毁。

## （三）指定献血

指定献血是指有特殊要求的受血者指定特定的人特别献血给他（她）专用。一般来说，这种指定献血的血液比普通采集的血液安全，因为自愿献血者是经过了严格筛选的。

## （四）血液的相容性试验

血液相容性试验包括患者 ABO、Rh 血型检查，意外抗体筛选，交叉配血。

血型鉴定包括正定型和反定型，正定型是确定患者红细胞上有哪种血型抗原。如 A 型个体红细胞上有 A 抗原，和抗 - A 试剂发生凝集；B 型红细胞上有 B 抗原，与抗 - B 试剂发生凝集；O 型红细胞上既无 A 抗原，也无 B 抗原，和抗 - A、抗 - B 试剂均不发生凝集；AB 型红细胞上既有 A 抗原，又有 B 抗原，和抗 - A、抗 - B 试剂均发生凝集。

反定型是确定患者血清中有哪种血型抗体。A 型血浆中有抗 - B 抗体，和 B 型、AB 型红细胞发生凝集；B 型血浆中有抗 - A 抗体，和 A 型、AB 型红细胞发生凝集；O 型血浆中有抗－A、抗－B、抗－AB抗体，与A型、B型、AB型红细胞发生凝集；AB型血浆中无抗－A、抗－B抗体，与任何血型的红细胞均不发生凝集。

另外，红细胞的Rh血型鉴定是确定红细胞上有无RhD抗原，中国汉族人群RhD抗原频率非常高，RhD阴性者只占0.3%，而高加索人RhD阴性者占15%，可见血型的分布在不同人群中是大不相同的。

抗体筛选是检测血清中有无因输血或妊娠等原因产生的红细胞同种抗体，如果抗体筛选结果阳性，则应鉴定抗体是何种抗体（抗体鉴定比较复杂，可能花一天以上时间才能有结果），然后找缺乏相应抗原的血液为患者做交叉合血，同时通知患者的主管医师。

血型鉴定和交叉合血是检测患者血清和献血者红细胞之间的相容性。完整的交叉合血大约需要45分钟。血液在发放之前必须贮存在2~6℃冰箱，血液袋上的标识必须正确，发放血液前再仔细检查，每一袋已经过交叉合血的血液可为患者保留72小时。

血液必须在相容性试验完成后才能发放。在紧急情况下，如果患者必须立即输血、延误输血会导致死亡、来不及做交叉合血时，可不做交叉合血即发血。在这种情况下，如果患者的血型未知，则发O型Rh阴性红细胞。如果患者的血型确定或时间允许做患者的ABO/Rh血型鉴定，则发同型血或同型红细胞。

## 二、输血传播性疾病

### （一）乙型肝炎

乙型肝炎病毒（HBV）是通过非消化道接触和性接触传播的，其潜伏期平均为90天，一般为30~180天。我国HBV感染者和携带者高达10%左右，乙型肝炎是威胁我国输血安全的主要传染病之一。

预防输血传播乙型肝炎，须加强献血者的筛选检查，包括病史询问、体格检查、HBsAg和ALT的常规检测。采集或输注血液时，必须使用一次性的采血器材、注射器、输血器。另外，严格掌握输血适应证，提倡成分输血，避免不必要的输血，也是保证输血安全的重要措施。

### （二）丙型肝炎

丙型肝炎病毒（HCV）是通过非消化道途径传播的。其潜伏期一般为6~8周。丙型肝炎呈世界性分布。感染后治疗效果差，转为慢性肝炎、肝硬化和肝癌的概率高。我国正常人群中HCV感染者有相当的比例，抗－HCV阳性率为0.4%~3%。因此，HCV是目前威胁我国输血安全的最主要病毒之一。

输血传播丙型肝炎的预防包括加强献血者的筛选检查，如病史询问，体格检查，抗－HCV的检测；使用一次性的采血器械、注射器、输血器；严格掌握输血适应证，提倡成分输血。

### （三）获得性免疫缺陷综合征

获得性免疫缺陷综合征（AIDS）俗称艾滋病，是一种严重危害人类生命的传染病。人类免疫缺陷病毒（HIV）主要通过性接触、输血和血液制品、静脉毒瘾者、母婴等途径传播。通过血液和性接触感染了HIV后，6~12周内可检测到抗－HIV抗体，AIDS的潜伏期因个体差异有所不同，短至6个月，长可达7年。

预防输血传播包括加强献血者的筛选检查如病史询问、体格检查、抗-HIV 的检测等，淘汰高危献血者。

### （四）人类 T 淋巴细胞病毒 I 型感染

人类 T 淋巴细胞病毒 I 型（HTLV-I）的传播途径与 HIV 相似，主要通过母婴垂直传播、性接触传播和输血传播。感染了 HTLV-I，有可能导致 T 细胞淋巴瘤、成人 T 淋巴细胞白血病（ATL）。已有许多国家将抗-HTLV-I 作为筛选献血者的常规项目，因我国多数地区该病毒感染率很低，因此未规定进行抗 HTLV-I 常规检测。

### （五）巨细胞病毒感染

巨细胞病毒（CMV）在正常人群中的感染率非常高，抗-CMV 抗体的阳性率为 $50\%\sim80\%$。CMV 可经血液传播，输注感染了 CMV 的血液，会引起新生儿和免疫功能缺陷的患者严重感染和死亡。虽然 CMV 在正常人群中的感染率非常高，但许多国家（包括中国）仍没有要求对此病毒进行常规血液检测。因此，当新生儿和免疫功能缺陷的患者需要输血时，应输注 CMV 阴性血或去除白细胞的血液，以预防输血感染 CMV。

### （六）疟疾

疟疾是由疟原虫感染引起的传染病，输血相关性疟疾可通过输注含有疟原虫裂殖体或裂殖子的各种血液成分引起。疟疾很少通过血液制品传播。在疟疾流行区，疟疾对输血安全构成严重威胁。输血相关性疟疾的预防，主要依赖对献血者的筛选，但目前仍没有一个具体的检测方法。从疟疾高发区回来的人，6 个月后才能献血。

## 三、输血不良反应

### （一）溶血反应

当受者血清中有针对供者红细胞抗原的抗体时，输入的红细胞会在体内发生破坏。这种溶血反应多数是由于 ABO 血型不相合或其他血型抗原不相合引起的。溶血反应发生后可能出现弥散性血管内凝血（DIC）、急性肾衰竭，甚至死亡。引起溶血反应最常见的原因是书写错误或检测、核对等人为错误，比如贴错标签的标本被送到血库或采错患者的标本。

### （二）变态反应

输全血、血浆或血液制品后可发生轻重不等的变态反应（过敏反应），轻者只出现单纯的荨麻疹、血管神经性水肿，严重的可以发生过敏性休克和死亡。变态反应的发生是由于多次输血使缺乏 IgA 的受者产生抗-IgA，当再次输血时，抗-IgA 与 IgA 结合，吸附并激活补体，产生血管活性物质，引起变态反应。

### （三）发热反应

发热反应全称为发热性非溶血性输血反应（Febrile nonhemolytic transfusion reaction，FNHTR），其发生机制是由于患者血清里存在针对输入血液中的淋巴细胞、粒细胞表面抗原的抗体。大多数发热反应与多次输入 HLA 不相合的白细胞、血小板有关。由于多次输血或妊娠，受者血中产生白细胞、血小板抗体，再次接受输血，则发生抗原抗体反应并激活补体，进一步引起白细胞、血小板溶解而释放热原，导致发热反应。

## （四）输血相关的急性肺损伤

输血相关的急性肺损伤（transfusion related acute lung injury，TRALI）是因为输入含有与受者白细胞抗原相应的抗-HLA抗体、抗粒细胞特异性抗体的全血或含有血浆的血液成分，发生抗原抗体反应，导致急性呼吸功能不全或肺水肿。

## （五）细菌污染性输血反应

在血液的采集、制备、贮存过程中，由于无菌操作不严格，而导致血液被污染；或献血者献血时处于无症状性菌血症期，血液中的细菌在室温或冰箱保存状态下继续生长。输注了被细菌污染的血液，会导致败血症甚至死亡。

## （六）循环负荷过重

短时间内输入大量血液或输血速度过快，超过受者循环或心脏的负荷能力，可导致心力衰竭或急性肺水肿，甚至死亡。

## （七）同种免疫抗体产生

**1. 红细胞同种免疫**

当患者输血时，输入了非己的红细胞抗原，可能刺激机体产生红细胞同种抗体。如果产生了抗体，以后输血时，可能发生迟发性溶血反应。有同种抗体的孕妇，可能发生胎儿新生儿溶血病。

**2. 血小板同种免疫**

血小板上存在HLA抗原、ABO抗原、血小板抗原（HPA），当输注了有非己的HLA血液成分时，可能会产生抗-HLA同种抗体，或抗-HPA同种抗体。抗-HLA同种抗体可导致血小板、粒细胞输注无效，抗-HPA同种抗体可导致新生儿同种免疫性血小板减少性紫癜。

## （八）输血相关性移植物抗宿主病

一些接受含有免疫活性淋巴细胞的血液或血液成分的受血者，一旦不能防止这些具有免疫活性的淋巴细胞植活，这些免疫活性淋巴细胞则直接或间接地攻击受者细胞，使受者产生一种全身性疾病，这就是输血相关性移植物抗宿主病（TA-GVHD）。

总之，输血是救治患者的重要措施之一，使用得当，可以拯救患者的生命。随着医学科学的进步及新的诊疗技术的不断开展，大医院的用血量可能会逐渐增加。输血医学的进步，为患者安全输血提供了可靠的保障。但是，我们应该认识到，血液制品永远不可能绝对安全，输血总是有一定风险的。作为临床医师，应该清楚输血的利弊，严格掌握输血标准，能不输血时尽量不输血，保证血液安全。

**思考题**

1. 输血可能造成哪些后果？
2. 你所知道的成分输血有哪些？为什么说成分输血是最合理的输血方式？

（秦　莉）

# 第十一节　运动医学概论

运动医学是在1928年国际运动医学会（Federation International Medicine Sportive，

FIMS) 成立后形成的。国际运动医学会制定的定义：运动医学是一门多学科综合性的基础和应用医学学科，研究运动、训练、体育和缺乏运动对健康人和患者身体功能的影响，其成果用于伤病预防、治疗和康复。

## 一、运动医学的目的与任务

运动医学的目的与任务包括：研究如何通过体育锻炼来增强人民体质和防老治病的问题，并提供科学的理论基础；利用现代各种医学科学方法，评定运动员训练程度，保证运动员进行合理的训练，促使疲劳迅速消除，防止出现过度疲劳，从而发挥最大的运动效能，以提高运动技术水平；防治运动创伤和运动性疾病；运动员选材；运动员兴奋剂使用的监测。

## 二、运动医学的范围

运动医学范围较广，主要包括以下内容：

(1) 运动对机体的影响：应激、反应、适应和训练等。

(2) 心肺功能：运动生理学的基础、运动心脏、心脏康复等。

(3) 心电图、超声心动图：耐力训练引起的生理适应与病理变化的鉴别等。

(4) 神经、肌肉：神经、肌肉的运动生理学，肌肉纤维类型等。

(5) 运动时内分泌系统的反应。

(6) 代谢的运动生理学。

(7) 糖类、脂肪、蛋白质代谢和运动。

(8) 运动和营养。

(9) 运动心理学。

(10) 运动生物力学。

(11) 运动和环境温度、湿度、时差等。

(12) 高原和运动。

(13) 运动卫生。

(14) 兴奋剂。

(15) 运动员的医疗保健。

(16) 运动训练原则。

(17) 运动创伤和疾病。

(18) 康复。

(19) 儿童、青少年运动和训练。

(20) 中老年运动和训练。

(21) 妇女运动和训练。

(22) 运动和健康。

(23) 运动预防疾病：心血管疾病、代谢性疾病等。

(24) 运动治疗：冠心病、代谢性疾病、神经系统疾病、骨关节病、胸部手术后等。

(25) 残疾者的运动。

归纳起来运动医学的范围主要可以分为运动生理学、运动生物力学、运动营养学、运动创伤学和运动心理学五类。运动生理学是从生理学的角度来了解运动对身体的影响，从而加强并改良运动员的选材和训练。运动生物力学主要是系统及科学地分析和研究人体的动作，从而找出每项运动的最美动作，以及最有效地产生力量的方法；其另一研究领域是帮助解决在运动时产生的创伤问题。运动营养学探讨运动员对食物营养的要求，以及营养在改善运动员表现方面所扮演的角色；也就是说，它是研究饮食如何帮助提高运动能力的一门学问。运动创伤学是运用现代医学在创伤学方面的知识和技术，研究和总结运动性和运动中损伤的发病原因、损伤机制、合理治疗及康复、伤后训练、最后转归以及损伤预防，为改善训练条件，改进训练方法提供科学根据，从而保证正常的训练和锻炼，提高运动成绩，并增强体质。运动心理学是一门专门科学，主要是分析运动员的个性及表现，借以帮助运动员在临场比赛时减轻心理压力，发挥个人最高的潜能。

## 三、运动对机体的影响

### （一）常见运动模式对骨骼肌代谢和功能特性的影响

常见运动模式对骨骼肌代谢和功能特性的影响详见表 9-6。

表 9-6　常见运动模式对骨骼肌代谢和功能特性的影响

| 运　动 | 主要刺激 | 主要适应 | 对功能影响 |
|---|---|---|---|
| 耐力运动 | 在相对低强度下反复收缩 | 1. 增加线粒体<br>2. 无氧途径改变少<br>3. 稍有肌肥大 | 1. 增加肌肉耐力<br>2. 运动中节省糖原<br>3. 做功中较少产生乳酸 |
| 力量运动（重抗阻） | 间断增加力的负荷（单位肌横断面） | 1. 肌横断面增大<br>2. 可能相对减少线粒体<br>3. 肌纤维类型无改变 | 1. 增加肌力<br>2. 耐力可能下降 |
| 肢体制动 | 减少单位肌横断面力的负荷<br>减少肌收缩频率 | 1. 肌萎缩<br>2. 氧化酶减少<br>3. 可能慢肌纤维向快肌纤维转化 | 力量、耐力均下降 |

### （二）运动对心血管的影响

运动持续数秒以上时，即引起人体复杂的心血管功能调节，其调节幅度取决于运动的强度。其作用在于满足运动肌肉的缺氧和能源物质的需要与代谢产物的清除，维持正常的肌肉工作环境。

**1. 运动中的循环调节**

（1）心排血量：安静仰卧时，成人排血量为 4~5 L/min，站立时略有减少，运动中增加，其增加量与运动强度有关。但心排血量不可能与代谢率或通气量的增加完全一致。例如，在剧烈运动中总的摄氧量和肺通气量可增加 24 倍，而心排血量仅增加 8 倍。因此，需要进行血流的重分配。

（2）心率和每搏量：心率或每搏量增加或两者一起增加，可增加心排血量。心率反应常和运动强度一致，轻运动时达 100 次/分，极量运动时可超过 200 次/分，这一线性关系确定了在实践中以心率来衡量运动强度的可能性。运动即刻，常常在运动开始前心率即加快。心率受神经体液因素的综合调节。副交感神经抑制的去除即可使心率加快，但完全阻滞迷走神经（如应用阿托品）心率最多加快 30～40 次/分，因此必然同时有交感神经兴奋。运动中肾上腺髓质增加儿茶酚胺分泌及体温升高也可使心率增加。

**2. 血压、循环血管阻力和静脉回流**

血压是心排血量和总外周血管阻力的乘积。运动中心排血量增加可以引起相应的血压升高。但在运动中由于骨骼肌血管床扩张，总的外周阻力明显下降，有利于增加心排血量并减少输氧至工作肌的阻力。在剧烈运动中收缩压增高但很少超过 23.99 kPa，舒张压仅轻微升高。这一反应见于大肌群参与的动力型耐力运动，如跑步、骑自行车等。在无氧、等长收缩形式的运动中如仅有小肌群参与，也可明显增加心排血量，但血管扩张的范围较小，总的外周阻力也不相应降低。

运动中骨骼肌血管床扩张，大量血流灌注，如无相应代偿机制，可致静脉淤血。但因静脉壁较薄，且有静脉瓣阻止血液逆流，肌肉收缩时可挤压静脉血管使血液向心流动，肌肉舒张时静脉重新充盈，如此反复，产生"按摩"效应，防止淤血。运动时深呼吸也可促使肢体静脉血回流至胸腹腔。腹腔和胸腔的大静脉可容纳血液 400～500 ml。股静脉、颈静脉和锁骨下静脉由瓣膜组成一封闭系统。吸气时胸腔扩张，胸膜腔内压下降，横膈收缩，增高腹内压。由于右心房是这一封闭系统的唯一开口，且压力较低，故血液不断流入右心。另外，交感神经对容量血管的刺激使静脉系统中血液量减少，也是保证回心血量的重要因素。

## （三）运动对呼吸系统的影响

（1）在运动状态的变化：在逐渐增强的运动中，通气量随着需氧量的增加而增加。当超过无氧阈时，无氧代谢产物——酸性产物经血液的缓冲作用产生二氧化碳。为排出较多的二氧化碳，通气量即增加，每分通气量与每分摄氧量之比增大。在正常情况下，无氧阈在最大摄氧量的 60% 左右。

（2）在运动稳定状态时的变化：当运动在一定的负荷量下进行，运动开始时摄氧量增高，达到稳定状态时维持在一相当的水平，运动停止后摄氧量缓慢下降直至恢复安静水平。开始时的摄氧量上升常落后于组织的需氧量，而氧贮备极为有限，一旦氧化血红蛋白、溶解于血浆中的氧和肌红蛋白中的氧耗尽，即进入缺氧代谢（即产生氧债）。此时由于糖原酵解增多，乳酸即堆积。运动停止后一定时间内呼吸系统活动仍需保持较高水平，一方面为了重建氧贮备和重新合成含有高能键的底物如三磷酸腺苷（ATP）、磷酸肌酸（PC）等，另一方面用以继续排出由于血乳酸积累而产生的过多的二氧化碳，同时也为了偿还氧债。

运动开始后摄氧量迅速上升并逐渐达到高峰，所需的时间视运动强度而定。如在小强度运动时常短于 1 分钟，而在大强度运动时可达 10 分钟左右才进入稳定状态。此时氧的摄取和利用平衡，故摄氧量维持一高水平。运动开始时造成的供氧不足在此时并不偿还，而是保留到恢复期。恢复期的长短取决于重建氧贮备和偿还氧债的时间。

（3）最大摄氧量受循环与肌肉系统的协同影响。当运动时间长于 10～15 分钟时，运动能力的限制因素即为最大摄氧量。最大摄氧量受性别、年龄、体型和健康状况等影响。一般男性高于女性，20 岁左右最高，25 岁以后随增龄而减低，65 岁时约为 25 岁时的75%。运动训练可提高最大摄氧量 10%～20%。当患心、肺疾病时最大摄氧量下降。出现有氧能力下降时，应考虑氧的运输系统（心、肺）或利用系统（肌肉）功能受限。运输系统包括肺的通气、弥散能力和心血管的携带能力。正常肺功能贮备较大，一般不是引起有氧能力限制的主要因素。

### （四）运动对代谢的影响

**1. 运动中与运动后的能量代谢**

运动中的能量来源开始时为 ATP 水解释放能量，并产生二磷酸腺苷（ADP）和磷酸根，是无氧过程。为了重新合成 ATP，合成过程可在无氧或有氧过程中完成。

有氧代谢过程，即在线粒体内进行的氧化磷酸化过程。此时除产生大量 ATP 外，还最终形成二氧化碳和水。这一过程包括长链的脂肪酸、糖原、葡萄糖、酮体和氨基酸。

**2. 运动中的乳酸代谢**

过去认为乳酸只在无氧代谢也即在剧烈运动时产生，现证实在各种强度劳动中都有乳酸产生。应用放射性标志的乳酸测定证实，在安静时也有乳酸存在，即此时的乳酸不是零，其产生和清除保持平衡。安静时红细胞、肌组织、脑和白细胞均可产生乳酸，其中肌组织每分钟提供约 35％的乳酸量进入血液。

乳酸清除率随着乳酸浓度的升高而加快。运动加速乳酸的清除，Jorfeldt（1970 年）发现大约有 52％的乳酸同时被肌肉氧化利用。他还发现运动肌释放乳酸量在开始运动 10 秒时较运动 40 秒时更多。这种现象可用人类骨骼肌含有不同类型的运动单位来解释，各型运动单位都有自己的代谢酶和局部血液循环特性。运动开始时主要依赖无氧代谢，也即快速酵解型运动单位启动，产生较多的乳酸并进入血液；肌肉继续收缩并进入稳定状态时，无氧代谢已明显降低，快速－氧化－酵解型和慢－氧化型运动单位开始进行工作，这些运动单位具有较强的氧化乳酸能力。

**3. 运动对物质代谢的影响**

（1）糖类代谢：肌糖原是运动的主要燃料，其利用量因运动方法、运动强度和时间、饮食条件、训练水平、周围环境及海拔高度而异。在一定强度运动时，开始时肌糖原降解较快，以后呈曲线下降。在任何时间内运动强度越大，肌糖原利用越多。由于长时间运动而致肌糖原耗竭时，饮食成分可影响肌糖原补充的时间和程度。摄食低糖饮食 4 天后，肌糖原补充可仍不完全；高糖饮食则肌糖原可望在 24 小时内近于完全恢复，48 小时达到超量恢复，72 小时时可比运动前含量高 3～4 倍。经久耐力训练可引起代谢适应，即工作时利用脂肪酸的能力增强，从而肌糖原利用相应减少。海拔高处空气氧分压低，糖的利用明显加快，肌糖原加速用完，乳酸明显升高。

（2）脂肪代谢：运动中脂肪酸的氧化较糖类复杂得多。游离脂肪酸是提供能源的主要物质之一。在 40％最大摄氧量强度时，脂肪酸氧化供能约占肌肉能量来源的 60％。同时运动可提高脂肪组织的脂蛋白脂酶的活性，加速富含三酰甘油的乳糜和极低密度脂蛋白的分解，因此可以降低血脂而使高密度脂蛋白胆固醇量升高。

### （五）运动对消化系统的影响

低强度运动对胃酸分泌增加、胃排空有轻微影响。运动强度增加时胃酸分泌减少。但在患者如慢性十二指肠球部溃疡患者按年龄预计 50％最大强度进行运动，无论在运动中或恢复期均出现高酸性反应。中等至大强度运动延缓胃的排空，特别在过饱、高渗性饮食和高脂饮食后尤为明显。过去认为运动时由于胃肠血液循环减少，因而降低胃肠吸收功能，但在实际观察中未能证实。因为血流量下降超过 50％时才有吸收功能下降，而血液重分配时血流量下降仅 40％。运动有利于脂肪代谢、胆汁合成和排出。运动可降低肌肉中胆固醇，增加粪便排出胆固醇。运动还可减少胆石症的发生。

### （六） 运动对泌尿系统的影响

运动时肾血流量减少。剧烈运动时可减至安静时的 50％。虽然运动时肾血流量减少，但肾小球滤过率仅下降 30％，因此滤过分数反增高近 20％。长期训练后如马拉松训练后肾血流量可并不减少，相反还使其增高，这一现象可持续至停止运动后数天。

运动对电解质的影响：剧烈运动后尿内钠增加，汗中钠离子增加。活动肌肉中钠浓度不变，血浆中钠浓度可增高。钾在运动中常保持稳定，轻运动时尿排钾稍增，但在短暂强度运动时尿排钾减少。和钾、钠相反，长期运动时镁减少，大多数从汗中流失。血钙在剧烈运动后无改变。

### （七） 运动对神经体液的影响

运动时内分泌激素的改变有利于物质和能量代谢。由于血浆中胰岛素降低，高血糖素、肾上腺素、去甲肾上腺素、皮质醇和生长激素增加，有利于肝脏中的糖原分解和糖原异生，从而增加糖的释放。这些神经体液反应的程度随运动强度的增加而增加。经系统训练后此类反应减低。

## 四、兴奋剂

兴奋剂是指运动员在训练或比赛时，为改善体力或心理状态，提高运动成绩而使用的化学的、合成的或异常途径进入体内的生理物质。

由于明显的利益驱使，国内外都有运动员因服用兴奋剂被查出的丑闻发生。国际上对使用兴奋剂的处罚非常重：吊销奖牌、停赛一定时间，以至终身禁赛等。

### （一） 滥用兴奋剂的种类和危害

**1. 刺激剂**

刺激剂作用于神经系统，可提高身体和心理能力，但其不良反应具灾难性。挑战性增强和焦虑激动可导致判断失误，易发生创伤；心率和血压急剧增高；脱水；有发生脑出血和心脏停搏而死亡的危险。耐力性项目多用苯丙胺、可卡因和咖啡因等。

**2. 麻醉止痛剂**

麻醉止痛剂使运动员产生欣快感和心理刺激，产生必胜的错觉和超越自我能力的幻想；痛阈提高而不觉伤痛，常使伤势恶化；判断力受损，导致其他危险；久用成瘾，造成严重的健康和社会问题。其使用常出现在有伤痛或情绪不佳时，多用吗啡及其衍生物、合成物。

**3. 合成类固醇**

合成类固醇包括男性激素睾酮，运动训练时口服或注射此药可使肌肉数量增加，肌力和耐力加强。但是，合成类固醇可破坏体内生理性激素平衡，产生严重不良反应。男性：人格改变，肝、肾功能障碍，乳房增大，秃发，精子减少，睾丸萎缩，前列腺炎等；女性：男性化，月经周期紊乱，多毛；儿童：骨骺过早融合，影响生长。

合成类固醇常在力量项目中使用，特别是举重、游泳等。

### 4. β受体阻滞剂

β受体阻滞剂具有镇静、减轻肌肉震颤、提高精细控制能力等作用。其不良反应有心血管功能障碍、支气管痉挛。β受体阻滞剂常在射击、射箭、花样滑冰等不需剧烈体力活动的项目中应用。

### 5. 利尿剂

利尿剂能增加尿量，稀释尿中禁用药物浓度，以逃避兴奋剂检测；还可减轻体重，以参加较低体重级别比赛。其不良反应是引起脱水、电解质紊乱、血栓形成，甚至死亡。利尿剂常用于按体重分级比赛的项目，如举重、摔跤、柔道、拳击等，目的是快速减重。

### 6. 血液回输

赛前将贮存的自身血液回输体内，增加循环血液中红细胞数，从而提高血液携氧能力，有利于提高运动成绩。其不良反应是引起变态反应和感染。血液回输常在耐力项目中使用，如长距离自行车、游泳、长跑、越野滑雪等。

## （二）兴奋剂检测

### 1. 检测时间

（1）比赛期：项目比赛结束后1小时内，受检运动员须向检测中心报到，接受检查。

（2）赛外检查：比赛期外，不定期抽查，事前不通知被查运动员。

### 2. 实施程序

（1）比赛期：由国际奥委会或大会医学委员会与体育联合会商定受检运动员人数，一般抽查决赛取得前四名的运动员，同时检查随机抽签抽中的运动员和破纪录者。

（2）赛外检查：由国际和国家单项体育协会主持，确定受检者，在运动员进行日常训练时，突击检查。目的是防止运动员训练时使用禁药，特别是合成类固醇，临赛前停用，以逃避药检。

（3）受检运动员比赛后，在工作人员监督下离开比赛场地，到兴奋剂检查站，留A、B两瓶尿样和/或血样，送兴奋剂检测中心进行分析。A瓶在24小时内检测出结果，B瓶封存。如A瓶阳性，再测试B瓶，加以确认。

### 3. 检测机构

兴奋剂检测技术要求高，设备昂贵，少数国家拥有专门的兴奋剂检测实验室，需经国际奥委会医学委员会考核通过才能承担检测工作。北京中国兴奋剂检测中心是通过考核的机构之一。

### 4. 检测方法

使用气相色谱仪、液相色谱仪及质谱仪等精密仪器，放射免疫法，灵敏度达十亿分之一浓度。要求分析结果100%准确，假阳性将严重影响运动员的前途。

由于利益的驱动，也由于科技的发展，不断有新的兴奋剂出现（甚至可能有基因技术类的兴奋剂产生）。我们提倡健康的运动，应坚决抵制兴奋剂。

## 五、运动性疾病

运动性疾病是指运动锻炼、训练或比赛后出现的疾病、综合征或异常。当运动训练或比赛不符合生理原则时更易出现运动性疾病。运动性疾病可见于体内所有系统。目前比较常见和研究较多的运动性疾病详见表9-7。

表9－7　常见和研究较多的运动性疾病

| 心血管系统 | 各种类型的运动员心律失常、运动性心血管意外（包括运动性心肌梗死）、运动性高血压 |
| --- | --- |
| 泌尿系统 | 运动性尿异常（包括运动性蛋白尿、运动性血尿、运动性管型尿、运动性血红蛋白尿、运动性肌红蛋白尿等） |
| 消化系统 | 运动性胃肠综合征（包括运动员肝脏疼痛综合征、运动员上消化道出血、运动员下消化道出血、运动性或应激性溃疡、运动员水中毒等） |
| 呼吸系统 | 运动性哮喘 |
| 血液系统 | 运动性贫血 |
| 内分泌系统 | 运动性月经不调 |
| 运动系统 | 运动性肌肉损伤 |
| 全身表现 | 运动性低热、过度训练、过度紧张、过度使用、运动性过敏、运动员停训综合征 |

## （一）运动性疾病总的预防原则

**1. 遵循运动训练的生理原则**

遵循运动训练的生理原则主要包括训练的循序渐进性、系统性、节奏性和个别对待等。尤其要避免突然增加运动量或运动强度。

**2. 加强全面身体训练**

全面身体训练水平是进行专项训练的基础，尤其对耐力性、周期性运动为主的项目更为需要。

**3. 注意外界环境的变化**

例如，跑道过硬易引起运动性血红蛋白尿，高原环境下运动易引起运动性血尿和心律失常，酷热天气下运动易出现运动性肠胃综合征、中暑等。

**4. 避免突然停止训练**

除患急性病或急性外伤外，运动员经过系统训练后应避免突然停止训练，否则易引起身体内各系统的功能紊乱，出现停训综合征。所以运动员在一个赛季结束后，不能立即解散回家，而应进行相应训练，逐渐减少运动量后才能解散。

## （二）运动性疾病的治疗原则

**1. 调整运动量、改变训练内容和方式**

调整运动量、改变训练内容和方式是治疗运动性疾病的关键性措施。往往经过运动量的适当调整，很快就会消除病症，不需进行其他特殊的治疗。

**2. 药物的应用**

由于多数运动性疾病的病因尚未完全清楚，所以药物治疗主要是对症治疗，常常是试验性治疗。比较常用的有多种维生素（如维生素 $B_1$、$B_{12}$、C、E 等）、蜂王浆、人参、首乌片、刺五加、肌苷片等。

## 六、运动创伤学

### （一）定义与任务

运动创伤学是运动医学的重要组成部分，也是创伤外科的一个分支。其主要任务是：

（1）研究运动训练中常见损伤的发生原因、机制、伤后训练、恢复时间和程度，寻找合理的治疗方法，减少损伤对训练的影响。采用物理治疗、药物治疗、心理治疗以及手术治疗以加速治愈，缩短停训时间，及时恢复正常训练，并提出相应的预防措施。

（2）开展运动创伤的流行病学调查，了解运动创伤的发生规律，随访运动损伤的近期和远期结果。阐明运动创伤对人体健康及功能的影响，以便确定运动创伤的防治重点。

（3）研究身体结构对运动创伤发病的影响。根据运动专项的特点，运用人体运动生物力学的原理，分析运动创伤的潜在原因。指出某些人体的正常变异和某些骨性结构异常者不宜从事的某些运动，真正做到恰当选材。

（4）通过各种途径，对运动员和教练员讲解运动创伤的发生原因和预防方法，使他们自觉遵守科学训练的原则，从而避免运动损伤的发生。

### （二）运动创伤分类

**1. 运动性损伤**

运动性损伤是指剧烈运动所引起的职业性损伤，有人称之为运动技术病。其特点如下：

（1）损伤的性质和部位与专项训练有关。如田径运动员的下肢应力性骨折和骨膜炎，体操运动员的跟腱断裂，网球运动员的网球肘等。

（2）慢性微细损伤很多见。通常因过度使用，超过局部承受能力所致。

（3）通过调整运动量和训练手段能很快取得效果，往往不需要停止训练。

（4）很多典型损伤，可以通过生物力学模拟方法来解释，并以此为根据制定可靠的预防措施。

**2. 运动中损伤**

运动中可以出现各种损伤，不具有专项训练的特点，多为直接暴力致伤，其发生原因有下列特点：

（1）多发生于剧烈的接触性比赛中，如动作粗暴所致的脑震荡和各种骨折。

（2）缺乏保护工具或保护失当。

（3）训练水平较低，在特殊情况下不能进行适当的自我保护。

此类损伤的性质与部位无特殊规律，多为急性，且可能造成严重创伤（如我国一名体操运动员在美国参加比赛时，训练中掉地致颈椎骨折造成四肢瘫痪）。其处理原则同一般外科创伤。

### （三）治疗原则

（1）急救特点：在运动场上，需要抢救生命的机会不多，但抢救功能的要求却很高。早期处理有利于康复。

（2）早期治疗：包括止痛、止血、防止肿胀，以及必要的固定。常用冰敷、冷冻、气雾剂喷射、压迫包扎，达到防止肿胀的目的。在排除手术指证之前，不应使用外敷药。

（3）手术治疗：根据损伤的部位和性质，以及运动力学的要求，正确掌握手术指证，选择最佳手术方法及时机，以加速损伤的恢复。无手术指证的病例，在急性期后适当采用物理疗法、药物疗法，可以促进血液循环，以利组织修复。

（4）早期康复训练：早期运动不仅有利于保持运动员的状态，而且有利于损伤的恢复。当然运动处方应由有经验的医生给出。

**（四）预防原则**

（1）恰当选材：必须排除有碍训练的某些先天解剖学异常和易于发生运动损伤的某些正常变异。

（2）进行科学的、合理的训练：遵守训练的循序渐进原则，打下扎实的体力及技术基础；遵守训练的个别对待原则，注意青少年、妇女的生理特点及各个运动员的个体差异；遵守全面锻炼原则，重视力量、耐力、柔韧、灵敏等基本运动素质的训练，注意肌力平衡；细致地掌握正确的运动技术，避免致伤的错误技术；熟练掌握自我保护技术；重视准备运动和整理运动。

（3）正确使用保护工具：正确使用护掌、护腕、弹性绷带等，及各种防护设备如头盔、面罩、护腿板等，对预防运动损伤有重要意义。

（4）运动员、教练员、医生之间应密切合作：经常讨论运动中出现的一些问题，纠正错误的训练方法，早期发现损伤及身体状态改变，及时正确治疗，妥善安排治疗期的运动训练，从而加速康复。运动员、教练员、医生之间的密切合作是防止运动损伤的重要保证。

现代科技的发展，大量高科技应用于运动创伤学中。例如，现代诊断技术对运动创伤学的支持，微创外科技术在运动创伤学领域的发展，移植生物学在运动创伤学的进展，基因治疗技术在运动创伤学的应用，现代康复学理念在运动创伤学中的应用，现代材料学对运动创伤学的促进（如低温热塑板材、黏着性弹性和非弹性胶布的使用）等。这些都在促进着运动创伤学的发展。

## 七、运动队医疗保健

运动队医疗保健工作的任务是保护运动员身体健康和安全，提高运动能力，保障训练和竞赛正常进行，为增强体质，发挥技术水平和创造优异运动成绩服务。其工作内容如下：

**1. 体格检查和功能评定**

体格检查和功能评定包括物理检查、器械检查、实验室检验及运动负荷试验等。具体分为：

（1）初诊入队检查：除健康和功能评定外，应结合运动员选材要求进行，并建立基础资料档案；

（2）复诊检查：集训队运动员一般每年进行2次或3次，了解其健康和功能状况的改变；

（3）赛前检查：除按专项竞赛要求必须进行的检查外，在重大比赛前均应进行；

（4）会诊检查：遇有特殊或疑难问题应请有关专家会诊。

通过上述各种医学检查，了解、熟习和掌握运动员身体健康情况和功能状态。

**2. 进行卫生安全指导和宣传教育**

卫生安全指导和宣传教育包括运动训练卫生、个人卫生、运动场地卫生、运动员自我身体检查，防止发生过度疲劳，采取措施促进疲劳迅速消除，积极恢复体力。

**3. 常见伤病及传染病的治疗和预防**

运动员同样可能受到各种传染病的侵袭，因此要时刻提高警惕加强预防，注意早期诊断和及时治疗，防止传染病在运动员中传播。当外出参加比赛时，应了解当地传染病流行情况。由于国际比赛的频繁，有可能染上热带病，如疟疾、血吸虫病、盘尾丝虫病、麻风病、睡眠病等，应采取必要的预防措施。

### 4. 竞赛医学服务

除赛前体检功能评定及伤病防治工作外，要检查运动场地及食宿卫生，加强传染病预防，参加现场急救，了解赛区附近医疗单位情况，并与之取得联系，以备必要时转院或请求会诊。用药时要考虑兴奋剂检测问题，勿误用违禁药物。

### 5. 现场急救

由于运动项目不同，急救的范围十分广泛，包括窒息、心搏骤停、创伤、出血及中暑等。医务人员应掌握急救原则和技术，经常参加知识更新课程，学习新技术。

### 6. 科学研究

运动队日常医疗保健工作应与科学研究相结合，不断总结经验，提高业务技术水平。我国队医对运动队医疗保健工作方法、功能评定、中西医结合治疗软组织损伤、应用中西药物消除疲劳、控制体重、心理治疗、营养食品、伤病规律调查等方面进行过多层次研究工作，取得不少科研成果。

**思考题**

你或你的朋友是否经历过运动损伤？当时是如何处理的？

（蒋　毅）

## 第十二节　临床营养概论

### 一、基本概念

众所周知，民以食为天，说明食物在你的生命中是多么的重要。但是，你知道饮食与人体健康之间有什么关系吗？食物中有哪些营养成分是我们生命活动和生长发育所必需的？作为医学生，你又是否了解膳食、食物和营养素对疾病的发生、发展产生怎样的影响？当你面对一名糖尿病患者时，你会给他什么样的饮食建议或指导？一位由于严重疾病或因消化道手术而无法进食的患者，你可能采取哪些营养治疗措施来帮助他渡过难关？这就是本章所要讨论的内容。

### （一）营养学基本概念

#### 1. 营　养

营养（nutrition）是指生物从外界摄取食物，在体内经过消化、吸收和代谢，利用食物中对身体有益的物质构建组织、器官，满足生理功能和体力活动需要的过程。

#### 2. 营养素

营养素（nutrient）是指人类通过摄入食物所获得的生命活动所必需的营养成分。目前认为，人体必需的营养素有近50种，按照它们的功能分为六大类：蛋白质、糖类（碳水化合物）、脂类、矿物质、维生素和水。前三类因需要量大、在膳食中所占比例大，也称为"宏量营养素"或"产能营养素"；而矿物质及维生素因需要量小、在膳食中所占比例小，也称为"微量营养素"。营养素的三大基本功能：提供能量、构建和修复组织、调节代谢以维持正常生理功能。

**3. 食物**

食物（food）是维持机体生命活动的最基本物质基础。人类的食物是多种多样的，各种食物所含的营养成分不完全相同，除母乳外，任何一种天然食物都不能提供人体所需的全部营养素。根据各种食物所提供的营养素的种类、数量等特点，将其大致分为五类：

（1）谷类及薯类：谷类包括米、面、杂粮，薯类包括马铃薯、红薯、木薯等，主要提供糖类、蛋白质、膳食纤维及 B 族维生素。

（2）动物性食物：包括肉、禽、鱼、奶、蛋等，主要提供蛋白质、脂肪、矿物质、维生素 A 和 B 族维生素。

（3）豆类及其制品：包括大豆及其他干豆类，主要提供蛋白质、脂肪、膳食纤维、矿物质和 B 族维生素。

（4）蔬菜和水果类：包括鲜豆、根茎类、叶菜、茄果等，主要提供膳食纤维、矿物质、维生素 C 和胡萝卜素。

（5）纯热能食物：包括动植物油、淀粉、食用糖和酒类，主要提供能量。植物油还可提供维生素 E 和必需脂肪酸。

**4. 膳食**

膳食（diet）是指人们日常饮食，由多种食物构成。膳食中主要食物的种类、数量和比例称之为膳食模式（dietary pattern）或膳食结构，后者与人体健康和疾病防治有着密切关系。

**5. 膳食营养素参考摄入量**

膳食营养素参考摄入量（dietary reference intakes，DRI）是指一组每日平均膳食营养素参考摄入量的参考值，是计划膳食和评价膳食质量的标准。它包括以下四项指标：

（1）平均需要量（estimated average requirement，EAR）：是某一特定性别、年龄及生理状况群体中 50% 个体对某营养素需要量的平均值。

（2）营养素推荐摄入量（recommended nutrient intake，RNI）：相当于传统的 RDA，可以满足某一特定群体中绝大多数（97%～98%）个体的需要。长期摄入 RNI 水平的营养素，可以保持组织中有适当营养储备。RNI=1.2×EAR。

（3）适宜摄入量（adequate intake，A1）：是通过观察或实验获得的健康人群某种营养素的摄入量，其准确性不如 RNI。

（4）可耐受最高摄入量（tolerable upper intake level，UL）：是平均每日可以摄入某种营养素的最高限量，该摄入量对一般人群中的几乎所有个体都是安全的。从食物、饮水及补充剂中某营养素摄入总量超过 UL 值越多，损害人体健康的危险性就越大。

**6. 平衡膳食与合理营养**

人体所摄入的膳食能提供充足的能量和营养素，能满足自身生理功能和从事各种活动的需要，这样的状态被称为合理营养（rational nutrition）。合理营养是营养学的核心问题，它是通过平衡膳食（balanced diet）获得的。要达到平衡膳食需要包括食物多样化、营养素充足及比例恰当、合理配餐、合理烹调、合理进餐制度和进餐环境等方面。

### 7. 膳食指南

膳食指南（dietary guideline）是根据营养学原理，结合国情，针对人群中存在的主要营养问题提出的一组以食物为基础的建议，是指导大众合理选择食物和搭配膳食的通俗易懂的宣传材料。它倡导平衡膳食、合理营养，以减少与膳食有关的疾病和防止营养缺乏病，促进健康。

"中国居民膳食指南"（中国营养学会于 1997 年制定）的宗旨是平衡膳食、合理营养、促进健康。其内容共有八条原则：食物多样，谷类为主；多吃蔬菜、水果和薯类；常吃奶类、豆类及其制品；适量吃鱼、禽、蛋、瘦肉，少吃肥肉和荤油；食量与体力活动要平衡，保持适宜体重；食物清淡少盐；如饮酒，应限量；吃清洁卫生、不变质的食物。

## （二）临床营养基本概念

对正常人来说，营养是维持生命活动和健康的物质基础；不合理营养与许多疾病的发生和发展有密切关系，主要是营养缺乏病和一些慢性疾病如心血管疾病、糖尿病、肥胖等。在疾病状态下，机体代谢发生变化，导致对营养素的需要也随之发生改变，因此患者的膳食与正常人不同，需要特别关注。采用合理的膳食原则和营养治疗手段可以改变患者的全身营养状况，以促进疾病治愈和健康的恢复，甚至挽救患者的生命。

### 1. 临床营养

临床营养学（clinical nutrition）是现代营养学的重要组成部分，也是现代医学的重要组成部分。它是研究合理应用各类食物和营养素来预防和治疗疾病，促进健康的综合性临床科学。

### 2. 营养性疾病

营养性疾病指因体内一种或几种营养素过多或过少，而不能满足生理需要量，营养素相互之间比例不平衡等以营养因素为主要病因、营养疗法为主要治疗手段的一些疾病。营养性疾病在发展中国家以营养低下（under-nutrition）为主，表现为各种营养素缺乏病（如缺铁性贫血、佝偻病、维生素和矿物质缺乏症等）；在发达国家中表现为以营养过剩（over-nutrition）和营养失调为主的疾病（糖尿病、肥胖、高脂血症、高胆固醇血症、心脑血管疾病、痛风等）。在我国既有营养缺乏病，又有营养失调或过剩症。

### 3. 营养支持

营养支持（nutrition support）是在不能正常进食的情况下，通过消化道或静脉将特殊制备的营养物质送入患者体内的营养治疗方法。它是现代临床综合治疗方法的一个重要组成部分，有提高免疫力、纠正异常代谢状态、缩短病程、促进患者康复的作用。包括肠内营养（enteral nutrition，EN）和肠外营养（parenteral nutrition，PN）。

（1）肠内营养是通过口服或管喂方式将特殊制备的营养物质送入患者胃肠道以提供机体营养的支持方法。肠内营养也称经肠营养，是最符合生理要求的营养支持途径。

（2）当患者胃肠功能不良，不能或不允许经肠营养的情况下，通过中心静脉或周围静脉途径将营养制剂输入机体以满足必需的营养需要，挽救患者生命的支持方法称肠外营养。

## 二、营养支持与治疗

### （一）住院患者的主要营养问题

住院患者有诸多的营养问题，如宏量营养素缺乏、微量元素缺乏、维生素缺乏等。但核心问题仍是蛋白质热量营养不良（protein-energy malnutrition，PEM）。经临床确认的蛋白质热量营养不良发病率一般为 20%~40%，在外科患者、ICU 患者、消化内科患者、神经科患者和老年患者中，营养不良的发病率更高。蛋白质热量营养不良可导致不良的临床预后，包括并发症的发生率增加、死亡率增高、住院时间延长、住院费用增加等。

**1. 蛋白质热量营养不良的临床类型**

（1）干瘦型或单纯饥饿型营养不良（marasmus）：主要由于能量摄入不足，常见于慢性疾病或长期饥饿的患者。

（2）低蛋白血症型或急性内脏蛋白消耗型（Kwashiorkor）：常见于长期蛋白质摄入不足的患者，常由于严重的外伤、感染、大面积烧伤等引起的剧烈的系统性炎性反应造成，同时还可能伴随食物摄入量的显著减少。机体对此类情况的反应与单纯的半饥饿状态决然不同。

（3）混合型营养不良（mixed marasmus and viseral malnutrition）：是由于蛋白质和热量的摄入均不足所致。常在病变的终末期产生。包括器官性的，如晚期的肝脏病变引起的恶病质；病源性的，如癌性恶病质或 AIDS 耗竭。该类型是最严重的一类营养不良。

**2. 营养不良高危人群**

（1）体重降低：如低于理想体重 10% 以上，或 6 个月内体重降低超过 10%；

（2）高代谢状态：如高热、大面积烧伤、败血症、外科大手术、骨折及恶性肿瘤等；

（3）营养素丢失增加：如肠瘘、开放性创伤、慢性失血、溃疡渗出、腹泻及呕吐等；

（4）慢性消耗性疾病：如糖尿病、心血管疾病、慢性肺病、肝病、肾病、风湿病等；

（5）胃肠道疾病或手术：如吸收不良、短肠综合征、胃肠道瘘、胰腺炎等；

（6）使用某些药物或治疗：如放疗、化疗等。

### （二）营养治疗的目的

营养治疗是营养性疾病的基本治疗方法，它有消除病因、全面调节体内代谢、增强机体免疫力的独到功能；饮食营养也是其他疾病的辅助治疗方法。其目的包括：

**1. 消除病因**

营养性疾病的病因、预防和治疗均与营养直接相关。合理营养可预防疾病的发生，去除病因。如单纯营养性贫血，通过纠正不良饮食习惯，补充富含铁、维生素 C 和蛋白质的膳食即可治愈；佝偻病在补充富含钙、维生素 D 的膳食营养的基础上，充分接受日照，症状可消除。饮食治疗已成为糖尿病的基本治疗方法。慢性胃炎、肝炎、高脂血症等，临床上也多以饮食治疗为主。

**2. 改善症状**

采用特定的膳食，可改善某些疾病的症状，如低脂肪膳食可减轻或消除胆囊炎的症状，高纤维膳食可减轻或消除便秘的症状，低苯丙氨酸饮食可控制苯丙酮尿症病情的发展，低嘌呤膳食可减轻或消除痛风的症状等。

### 3. 诊断疾病

通过给予维生素治疗可确诊维生素缺乏病。另外，还可用一些试验餐来诊断疾病，如隐血试验餐可检查消化道是否出血；胆囊造影餐可检查胆囊浓缩功能；结肠镜检查用膳食可减少食物残渣，有利于结肠镜的检查；糖耐量试验餐对糖耐量降低和糖尿病的诊断有重要价值。

### 4. 配合治疗

药物治疗、手术治疗、放射治疗等疗法都离不开饮食治疗的密切配合。胃、肠炎患者除使用药物治疗以外，饮食治疗也十分重要。手术前通过饮食营养增加体内营养素储备，增强机体抵抗能力，对提高患者手术成功率十分关键。患者接受放射治疗后，往往食欲降低，出现一些消化道症状，若及时辅以合理的饮食治疗，对提高治疗效果大有益处。

### 5. 支持消化道功能

尽管食物营养对全身各组织系统都有支持作用，但食物对消化道的支持功能是最直接的。消化道功能就是通过对食物的消化、吸收、排泄来实现的。在临床上长期使用静脉营养制剂的患者肠道黏膜由于缺少谷氨酰胺等能源物质而使肠黏膜屏障功能发生异常，极易导致肠源性感染。这正说明了食物对支持消化道功能的重要性。

### 6. 提供营养

对任何疾病，饮食营养都是一种基本的支持疗法，可提供能量和营养素，全面调节体内代谢，提升机体免疫力。营养支持的目的是：促成蛋白质合成，减少骨骼肌蛋白质的分解，为免疫及创面愈合提供营养基质，恢复糖原贮存，支持重要器官功能，提供多种维生素、微量元素，纠正酸、碱及电解质紊乱，补充有特殊作用的营养因子等。

## （三）营养治疗方法和手段

### 1. 肠内营养

根据将营养物质送入患者体内的部位可将肠内营养分为经口营养和管喂营养。只要能进食者，应尽可能采取经口营养。医院的膳食，无论是常规膳食或治疗膳食，都应经过膳食计算，按照人体对能量和各种营养素的生理需要、各种疾病代谢特点、病情需要、饮食习惯等进行配餐，开出饮食处方，以保证患者的营养需要。营养技师在执行饮食处方时，应尽可能准确计量称重食物。

### 2. 肠外营养

肠外营养（也称静脉营养）的成功使用是 20 世纪临床营养领域的一项重大突破，对抢救危重患者发挥了极其重要的作用。肠外营养制剂的技术要求高，能输入人体内的营养物质有葡萄糖、氨基酸、蛋白质水解物、矿物质、维生素和脂类等。

### 3. 营养教育

营养教育是营养师对患者进行饮食调控的又一重要手段。让患者了解饮食、营养与疾病的有关常识，增加营养基本知识，学会对简单治疗饮食的制备技术，对疾病持正确态度，纠正不良饮食行为，树立健康的生活方式。这不仅可缩短住院患者的住院时间，而且对促进其身体完全康复、防止疾病复发非常有利。

### 4. 患者膳食

患者膳食一般分为医院常规膳食、试验膳食、治疗膳食三大类。医院常规膳食包括普通膳食、软食、半流质膳食和流质膳食。试验膳食（pilot diet）是指在临床诊断或治疗过程中，短期内暂时调整患者的膳食内容，以配合和辅助临床诊断或观察疗效的膳食，如胆囊造影检查膳食（检查胆囊和胆管病变）、胃肠运动试验膳食（了解胃肠运动情况）。治疗膳食（therapeutic diet），也称调整成分膳食（modified diet），是指根据患者不同生理病理情况，调整膳食的成分和质地，从而起到治疗疾病和促进健康作用的膳食，如高能量膳食、低脂低盐膳食、低嘌呤膳食等。治疗膳食的基本原则是以平衡膳食为基础，在允许的范围内，除必须限制的营养素外，其他均应供给齐全，配比合理。调整某种营养素摄入量时，要考虑各营养素间的关系，切忌顾此失彼。根据病情的变化及时更改膳食内容。膳食的制备应适合患者的消化、吸收和耐受能力，并照顾患者的饮食习惯。

### （四）患者营养状况评价

对患者进行营养状况评价是临床营养工作的第一步，一般包括两个步骤：①初步营养筛查；②进一步的营养评价。其目的是对患者的营养状况进行鉴定，确定营养不良的危险程度，为医师和营养师确定疾病的程度和制订治疗方案提供重要依据。

营养筛查（nutrition screen）是通过营养筛查问卷，发现那些处于营养不良危险状态的住院患者，并确定其危险程度，从而判断需要进一步做营养评价的患者。

营养评价（assessment of nutrition status）是通过分析膳食、临床检查、人体测量、生化检查等多方面的结果，并结合医学、社会和饮食史，药物与营养素的相互作用等情况进行综合评价。评价结论可用于制订患者的营养保健计划。其目的包括：明确需要立即给予营养支持以恢复或维持良好的营养状况的患者，确定适宜的临床营养治疗手段，监测临床营养治疗效果。

**1. 膳食评价**

（1）膳食摄入史：厌食、味觉丧失、嗅觉丧失、过度饮酒、牙病、摄入量不足、饮食单调、吞咽困难、经常外出就餐、饮食和药物不利作用或宗教方面的饮食限制、超过 7～10 天以上的禁食、5 天以上的流质饮食、口味改变等都会导致营养不足。

（2）营养素摄入量分析。

（3）住院患者能量消耗的估计。

**2. 人体测量**

身高、体重是人体测量的重要内容，忽视体重、身高的测量往往不能作出客观的营养评价。如果能在一段时间内准确测量和记录，人体测量的结果是很有价值的。

（1）体重：体重是营养评价中最简单、直接而又可靠的指标。体重的改变是与机体能量和蛋白质的平衡改变相平行的，故体重可从总体上反映人体营养状况。

体重丢失在营养状况评价中是十分重要的指标，它通常反映能量不足，以及细胞蛋白质丢失的增加。如果 1 个成年人在 1 个月内体重丢失了 5% 或 6 个月内体重丢失了 10%，就意味着处于营养危险中。对于儿童，体重是较敏感的指标，它可以较早提示营养不足，比身长或身高更能反映近期的营养状况。

（2）体质指数（body mass index，BMI）：BMI＝体重/身高$^2$［式中体重的单位为千克（kg），身高的单位为米（m）］，它被认为是反映蛋白质能量营养不良及肥胖症的可靠指标。James 等提出的 BMI 评定标准见表 9-8。

表 9 - 8  BMI 的评定标准

| 等　级 | BMI 值 |
| --- | --- |
| 肥胖 1 级 | 25～29.9 |
| 肥胖 2 级 | 30～40 |
| 肥胖 3 级 | >40 |
| 正常值 | 18.5～25 |
| 蛋白质－能量营养不良 1 级 | 17.0～18.4 |
| 蛋白质－能量营养不良 2 级 | 16.0～16.9 |
| 蛋白质－能量营养不良 3 级 | <16 |

（3）皮褶厚度（skinfold thickness）：皮下脂肪含量约占全身脂肪总量的 50%，通过皮下脂肪含量的测定可推算体脂总量，并间接反映能量的变化。还有胸围、上臂围、上臂肌围、腰臀围比等指标也具有临床意义。

**3. 实验室检验**

利用各种实验室检验可测定蛋白质、脂肪、维生素及微量元素的营养状况和免疫功能。因组织及体液中营养素浓度下降，组织功能降低及营养素依赖酶活性降低等的出现均早于临床或亚临床症状的出现，故实验室检验对及早发现营养素缺乏的类型和程度有重要意义，它可提供客观的营养评价结果，不受主观因素的影响；并且可确定是存在哪一种营养素缺乏，这两点是人体测量及膳食调查等方法所不具备的优势。

实验室检验的内容包括：①血液营养成分浓度的测定；②血液及尿液营养代谢产物浓度的测定；③与营养素吸收和代谢有关的各种酶的活性的测定；④头发、指甲中营养素含量的测定等。

测定血浆蛋白（清蛋白、运铁蛋白、前清蛋白等）含量以及尿肌酐、3 - 甲基组氨酸排出量，结合氮平衡试验和免疫功能检查，可反映体内蛋白质储备或其亏损的严重程度。

血浆蛋白水平可反映机体蛋白质营养状况。最常用的指标包括血清清蛋白、转铁蛋白、甲状腺结合前清蛋白和视黄醇结合蛋白。

另外，肌酐－身高指数、尿羟脯氨酸指数、3－甲基组氨酸、氮平衡、免疫功能（淋巴细胞总数、延迟超敏皮试）也是常用的临床营养指标。

**4. 临床检查**

临床检查是通过病史采集及体征检查来发现营养素缺乏的体征。

（1）病史采集：①膳食史，包括有无厌食、食物禁忌、吸收不良、消化障碍及能量与营养素摄入量等；②疾病史，已存在的病理与营养状况影响因子，包括传染病、内分泌疾病、慢性疾病；③用药史及治疗手段；④对食物的过敏及不耐受性等。

（2）体征检查：重点在于发现下述情况，判定其程度并与其他疾病鉴别：①恶病质；②肌萎缩；③毛发脱落；④肝大；⑤水肿或腹水；⑥皮肤改变；⑦维生素缺乏体征；⑧必需脂肪酸缺乏体征；⑨常量和微量元素缺乏体征等。WHO 专家委员会建议特别注意下列 13 个方面，即头、发、面色、眼、唇、舌、齿、龈、面（水肿）、皮肤、指甲、心血管系统、消化系统和神经系统等。常见的营养素缺乏表现及其可能的原因见表 9 - 9。

表 9-9　营养素缺乏表现及其可能因素

| 部　位 | 临床表现 | 可能的营养素缺乏 |
|---|---|---|
| 头发 | 干燥、变细、易断、脱发 | 蛋白质－能量、必需脂肪酸、锌 |
| 鼻部 | 皮脂溢 | 烟酸、维生素 $B_2$、维生素 E |
| 眼 | 眼干燥症、夜盲症、毕脱斑 | 维生素 A |
| | 睑角炎 | 维生素 $B_2$、维生素 $B_6$ |
| 舌 | 舌炎、舌裂、舌水肿 | 维生素 $B_2$、叶酸、烟酸 |
| 牙 | 龋病 | 氟 |
| | 牙龈出血、肿大 | 维生素 C |
| 口腔 | 味觉减退、改变 | 锌 |
| | 口角炎、干裂 | 维生素 $B_2$、烟酸 |
| 甲状腺 | 肿大 | 碘 |
| 指甲 | 舟状指、指甲变薄 | 铁 |
| 皮肤 | 干燥、粗糙、过度角化 | 维生素 A、必需脂肪酸 |
| | 淤斑 | 维生素 C、维生素 K |
| | 伤口不愈合 | 锌、蛋白质、维生素 C |
| | 阴囊及外阴湿疹 | 维生素 $B_2$、锌 |
| | 癞皮病皮疹 | 烟酸 |
| 骨骼 | 佝偻病体征、骨质疏松 | 维生素 D、钙 |
| 神经 | 肢体感觉异常或丧失、运动无力 | 维生素 $B_1$、维生素 $B_{12}$ |
| | 腓肠肌触痛 | 维生素 $B_{12}$ |
| 肌肉 | 萎缩 | 蛋白质－能量 |
| 心血管 | 维生素 $B_1$ 缺乏心脏体征 | 维生素 $B_1$ |
| | 克山病体征 | 硒 |
| 生长发育 | 营养性矮小 | 蛋白质－能量 |
| | 性腺功能减退或发育不良 | 锌 |

**5. 既往史**

收集个人的有关疾病和生活方式方面的资料是营养评价内容的一部分，这些资料常常可以提供患者营养问题的线索。

**（五）患者营养状况综合评价**

**1. 主观综合评价法**

主观综合评价法（subjective global assessment，SGA）是一种较为简便的临床营养评价方法。其最大特点是省去生化分析，除个别人体测量项目之外，大都采用询问法，易于掌握。评价方法见表 9-10。

表 9 - 10　SGA 的主要内容及评定标准

| 指　　标 | A　级 | B　级 | C　级 |
| --- | --- | --- | --- |
| 1. 近 2 周体重改变 | 无/升高 | 减少<5% | 减少>5% |
| 2. 饮食改变 | 无 | 减少 | 不进食/低能量流食 |
| 3. 胃肠症状（持续 2 周） | 无/食欲不减 | 轻微恶心、呕吐 | 严重恶心、呕吐 |
| 4. 活动能力改变 | 无/减退 | 能下床走动 | 卧床 |
| 5. 应激反应* | 无/低度 | 中度 | 高度 |
| 6. 肌肉消耗 | 无 | 轻度 | 重度 |
| 7. 三头肌皮褶厚度 | 正常 | 轻度减少 | 重度减少 |
| 8. 踝部水肿 | 无 | 轻度 | 重度 |

　　应激反应：疾病或创伤会对患者产生应激反应，如大面积烧伤、高热或大量出血属于高度应激反应；长期发热、慢性腹泻等则为中度应激反应；长期低热或恶性肿瘤则为低度应激反应。（引自蒋朱明编《临床肠外与肠内营养》，p195，科学技术文献出版社，2000）

　　上述 8 项中，至少 5 项属于 C 或 B 级者，可分别判定为重度或中度营养不良。

**2. 微型营养评定**

　　微型营养评定（mini-nutrition assessment，MNA）的内容包括：①人体测量，包括身高、体重及体重丧失；②整体评定，包括生活类型、医疗及疾病状况（如消化功能状况等）；③膳食问卷，包括食欲、食物数量、餐次、营养素摄入量、有否摄食障碍等；④主观评定，包括对健康及营养状况的自我监测等。根据上述各项评分标准计分并相加。MNA 评分分级标准：MNA 大于 24，表示营养状况良好；MNA 大于 17 但小于 23.5，表示存在发生营养不良的危险；MNA 小于 17，表示有确定的营养不良。

## 三、临床营养支持小组

　　自 20 世纪后期，临床营养发展迅速，目前在发达国家，临床营养工作水平较高，已经形成完善的临床营养体系和标准的临床营养工作程序。对于临床患者的营养治疗由临床营养支持小组（nutrition support team，NST）来共同完成，临床营养成员由医师（外科医师/消化内科医师）、临床营养师、药剂师及护士组成。其工作目标包括：识别患者是否存在营养不良，或是否存在发生营养不良的趋势；对患者进行科学的营养评价并制订合理的营养支持；为患者提供安全规范和合理的营养支持；识别和治疗营养不良。

　　临床营养支持小组的作用是减少住院患者的并发率和死亡率，减少住院患者的住院日和医疗开支，严格掌握营养支持的指证，选择正确的营养支持方式并决定何时结束或改变营养支持，减少肠内营养和肠外营养支持过程中的机械性或代谢性并发症，通过安全规范和合理有效的营养支持，降低专业化营养治疗的成本，提供更好性价比的肠内营养和肠外营养产品，减少不合理配方造成的浪费，选择合理地进行营养支持的设备和仪器，选择合理有效的实验室检验并给予监测，减少由于不合理营养支持所造成的医疗纠纷。

　　临床营养支持小组的工作内容：制定营养支持规范和标准操作规范；负责对全院患者的会诊（营养评定及人体测量分析）；及时调整营养支持方案；及时处理在营养支持过程中出现的各种问题和并发症；开设营养门诊，提供营养咨询；承担对医护工作者进行营养支持知识的教育和培训；对患者进行营养知识宣教；承担营养支持的临床研究工作，执行家庭营养支持计划。

临床营养支持小组成员相互配合、各负其责，医师作为 NST 负责人，指导 NST 运作，解释与营养支持有关的医学信息；对患者进行营养评价（确认病史，复议实验室检验报告）；汇总各方讯息和建议以完善营养支持和监测计划；对医疗计划的制订及其实施承担最终的责任。临床营养师的职责是对住院患者进行营养状况筛查以发现高风险患者；对患者进行营养评价；决定热量和蛋白质的需要量；根据膳食配方配制饮食和/或管饲营养；监测并记录热卡和蛋白质的摄入量；监测喂饲情况；提供膳食和肠内外营养制剂的相关咨询。护士的职责是对营养支持过程的护理工作进行监测；对营养支持的输入设备进行监测；对患者、家属以及其他护士进行宣教，并提供咨询服务。药剂师的职责是参与静脉营养液的配制；对静脉营养液进行质量检验；就与药物相关的问题提供咨询；监测与肠外营养相关的数据；参与发展和保持具有高效益－低成本的营养支持配方。

**思考题**

患者通常会面临哪些营养问题？解决这些问题的手段有哪些？

（曾　果）

# 第十三节　老年医学概论

## 一、人口老龄化现状及其挑战

### （一）世界人口老龄化现状

20 世纪以来，人类期望寿命有了显著增长。人类社会发展到 20 世纪中叶，由于人口生育数量的下降和人类平均期望寿命的延长，人口年龄结构开始发生前所未有的历史性变化。从全球来看，60 岁及以上人口占总人口的比重可能由 2000 年的 10％上升为 2050 年的 22.1％。全球 60 岁及以上的老年人口到 2000 年时已达到 6 亿，到 2025 年这一数字可能增至 2 倍之多。预计到 2150 年，老年人口将达到总人口的 1/3。

世界不同地区和国家的老龄化现状和速度不同，亚洲老年人口所占比例将从 2000 年的 6％增加到 2025 年的 10％，几乎增加 1 倍，即仅 25 年时间亚洲老年人口数量将从 21 600万增加到 48 000 万。但世界上老龄化程度高的国家仍然集中在发达地区。

### （二）中国老龄化危机

据 2000 年全国第 5 次人口普查数据显示，中国 60 岁及以上老年人有 13 600 万，占人口总数的 10％。预计今后 50 年，老年人口将以年均 3.2％的速度递增。专家预计到 2040 年，我国 60 岁及以上老年人将达到约 4 亿人，占总人口约 26％，即平均不到 4 人就有 1 位老年人，在大城市则每 2～3 人就有 1 位老年人。如此巨大的"白发浪潮"在人类历史上绝无仅有，这将对我国形成巨大的老年人口压力。

世界上进入老龄化的国家已有 66 个。发达国家是先富后老，人均 GDP 为 5 000 美元以上，有相当的经济实力来满足老龄化所致的医疗卫生需求。我国是先老后富，人均 GDP 仅 1 000 美元。老龄化趋势与我国经济发展水平并不同步，在综合国力尚不强大的情况下，老龄化的匆匆到来，给我国的社会、经济、公共卫生带来了非常严峻的挑战。我们必须根据国情，用有中国特色的办法来解决中国的老龄化问题。

## 二、老年人的疾病负担及慢性病趋势

老年人对医疗保健的需求不断增加。有调查显示：60 岁及以上老年人的慢性病患病率为全人群的 4.2 倍，人均患有 2.5 种疾病。老年人群全年人均医药费用为总人口的 2.5 倍，占总人口 10％的老年人口的医药费用占总数的 30％，并有大幅上升的趋势。

慢性病通常病程长，预后差，并伴有严重的并发症甚至残疾的发生，如糖尿病患者肾衰竭发生率比非糖尿病患者高 17 倍，致盲率高 25 倍。老年人口伤残问题尤为突出，资料显示每 5 名老年人，就有一名残疾，65 岁以上老年人则约半数都有残疾。我国 60 岁及以上人口的现残率高达 27.4％，即 4 名老年人中就有 1 名是残疾。据估计，80 岁以上老年人口日常照料与医疗成本开支为 65～79 岁老年人的 14 倍，因体弱多病需要特殊照顾者的比例为 65～79 岁老年人的 5 倍。随年龄增高住院率亦升高，随着带病老年人、伤残老年人增加而导致的医疗问题、社会问题已摆在我们面前。

## 三、老年学与老年医学

### （一）老年学

老年学是研究延长人的寿命和人的老龄化的一门综合性学科。老年学的产生和发展渊源久远，可以追溯到古代东西方炼丹术及对人的长寿研究，但形成老年学这一综合性学科则在近代。20 世纪 40 年代，生物学家根据拉丁文 geron（老人）与 logos（学科）创造了一个新词汇"老年学"（gerontology）。此后，老年学便统括对人的老龄化和老年人的研究，成为一个综合性的学科名词。1938 年，英国的一个科学家团体组织了名为"老年研究会"的国际性协会，并在 1939—1945 年举行了多次会议，推动了各国的老年学研究。之后世界各国相继成立了老年学会，如美国老年学会于 1945 年成立，荷兰老年学会于 1947 年创立，苏联老年学会成立于 1957 年，加拿大老年学会成立于 1971 年。中国老年学研究始于 20 世纪 60 年代，1964 年中国召开了第一次老年学与老年医学学术会议。1982 年中国社会学会设立了老龄问题研究组。1985 年中国老年学会正式成立。

老年学之所以在近代成为一门综合性学科，并迅速发展，主要有以下因素：①人的老龄化。因科学的发达、社会的进步等因素的作用，人的寿命日益延长，使到达老年期的人数在总人口中的比重逐渐增加。人口学通常认为 60 岁及以上或 65 岁及以上的老年人口比重分别达到 10％或 7％以上，就称为人口的老龄化。这种状况在古代和中世纪是不存在的，当时人的寿命普遍较短。19 世纪 70 年代，法国成为世界上最早出现人口老龄化的国家。②现代社会的工业化引起了社会结构和家庭结构的变化，也使得赡养老年人的义务部分地从家庭转向社会；工业化社会发达的生产力使得老年人和社会都有能力蓄积和提供保障老年生活的社会保险金、退休年金等。③现代医药科学的发展为老年人寿命的延长提供了科学保证。④都市化和现代化社会的发达，使老年人的社会可见度日益显著，成为引人关注的群体。老年学是在老年医学、老年生物学、老年心理学和老年社会学等边缘性学科产生和发展的基础上形成的一门综合性学科，这 4 个方面就是老年学的分支学科。

### （二）老年医学

老年医学是一门新兴的综合性学科，研究内容非常广泛，包括老年流行病学、临床医学（老年病学）、老年基础医学及康复医学四大学科。在广度上涵盖了内科领域的各个专业。其任务是研究人类衰老的机制及所导致的疾病的发展过程，是全科医学有关老年人疾病的临床、预防、治疗及社会方面的医疗保健问题。它不只研究老年病，而且涉及人类衰老的基础理论研究以及老年医学教育的研究。

对人的老龄化最早的研究出现于医学领域，其目的是治病延年。9世纪波斯医生阿维森纳最早编著了被誉为老年病学经典的《医典》。13世纪培根（Bocon）科学地研究了老年人的疾病，发表了《延年益寿与保持青春》一书。19世纪德国医生坎斯塔特撰写了《老年人的疾病及其治疗》一书，初步奠定了老年医学的基础。此后，对老年病的研究进展缓慢。直至1909年，纳歇尔（Nascher）对生命晚期疾病的医疗原则进行了专门的论述，强调了社会因素对老年病的影响，并用拉丁文geras（老年）与iatrikos（治疗）创造了老年医学（geriatrics）这一名词，编写出版了《老年医学》（1916年）一书。自此，"老年医学"逐渐成为一门学科，随后作为老年学的一个重要分支，为学术界所承认。

我国自20世纪60年代始有少数学者研究老年医学，近年则发展迅速。中华医学会于1981年建立了中华老年医学学会，各省、自治区、直辖市有老年医学专业分会。

**1. 老年医学的范畴**

（1）老年基础医学：研究衰老的机制、器官组织的形态和生理功能的衰老变化，探索延缓衰老的方法以及老年期特殊疾病的病因和发病机制。从基因、分子和细胞水平进行基本原理的探讨。由于引入了分子生物学技术，使老年医学生物学发展突飞猛进。老年医学研究者面临的许多挑战中最为根本的一个是如何确定衰老发生的病理生理学过程同步现象的调控机制在种系上的特性，这种特性导致不同种系间衰老速度的差别。

（2）老年流行病学：调查人群中老年人健康状况，常见老年性疾病的发病情况，老年人致残和死亡原因及相关因素分析，提出相应防治规划和措施。通过对长寿地区和长寿老人的实际调查，综合医学、心理学、营养学及社会学等多学科调查，经横向性及纵向性研究，从中找出规律性论据，以充实老年医学的内容。

（3）老年病学（老年临床医学）：探讨老年人患病的临床特点，生理变化与病理改变的区别，老年人机体内环境的不稳定因素，老年性疾病早期诊断和临床药理学特殊问题，老年人患疾病后的康复和护理。重点是研究导致老年人病残和过早死亡的常见老年病。

（4）老年预防医学：研究如何预防老年人的常见疾病与多发病，如何保护病残老人的机能，建立预防老年病及抗衰老的方法。还研究老年人的保健，包括饮食管理、健身锻炼、文娱活动和良好合理的生活习惯等。

（5）老年社会医学：研究与老年人健康有关的社会、经济、文教和环境等因素，以及与社会制度、家庭结构和风俗习惯等相关的问题。重点是对老年人的心理、智能和行为的研究，以及老年人的社会福利、教育、保健和环境保护等问题。

**2. 老年医学的目标**

老年医学的目标是使老年人能够全面的积极生活；预防老年性疾病，尽早发现和治疗老年病；减轻老年人因残疾和疾病所遭受的痛苦，缩短临终依赖期；对老年人生命的最后阶段提供系统的医疗和社会支持。

**3. 老年专科医师的作用**

（1）对老年性疾病进行诊断和治疗，及对老年人负责保健。

（2）领导医院的老年医学团队。

（3）获得资源。

（4）确定老年病的防治策略。

（5）协调各部门之间的关系并指导全科医师。

（6）指导社区服务。

（7）教学与研究。

**4. 老年医学面临的机遇和挑战**

随着老龄化进程的加快，老年卫生服务的发展远不能满足人口老龄化的需要，面临着许多财政压力和学科发展困惑，如专业医务人员缺乏、教育和培训不够、缺乏一支高素质的老年医学专业队伍。社区卫生服务是控制慢性病，提高老年人生活和生命质量的最有效途径，国家正在关注和推动。国外依靠志愿者力量开展老年患者照料是卫生服务的有效方式，但国内民间力量未得到动员。老年病是多种疾病并存，需要多专业团队的协作，通过团队力量诊治。可喜的是我们看到从事老年医学的专业人员在不断增加，衰老机制被进一步阐明，老龄问题已纳入政府的议事日程，老年医学教育也在兴起。这将给我们年轻一代带来更多的机遇。

## 四、老年性疾病的特点

（1）起病隐袭，临床表现不典型，功能减退易误认为自然老化，不引起重视。例如，良性前列腺增生（benign prostatic hyperplasia，BPH），是老年人的常见疾病。中国发病率在 50～59 岁为 17.8％，60～69 岁为 30.5％，70～79 岁高达 50％，早期出现的尿频、尿急和排尿不尽等症状，老年人常自认为年龄大了，气虚，是自然现象，而未即时治疗，最终引起急性尿潴留、泌尿道感染、膀胱憩室或结石、肾积水、肾衰竭及疝气等并发症。疾病的临床表现犹如冰山之一角，常隐匿，不易被发现和为家人所重视。

（2）多病共存，病理复杂。临床常发现无一种疾病在临床表现中占优势，而且同一症状多种原因的情况。例如，临床上会发现一个患者同时患有高血压、心肌梗死、糖尿病、慢性阻塞性肺疾病（COPD）、痛风、脑栓塞又合并心功能不全和肾功能不全。患者出现呼吸功能不全可能有胸腔积液、肺部感染、COPD、贫血及胸椎畸形等多种原因。

（3）多系统同时患有疾病。如高血压、糖尿病、脑梗死、抑郁症、肺结核、血小板减少症、胰腺癌等集于一身。也可以同一器官、同一系统发生多种疾病：如肺源性心脏病加冠心病和/或心脏瓣膜退行性改变；胆囊炎胆结石、慢性胃炎、慢性肠炎等同时存在。由于同时存在多种疾病，必然使其临床表现变的复杂和不典型，增加诊断和治疗难度。

（4）病程进展快。各种器官功能减退，内环境不稳定，应激能力减弱，机体适应能力低下，一旦发病常导致其他系统的瀑布效应，病情迅速恶化，使医师措手不及。如老年性肺炎起病时可以没有畏寒高热，仅轻微咳嗽，但很快出现休克、心力衰竭及神经系统症状如淡漠、烦躁、昏迷等。又如心肌梗死起病时可能仅有胸闷、气短或头晕，但很快出现心力衰竭、心源性休克甚至猝死。因为老年人各种器官功能减退，机体适应能力低下，故一旦发病，病情常迅速恶化。

（5）非特异性症状多见。老年人由于有脑动脉硬化存在，且大脑比其他器官对应激或疾病更为敏感，在无中枢神经系统病变的老年患者常易发生淡漠，神经错乱，烦躁不安，谵妄等中枢神经系统症状，或表现为尿失禁，丧失食欲、血压低等症状，有时病变器官本身的症状未出现而仅发生非特异性症状。如老年人肺部感染可以表现为体温不高，白细胞增加不明显，咳嗽、咳痰少，无胸痛，但多表现为意识障碍，谵妄，大小便失禁，虚脱和食欲减退或丧失。

（6）老年患者随着病情变化，容易发生并发症。例如，老年人疾病易于发生水、电解质紊乱，血栓和栓塞症，多器官衰竭，一旦受到感染或严重疾病时可顺次发生心、脑、肾、肺两个或两个以上器官的衰竭。其他还容易发生出血倾向、压疮等。

（7）疾病慢性化较年轻人常见，发病诱因与年轻人有时不同。脆弱的老年人有时环境变化就足以诱发身体失衡，导致急性发病。

（8）对治疗反应慢，多药使用容易出现不良反应。由于多病共存，多药使用，器官功能不足，药物不良反应及相互作用易于发生。如果用药过多或剂量不当，加上老年人本身对药物的反应，很容易发生药物毒性反应，甚至因药物反应而加重病情或使健康受到威胁。

（9）需要更多特殊的医疗技术支持。

（10）恢复慢、差，容易反复。老年人自身调节、免疫修复能力低下，功能衰退，患病后往往不易恢复或恢复时间长。不少疾病留下后遗症，需要采取康复措施。患病期间，老年人更易受气候、环境、情绪、饮食等干扰，而使病情反复。例如，老年结核其病程长，在康复过程中可能因生气、愤怒等又出现咯血，加重病情，延长出院时间。

（11）病史采集困难。根据一次性资料，参考价值较小，需反复求实。老年人可能由于听力减退、近记忆力降低以及语言困难等，对疾病表现的敏感性差，加之家庭成员及邻居提供的情况又不够全面和确切，因此对老年病病史采集必须耐心、细致，不能一次求全，需要反复求实。

### 五、老年性疾病与内科疾病的区别

（1）老年科医师不能像内科各专科医生仅关注单个疾病或某一个系统，而是需要关注老年人机体的整体。常常需要对老年患者进行综合评估。

（2）老年人在疾病表现方面与年轻人常常不同，更容易表现非特异性的老年综合征，如不稳定性（instability）增加、突然运动不能（immobility）、出现认知功能障碍（intellectual failure）或大小便失禁（incontinence）。直立性低血压的患者可能仅表现为运动不能，而泌尿道感染者可能只表现为急性浑浊状态。

（3）某些疾病在老年人群有更高的发病率。影响老年人的常见疾病有：①心脑血管系统，如冠心病、高血压、心律失常、脑动脉硬化和脑血管疾病（卒中）；②呼吸系统，如下呼吸道感染、慢性阻塞性肺部疾病、慢性肺源性心脏病、呼吸衰竭及肺癌；③神经系统，如老年痴呆、帕金森病；④消化系统，如结肠癌、老年性便秘；⑤内分泌系统，如糖尿病和代谢综合征；⑥免疫系统，如类风湿关节炎；⑦精神系统，如抑郁症和焦虑症；⑧肌肉骨骼系统，如关节炎、骨质疏松症和退行性骨关节病。

（4）老年病的治疗目的不同于内科学。其治疗目的是：维护患者机体的整体功能和避免疾病产生，而非治愈疾病；早期发现和对疾病进行适当治疗；维持不可逆疾病和残疾的最大独立功能；在疾病终末期对患者进行同情性的照护和支持治疗。

**【病例】**

一位77岁女性，退休教师，因疲乏无力来内科门诊看病，并希望进行全面检查。询问病史发现语言少、情绪低落、失眠、有痔疮出血。既往史：有双膝、腕及指关节慢性关节炎性疼痛，4年前患过肺炎，2年前丈夫去世后又轻度抑郁症，轻度高血压和高脂血症。服药史：患者一直服用布洛芬、阿米替林、普萘洛尔（心得安）。内科医生对患者进行了全面的体格检查，发现轻度贫血貌。一系列实验室检验发现：轻度血钠升高，血红蛋白（Hb）为104 g/L，血细胞比容（红细胞压积，Hct）为31.4，红细胞平均体积（MCV）为76 fl，促甲状腺激素（TSH）升高（19.0 mU/L），低密度脂蛋白（LDL）为4.03 mmol/L（155 mg/dl）、高密度脂蛋白（HDL）为1.2 mmol/L（46 mg/dl）、三酰甘油（TG）为2.37 mmol/L（210 mg/dl）。

分析认为：这是一个新门诊患者，身体相对健康，主诉的乏力考虑是由痔疮导致的轻度贫血引起的，有轻度甲低。

诊断和处理意见：

（1）脱水状态：由于血钠升高，BUN（25）/Cr（0.8）考虑肾前性因素，即容量不足。建议患者增加摄入水量每天8~10杯，2天后复查血钠和肾功指标。

（2）贫血：轻度小细胞性贫血，可能由痔疮所致，患者3年前有结肠息肉切除史，要警惕结肠癌的危险。建议查体内铁的含量，如果有缺铁性贫血，则口服补铁，建议患者定期结肠镜检查。

（3）甲低：TSH轻度升高，无甲状腺肿，也未扪及结节。给予小剂量甲状腺素片，3周后复查TSH。

（4）高血压：在服用β受体阻滞剂情况下，患者血压仍然172/102 mmHg，加用氢氯塞嗪加强控制高血压。

（5）关节炎：患者一直服用布洛芬控制关节疼痛。了解既往史发现患者曾经做过关节镜，布洛芬还引起过消化道出血，因此将布洛芬改为对乙酰氨基酚继续缓解关节痛。

（6）高脂血症：患者的LDL明显升高，首先建议低脂饮食3个月后复查血脂。

最后医师向患者强调：要加强锻炼、低脂饮食、低盐饮食。

2个月后，患者因在家跌倒看急诊，患者主诉夜间因上厕所被绊倒，跌倒前有感头昏眼花。骨科医生检查和照片发现右股骨颈骨折。给予骨折固定后回家卧床休息。

随访发现：患者产生了跌倒后综合征，由于骨折加上尿失禁及认知障碍，导致患者整体功能进行性下降，健康每况愈下，水肿、不能进食、吵闹。最后家人将患者送入老年病房。通过对患者的全面评估，发现明显的认知功能障碍，诊断为老年痴呆症，给予维生素E和盐酸多奈哌齐（安理申），停止了苯海拉明，更换了抗高血压药物，并加入康复师、营养师与老年科医师一起进行治疗协作。最终患者恢复到满意程度出院，进入社区，由社区卫生服务中心继续提供照料。

教训：

（1）对该名患者医师过度强调了内科问题，而没有评估有无老年综合征，如认知功能、骨骼肌肉功能状态、是否需要老年照护的社会功能等。

（2）患者正在服用阿米替林，已知阿米替林可以引起直立性低血压，内科医生对该患者未关注直立性血压，夜间起床极易加重直立性低血压，从而诱发老年人跌倒。因此，应该停用阿米替林，改用 5 - 羟色胺重摄取抑制剂（SSRI），至少应该在进行精神评估前先用 SSRI。

（3）对这位患者没有进行认知功能筛查，如采用 MMSE 量表发现老年人是否存在认知缺陷。由于患者是位教师，有较高的知识水平，加之患者熟练的社会应酬和否认记忆力减退及认知缺陷，使一般的医师难以识别患者有认知功能问题，对这样的患者需要正规地进行精神测量来评估可能的认知缺陷。

（4）没有对该患者的社会支持系统进行评估。因为患者是独居，评估独立生活能力尤为重要。

（5）没有筛查患者是否有骨质疏松。这对一个老年绝经期妇女，又没有进行雌激素/甲羟孕酮替代治疗者非常重要，随时有骨折的危险。

（6）没有评估患者是否有尿失禁的潜在危险，内科医生在控制患者血压时采用了利尿剂，而利尿剂加重了患者的尿失禁，导致患者频繁上厕所，尤其夜间上厕所，增加了跌倒风险，继之发生骨折。由于患者还有直立性低血压、慢性关节炎、骨质疏松、家中地面堆放混乱，没有安全装置（厕所、浴室）和照明昏暗等都增加了跌倒和骨折的风险。

（7）患者一直在因失眠服用苯海拉明，该药物具有抗胆碱能效应会加重患者的认知功能障碍。

（8）急诊科医师发现患者有低血压，但是没有确定是什么原因造成。

（9）骨科医生固定了患者的骨折，但是却未意识到患者有认知功能问题，尿失禁和家庭环境的不安全性。

## 六、老年医学的研究方向

### （一）加强衰老机制与延缓衰老的研究是新世纪老年医学的重大基础研究课题

近年来，研究证明氧自由基可促进细胞凋亡从而加速衰老的进程。随着社会的文明进步，大量的电离辐射充斥着人们的工作、生活环境，无处不在，成倍增长，它可直接辐射人体内的水分子产生大量羟自由基，使蛋白质氧化，DNA 断裂，脂质氧化，导致细胞凋亡。减少细胞内源性和外源性自由基的产生，可以延缓衰老。例如，提高果蝇体内抗自由基 SOD 的活性，可使其寿命延长一倍以上。适度节制饮食，可使动物氧负荷降低，氧自由基减少，细胞凋亡得以适当抑制，与衰老相关的生理、生化、行为变化延缓，最终获得寿命延长。

端粒学说是由美国抗衰老专家 Harley 于 1990 年提出的一个衰老学说。他认为位于染色体顶端的染色粒（端粒）的长度与衰老和寿命密切相关。端粒又称端区，其功能是保护染色体的完整性和稳定性，防止染色体末端被酶解或两条染色体的端区融合、丢失或重排。Harley 的研究证明了端粒的长短与细胞分裂的次数有关。体细胞每传代一次，端粒就缩短 50～200 bp（碱基对），当端粒缩短到 2 000～4 000 bp 时，正常人的双倍体细胞就不能再进行分裂，细胞开始衰老和死亡。Bryma 研究发现，端粒的长度与端粒酶的活性有关，端粒酶的活性越高，端粒就越长，染色体的稳定性、完整性越好，细胞分裂次数增多，寿命延长。因此，提高端粒酶的活性，保护端粒 DNA 不受损害是延缓衰老的重要措施。如避免接触各种辐射线，有害化学物质（苯并芘、乙烯亚胺、甲醛、亚硝酸盐等）、化学药品（氮芥、环磷酰胺、丝裂霉素 C、放线菌素 D 等），适量补充维生素 A、E、C 及微量元素硒、锌等，可以延缓衰老。

近年来，对"衰老基因"及"长寿基因"进行了一些新的探索，对传统的"遗传程序控制学说"提出了新的挑战。最近研究认为：①衰老并非单一基因决定，而是由一连串基因激活和阻抑及其通过各自产物相互作用的结果；②控制衰老和长寿的遗传基因并不像原先设想的那样稳定和固定不变，它受着内外环境的影响制约，在某些条件下，如受到氧自由基，电离辐射，有害化学物质等的作用，可产生基因突变，加速衰老，缩短寿命。因此，注意维护机体内外环境平衡，科学规范自己的生活方式，努力改善生活环境，减少有害因素对人体 DNA 的损伤，即可延缓衰老，使寿命延长到应有的极限。

## （二）加强老年多发病的防治研究是未来老年医学的主攻方向

随着社会的发展，人民生活水平不断提高，一些地方病、传染病得到有效的控制，而一些社会文明病、老年病、慢性病显著上升，使我国的疾病谱、死亡谱发生了重大变化，如老年性痴呆、骨质疏松症、糖尿病等将有大幅度的上升，并由此引发一系列社会问题，对此我们必须早做准备，加强对未来疾病谱发展变迁的预测、预报，并制定切实可行和有效的防治措施，以争取主动。

## （三）老年痴呆症是未来脑科学研究领域的新热点

老年痴呆症［阿茨海默病（Alzheimer disense，AD）］是一种慢性精神致残及致死性疾病。美国等发达国家老年性痴呆在老年人死因中仅次于心脏病、肿瘤和脑卒中，占居第四位，专家们预言，21 世纪危害人类健康的第一杀手将是老年痴呆症。

该病的患病率与年龄呈正相关。据我国调查，60～69 岁为 1％～2％；70～79 岁为 4％～8％，80 岁以上为 15％～20％。据此推测我国约有老年痴呆患者 500 万之多。如果每人每年平均耗费医疗护理费用按 2 000～3 000 元计算，每年需要付出上百亿费用。据美国公共健康机构报告，1991 年美国用于老年痴呆患者费用就已高达 1 131 亿美元。美国政府认为，目前耗资最高的疾病是老年痴呆症。因此，老年痴呆症不仅是个健康问题，而且已成为制约生产力发展的社会问题。美国在 1990 年率先制定"脑的 10 年"计划，投入巨资进行脑功能及其相关疾病的研究，日本于 1995 年推出"脑的 20 年"计划，集中人力、物力对老年痴呆发病机制及其防治进行了深入研究。与发达国家相比，我国对老年痴呆的研究尚存在着很大的差距，但已受到政府及有关科研机构的关注。中国科学院于 1998 年及 1999 年两次举行香山科学会议，以"跨世纪脑科学——老年性痴呆致病机制与防治"及"脑科学与智能开发"为主题，集中国内知名专家研讨脑科学及老年痴呆主攻方向。

老年性痴呆多数须依靠家庭护理、康复，因此，加强卫生普及教育，宣传多用脑，人人注意不断开发自己的智力对预防老年性痴呆至关重要，在政府及医疗行政部门统筹领导下，建立适合我国国情的社会－家庭照料体系及医疗－护理－康复－社会保障网络等，均是亟待解决的问题。

## （四）加强骨质疏松症防治，提高老年人身体素质

随着世界人口结构的老龄化，骨质疏松症已成为全球公众关注的公共卫生热点，该病

是以骨量降低和骨组织微细结构破坏为特征，导致骨脆性增加和容易发生骨折的全身性疾病。该病的致残率及致死率较高，是一种严重威胁老年人健康长寿的多发病，我国有骨质疏松症患者 6 000 万～8 000 万。据北京调查，60 岁及以上骨质疏松症患病率男性为 33%，女性为 68.9%，80 岁以上女性患病率高达 85% 以上。上海市调查，老年骨折发生率男性为 12.4%，女性为 19.6%。美国每年由于骨质疏松症引起的骨折约有 120 万人次，其治疗费用高达 70 亿～120 亿美元，占全国用于治疗全部骨折费用的 85%。椎骨或髋骨骨折的老年人约有 10% 在 3 个月内死于手术或手术并发症，20% 一年内去世，25% 丧失活动能力，仅有半数可以自由活动。可见骨质疏松症并发骨折，不仅给患者增加莫大的痛苦，威胁患者生命安全，还会增加家庭及经济负担，引发一系列社会问题。

骨质疏松症的诊断最重要、最敏感的检查手段是骨密度（BMD）测定。对老年人及绝经期妇女或具有骨质疏松症危险因素者，根据临床需要，及时进行 BMD 测定对早期发现、早期诊断骨质疏松症具有重要意义。

加强骨质疏松症的基础研究，充分利用分子生物学、骨细胞体外培养和动物模型等先进技术，深入探讨基因、细胞、基质及其各种免疫因子和细胞调节因子对骨质疏松作用的机制，加快国产新型、有效、无毒、价廉药物的研制开发是当前骨质疏松症亟待研究的前沿课题。

退行性骨质疏松症是骨骼发育、成长、衰老的基本规律，但受着激素调控、遗传基因、免疫状况、营养状态、经济文化、医疗保健、环境及生活方式等八个方面的影响，若能及早加强健康教育，提高自我保健意识，重视基础及临床研究，积极进行科学的公共卫生干预，退行性骨质疏松症是可以延缓和预防的，这对提高我国亿万中老年人的身心健康及生存质量具有重要而现实的社会和经济效益。

### （五）现代老年医学的发展

未来的老年医学将向着更高（高科技）、更广（群体预防、全民健康）、更深（分子、基因水平）的方向发展。基础医学将以分子生物学为带头学科，从分子、基因水平进一步深入探讨老年病的发病机制、衰老机制，可望能有所突破。基因工程技术的进展和应用，将使新药、中药的研究和传统制药工艺发生划时代的变革。

随着电子、激光、超声、核磁、放射线、光纤、生物工程技术的飞速发展，临床诊断技术将向着"超早期诊断"、"预测性诊断"方向发展，癌症的治疗将应用生物高技术分子调控手段使癌细胞在萌生状态可以趋向凋亡或逆转为正常细胞而得以彻底根治。

基因治疗代表了一种全新的技术方法，它是目前人类攻克某些疑难病症最有希望的选择途径之一，相信随着基因工程技术的不断改进，老年病的基因治疗将取得长足的进步。

随着麻醉、手术及术后监护、救治的进展，颅脑、心肺外科手术、介入性治疗、器官移植等将逐步放宽年龄限制，为老年病的救治拓宽新的途径。

未来的老年医学是一个多学科交叉的综合性学科，包括基础医学、临床医学、预防医学、康复医学、保健医学、社会医学、老年生物学和老年心理学。各学科融汇一体，相辅相成，相互促进，相互依存，蓬勃发展。在老龄化社会中将为保证亿万老年人健康长寿、提高生存质量方面发挥巨大的作用，为实现我国"人人享有卫生保健"、"健康老龄化"及稳定、和谐而又持续发展的社会，创造更加灿烂的辉煌。

**思考题**

1. 你或你的亲友的家庭中是否有老年人，他们是否曾经或者正在遭受健康问题的困扰？如有，学习完本章后，你对他们有何建议？

2. 人口老龄化给社会带来哪些问题？又给医学提出哪些挑战？

（董碧蓉）

# 第十四节　康复医学概论

小王的母亲早晨起床时，突感右侧肢体麻木、无力、不能起床，继而意识不清、不能言语。急诊送入当地医院，经检查诊断为"左侧颞叶、基底节区梗塞"，经内科治疗后出院回家，意识虽然清醒，但仍然言语不清、饮水呛咳、记忆力下降、右侧肢体无力，右手僵硬，不能张开，完全不能照顾自己，情绪低沉。

刚巧，一位同学从美国学习回来，对小王建议："这种情况的患者在国外都要接受康复治疗，你去试试看。"带着怀疑的态度，小王到了一家大医院的康复医学（rehabilitation medicine，RM）门诊。

医师告诉小王，其母亲得的是脑卒中，根据新近流行病学资料，我国脑卒中年发病率为（120～180）/10 万，并呈逐年上升趋势，死亡率为（60～120）/10 万。我国脑卒中在人口死因中居第二位，仅次于恶性肿瘤，在不少城市中已占首位。目前我国脑卒中病后存活的 600 万患者中，残障率高达 75%。大部分患者就像小王母亲一样，不能独立步行，需要终身护理，给家庭、社会造成了巨大的负担。而在发达国家，则有约 90% 的脑卒中病后存活患者可以独立步行，30% 的患者可以恢复工作能力。而造成这种巨大差异的原因则是康复医学发展程度。可喜的是，我国近几年的国际学术交流，已经大大促进了我国的康复医学发展。

## 一、康复评定

对要参与康复治疗者的情况仅仅通过家属语言上的介绍是不够的。通常，要对参加治疗者本人进行康复评定（rehabilitation assessment and evaluation）。康复评定是应用康复医学方法对残疾者或功能障碍者的残存功能或恢复潜力进行评价，得出康复诊断，制订康复计划，对治疗结果及随访结果进行综合分析。其中包括颅神经检查、运动功能评定、感觉功能评定、认知功能评定、语言功能评定、心理功能评定、日常生活活动能力评定、反射检查、知觉功能评定、生存质量评定、职业能力评定、吞咽障碍评定、心肺功能评定、疼痛评定等多项专科检查，综合起来才能确定康复治疗的方案。

## 二、康复目的

康复（rehabilitation）于 20 世纪 70 年代开始引进我国。根据 WHO 的定义：康复就是综合利用各种有效的科学理论、方法和技术手段，促使病、伤、残等功能障碍者最大限度地恢复或重建其活动能力、生活自理能力及职业活动，回归社会。

故"康复"并不等同于"痊愈"(recovery)。康复并不仅仅是"治病、疗伤"的短过程，更为着重考虑的是治疗后能否恢复"健全人"的生活方式，是促进患者回归家庭、回归社会的全过程。康复医学是包括医学在内的多种自然科学、社会科学和工程技术学科相互交叉、融合而形成的一门新兴的应用技术学科。

康复医学的目标可以分为三个层次：

（1）基本目标是改善身心，提高社会、职业能力，使残疾人在某种意义上像正常人那样过着积极的生产性的生活。

（2）如基本目标难于实现，应在可能情况下，使残疾人能够生活自理、回归社会、劳动就业、经济自立。

（3）对于残疾严重、残疾人老龄的最低目标是增进残疾人自理程度，保持现有功能或延缓功能衰退。

也就是说，康复的最终目的，就是让参加治疗者获得独立的生活、工作、休闲活动能力，提高生存质量。

## 三、康复治疗技术

要实现康复的目的，我们就不得不提到康复的治疗技术。目前西方康复治疗技术主要包括 5 大类治疗技术。

### （一）物理治疗

物理治疗（physiatrics）在临床上通常包含物理因子治疗和运动疗法两大类。在现代医学中，把研究和应用天然或人工的物理因子作用于人体，并通过人体神经、体液、内分泌等生理调节机制，用以达到治疗、康复和预防目的的方法，称为物理因子治疗，又简称理疗。对物理因子治疗的研究，包括研究物理因子的物理性质、生物学作用、治疗方法及临床应用的理论和技术等内容。从宏观研究物理因子对机体整体水平的影响，以了解全面作用的动态变化和效果；从微观方面研究物理因子对超微结构功能形态变化，以提示物理因子作用的本质。物理因子治疗属于外界条件刺激，它有动力性和信息性双重作用，在调节人体功能和增强适应能力方面，具有不可估量的意义。在现代治疗学中，应用物理因子治病的种类很多，但概括起来不外乎分为应用天然物理因子和人工物理因子两大类。应用人工物理因子治病的方法包括应用电、光、声、磁、冷、热等物理能（图 9-4）。

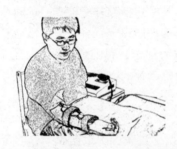

图 9-4 物理因子疗法——中频脉冲电刺激

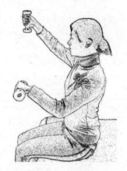

图 9-5 运动疗法——哑铃操

运动疗法是以运动学、生物力学和神经发育学为基础，通过精心设计的各种运动来治疗疾病和损伤，以改善躯体、生理、心理和精神的功能的治疗方法。它是包括被动运动、主动运动、反射运动等所有运动形式的治疗方法。运动疗法按部位通常可分为两大类：即全身运动疗法和局部运动疗法（图9-5）。

运动疗法的基本形式依据引起运动的力，通常分为被动运动和主动运动两大类。

**1. 被动运动训练**

被动运动训练（passive movement）是指完全依靠外力作用来帮助患者完成运动训练。被动运动所用的外力可以由治疗器械或者由治疗师徒手施加，也可以利用患者自身健康的肢体施加。（由患者自身健康肢体协助进行的被动运动又称为自助被动运动。）在治疗中，通常是由治疗师施加外力协助完成运动训练。

**2. 主动运动训练**

主动运动训练（active movement）是由患者主动以肌肉收缩的形式进行的运动训练。主动运动训练依据引起运动的力的不同可以分为三种。

（1）助力主动运动训练：在患者进行主动运动训练时，对运动的患肢施加适当的辅助力量，帮助其完成运动训练。助力主动运动训练兼有主动运动和被动运动的特点，是从被动运动过渡到主动运动的过程中重要的训练方法，在康复功能训练中应用很广泛。

（2）主动运动训练：由患者在完全不依靠外力作用的情况下独立完成的运动训练，在治疗中常用于发展和增强肌力训练。

（3）抗阻力主动运动训练：患者进行主动运动时，对运动中的肢体施加一定量的阻力进行运动训练。抗阻力主动运动训练是3级以上肌力训练的主要方法。

**（二）作业治疗**

作业治疗（occupational therapy，OT）：是指导残疾者或患者选择性地应用某项有目的和有意义的活动，以达到最大限度地恢复生理、心理和社会方面的功能，以帮助患者提高生存质量为目的进行治疗研究的医学学科。作业治疗是通过各种精心设计的活动，促进患病、发育障碍和/或生理、心理和社会功能障碍者康复；帮助病残者最大限度地挖掘、使用其身体功能，以促进其适应工作、社会、个人及家庭的需要，获得最大的功能独立，预防残损，维持健康，达到整体功能的平衡。作业治疗强调患者生理、心理和社会功能的全面恢复。同时，强调治疗中的针对性、能动性、目的性、全面性、趣味性、适应性和专业性。

按照作业疗法的临床治疗形式分类，主要有以下几类。

**1. 作业疗法活动治疗**

作业治疗采用活动治疗为其基本治疗手段是因为活动治疗有其优越性。活动是人对外部世界的一种特殊的对待方式。是人的本质特征，是人类个体存在和社会生活、人类历史发展的基础。人类通过活动对世界进行能动的改造。活动区别于运动，它不是自发的，活动是能动性的，是由以人为主体的心理成分参与的积极主动的运动形式。

作业治疗活动要求在治疗师指导下，患者主动参与治疗性活动。其涉及领域包括患者生活、工作和娱乐等领域。其治疗包括患者生理、心理、情绪、智力和社会能力等各方面。其治疗特点强调社会水平、患者的参与性、患者的趣味性和治疗的整体性等。作业治疗活动训练按照实施功能的差异临床上可以分为作业治疗功能活动训练（functional activities of OT）、作业治疗日常生活活动训练（training activities of daily living）、作业治疗文娱活动训练（training activities of play and leisure）和作业治疗职业活动训练

（vocational training activities of OT）。在实施过程中，包括了个体活动和小组活动形式。

（1）作业疗法功能活动治疗：又称活动性作业治疗（kinetic OT），是由作业治疗师设计的模仿现实生活中具体生活、工作、娱乐的活动，通过反复练习，来提高患者由于病损导致的运动、认知、知觉等的功能。在治疗性活动中可以运用某些特定的作业治疗器具，如采用斜面砂板磨可以训练肩、肘部关节和肌肉；采用桌面训练板可以训练认知、记忆、解决问题的能力等（图9-6，9-7）。

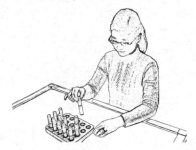
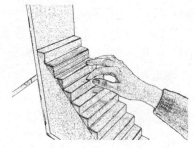

图9-6 手功能训练——插木棍　　　图9-7 手功能训练——指梯

（2）作业疗法日常生活活动训练：日常生活活动（activities of daily living，ADL）训练可简称为ADL训练，生活自理是患者回归家庭、回归社会、提高生存质量的重要前提。日常生活活动是指人们为了维持生存及适应生存环境而进行的一系列最基本的、最具有共性的活动。因此ADL训练是作业治疗中非常重要的环节，其内容一般可分为以下几类：进食、穿衣、转移、个人清洁卫生、上厕所、洗澡、家务劳动等。ADL有很多种类，而且由于国家、地区、民族、生活程度、生活方式、个人习惯等不同，而有所差异。临床上有广义和狭义之分：狭义ADL是指在家庭生活中进行自身照顾的活动，而广义ADL则是指与日常生活相关联的一切应用活动。也可以按照是否使用器具分为生理性ADL和器具性ADL。生理性ADL（physical ADL，PADL）是指每日生活中与穿衣、进食、保持个人卫生等自理活动和坐、站、行走等身体活动有关的基本活动；器具性ADL（instrumental ADL，IADL）是指人们在生活的社区中进行独立生活所需的必要的、较高级的技能，如家务杂事、炊事、采购、骑车或驾车、处理个人事务等，这些活动大部分需借助器具进行。通过治疗师对患者日常生活活动进行训练可以使得患者尽可能完成基本的生活自理能力（图9-8）。

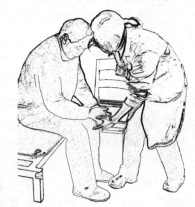

图9-8 ADL训练——坐站转移

（3）作业疗法文娱活动训练：也称文娱活动治疗（treatment of play and leisure）。文娱活动在人类生命活动中与工作行为同样重要。人类从孩童时代，就开始不断地寻求乐趣和兴趣。文娱活动在人体的感觉过程、生理功能、认知和语言能力、社会关系等方面的形成及恢复中发挥着不可替代的作用。患者要完全回归社会，作业治疗是患者文娱活动能力恢复的重要手段。作业治疗通过文娱活动训练也可以提高患者在认知、运动、语言等方面的功能。按照参加人数的不同，可以分为个体文娱活动训练和小组文娱活动训练。如临床上可以采用书法、绘画、编织、铁艺等活动训练患者肢体灵活性、肌耐力，同时可以陶冶患者情操，转移患者对病、伤、痛的注意。参加下棋、园艺、乒乓球、篮球、讨论会等小组文娱活动训练，不但可以达到以上目的，还可以改善患者的社会交流能力，故在临床作业治疗时多采用小组文娱治疗活动的形式。

（4）作业疗法职业活动训练：包括职业前和职业中训练（vocational training）。当身体障碍者（残疾人）可以复归社会，重返工作岗位以前，必须进行身体和精神方面的能力评定。如果在哪方面仍有困难，就要通过实际工作训练提高患者适应社会的能力，为其复职创造条件。职业前训练不仅仅是训练患者的运动功能，还要对患者的认知功能、社会交流能力进行全面训练。如采用木工作业、纺织作业、园艺作业活动等（图9-9，9-10）。

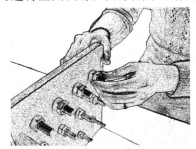 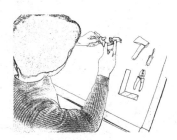

图9-9 工作能力训练——拧螺丝　　　图9-10 工作能力训练——使用工具

### 2. 作业疗法感觉和运动模式治疗

作业疗法感觉和运动模式治疗又称神经发育疗法（neurodevelopmental treatment）。根据不同的治疗目的，临床上物理治疗师和作业治疗师均可采用此种治疗技术。其机制主要是运用神经生理学和神经发育学理论，重组感觉中枢皮质定位；使肌张力正常化，引出正常的运动模式。这种方法的目的是提高神经系统损伤患者的运动综合功能，注重患者的主动性、注意力、环境因素等，要求患者在治疗过程中与治疗师充分配合。此种治疗后运动、感觉的改善可用来为患者进行其他作业活动提供准备。作业治疗感觉和运动模式训练技术主要适用于中枢神经系统损伤的患者，如脑外伤、脑卒中、脑瘫及神经精神发育迟缓者。在康复治疗中应用较普遍的方法有：Rood技术、Bobath方法、Brunnstrom方法、神经肌肉本体促通技术（proprioceptive neuromuscular facilitation，PNF）和感觉整合技术（sensory integrative treatment，SIT）等。

### 3. 作业宣教和咨询

作业宣教和咨询（education of occupation therapy）主要提供患者正常的日常生活行为模式和对疾病的基本认识。疾病康复过程中对患者及其家庭提供各种学习机会，帮助患者改变不良的行为并坚持这种变化以实现预期的、适合每个患者自身健康水平的目标。在美国作业治疗师的课程设置中也明确要求作业治疗师必须参加大量的临床实践工作，在实践过程中指导如类风湿关节炎等疾病的患者学会正确的节省体力、避免疼痛等行为模式。而教和学应该贯穿于整个患者康复过程中。作业宣教中教育患者的家属同教育患者一样重要。他们都需要学习疾病的发生、发展、恢复过程，以及康复治疗的意义。

### 4. 环境干预

环境干预（environment intervention）同样是作业治疗的一个重要方面。环境影响患者的康复。在临床治疗过程中，通过关注环境可以达到意想不到的疗效。环境的因素在康复治疗中无处不在，并会促进或减少临床治疗的疗效。环境是影响患者继续生存、回归社会和提高生活质量的最重要因素之一。环境干预包含了环境的改造和环境的适应两个部分。环境干预包括家庭环境的改造，工作/学习环境的改造和社区环境的改造。环境改造的目标是使得居家、工作/学习场所和社区环境更能利于患者独立的生活，可以让患者在没有或存在极少环境障碍的场所中能够完全行使其自身的活动角色。环境适应也包括三个部分。首先，必须通过患者生理功能的增加以适应居家环境、工作环境和社区环境的需要（功能提高，适应性治疗）。其次，利用自助器和/或矫形器等协助患者适应环境，增强患者在上述环境中独立活动的能力。最后，对患者进行保护性宣教可以帮助患者安全和方便的生活在家庭、工作、学习和社区的环境中。

**5. 作业治疗器具制作及使用训练**

作业治疗器具制作及使用训练在既往的作业治疗书籍中包含在 ADL 训练和环境干预等多个方面。同时，部分内容也与康复工程学相互交叉。但在作业治疗器具制作及使用训练内容中，更强调不需要特殊大型设备，能在作业治疗室中根据患者需要随时制作，或可以在日常五金店、商场采购到的器具。也要求作业治疗师训练患者使用及根据患者病情变化能够进行修改以适应患者的使用。

（1）辅助器具（assistive devices）：是为由于各种障碍造成功能丧失，以至不能独立地进行各种日常生活活动而设计或购买配制的一些简单工具。其中，能够帮助患者省时、省力地完成日常生活活动的辅助装置，称为自助具。患者用辅助器具可以由作业治疗师根据病、伤、残患者的功能自行设计、改造，也可以由作业治疗师指导患者选购相应器具稍加修改。但在临床患者使用前，都需要作业治疗师加以指导，以产生积极的康复辅助作用。作业治疗辅助器具的配制和使用训练大多与提高患者上肢的功能活动有关，如穿衣杆、穿袜器、纽扣钩、自助镜、固定刷等。但是，也有部分辅助器具的配制和使用训练是与提高患者下肢的日常生活活动有关，如轮椅的选购、调整及使用训练等。当然，在辅助器具的使用过程中，如何正确地维护辅助器具，或辅助器具使用一段时间后，由于患者功能的改变，怎样调整辅助器具，都离不开作业治疗师的参与。

（2）矫形器（orthosis，splint）：是用于患者人体的躯干和四肢等部位，通过力学作用达到预防及矫正畸形、辅助及提高患者运动功能，以预防残疾或补偿患者功能的器械。在临床上根据矫形器的基本功能可分为稳定和支撑功能、固定和保护功能、助动功能及矫正功能等四类矫形器。既往矫形器支架制作使用的材料有木、铁片、铝片、塑料及橡胶等。目前，由于材料学的发展，作业治疗师多使用美观、耐用、易于成型及再次修改的低温热塑板材。作业治疗师在治疗室制作的矫形器多以改善上肢功能的、较为简单的矫形器为主，而涉及下肢功能的、较为复杂的矫形器多交与工厂制作。矫形器初检满意后，将由作业治疗师对患者进行适应性使用训练，并且在使用过程中进行不断地调整，最终使得矫形器达到预期的治疗目的。因此在设计配制矫形器时，作业治疗师指导患者正确使用矫形器的训练，是矫形器治疗整体的一个重要组成部分。

（3）假肢使用训练：假肢（prosthesis）是为弥补肢体功能缺损，为截肢患者配制的代偿已丧失肢体部分功能的人工肢体。作业治疗师作为国际上截肢康复协作组（Amputee Clinic Team）的成员之一，有着其他治疗师或医务工作者不可替代的作用。假肢制作虽然由工厂完成，但是指导患者正确使用假肢，特别是顺利完成日常生活活动，则必须有作业治疗师的参与。如在上肢假肢的使用训练中，教会患者自行穿脱假肢，不同的屈肘位控制开手、闭手完成握取、捏取、钩取各种日常生活用品等。同时，作业治疗师可以指导患者在社交环境中如何伪装假肢，工作环境中如何正确使用假肢，户外活动中如何维护假肢，家庭环境中如何收藏假肢等。当然，向患者讲解上肢假肢的基本结构，教会患者维护假肢也是必不可少的。

（4）压力衣治疗：压力衣（compression garments，pressure suit）治疗，又称压力疗法（pressure therapy），是指通过对人体体表部位施与适当的压力，以预防或抑制皮肤瘢痕增生和/或肢体肿胀的治疗方法。同时，压力疗法可以预防因瘢痕收缩造成的永久性关节变形。目前，压力衣主要是以尼龙和弹性纤维交织而成，具有舒适、柔软、吸湿、透气等特点，可以极大地帮助患者减轻在治疗过程中的疼痛、瘙痒及穿着压力衣的不适感觉。剪裁和设计压力衣，以便符合患者凹凸曲面的体表是一项专业技术。在国外，多由作业治疗师完成此项工作。

**6. 认知治疗**

认知治疗又称为认知干预（cognitive intervention），在临床上包括 Affolter 技术的多种临床技术，其治疗策略有修复重建和功能代偿两种。临床治疗方法主要包括调整环境、外部辅助器具使用、内部辅助器具使用三个方面。调整环境，可以帮助患者避免使用受损的认知功能，采用残存的功能完成活动，其目标是以代偿的方式完成正常的活动。如使用物品分类放置，使用方向标志和路标。外部辅助器具使用是教会患者使用外部辅助器，如记事本、地图、电话本，甚至是笔记本电脑、电脑语音提示设备等，从而代偿性提高认知功能，建立完成活动的新模式。内部辅助器具是重建策略的实际运用，鼓励患者通过系统性训练重建已经丧失的认知功能。如记忆训练包括 PQRST 法，即预习（preview）、提问（question）、阅读（reading）、陈述（state）、测验（test）（图 9 - 11）。

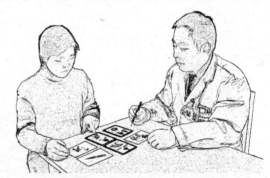

图 9 - 11　认知训练——图形辨认

在临床上，作业疗法除了可以治疗脑卒中等神经系统疾病外，还可以治疗骨科、内科、儿科、精神科等疾病。只要疾病、外伤或其他原因导致生理、心理和社会功能障碍，就可以寻求作业治疗的帮助。

**（三）言语治疗**

言语治疗（speech therapy，ST）是指通过各种手段对言语功能障碍和吞咽功能障碍患者进行治疗的方法（图 9 - 12，9 - 13）。言语功能障碍临床上分为失语症、构音障碍和言语失用症三大类。

失语症（aphasia）是指由于脑部器质性损伤而使原已习得的语言功能缺失的一种语言障碍综合征，表现为对语言符号的感知辨识、理解接收、组织运用或表达等某一方面或几方面的功能障碍。即患者无法说他过去能说、现在想说的话，无法写他原来会写的字句，而且常同时有程度不等的语言理解的困难。

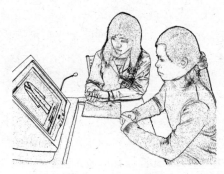 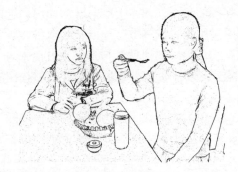

图 9 - 12　言语治疗　　　　　　　　　图 9 - 13　吞咽训练

构音障碍（dysarthria）是指因发音器官神经肌肉的器质性病变造成发音器官的肌肉无力瘫痪、肌无力异常和运动不协调等而出现的发声、发音、共鸣、韵律等异常。表现为发声困难，咬字不清，声响、音调、速度、节律等异常和鼻音过重等言语听觉特征的改变。构音障碍是口语的语音障碍，而词义和语法正常。

言语失用症（apraxia of speech）是指患者在语言表达中，相关的肌肉系统不能处于适当位置，不能按照正常的顺序进行活动，而患者的构音器官本身肌肉没有麻痹。表现为说话语速异常、乱音、不自然等。

由于多种原因导致食物不能经口腔进入到胃中，称之为吞咽障碍（dysphagia）。表现为液体或固体食物进入口腔、吞下过程发生障碍或吞下时发生呛咳、哽咽。

言语治疗的目的主要是改善患者的言语功能和吞咽功能，手段是采用针对性的系统训练，包括口形训练、听理解训练、口语表达训练、阅读理解及朗读训练、书写训练、发音训练、口面与发音器官训练、语音训练、语言节奏训练、摄食训练和交流替代训练等。

### （四）心理治疗

康复心理治疗（rehabilitation psychotherapy）是指采用非药物治疗手段，根据心理学理论和原理，改善患者心理和社会交流功能障碍。康复心理治疗是心理治疗学的一个分支，是康复医学的一个重要组成部分。

病、伤、残者不仅存在躯体残疾和功能障碍，而且还往往伴有心理障碍或紊乱。特别是经过较为长期的治疗，未达到患者的预期疗效时。病、伤、残者的心理变化过程可以分为否认阶段、愤怒阶段、讲价阶段、抑郁阶段和承认阶段。康复心理治疗应用心理学的理论和手段，了解病伤残者的心理状态、情感需要、性格特点、行为表现等，为他们提供心理咨询、心理测验，确定应对策略（coping strategies），运用支持疗法、行为疗法、生物反馈、音乐疗法等，改善患者心理和社会交流功能，获得重返社会必需的适应能力。目前，根据心理治疗的理论、实施的特点，可分为行为性心理治疗、支持性心理治疗、认知性心理治疗、分析性心理治疗、人际性心理治疗等种类。根据治疗周期之长短可分为短期心理治疗、长期心理治疗、限期心理治疗等。根据参与人员人数的不同，心理治疗可分为个人心理治疗、夫妻心理治疗、家庭心理治疗、团体性心理治疗等。

### （五）康复工程

康复工程（rehabilitation engineering）是工程学在康复医学临床中的运用，是工程技术人员在康复和有关工程理论指导下，利用工程学的原理和手段，通过代偿或补偿的方法来矫治畸形、弥补功能缺陷和预防功能进一步退化，帮助残疾人最大限度恢复或维持其独立生活、学习、工作能力的技术。康复工程技术人员必须与各个康复领域的康复治疗人员、残疾人和残疾人家属密切合作。康复工程学是研究康复工程的学科。康复工程学是生物医学工程学的重要分支，是残疾人康复工作与工程学相结合而产生的一门应用科学技术，是现代机械学，电子学、化学、计算机学、材料学、生物力学与康复事业

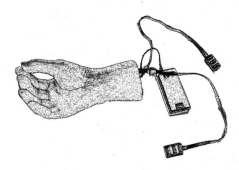

图 9 - 14　假肢——肌电手

相结合的跨科学的边缘科学。康复工程临床上包含假肢（prosthesis）、矫形器（orthosis）、自助器（assistive device，如助行器、轮椅、手杖等）的研究、设计、制造和使用等（图 9 - 14）。

针对脑卒中后上肢痉挛屈曲，采用矫形器可以大大提高关节活动范围，增强手指的灵活性。针对下肢痉挛导致踝关节的内翻，可以采用矫形器促进行走的平衡性。

当然，康复护理技术和我国的传统中医康复技术也可以归于广义的康复技术范畴。

在正规的康复机构内，一个患者的治疗往往由康复医师带领下的康复护士、物理治疗师、作业治疗师、言语治疗师、假肢与矫形器师、心理治疗师、社会工作者等组成的团队共同完成患者由医院到家庭、社区的治疗任务。

**思考题**

哪些疾病患者的康复可以借助康复医学的手段？

（屈　云）

# 第十五节　全科医学概论

"我国既要培养能走出去的国际医学大师，也要培养一批真正让人民群众信任和赞誉的全科医学大师。"

陈竺，中国卫生部部长，2010 年 9 月

全科医学（general practice）又称家庭医学（family medicine），源于古代医学质朴的思想体系和作业方式，基于西方国家通科医生长期实践经验，又融入了现代生物医学、行为医学和社会科学的最新理论与技术，形成的用以指导全科医师从事初级卫生保健的知识技能体系。全科医学推行和贯彻了新的生物－心理－社会医学模式，解决了各国群众医疗保健的需求问题和医疗费用的上涨，并弥补了单纯生物医学模式下所形成的医学观念和医疗服务体系的缺陷。这一学科在 20 世纪 60 年代首先被北美国家所重视，1968 年美国家庭医疗委员会（America Board of Family Practice，ABFP）成立，并于 1969 年成为美国第二十个医学专科委员会，标志着家庭医学学科的正式建立，以后逐渐在许多欧美发达国家得以推广，受到各国民众的欢迎。1972 年，世界家庭医生组织（WONCA）在墨尔本成立，现有正式成员组织 110 个，代表着世界上 15 万多名全科医生。1978 年在阿拉木图

WHO 召开了国际初级卫生保健大会，发表《阿拉木图宣言（Declaration of Alma-Ata）》，确定初级卫生保健是提供基本医疗服务的有效途径，号召全球所有国家应将为全民提供初级卫生保健服务放在优先发展的地位，自此许多国家率先开展了全科医学教育。目前全球有 50 多个国家拥有国家级全科医生学术组织和全科医师培训项目。

全科医学于 20 世纪 80 年代后期引入我国内地，深受我国政府的重视。1993 年中华医学会全科医学分会成立，作为 WONCA 的成员，标志着中国全科医学学科的诞生。1997 年 1 月中共中央国务院在《关于卫生改革与发展的决定》中明确提出要加快发展全科医学，大力培养全科医生。2000 年，卫生部印发《关于发展全科医学教育的意见》，提出加快发展全科医学教育，建设一支以全科医师为骨干的高素质的社区卫生服务队伍，保证社区卫生服务深入、健康、持续发展。2009 年，中共中央国务院在《关于深化医药卫生体制改革的意见》中强调完善全科医师任职资格制度，加强全科医生的培养培训，尽快实现基层医疗卫生机构都有合格的全科医生。

## 一、全科医学

### （一）全科医学的概念

全科医学是整合临床医学、预防医学、康复医学及其他人文社会科学知识为一体，将预防、医学、保健、康复、健康教育等职能相结合，以社区为范围，以家庭为单位，以人为中心，以维护和促进健康为目的，提供主动的人性化、综合性、持续性、协调性和可及性基层医疗服务的综合性临床二级学科。全科医学定位于基层医疗、初级卫生保健和社区卫生服务，其研究对象包括社区各类居民、完整的人及其健康问题、家庭健康问题等。

### （二）全科医学的特点

全科医学体现出与其他临床专科不同的显著特征，包括：

（1）体现多学科整合。全科医学是一门范围宽广、内容丰富的综合性学科，涉及基础医学、临床医学、预防医学、流行病学、医学心理学、行为科学、社会科学、医学伦理学、医学哲学等诸多医学相关学科。

（2）体现整体医学观。全科医学将医学看成一个整体、将患者及其健康看成一个整体，依靠团队服务为患者、家庭和社区提供整体服务。

（3）体现现代医学模式。全科医学以患者健康问题为中心，以家庭为单位，以社区为基础，以预防为导向，按照"生物－心理－社会"现代医学模式提供全面服务。

（4）体现出医学服务艺术。全科医学以患者诉求和健康问题为工作出发点，基于门诊提供综合化、个体化的医疗服务，团队合作及艺术化的人际交流沟通是其鲜明的特点。

## 二、全科医疗

### （一）全科医疗的概念

全科医疗是指全科医生将全科家庭医学理论用于患者、家庭和社区照顾的基层医疗专业服务。美国家庭医师学会（AAFP）1986 年对全科医疗的定义："全科医疗是一种整合生物医学、临床医学、行为科学和社会科学的宽广专业，对个人和家庭提供连续性、综合性的卫生保健服务，其范围涵盖了所有性别、年龄和各个器官系统的各类疾病。"

## （二）全科医疗的特点

全科医疗虽然也是以现代医学科学为基础，研究和处理人的健康问题，但它拥有一个不同于专科学术领域和服务范围的鲜明特征：

（1）定位于基层医疗保健。全科医疗在整个医疗保健服务体系中处于门户和基础的地位，它基于门诊为社区提供第一线的医疗照顾，并通过家访和社区卫生调查，主动关心未就医人群的需求，以便捷、经济有效的手段解决社区居民 80％ 以上的健康问题，并根据实际情况安排患者及时寻求其他级别和类别的医疗服务。

（2）提供人性化的服务。全科医疗重视人胜于疾病，重视伦理胜于病理，重视预防胜于治病，从生理、心理和社会方面全面考虑患者作为"整体人"的需求，并根据患者不同的需求，提供个性化的、有针对性的预防和治疗建议，并在治疗中充分发挥患者及其家属参与的主观能动性，参与健康维护和疾病诊治的过程，这种"以患者需求为基础"的人性化照顾，能提高患者的依从性和满意度，取得良好的治疗和健康维持效果。

（3）提供综合性的服务。全科医疗的服务对象不分性别、年龄、种族、社会文化状况、经济背景和患病类型；服务内容兼顾医疗、预防、康复和健康教育；服务层面跨越生理、心理和社会文化各方面；服务范围涉及患者个体、家庭和社区；服务手段可以传统医学、现代医学并用，中西医结合——只要对服务对象有利。因此，综合性一体化的医疗保健服务，是全科医疗的重要特征。

（4）提供协调性的服务。全科医疗立足于社区，距离居民居住地点最近，熟悉患者及其家庭，熟悉各级各类专科医疗资源信息以及转会诊专家信息，患者就诊不受时间、地点和科别的限制，无论是躯体、心理或人际关系的问题，都能得到便捷和周到的服务，并且必要时还可以协调社区资源为患者排忧解难，或转介到专科或上一级医院。全科医疗不单是只解决疾病问题，还将其范围扩大到与疾病相关的一切困难，如经济、护理照顾等问题，充分显示了全科医疗高度协调性的服务特点。

（5）提供持续性的照顾。全科医疗对人的一生负起了全程的医疗照顾，它根据人的不同生命阶段剖析其生理和疾病的特点，进行前瞻性的预防和照顾，无论任何健康问题总是要追踪到底，不论是哪种疾病，通过不同的方式（转介、住院、专科咨询等），要尽到全程负责，这种持续性的服务是全科医疗与专科医疗相区别的最显著特征。如何建立一对一的长期稳定的医患关系至关重要，全科医疗往往会采取建立家庭保健合同、预约就诊制度、慢性病连续管理和随访制度、24 小时电话值班制度、健康档案制度等等。

（6）提供可及性照顾。全科医疗机构在地点、服务内容、服务时间、服务质量、人员结构素质、服务收费价格和收费方式方面都充分考虑当地社区居民的方便、快捷和可及性，使得被服务居民乐于接受这种空间距离接近、使用便捷、价格合理、温情周全的医疗服务模式，而且由于医患双方对彼此的熟悉和亲近，使得全科医疗过程中可以大大减少反复采集病史、体格检查与辅助检查，既节约了医疗资源，又为患者减少了负担，其成本效益比一般专科医疗更好。

## （三）全科、专科医疗的区别和联系

专科医疗和全科医疗在服务宗旨和职责上有所区别，分别负责健康和疾病发展的不同阶段。专科医疗负责疾病形成以后一段时期的诊治，承担深入研究病因、病理等微观机制的责任，对患者的管理职责局限于医院或诊断室；而全科医疗负责健康时期、疾病早期和经专科治疗后无法治愈的各种疾病的长期照顾，对其服务对象有关健康的一切事务都肩负责任，其关注的中心是人而不是病，对患者的管理职责不仅限于医疗场所，还要关心患者家庭或社区环境是否有利于治疗和康复。

专科医疗与全科医疗在服务内容和方式上也有区别。专科医疗处理的多为生物医学的重病，动用较昂贵的医疗资源，使用越来越复杂而精密的仪器设备、越来越先进的高科技诊疗手段，为少数人解决问题；而全科医疗处理的多为常见健康问题，利用社区和家庭的卫生资料，以低廉的成本维护大多数民众的健康，通过团队合作，为各种无法被专科医疗治愈的慢性病患者提供全方位照顾和健康促进。

全科医疗与专科医疗的区别详见表9-11。

表9-11　全科医疗与专科医疗的区别

| | 全科医疗 | 专科医疗 |
| --- | --- | --- |
| 服务人群 | 较少而稳定 [1∶(1000~2500)] | 较多而流动性强 [1∶(5万~50万)] |
| 医疗范围 | 1级或2级预防为主 | 2级或3级预防为主 |
| 疾病分类 | 常见多发病、早期未分化疾病 | 疑难重症 |
| 医疗模式 | 生物-心理-社会医学模式 | 生物医学模式 |
| 人群对象 | 普通人群 | 按性别、年龄、病种人群 |
| 接诊地点 | 诊所或其他地方 | 医院 |
| 医学观点 | 注重人 | 注重疾病 |
| 照顾范围 | 宽，所有疾病及健康相关问题 | 窄，专科疾病 |
| 所需设置 | 简单医疗仪器和适宜的诊疗技术 | 复杂仪器设备和高新技术，费用高，常导致过度医疗 |
| 诊治手段 | 临床技能为主 | 仪器依赖性诊断手段为主 |
| 服务责任 | 对患者健康全程、全面负责 | 仅对就医时局限性疾病负责 |
| 医患地位 | 平等合作式 | 权威指导式 |
| 医患关系 | 密切、朋友关系、协约式，患者主动参与 | 松散、无协约，患者被动接受 |

然而全科医疗与专科医疗同样处于卫生服务网络中，两者间又呈现出互补互助的联系。基层卫生机构实施全科医疗，使患者的一般健康问题和慢性病可以就近方便快捷地解决，且价格较便宜。若需要专科服务，可以通过全科医生转诊上级医院或专科医院。全科医疗充当了医疗保险系统"守门人"的重要作用，提高医疗资源利用上的成本效益，与专科医疗各司其职。由于分工明确，全科医疗和专科医疗可以各自发挥其特长和作用。专科医生将精力投入在为少数患者疑难疾病的入院诊治，以及研究高端医学科学技术，从微观角度推动医学发展，以及提供继续医学教育帮助专科医生及时更新知识、利用新技术；而全科医生则经济有效地处理大量常见病患者，发现并指导少数疑难患者及时转诊会诊，从宏观角度推动医学发展，其提供的有关患者的早期信息也有利于专科医生对疑难病症的诊治，从这个角度来看两者是互利互补的关系。

根据世界各地的调查结果统计，所有患者中，只有5%左右的患者需要专科医生诊治，而人群中90%以上的健康问题可以通过训练有素的全科医生来解决。

### 三、全科医生

#### （一）全科医生的概念

全科医生又称家庭医生，是经过全科医学专业培训，临床技能全面、医德高尚的高素质基层医疗保健人才，能在家庭、诊所或医院里对个人、家庭及社区提供优质、便捷、经济有效的一体化基本医疗保健服务；能对生命、健康和疾病的全程进行全面照顾；能进行便捷、廉价的预防、诊治、健康促进、康复等全方位的优质服务。

#### （二）全科医生的职业角色

**1. 对待患者及其家庭，全科医生担当的角色**

（1）医生：常见病、多发病的早期发现、干预，康复与终末期照顾。

（2）健康代言人：居民的健康维护专家，促进形成健康的生活方式，为服务对象安排定期健康检查，早期发现并干预危险因素，并作为服务对象的健康代言人对外交往，维护其利益。

（3）健康咨询顾问：通过有效的沟通与患者建立互信关系，为其提供有关健康与疾病的咨询，答疑解惑，指导其进行有效的自我保健。

（4）健康教师：通过各种形式的健康教育活动，为健康人群、高危人群或患者及其家庭提供全面、科学、易于理解的健康信息。

（5）卫生服务协调者：动用家庭、社区、社会资源和各级各类医疗保健资源，为患者提供协调服务，与专科医生形成稳定的双向转诊关系。

**2. 对待医疗保健体系和社会，全科医生担当的角色**

（1）医疗保健体系的门户：作为首诊医生，给患者提供基本医疗保健服务，解决大部分常见病、多发病，为少数需要专科医疗的患者联系会诊或转诊。并作为医疗保险系统的守门人，依法按规定从事医疗活动，并协助办好基本医疗保险。

（2）社区卫生团队的管理者：是社区卫生团队的核心，人、财、物的管理者。协调医际、医护和医患关系，社区卫生单位与社区和社会的关系。

（3）社区和家庭的成员：推动建立和维护健康和谐的社区环境与家庭环境。

（4）社区健康的组织与监测者：协助建立与管理社区健康网络，做好健康促进、疾病预防和全面健康管理，运用各种形式的健康档案资料做好疾病监测和统计工作。

#### （三）全科医生的素质特征

（1）良好的人文素养：全科医生肩负生命周期健康照顾的重担，对每一个服务的个体和家庭都有高度的责任感和同情心，始终以公正的立场、冷静的头脑、高度的责任感、强烈的人文关爱去服务民众，维护健康。

（2）扎实的业务能力：全科医生要处理社区常见疾病，对慢性病患者、高危人群和健康人群提供持续可靠的保健服务，必须掌握临床学、遗传学、心理学、行为医学、流行病学、统计学、预防医学、伦理学、社会学、经济学等各个涉及学科领域的基本知识和基本技能。

（3）丰富的生活经验：全科医生面临的是疾病和生活交织的问题，是医学知识与社会常识、人文科学边缘的结合。他们生活在社区，距居民最近，需要经常介入个人和家庭之中，了解人们的生活情境和家庭状况，从实践中获取和总结丰富的生活经验，从而对需要处理的问题有深刻的认识，并具有较强的解决问题的能力。

（4）卓越的管理才能：全科医生以患者为中心，维护患者的利益，站在较高的层次观察和管理社区内个人和家庭的问题，并且对整个社区卫生状态进行监测，随时提出干预措施，与有关部门（政府、企业、慈善等部门）进行协商共管。对自己的工作岗位——诊所，更是要进行细致的业务、人事、经济管理，因此只有具备卓越的管理才能，方能当好一个全科医生。

（5）执著的科学精神：随着知识的不断更新，人民医疗保健需求的不断提高，全科医生为满足社区和个人的需要，必须严谨、敏锐、孜孜不倦地学习新知识、新技能，具有独立学习、自我评价和持续发展的能力。

### （四）全科医生的工作任务

（1）以门诊形式处理社区常见病、多发病及一般急症，协调患者转诊、会诊、咨询专家以及对其进行医疗救济和支持。

（2）社区慢性病患者的系统管理、伤残人群的康复管理。

（3）及时有效识别与评价危、重、急症患者，并进行院前急救和转诊。

（4）基本的精神卫生服务，包括一般的心理咨询和治疗、社区精神患者管理等。

（5）根据需要建立家庭病床，上门处理家庭患者。

（6）为社区重点人群，包括老人、妇女、儿童、残疾人等提供保健服务。

（7）社区的计划生育宣传与指导。

（8）个人和人群的健康教育及健康促进。

（9）社区卫生管理，包括疾病（地方病、职业病、传染病、多发病）监测，多发病危险因素调查，饮食卫生、公害管理等。

（10）健康人群与高危人群的健康管理，包括疾病预防、筛查和行为干预等。

（11）社区卫生部门的管理。

## 四、全科医学——以患者为中心的照顾

全科医学是以患者为中心的照顾。全科医学对待患者的价值观已发生了根本的变化，并产生了深刻的含义——重视人胜于重视病，重视人的生存质量，善待人的生命周期，展现以人为中心的周全服务。

### （一）以患者为中心的照顾模式

（1）高素质的医疗保健照顾：全科医生富有乐于奉献的精神，完善的知识结构和高超的沟通技巧，服务于躯体、心理、社会层面，以家庭为背景，以患者的最佳利益为选择，能系统全面地了解和照顾任何一位求助者。

（2）提供一线的医疗保健照顾：全科医疗机构都设在社区距离居民最近的地方，为公众最易接触和首先接触的医疗机构，是人人进入医疗保健系统的门户。当全科医生第一次与患者接触时，就主动担负起医疗保健的责任，将患者引入方便、有效的卫生服务之中。

（3）以门诊为主体的医疗保健照顾：全科医生以社区的诊所或全科医疗站为基地开展门诊为主体的服务，24小时候诊，随时处理医疗应急问题，根据患者的需求进行随访或建立家庭病床，将患者的绝大多数健康问题解决在社区，实施便捷的服务。

（4）一种完整性、连续性的医疗照顾：全科医疗体现了对患者的完整性、连续性照顾，以人生命周期的不同阶段展开研究、突出特点的负责性照顾，尤其在对青少年身心发育，老人退位阶段的调适，临终关怀的处置以及运动医疗等方面的照顾独具学科的特色，是专科医疗场所无法代替的医疗形式。

## （二）以患者为中心的思路

（1）进入患者的世界：全科医生认为，无论发生了任何疾病，患者均处于痛苦之中，医生的责任是帮助患者摆脱病痛，首先应该移情到患者的境遇之中去体会患者的感受，带着同情心，矫正看问题的角度，给予患者一定的支持，使患者有良好的感觉。尤其对在疾病中产生精神压力的患者，首先应得到安慰剂治疗。因为治疗的内涵不光是指药物，安慰、照顾和医生的态度都是医治患者的良方，患者最先接受的治疗是医生的态度。

（2）平等交往：全科医生把患者看作朋友，认为患者应该在平等的地位上同医生进行交往，得到公正的处理。患者有权利了解自己的病情，医生应对患者诚实、坦白，运用沟通技巧，告知患者的病情、处理意见，与患者在良好的气氛中进行磋商，所有医疗行为征得患者的同意。对处理的方案或设想都清楚地交代于患者，调动患者积极参与，建立起亲密的医患关系。

（3）照顾胜过医治：全科医生除关心疾病外，还需关心患者的精神、心理问题和家庭社会压力，重视家庭的支持，重视疾病给患者生活带来的不方便，帮助个人或家庭解决和调适困难。如告诫饮食如何搭配、改变不良习惯、参加合理的运动、如何动用家庭资源、如何科学喂养小儿、告诉老人怎样照顾自己、叮嘱妇女保健、提醒年长者检查等。医疗过程应充满温馨照顾的生活色彩。

（4）不同的医疗评价：专科医疗，以治疗疾病为最高宗旨，为治病不惜一切代价，挽救植物人时很少考虑其生存质量和代价问题，应用抗癌药物时多考虑其对癌细胞的杀伤效力，开最新的药品时忽视患者的承受能力，很少去研究患者的感受，患者付出的代价是否合理。而全科医生则不同，重视人更胜于病，重视人的生存质量。失去了生命价值，治疗也没有更大的意义，为避免给患者增添经济上的新患，力求以最小的代价，换取最好的疗效，追求病治得好一些、伤残尽量小一些的效果，以保持患者的生存质量为主要目的。全科医疗始终不渝地围绕人和人的生存质量来评价一切治疗原则。

## （三）以患者为中心的临床处理方式

（1）人格化的服务：全科医生了解患者的背景、熟悉患者的个性、尊重患者的人格，对不同的患者采取不同的交流方法，以便取得更好的临床效果。比如，对胆汁质的患者，采用冷静的谈话，告诉患者不需着急、问题并不严重、痊愈需要一定时间等，去诱导患者处于平静状态，避免其紧张急躁，以利于疾病的康复。而对黏液质的患者，总是提醒其要多加重视、不可疏忽、一定要遵照医嘱坚持治疗等，激发其对本身健康的重视，防止怠慢治疗、延误病情的情况出现，体现了人格化的服务。

（2）合作式的磋商处理方式：全科医生对患者的临床处理意见，务必使患者明白，并且与患者共同协商，征得患者的同意，使其清楚治疗或处理的思路，患者方能领悟接受，并获得遵从医嘱、积极地投入到治疗之中。在一些情况下，全科医生还要动员患者的家庭一同参与治疗及护理，共同完成对患者的照顾，以达到患者康复的目的。

（3）符合患者利益的决策：全科医生特有的价值观念是以患者的家境及经济状况为根

本，权衡患者是否能接受某种治疗方案及对患者和家庭所引起的连锁后果。选择最适宜、最可靠、最方便、最符合患者经济及利益的治疗方案，慎重考虑治疗及其副作用的利弊关系，任何时候都在权衡患者的成本与效益这座良知的天平。

由此可见，全科医疗重视医学伦理道德，科学地看待生存质量与疾病的权重，尊重人的个性和权利，提供个体化的服务，以维护患者的最佳利益为准则，认为了解是什么样的人比了解是什么样的病更重要。全科医生重视患者的背景、人格特点，力求达到患者满意，并根据不同类型的人、不同的经济基础、不同的家庭情境进行协调性的服务。全科医生关注患者的生存质量问题，关注医疗照顾的成本效益问题。在医疗过程中始终权衡疾病、病痛、生存质量、经济许可状况这几者的平衡关系，采取最佳方案，使患者既保持生活安逸，又保持经济负担得起，以躯体健康、心情舒畅、适应良好的标准评价患者的健康。

（卿　平）

# 参考文献

［1］ IIME. Global Minimum Essential Requirements［EB/OL］.［2011－07－29］. http：// www. iime. org/ documents/gmer. htm

［2］ 教育部. 卫生部关于印发《本科医学教育标准——临床医学专业（试行）》［EB/OL］. http：// www. moh. gov. cn/publicfiles/business/htmlfiles/mohbgt/pw10812/200811/38226. htm

［3］ 讴歌. 医事——关于医的隐情与智慧［M］. 北京：北京出版社，2006

［4］ 李本富，李曦. 医学伦理学十五讲［M］. 北京：北京大学出版社，2007

［5］ 沈铭贤，张利萍. 走出生命伦理的两难困境［J］. 中国医学伦理学，2007（1）：10－14

［6］ 丁玉芝，袁淑军. 护理工作中的人际关系［J］. 中国伤残医学，2006（4）：80－81

［7］ 秦晏平，刘力全. 医生执业特点引发的心理变化对医患关系的影响［J］. 医学与哲学（人文社会医学版），2007（1）：41－42

［8］ 郑文清. 简论西方医学伦理学发展阶段的划分及其启示［J］. 医学与社会，2007（10）：24－26

［9］ 丘祥兴. 医学伦理学（1）——概述［J］. 诊断学理论与实践，2006（2）：附1－4

［10］ 胡庆澧. 医学伦理学（2）——国际生命伦理学概述［J］. 诊断学理论与实践，2006（2）：附5－8

［11］ 吴少鹏，高志炎. 医学伦理学（3）——我国古代传统医德［J］. 诊断学理论与实践，2006（2）：附9－12

［12］ 路薇. 医学伦理学（4）——基本原则及范畴［J］. 诊断学理论与实践，2006（3）：附13－17

［13］ Edge RS, Groves JR. 卫生保健伦理学——临床实践指南［M］. 第2版. 应向华，译. 北京：北京大学医学出版社，2005

［14］ 李建陵. 当前医学伦理学的热点问题［J］. 中华检验医学杂志，2006，29（2）：178

［15］ 王志杰. 放弃治疗与安乐死的伦理争论［J］. 中国医学伦理学，2005，18（4）：61－63

［16］ 李建明. 基因技术的应用与医学伦理的冲突［J］. 科技进步与对策，2005，11：44－46

［17］ Pellegrino ED, Mark S, Singer PA. 临床伦理学的未来方向［J］. 医学与哲学，2003，24（5）：32－25

［18］ 李廷谦，王刚，王蕾. 临床试验研究中的伦理学与循证医学［J］. 中国循证医学杂志，2005，5（4）：266－270

［19］ 谢志青. 器官移植的伦理问题探析［J］. 中国医学伦理学，2005，18（6）：23－24

［20］ 黄小平. 人类面临的几个医学伦理问题［J］. 经纪人学报，2006，2）：107－108

［21］ 邱仁宗. 生物医学前沿中的伦理问题［J］. 基础医学与临床，2006，26（5）：449－455

［22］ 韩颖. 异种器官移植的发展与医学伦理学思考［J］. 中国医学伦理学，2005，18（3）：27－29

［23］ 李铁铮. 由我国首例脑死亡案例分析国内脑死亡的发展状况［J］. 齐齐哈尔医学院学报，2006，27（3）：332－334

［24］ 田冬霞，张金钟. 中国医学伦理委员会研究进展［J］. 中国医学伦理学，2006，19（1）：78－81

［25］ Lopez AD. Global burden of disease and risk factors［M］.［s. l.］：A copublication of Oxford

University Press and the World Bank,2006

[26] Chnmar,Than Tun Sein,Ko Ko Zaw,et al. Household income,health and educatin in a rural areaof Myanmar [J]. Southeast A JTrop Med Pub Hlth,2005,36(2)：529－533

[27] Owens IP. Ecology and evolution. Sex differences in mortality rate[J]. Science,2002,297(5589)：2008－9

[28] Chen Yindan,Xu Longqi,Zhou Xiaonong. Distribution and disease burden of cysticercosis in China [J]. Southeast Adsian J Trop Med Pub Health,2004,35 (Suppl1)：231－239

[29] WHO. Social determinants of health—the solid facts[EB/OL]. http：// www. euro. who. int/_data/ assets/pdf_file/0005/98438/e81384. pdf

[30] 任强，郑晓瑛，曹桂英. 近 20 年来中国人口死亡的性别差异研究 [J]. 中国人口科学，2005，(1)：2－13

[31] 周敏，刘宏. 美国华人移民家庭的代际关系与跨文化冲突 [J]. 华人华侨历史研究，2006，(4)：24－31

[32] 李敏. 对健康公平性及其影响因素的研究 [J]. 中国卫生事业管理，2005，(9)：516－520

[33] 尹爱田，王丽华，钱东福. 国内外卫生总费用及结构比较研究 [J]. 中国卫生经济，2005. 24 (8)：5－8

[34] 崔宜庆. 贫穷与疾病 [J]. 中国初级卫生保健，2006，2 (20)：14－16

[35] 程鑫. 城市化的迅速发展对我国卫生事业的挑战及对策 [J]. 中国卫生事业管理，2000 年，4：196－197

[36] 张拓红. 社会医学 [M]. 北京：北京大学医学出版社，2006

[37] 刘丽杭，王新良. 健康公平——概念、影响因素与政策 [J]. 医学与哲学，2004 年 6 月，6 (25)：2－5

[38] 李鲁. 社会医学 [M]. 北京：人民卫生出版社，2003

[39] 董朔战. 英、德、美三国社会保障制度的比较 [J]. 新疆大学学报，2005，2 (33)：35－39

[40] 林岩. 种族、家庭构成对人类健康长寿的影响 [J]. 国外医学·社会医学分册，1999，3 (16)：105－109

[41]WHO. Life expectancy at birth [EB/OL]. http：//www. who. int/healthinfo/statistics/indlifeexpectancy/en/

[42]WHO. Disability adjusted life years（DALY）[EB/OL]. [2011－07－29]. http：// www. who. int/ healthinfo/boddalysmphreferences/en/index. html

[43] 张洁，钱序，陈英耀. 疾病负担研究进展 [J]. 中国卫生经济，2005 (5)：93－95

[44] 胡善联. 疾病负担的研究（上）[J]. 卫生经济研究，2005 (5)：67－72

[45] 胡善联. 疾病负担的研究（下）[J]. 卫生经济研究，2005 (6)：60－63

[46] 文历阳. 医学导论 [M]. 北京：人民卫生出版社，2004

[47] 梁万年. 卫生事业管理学 [M]. 北京：人民卫生出版社，2003

[48] 郭岩. 卫生事业管理 [M]. 北京：北京大学医学出版社，2006

[49] 国务院. 国务院关于建立城镇职工基本医疗保险制度的决定. (国发【1998】44 号)

[50] 国务院. 国务院关于保险业改革发展的若干意见. (国发【2006】23 号)

[51] 张琪. 中国医疗保障理论、制度与运行 [M]. 北京：中国劳动保障社会出版社，2003

[52] 田坎. 医药卫生法 [M]. 北京：科学出版社，2005

[53] 杨文秀，杜亚平. 社区卫生服务 [M]. 北京：高等教育出版社，2004

[54] 梁震宇. 社区卫生服务工作指南 [M]. 北京：化学工业出版社，2006

[55] 吕姿之. 健康教育与健康促进 [M]. 北京医科大学中国协和医科大学联合出版社，1998

[56] 贾启艾. 人际沟通 [M]. 第二版. 南京：东南大学出版社，2006

[57] 孙绍帮. 医患沟通概论 [M]. 中国医师协会（CMDA）与美国人力资源研究组织（HumRRO），2006

[58] 殷大奎，Benjamin C. Blatt. 医患沟通 [M]. 北京：人民卫生出版社，2006

[59] 李谦. 现代沟通学 [M]. 第二版. 北京：经济科学出版社，2006

[60] 魏来临，张岩. 临床医患沟通与交流技巧 [M]. 济南：山东科学技术出版社，2005

[61] 李永生. 临床医学语言艺术 [M]. 北京：人民军医出版社，2001

[62] 潘传德，王建华. 医患双方医患关系认知差异的调查分析 [J]. 医学与哲学，2005，26（12）：63—64

[63] 王育，冉志华，黄赛杰. 知情同意在医患关系中的作用 [J]. 医学与哲学，2002，23（11）：20—22

[64] 许苹，郭雯琼，许敏，等. 医疗风险界定及其现状研究 [J]. 中国卫生质量管理，2006，13（1）：4—6

[65] 刘琼，胡正路. 从我国转型期医患关系特征谈防御性医疗的思考 [J]. 中国卫生质量管理，2006，13（4）：50—53

[66] 郑力，金可，颜雪琴，等. 111 例医疗纠纷的调查分析 [J]. 中华医院管理杂志，2006，22（4）：250—252

[67] 赵卫忠. 对医疗纠纷问题的探讨 [J]. 医学与哲学，2006，27（3）：29—30

[68] 王香平，赵国光，尹长文，等. 以人为本　细化服务　构建和谐医院 [J]. 中华医院管理杂志，2007，23（1）：8—10

[69] Platt FW，Gordon GH. 医患交流指南 [M]. 张勉，译. 天津：天津科技翻译出版公司，2004

[70] World Alliance for Patient Safety. Forward Program 2008[EB/OL]. [2011—07—29]. http://www.who.int/patientsafety

[71] Kohn LT，Corrigan JM，Donaldson MS. To err is human：building a safer health system[M]. Institute of Medicine，1999

[72] 张忠鲁. 病人安全：概念与实例 [J]. 医学与哲学，2006，27（6）：12—16

[73] 李本富. 医学伦理学 [M]. 北京：北京医科大学中国协和医科大学联合出版社，2002

[74] 宋儒亮. 找准医疗法律关系是依法处理医疗事故争议的关键 [J]. 中国医学伦理学，2004，17（3）：34

[75] 宋儒亮. 执业医师法定权利运行、问题与思考 [J]. 中国现代神经疾病杂志，2005，（6）：21

[76] 宋儒亮. 医法通 [M]. 广州：新世纪出版社，2003

[77] 何家弘. 论司法证明的目的和标准——兼论司法证明的基本概念和范畴 [J]. 法学研究，2001，23（6）：45

[78] 郑立，王作堂. 民法学 [M]. 第 2 版. 北京：北京大学出版社，1995

[79] Guyatt G. 循证医学：过去、现在和未来 [J]. 姚巡，译. 中国循证医学杂志，2004，4（1）：8

[80] 何伦. 人体解剖学：艺术、科学及医学模式 [J]. 山东医科大学学报（社科版），1996（4）：2

[81] 王渝生. 科学与艺术：一枚硬币的两面 [N]. 人民日报海外版，2000—04—11（7）

[82] 傅义强. 医学院校的艺术教育与医学生人文素质的提升 [J]. 医学与哲学，2005，26（9）：64—65

[83] 李晨，张炬倩，蔡羽嘉，等. 以患者为本，探索临床干预的真实疗效——记 Iain Chalmers 的成长奋斗历程 [J]. 中国循证医学杂志，2007，7（4）：321－325

[84] 蔡羽嘉，熊鹰，李幼平. Eugene Garfield——追寻答案的人 [J]. 中国循证医学杂志，2005，5（1）：79－81

[85] 黎志华. 创新人才素质特征与高等学校人才培养改革 [J]. 大学研究与评价，2007，（3）：43－45

[86] 卢成. 陈景润与"1＋2"[J]. 文史月刊，2006（10）：1

[87] Guyatt GH. 未来临床医学的五个潮流 [J]. 吴泰相，译. 中国循证医学杂志，2005，5（12）：935

[88] 敬媛媛，李幼平. 循证医学与个体化治疗 [J]. 医学与哲学，2007，28（01）：80－81

[89] 莫提默·J·艾德勒，查尔斯·范多伦. 如何阅读一本书 [M]. 郝明义，朱衣，译. 北京：商务印书馆，2005

[90] 李秉严. 信息检索与利用·医学 [M]. 成都：四川科学技术出版社，2003

[91] 李静. 如何评价临床研究证据 [M]//李幼平. 循证医学. 北京：高等教育出版社，2003：67－77

[92] 李静. 医学文献的检索、评价与利用 [M]//王家良. 临床流行病学——临床科研设计、衡量与评价. 第三版. 上海：上海科学技术出版社，2001：32－46

[93] 刘雪立. 生物医学论文的结构式摘要及其写作 [J]. 眼科新进展，2001，21（2）：141－143

[94] Muir Gray，唐金陵. 循证医学－循证医疗卫生决策 [M]. 北京：北京大学医学出版社，2004

[95] 吴涛，詹思延，李立明. 流行病学实验研究发展历史 [J]. 中华流行病学杂志，2004，25（7）：633－636

[96] 王刚，李廷谦，王蕾，等. 痛泻宁颗粒治疗腹泻型肠易激综合征（肝气乘脾证）的随机双盲安慰剂对照试验 [J]. 中国循证医学杂志，2006，6（2）：84－89

[97] McKibbon KA，Wilczynski NL，Haynes RB. What do evidence－based secondary journals tell us about the publication of clinically important articles in primary healthcare journals? [J]. BMC Med，2004，2：33

[98] Haynes RB. Of Studies，Syntheses，Synopses，Summaries，and Systems：the "5S" Evolution of Information Services for Evidence-Based Health Care Decisions [J]. Evidence-based Nursing，2007，10：6－7

[99] 陈耀龙，艾昌林，李幼平. "循证"冠名的医学期刊比较研究 [J]. 中国循证医学杂志，2007，7（4）：289－295

[100] Cunningham SJ. How to write a paper [J]. Journal of Orthodontics，2004，31：47－51

[101] Wells WA. Me write pretty one day：how to write a good scientific paper [J]. The Journal of Cell Biology，2004，165（6）：757－758

[102] Hess DR. How to Write an Effective Discussion [J]. Respir Care，2004，49（10）：1238－1241

[103] 雷琪. 参考文献的著录质量亟待提高 [J]. 编辑学报，2006，18（1）：40－41

[104] 马诚. 参考文献引用及其研究的盲点与误区 [J]. 编辑学报，2007，19（2）：87－89

[105] 关于论文写作中的作者署名与志谢 [J]. 中华医学杂志，2006，86（44）：3164

[106] 彭丹宇. 关于新旧国标《文后参考文献著录规则》GB/T 7714—2005 与 GB/T 7714—1987 的比较分析 [J]. 编辑学报，2006，18（sup.）：22－25

[107] 陈小华. 科技论文中引用参考文献常见问题简析 [J]. 编辑学报，2005，17（6）：416－417

［108］董琳. 科技论文作者的署名和致谢［J］. 中国计划生育学杂志，2007，（4）：255－256

［109］钱寿初. 作者署名和作者的贡献［J］. 中华病理学杂志，2001，30（1）：6

［110］Lang TA. How to Write an Article for Publication in a Western Scientific Journal：Advice for Asian Authors from an American Medical Writer［J］. Chin J Evid-Based Med，2005，5（5）：404－409

［111］吴重龙，白来勤. 编辑工作手册［M］. 北京：华艺出版社，2004

［112］Klassen TP，Jadad AR，Moher D. Guides for reading and interpreting systematic reviews［J］. Arch Pediatr Adolesc Med 1998，152：700－4

［113］吴泰相，李幼平，卞兆祥，等. 中医药临床随机对照试验报告规范（征求意见稿）［J］. 中国循证医学杂志，2007，7（8）：601－605

［114］Standards of Reporting Trials Group. A proposal for structured reporting of randomized controlled trials［J］. JAMA，1994，272（24）：1926－1931

［115］Working group on recommendations for reporting of clinical trials in the biomedical literature. Call for comments on a proposal to improve reporting of clinical trials in the biomedical literature：a position paper［J］. Ann Intern Med，1994，121（11）：894－895

［116］Moher D，Berlin J. Improving the reporting of randomized controlled trials［M］//M. A and C. I. Non-random reflections on health services research：on the 25th anniversary of Archie Cochrane's Effectiveness and Efficiency. BMJ publishing group，1997：250－271

［117］Begg C，Cho M，Eastwood S，et al. Improving the quality of reporting of randomized controlled trials［J］. JAMA，1996，276（8）：637－639

［118］How CONSORT began［EB/OL］. ［2011－07－29］. http：//www. consort－statement. org/index. aspx？o＝1210

［119］Moher D，Schulz KF，Altman DG. The CONSORT statement：revised recommendations for improving the quality of reports of parallel-group randomized trials［J］. Lancet 2001，357：1191－1194

［120］Altman DG. CONSORT 说明文件的制定［J］. 中国循证医学杂志，2005，5（9）：708－711

［121］Altman DG，Schulz KF，Moher D，et al. The revised CONSORT statement for reporting randomized trials：explanation and elaboration［J］. Ann Intern Med，2001，134：663－694

［122］Campbell KM，Elbourne DR，Altman DG，for the CONSORT Group. CONSORT statement：extension to cluster randomised trials［J］. BMJ 2004，328：702－708

［123］Ioannidis JPA，Evans SJW，GØtzsche PC，et al. Better reporting of harms in randomized trials：an extension of the CONSORT statement［J］. Ann Intern Med，2004，141：781－788

［124］Piaggio G，Elbourne DR，Altman DG，et al. Reporting of noninferiority and equivalence randomized trials：an extension of the CONSORT statement［J］. JAMA，2006，295（10）：1152－60

［125］Gagnier JJ，Boon H，Rochon P，et al. Reporting randomized，controlled trials of herbal interventions：an elaborated CONSORT statement［J］. Ann Intern Med，2006，144（5）：364－7

［126］吴泰相，李幼平，卞兆祥，等. 实施临床试验报告规范，提高临床试验透明度［J］. 中国循证医学杂志，2007，7（8）551－554

[127] Moher D，Jones A，Lepage L． Does the CONSORT statement improve the quality of reports of randomized trials? A controlled before and after evaluation [J]． JAMA，2001，285：1992－5

[128] 中国循证医学杂志编辑部，译． 刘建平，审校． CONSORT 报告修订版：提高平行随机对照试验报告质量的建议 [J]． 中国循证医学，2001，1（3）182－184

[129] 李幼平，李静，刘雪梅． 建立 CONSORT 声明中国传播网，提高中国临床试验报告质量 [J]． 中国循证医学杂志，2005，5（8）：591－592

[130] 李幼平，吴泰相，李静． 创建中国临床试验注册和发表机制的联合宣言 [J]． 中国循证医学杂志，2005，6（6）：393－394.

[131] 中国临床试验注册中心公告 [J]． 中国循证医学杂志，2007，7（8）：557

[132] 陈文彬． 诊断学 [M]． 第 7 版． 北京：人民卫生出版社，2008

[133] 欧阳钦． 临床诊断学 [M]． 第 2 版． 北京：人民卫生出版社，2010

[134] 四川大学医学教育发展与研究中心，全国高等医学教育学会． 全球医学教育最低基本要求 [M]． 北京：高等教育出版社，2002

[135] 吴钟琪． 医学临床三基训练医师分册 [M]． 第 4 版． 长沙：湖南科学技术出版社，2009

[136] 潘祥林． 临床医师基本素质与能力 [M]． 北京：人民军医出版社，2009

[137] 中国医学教育质量保证体系研究课题组． 国际医学教育标准参考资料 [M]． 北京：北京大学医学出版社，2006

[138] 周同甫． 临床思维与临床决策． 成都：四川大学出版社，2011

[139] Jauhar S． The Demise of the Physical Exam [J]． New England Journal of Medicine，2006，354（6）：548－551

[140] Christine Laine，Michael A． LaCombe． On Being a Doctor 3：Voices of Physicians and Patients [M]． The American College of Physicians，2007

[141] 祖恒兵． 礼物还是灾难——试管婴儿技术浪潮的未来冲击 [M]． 上海：上海人民出版社，2006